中国近现代中医药期刊续编

第一辑

# 上海医报（二）

王咪咪◎主编

2019年度北京市古籍整理出版资助项目

北京科学技术出版社

# 上海醫報

介紹醫藥常識

倡公共衛生

禹門

獎進民衆康健

傳達醫藥新聞

Shanghai Medical Weekly

第五十一期

每逢星期三出版

今日本報兩大張另售洋五分

上海醫報社編輯及發行

社址上海西門內南石皮弄九十八號

中華郵政特准掛號認爲新聞紙類

定報

國內 每年連郵費大洋兩元

台灣日本同

國外 每年連郵費大洋三元

半年不定

郵票九五折扣四分以內爲限

廣告面議

名醫一覽表每格每月大洋一元

◉本期爲『冬季時令病專號』讀者注意

新禧 恭賀 進步 並祝

上海醫報社鞠躬

新禧 恭賀

本報同人鞠躬

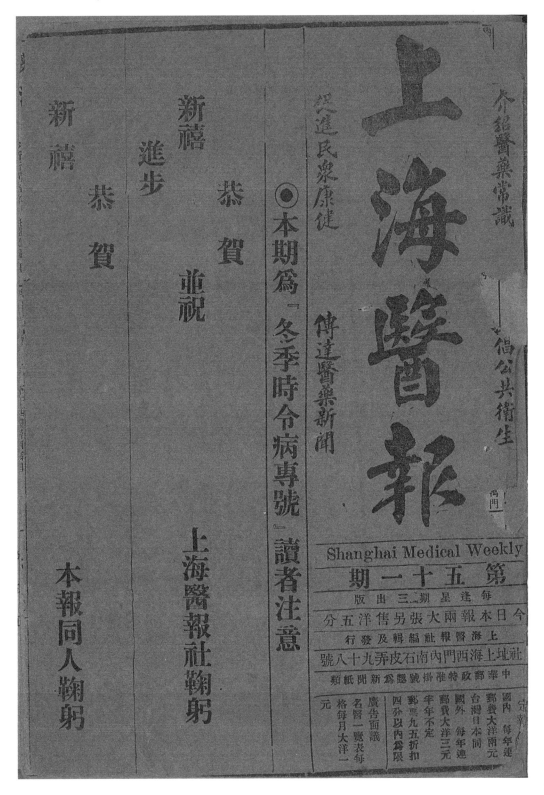

中醫界唯一巨大貢獻

# 包氏醫宗 出版

▲對於中醫學說有極巨大之理論
▲對於古書玄奧有極充足之發揮
▲對於外界懷疑有極明白之指示

▲可作醫學校之課本
▲可充自習者之教師
▲可供診餘時之參考

在出版期前預定者特別優待七折計算

著者包識生先生閩西望族家學淵源對于中國醫學曾作極深之研求尤于長沙學說最得精髓曾歷任中國醫學院上海中醫專門學校神州中醫大學景和醫科大學神州醫學專門學校等處教務主任及教授並兼任各醫團執委及醫院醫務主任多年學說經驗皆臻宏富門牆桃李遍及南北近以其所著各籍訂正付印除作各醫校學生課本及預定外餘書特以發行以公同好茲將目錄附刊於次

定于國歷十九年十一月中出版
印書無多訂購從速
國內郵費加照定價一國外加二

上海北泥城橋西首鴻祥里二一四五號 包氏醫宗出版部

## 第一集 內科傷寒病學

| | | |
|---|---|---|
| 第一卷 | 傷寒論章節 | 一册 |
| 第二卷 | 傷寒方法附歌 | 一册 |
| 第三卷 | 傷寒表附表 | 一册 |
| 第四卷 | 傷寒論講義 | 二册 |
| 第五卷 | 傷寒方講義 | 一册 |

▲全集六大册 ▲連史紙精印 售銀陸圓

## 第二集 內科雜病學 婦人科學附

| | | |
|---|---|---|
| 第一卷 | 雜病論章節 | 一册 |
| 第二卷 | 雜病方法附歌 | 一册 |
| 第三卷 | 雜病表附表 | 一册 |
| 第四卷 | 雜病論講義 | 二册 |
| [illegible]卷 | 雜病方講義 | 一册 |

[illegible]集六大册 [illegible]紙精印 售銀伍圓

## 附告

第三集診斷學在印刷中第四集至八集爲解剖學生理學病理學治療學藥物學在編輯中函索樣本附郵票[illegible]分

內外科
**方亮臣**
丁甘仁門人
診所新大沽路三百五十四號
門診普通一元二角貧病六角六十
出診普通五元八角貧病減半

介紹世醫
內外婦科 **蘇少堂** 咽喉眼科
診所虹口東嘉興路瑞康里口門
牌四百五十六號診例上午門診
二角六十下午出診一元介紹く
㤿詳模廣普前仝啓

內科
**曹瑞安**
耑治傷寒疑難雜症
門診一元三下午一點至三點
出診四元四角診所重慶路西興
降坊二千三百二十號

婦兒科
**張百銘**
寓英大馬路南香粉弄永吉里
專治胎產經帶痧痦驚疳及各
種內傷外感等症

內外科
**鄧可則**
上海中醫專校畢業中醫學會執
行委員上午門診下出診診所赫
德路十九號佛教淨業社

內科
**曹味蒓**
上海中醫學會執行委員
門診上午診金六角六十出診午
後診所城內候家浜吟賦里中段

內外科
**陳耀堂**
上海國醫學院教授上海中醫學
會執行委員診金門診六角六十
出診午後診所城內候家浜

婦[illegible]科
**趙公尙**
上海中醫學會執行委員
國醫學院教授
診所浙江路清和坊對過

內
**蔡濟平**
神州醫藥總會執行委員
門診上午出診午後
[illegible]花園[illegible]慶里

內科
**伍蓮裳**
診所法界西蒲柏路新中公寓門
診一元一角上午九時至十二時
出診四元四角下午一時至四時

內科
**謝利恆**
門診上午九時至十二時一時至
三時三時後出診
診所北浙江路寧康里六弄

內科
**祝堯封**
診所閘北虬江路三段救火會時
間下午三至六時過時出診診例
門診一元二出診二元四越界加
倍貧病不計電話閘北華界十八

內科
**蔣文芳**
神州醫藥會總執行委員
診所北山西路底

內科
**劉泗橋**
國醫學院教授
門診上午出診午後
診所西藏路中樂里

內外科
**戴達夫**
上海中醫學會執行委員中醫專
校教授門診下午出診上午診所
小南門南倉街水神閣三和里

內外科
**丁濟萬**
上海中醫學會監察委員
門診上午出診下午
診所白克路珊家園人和里

內科
**顧渭川**
神州醫藥總會執行委員
診所北城橋鴻興里

內科
**章成之**
國醫學院教授世界紅萬字醫院
醫士上午門診斜橋紅卍字醫院
下午[illegible]路中樂里

婦幼科
**程門雪**
上海中醫學會執行委員
上海中醫專門學校教授
上午門診下午出診診所法租界
南陽橋白爾路保安坊

內外科
**馬濟仁**
衛生局二屆試驗委員聯義善會
仁濟善堂醫務副主任
診所西藏路遠東飯店對過東武
里

男婦科
**錢漢楊**
神州醫藥總會會員
所診龍華鎮中市上午門診下午
出診

內外科
**張鵬九**
衛生局登記給照醫士門診上午
出診午後診金門診六角六十出
診一元道遠至掛號處面議診所
法租界菜市路菜市坊一弄

**招登廣告**

**招登廣告**

**招登廣告**

**招登廣告**

**招登廣告**

# 海醫報社總務部

## 要啟事

（爲答覆讀者對於第二年幾個重要問題）

### 讀者，有下列四點感想嗎？

一上海醫報　宗旨是否正大
二上海醫報　內容是否改良
三上海醫報　價格是否低廉
四上海醫報　續定是否優待

敢請略釋於後　務希詳細閱讀　加以判斷　如能見示又幸

**宗旨**

提倡醫藥、討論學說、改進社會、造福人羣、是本報之宗旨、「不過志大量小、料難勝任、但於目前情勢而論」、吾醫藥兩界、則頻受對方之侵凌、吾中華同胞、有東方病失之譏笑、仝人感受潮流驅逼、奮然刊報行世、自知於事無補、但成敗利鈍、固難逆料、惟知本我精神、矢志進行、吾中華四萬萬同胞、當共負斯責、而又甚於吾醫藥界之同志

**改良後之內容**

、本報第二年之內容、完全撤底改革、共分爲十許類、「如常評學說方劑驗案藥物常識民間治療杏林消息等等、其討論一門、一俟有重大之問題、疑難不決之病症、卽行刊佈、以上各門、讀者如蒙見教、十分歡迎、文字內容、請讀下頁、至於每期之容量、或增或減、以十六頁爲限並不呆板、

**價格之說明**

本報第一年、代價一元（每期一張）深得社會之輿論、認爲無可再廉、今第二年報紙、擴充增加一倍、則代價改訂兩元、勢所必然、實際上言之、依然未加毫釐、而稱於第一年之老定戶續定、特別優待、想必蒙諒解」、而樂爲續定及介紹也、

**續定既優待　更立便利法**

本報上次頒佈優待續定辦法（即每一老定戶續定、（必須聲明號碼）、須同時介紹新定戶一人（報費二元）以上、則本人即得享受優待利益、（即本人只收一元）（如不介紹、不得享受半價、））之後、定報者數已過半、惟未續定者、尙屬不少、想必因一時不易介紹之故、爲此特再訂立「便利辦法」目下如不介紹、即請照章續定、（報費兩元、以保留優待、將來巧遇機會時、其優待利益、可於被介紹人項下扣除、（即將來介紹人只須一元）同時須書面聲明」、此項辦法、以示益利共享」、亦本報仝人之微衷也、

**另一問題**

### 向訂閱本報第一年而未曾得報紙者

示歉——和補救辦法

本報在前兩月分發樣張後、蒙讀者不棄、紛紛惠訂、其額數竟超過預料數、目遂致報紙一空」、後至者以無應命、至以爲歉、當即奉告、請改訂第二年報紙、在案、惟因第二年適値擴充增價、半年例又不定、故特立先行寄報從後補費之辦法、茲特將優待續定及便利辦法之權利奉贈、以謝歉忱、而示優異請按照上例第四條例辦理可也、來函請聲明、

■本社曾接到未得本報第一年報紙之定戶、來函多封、聲稱請將第一年報紙、翻印裝訂、以使備齊、故本社現正從事預備、大約在三月中、料能出版附此佈覆、

上海醫報
第五十一期

目錄

冬季時令病專號



## 編者致辭

恭賀新禧、是元旦日唯一之語調、夫新年元旦、有何禧之可賀、蓋所賀者非年、在新年耳、目前則萬象更新、推之日新、日日新、又日新、新之光耀、正莫能測、彼日除其陳腐之舊、而月易以鮮麗之新者、人類之進化、物質之文明、莫不在斯而已、故凡能新者、皆可恭而賀之、豈獨異於元旦乎、

本報第二年第一期、適值新年元旦、冥冥之中、示我以更新之朕兆、本報同人、不覺惕然而懼、繼則莞爾而笑、懼者何、以環境之黑暗、燦爛國學、日淪危亡、笑者何、以既服務人羣、倡明絕學、責職所在、何敢畏葸、于是屏除雜感、奮然興起、矢志第二年之報紙、煥然改進、雖不能謂極新之能事、然亦可謂首途於新者矣、

讀者諸君、其來共享新之幸福、雖然新無底止、又新者興也、誠非少數人之力、得以收效、必羣衆赴之而後可、甚願讀本報者、時錫新則、由此醫藥前途、日進無疆、庶幾不負今日、

## 常評

### 醫院與醫室

公

奇歟妙哉、今日衛生部諸公之頭腦也、中醫醫院之稱名、必須改爲醫室、姑不論理由之不充分、就事實言之、是衛生部於中醫兩字之本則上、固既絕對承認、徒以欲判別中西、遂貿然更張、而必改中醫院之爲中醫室、某某中醫院、某某西醫院、是中西醫之性質、早

有顯明標幟、雖極蠢樸之泥腿堦級、極貧賤之江北老嫗、凡此同胞、亦能不假思索、判別至淸晰、而謂堂哉皇之衛生部諸公、無從判別之哉、夫吾人設立醫院、固爲民衆、非爲衛生部、彼衛生部即無從判別、吾人固無如之何也、本則上既絕對承認中醫、於中醫設立之醫院、反摧殘壓迫、必使改成醫室而後快、此言論之不合邏輯、民衆於中醫醫院之名稱、幷無異辭、以該部欲進逞私意、遂悍然改弦易轍、此行政之不恤民意、

言論不合邏輯、行政不恤民意、此惟我大中華民族之衛生部、有此支離的現象、

## 學說

## 冬季時令病專號

### 冬不藏精冬傷於寒春必病溫

暴振華

#### 精字之意義

眞言論曰、夫精者身之本也、故藏於精者、春不病溫、生氣通天論曰、冬不藏精、冬傷於寒、春必病溫、所謂精者、指一身津液由於水穀所化、水穀之精氣、和調於五藏、灑陳於六府、爲後天生身之本、於何見之、見之於食氣入胃、散精於肝、淫精於脈、輸精於皮毛、及飲入於胃、游溢精氣、上輸於脾、脾氣散精、上歸於肺、水精四佈、五經並行之數精字、精即正氣之謂也、內經曰、邪之所湊、正氣必虛、故貪心動則津出、哀心動則淚出、愧心動則汗出、皆爲精所施化、多出皆能傷精、但與腎精相較、動感有淺深、質有厚薄、傷有輕重耳、然皆不出廬陵所謂百憂動其心、萬事勞其形、有動乎中、必搖其精數語、故可一言而蔽之曰正虛也、

#### 精虛之病症

正虛則不特冬能傷寒、即四時亦無不有邪以湊之、如春傷於風、邪應於肝、至夏而生飱泄、夏傷暑濕、邪應心脾、入秋而變痎瘧、秋傷於燥、邪應於肺、逢冬而生欬嗽、其所以隨感而不隨發者、傷諸漸而非觸諸暴也、凡病由暴而來者、其患在一時、由漸而襲者、其患在後發、如人之相鬭然、有陰謀之輩、常時則含怨忍怒、出於人之不介意、其實蓄志凶險、俟機以動也、章虛谷曰、或云人身受邪、無不即發、未有久伏過時而病者、說似有理、淺陋者莫不遵信爲然、不知其悖經義、又從而和之、夫人身內藏府、外營衛、於中十二經、十五絡、三百六十五孫絡、六百五十七穴、細微幽奧、曲折難明、今以一郡一邑之地、匪類伏匿、猶且不能覺察、況人身經穴之淵邃、而邪氣如烟之漸熏、水之漸漬、故如內經論諸痛諸積、皆由初感外邪、伏而不覺、以致漸侵入內所成者也、安可必謂其隨感即病而無伏邪者乎、又如人之瘟毒、

其未發時全然不覺、何以又能伏耶、由是言之、則素問所言冬傷寒春病温非妄語矣、優乎言哉、千古來有此一斷、如暗室中放一燈光焉、

## 温病之治療

然邪伏於中、無外感以引之、安得而發哉、故傷寒論曰、太陽病、發熱而渴、不惡寒者、爲温病、可知温病之發、必因於太陽、而應於少陰也，故用藥必辛涼以清解達邪、兼苦甘以泄熱養陰、所謂臟府同病、表裏兩顧、若病之初、表寒而裏熱、即大青龍麻桂亦可用、若病之末、內外俱熱、則非承氣以急下之，決不能生、此治温病之三大法也、若不審病之初中末、但執温病下不厭早之成語、而下於初病之時、則表邪內陷、裏邪亦未必因下而盡、其患何堪設想、若表邪已經化熱而入胃、裏邪已經結實而燥硬、復汗之、則亦禍不旋踵，故隨機應變、全賴心靈神會、所謂神而明之、存乎其人也、

## 各家之言論

陸九芝曰、各家之論温症、移入他經、或將移作他證、如弈棋然、直無一局之同者、如喻嘉言移其病於少陰腎、周禹載移其病於少陽肝胆、舒馳遠移其病於太陰脾、顧景文移其病於太陰肺、遂移其病於厥陰心包、秦皇氏移其病於南方 吳鞠通移其病於上焦、陳系中楊栗山移其病爲雜氣、章虛谷王孟英移其症爲外感，尤其甚者、張介賓張石頑以及戴天章輩皆移其病爲瘟疫、而石頑又移其病爲夾陰、娓娓動聽、亦若各有一理也者、而不知陽明爲成温之藪、古來皆無異說、皆以傷寒論陽明方爲治、噫[illegible]亦矯之太過矣、各家之別出已見、固不足責、而章虛谷明言外感引動伏邪、並非謂僅由於外感也、又喻嘉言以蕢附治温、却屬神昏、然其言病發於少陰也、亦非大謬、何以知之、冬不藏精者、傷腎之陰、而非傷腎之陽、腎陰虛而寒邪湊之、自易化熱而內伏、故乘春風外引而內發者、自必先去其表邪、然後清之泄之、無有不措之裕如者、其所以可清可泄者、景岳所謂少陰不足、陽明有餘也、如口燥咽乾、腹脹不大便、下利清水色純青、果爲腎水枯竭之象、即非少陰本氣君火之病、亦是少陰溜府可從下法之病、故少陰者、温病之本、水竭則土燥、陽明者、温病之標也、而太陽實爲温病之第一層、若延誤不治、久之但見陽明之證、而莫識太陽之温病矣、故曰太陽無温病、豈不可笑哉

## 温病之用藥

陳修園曰、初時用麻杏甘石湯、在經則用白虎如人參湯、入裏用承氣湯、及太陽之茵陳蒿湯、少陰之黃連阿膠湯豬苓湯、厥陰之白頭翁湯等、皆爲本症要藥、嗚呼、得之矣、

# 傷寒與冬温的分別

鄧可則

■初起辨明五項，

■到底不走錯路。

傷寒有廣義狹義二種、廣義之傷寒、共分爲五、温病亦在其內、冬温卽冬時之温病也、狹義之傷寒、卽五種之一、乃冬月之時令症、如夏月之傷暑然、無足爲異、此二症既同在一個時期、而其治法又是冰炭不同、當其初起之時、卽須分別淸楚、自不致誤入歧途、傷害人命、今特將從來醫家所公認的分別標準、淺說如下、

(一)氣味的分別

第一步、未診之前、只要一近病榻、就可分別是傷寒是温病了、傷寒初起、邪在最表、藏府無病、所以病人沒有氣味、就是幾天以後、傳了幾經、也無甚病氣、除非寒邪化熱了、纔於胃府、才會有氣味、但是治法也同温病差不多了、冬温是由吸受非時之温氣、先從藏府薰蒸外透、所以未病之先、已有病氣、到了請醫生診治之時、已滿床滿榻了、若是兼了瘟疫、那更是穢濁不堪、傷寒雖有嘔吐、也不及冬温一聲咳嗽的氣味、這是第一種分別、

(二)面色的分別

第二步、望色是中醫最要之一着、傷寒之邪是束縛底、由外層層入內、所以病者面色、皮膚必先束起、血脈不大流通、現出青不青黃不黃之色、但是外面愈束緊、裏面的血脈愈起反抗、因此傷寒的面色來得光潔、冬温病適得其反、其邪主透發、由內而出外、所以病者面色、皮膚早已鬆緩、裏面的血脈行得太快、在表的絡道、反而瘀滯、因此他的面色、現出似黑非黑似紫非紫、來得垢晦、毫不光潔、這是第二種分別、

(三)感覺的分別

第三步手續、就在發問、試驗他的感覺了、例如叫病人咳一聲、他隨即咳出來、這明是試驗得耳朶未聾、所以與病者問答、也是一件要事、傷寒初起、內藏無病、故心靈不受任何蒙蔽、舉凡身體上的不適、他自己曉得、一問即答、或有不問他、已詳細告訴你了、若冬温初起、邪輕的尚可不失知覺、但是他總覺得心藏多多不安、若是邪重一些、那就糊裏糊塗、心靈失用了、問他痛苦、他總不能答個實在情形、這是第三種分別、

(四)舌苔的分別

第四步即是看舌、傷寒初起、舌苔非常之薄、或者帶滑、日久傳裏、方有稍厚之白苔、由黃色漸燥而黑、若冬温初起、頭痛發熱、雖與傷寒相同、但他的舌苔已白厚、或帶黃色、甚如積粉、此亦不外由內由外之分、致其表現不同、這是第四種分別、

(五)脈象的分別

脈象的一種分別、是因為上面四端或有疑義、再加以斷定的、傷寒之邪、必束縛其脈管、所以脈來得表面似有勁而實在慢、冬温之邪、必舒弛其脈管、所以脈來得表面似無力而實在快、此乃逢寒則急逢熱則縱之意、這是第五種分別、

以上五種分別、是初起時一定的現象、雖日久變化、或兼他症、千頭百緒、總不離此初起情形以為分別、大凡病本無大小、只在早能識得清楚、無毫釐之差、何致有千里之謬、

# 傷寒治療新解

鄭夢華

## 傷寒表證

邪在最表皮膚之分、名曰太陽病、其症頭痛項強發熱惡寒、兼風邪者、則汗自出、宜桂枝湯、完全屬寒、無風邪者、汗不自出、宜麻黃湯、二方皆為解表之劑、如能對症、應手卽愈、

邪從皮膚入於肌肉之外部、名曰陽明病、其症身熱目痛鼻乾、不得臥、此時寒邪雖外束、而內裏已有熱來反應、宜用葛根湯、解其肌肉則愈、若其反應之熱過甚、寒邪解而熱邪起、則白虎湯為要劑、

邪從肌肉外部入於肌肉之裏部、名曰少陽病、其症胸脅痛耳眩口苦耳聾、此時寒邪又入裏一層、而人體自然之温、更反應而向外一層、寒之與熱適成對峙形、故有半表半裏之說、而寒熱往來之現象、宜用和法以解之、小柴胡湯為最宜、一面驅寒、一面清熱、投之得當、自不致再傳入裏、

傷寒裏證

邪氣從肌肉之內、再向裏去、亦分三層、其初層爲太陰病、當其經過少陽時、假使少陽經中的熱氣能勝過寒氣、那决不會再向裏傳、所以發見太陰病的人、總由於虛寒體質、向來自然的體溫不足、故其見症、腹滿而吐食不下自利腹痛時作、宜用溫中之法、如四逆理中等、溫中散寒則愈、

邪從太陰再入裏一層、名爲少陰病、邪至少陰、邪甚正虛、故其見症、脈微細但欲寐、此時寒邪日久、自然化熱、或有不化熱者、化熱則傷陰血、不化熱則傷陽氣、故化熱則用黃連阿膠湯類、以滋陰降火、不化熱則用附子湯類、以補陽逐冷、若化熱過甚、勢將吸盡陰液、則非三承氣湯急下以存陰不可、

邪從少陰之分、又入裏一層、名爲厥陰病、斯時寒邪、無不反乘勝化爲熱、此物極則反也、故其症爲消渴氣上衝心心中熱疼飢不欲食、此時處方、不可過寒、以其熱乃從寒化而來、亦不可過熱、因其寒已自化熱、故其處方、寒熱並投、如烏梅丸、乾姜黃連黃芩湯等、皆是順勢利導、隨其寒熱之孰輕孰重、而爲轉移、

表中有裏證

太陽病之蓄血症、陽明病之胃實症、皆是表中而有裏證、蓄血者由於經病入府、宜用抵當法、去其蓄血、則太陽病解、胃實者由於萬物歸土、宜用承氣法、去其胃實、則陽明病解、

裏中有表證

太陰病之桂枝症、少陰病之麻黃附子細辛症、及麻黃附子甘草症、皆是裏中而有表證、先解其表則裏自和、

傷寒一症、千變萬化、非於張仲景傷寒論、玩索有得、不能操此活人術、今所叙者、乃如大海一勺、在未讀仲景書者、有所遵循、現此一斑、冀睹全豹耳、

# 冬溫三時紀要

凌半殘

未來……………預防
現在……………治療
過去……………調養

一　預防

冬溫者、立冬以後、立春以前、此時應寒而反溫、其乖異之氣、中於人而發者、名曰冬溫、夫人處氣中、無不吸受此氣、若欲先事預備、防患未然、則非濟以人事不可、古語云、人定勝天定是也、今就飲食起居四事、分別預防冬溫之法、閱者其起而行之、則冬溫可免矣、

飲之種類唯三、一水類、二茶類、三酒類、此三類各隨人之所欲、而喜惡不同、若論冬溫發生之時、預防者、當以飲水爲最宜、茶次之、酒則不可飲、因酒性悍烈、易招溫邪、有酒癖者、亦宜少飲爲佳、勿謂酒可禦寒、多飲受害、蘿白與青菓煎水飲、最解溫毒、

食之種類雖多、不外穀類、蔬類、菓類、肉類、此四類亦各有喜惡不同、療病時固有減食斷食之法、而預防時、則唯有擇食而已、如鯽魚雞羊肉、皆爲冬時人所喜食、不知三者皆熱性、冬溫發生時、宜戒絕勿食、菓類如梨橘橄欖藕、常小吃最宜、白菜蘿菔、佐餐最佳、

起、日出而作、皆屬於起、今之言衛生者、皆提倡早起、不知冬時則不宜、須待日光下照、方可起身、否則寒邪易侵、寒鬱則成溫、無事時、宜深居簡出、戶外運動、宜在早餐後一小時內、嚴寒時室中生火、不可太强、靠火時、宜脫去外衣、至出

門時、再行加上、庶不致外寒束縛內熱而成温、尤不可過勞、及向火取汗、致內熱有餘、易於招温、居、坐與臥皆爲居義、冬時主閉藏、莫妙於靜坐以防汗出、獨宿以防精泄、冬温發生時、衣不可重裘、臥不可重衾、適其體温而止、須知温養過度、內熱傷陰、最爲危候、如此行者、則內外無聯絡温邪之餘地、有乘戾之氣、亦隨出矣、

二　治療

冬温既因温而發、其治療自不同於傷寒、誤用辛温、變症百出、蓋寒則氣斂、温則氣泄也、今特述冬温治法、分在外在中在裏三者、以概其大要、症雖有變化、總不離此三者以求之、

表症者、頭痛有汗咳嗽口渴而惡熱、或面浮、或頰腫、或咽痛、或胸痛、脈浮部不足、中沉滑有力、乃温邪從肺部外越、此可引從氣分外解、藥用、連翹、豆豉、薄荷、蟬衣、象貝、瓜蔞、牛蒡、前胡、杏仁等爲劑、以清涼解散之、

中症者、温邪從胃部外越、症與表症同而稍重、且口渴喜涼飲、宜仍用前方、引之外達、更加、蘆根、花粉、竹葉、荷葉等、以速清胃中温熱爲宜、

裏症者、温邪從腎經外越、其邪太深、不易外達、勢必下驅、故其症象、對於上述表症、反見稍輕、但增下利而熱、其脈浮中皆不足、獨沉部滑有力、法當乘其外越之勢、使之得從氣分外透、堵其下驅之路、使不致從陰分內陷、藥用、連翹、豆豉、竹葉、石膏、黃芩、葛根、穭豆衣、桔梗、炒銀花等味、以透邪而堅陰、

上述三種見症、其有邪甚者、一方外越、一方內守、雖用上法、仍然熱勢轉甚、至於神昏譫語舌黑齒焦、此時固在危急、然不可拒而不治、仍宜觀定上述三部、如從表部來者、當用、犀角、羚羊、連翹、川貝、焦梔、竹瀝等、清滌肺中之温邪、如從中部來者、則當占其胃之虛實、或用白虎、或用承氣、清滌胃中之温邪、如從下焦來者、則宜用、鮮生地、石菖蒲、紫雪丹、以搜滌腎內之伏邪、邪去則自安、此千鈞一髮之際、切勿膽怯、或過於孟浪爲宜、

三　調養

病後唯一須在調養、調養不得其法、反與身體有損、宜忌不明、甚至舊病復作、而致生命之憂、茲特輯宜忌兩表、使病家有所遵守、亦亡羊補牢之計也、

■宜洋參炒冬瓜子同煎水代茶　蓮實粥、牛乳、火腿、飯飿、大頭菜、豆腐花、蒸鷄蛋、雪裏紅、猪腰子、藕、香焦、

■忌硬飯、麵食、鮮魚、鮮肉、鹹蛋、煮蛋、酒、蒜、蘿白、生薑、乳腐、菠菜、辣椒、雞、鴨、牛、羊、尤忌房事、

# 咳嗽在冬令之歷史

袁公才

咳嗽之在冬令
由於氣化不同
一者屬於伏氣
一者屬於時氣

■經文

(一)內經云、秋傷於濕、冬生咳嗽、

(二)內經云、五臟六腑、皆令人咳、非獨肺也、五臟各以其時受病、乘冬則腎先受之、腎咳之狀、咳而腰背相引而痛、甚則咳涎、腎咳不已、則膀胱受之、膀胱咳狀、咳而遺溺、

■釋義

自上述經文觀之、則冬令咳嗽之歷史、業已大明、一者由於伏氣、秋日肺氣當王、遇有濕邪傷之、斯時肺氣充足、可以運化此濕

、故不即病、因而伏藏肺下、待至冬令、肺氣不復充足、故邪濕起而上逆、其咳象必咳而多濃痰、胸膺不快、右脅䐜滿、治法當用二陳湯杏蘇散之類、以宣達伏濕爲宜、二者由於時氣、冬日腎氣當王、或由形寒、寒從外襲、或由飲冷、寒從內生、內外之邪、雖客於胃之部分、而其氣皆、實直搗腎府、腰背乃腎之府、故其現症如上述、治法當用麻黃附子細辛湯、散其內外之寒、抑其直搗之燄、倘腎咳不急治、則其邪氣盡行入腎、腎不能容納、勢必借府道而出、故成爲膀胱咳、小便乃膀胱氣化之所出也、故其現症亦如上、治法當用茯苓甘草湯、泄其下驅之邪、安其已傷之正、此種症象及治法、誠爲千古不易、苟能據此分別施治、無不立見奇效、惜近世動稱肺病、如盲人之捫象、捫得其足、則謂象形只如柱、捫得其耳、則謂象形只如扇、同屬一樣可笑耳、

■附方

（一）二陳湯、半夏、陳皮、茯苓、甘草、

（二）杏蘇散、杏仁、蘇葉、半夏、陳皮、前胡、枳殼、桔梗、茯苓、甘草、生薑、大棗、

（三）麻黃附子細辛湯、麻黃、炮附子、細辛、

（四）茯苓甘草湯、茯苓、桂枝、甘草、生姜、

～從肺如懸鐘聯想到～

## 冬令咳嗽的三槌

吳吉人

■傷風咳嗽是前面一槌

風邪先傷於皮毛、皮毛爲肺之外合、邪氣傷之、致肺氣不能外行、故鼻塞聲重而咳嗽、如前面一槌、擊在鐘上、用藥宜解散之、方中桂枝桔梗、均宜應用、而前胡枇杷葉等、宜斟酌之、

■冬溫咳嗽是裏面一槌

冬溫之邪、先入於肺、而後外發、肺氣不能下行、故身熱口渴面浮而咳嗽、有如裏面一槌、擊在鐘上、用藥宜清宣之、方中前胡瓜蔞、均宜應用、而桂枝桔梗、總在禁忌、

■濕痰咳嗽是後面一槌

濕痰之人、每至冬時、必咳嗽大劇、此邪伏在背脊間之肺俞穴、冬時腎當令、腎氣行於背脊之間、因而引動其伏邪、肺氣不能左右行、故背惡寒氣逆而咳嗽、有如後面一槌、擊在鐘上、其用藥於祛痰之中、必佐以乾薑細辛、以驅逐肺俞之伏邪、此其概要耳、讀者意會之、而尤須於冬令二字注意焉、

吾道先鋒

上海醫報弌週紀念

全國醫藥總會

## 方劑

# 傷寒要方略解

鄭夢華

### 桂枝湯

桂枝三兩　芍藥三兩　甘草炙二兩

右㕮咀、每服三錢、水一盞、薑三片、棗二枚、煎七分去渣、溫服、服後須臾、歠熱粥一盞、以助藥力、溫覆令一時許、徧身漐漐微似有汗者益佳、不可令如水流漓、病必不除、若一服汗出、病瘥、停後服、若不汗、更服如前法、一日之間、以三服爲度、禁生冷粘滑肉麪五辛酒酪臭惡等物、

（釋義）此方以桂枝之辛溫、能散在最外之風寒、故以之爲君藥、且以名方、但風邪較之寒邪、易於內侵、易於化熱、故臣以芍藥之苦平、能淸熱而泄風、佐以炙草之甘溫、能除熱而奠中、使以生薑之散外、大棗之固內、合爲一方、有安內攘外之妙、用意在健運脾陽、故復啜粥以助之、則脾得穀氣之蔭、非但爲作汗之需、且可隨桂枝等之鼓舞、使已入之邪不能少留、未入之邪不得復侵、此治邪之在最外而其氣猶已侵及肌肉之必需方、故太陰病之表症、亦主以此方、因太陰之表氣行於肌肉也、不可過汗者　乃示人以去邪不可傷正之意、此方之主要、即在去邪不傷正、安內而攘外、故其妙用無窮、若加減出入、非但可治傷寒、且可治虛損、今姑從略、惟傷寒初起、邪氣壽束搏於皮毛而無汗、則此非對症藥、服之反使邪氣膠固、宜愼之、

### 麻黃湯

麻黃六錢　桂枝四錢　甘草炙三錢　杏仁（二十粒去皮尖）

右㕮咀、用水三盞、先煮麻黃去上沫、內諸藥、煮取一盞、溫覆取微汗、不須啜粥、餘如桂枝湯法將息、

（釋義）此方以麻黃辛溫而質輕者、散在皮毛中之寒邪、以之爲君、因而名方、然麻黃祇有透達之迅速力、而無蒸發汗液之猛烈性、故臣以桂枝辛溫而能蒸發、佐以杏仁苦溫而能降濁、一使水化爲氣體、此蒸發之力、一使氣化爲汗液、此降濁之力、使以炙甘草者、是調和於升降之間、增益水液、使易於作汗而外解、此方用意、全在宣通肺氣、麻黃爲刺激之品、如開機之鑰、而所以能散寒發汗、則全在機中之引擎、能升降合度耳、故古人有麻黃無桂枝、則其發汗力不足、是知其然之談也、此方加減出入、亦有多種治療、茲亦不贅、總之麻黃湯乃發汗之猛劑、而麻黃並非發汗之猛藥　世人不究全方之理、遂使麻黃可寶貴之藥、反不見用於祖國、而爲異種之發明新藥、豈不可惜、至於本湯之於傷寒、已不在皮毛間束搏、而發現自汗出者、則爲禁忌矣、

### 葛根湯

葛根四錢　麻黃三錢　生薑三錢　桂枝二錢　芍藥二錢　甘草炙二錢、大棗二枚

右㕮咀、水三盞、先煮麻黃葛根、去上沫、諸內藥、煮取一盞溫服、覆取微汗、不須啜粥、餘如桂枝湯法將息、

（釋義）此以葛根之氣平味甘辛、可解渴、除大熱者爲君、因以名方、凡風寒之邪己由皮毛而及於肌肉、然皮毛之邪尚未解、而肌肉之邪又繼起、故於桂枝湯中、加麻黃以發其皮毛之邪、主以葛根以淸其肌肉之邪、桂枝湯爲安內攘外之劑、麻黃散寒而不助內化之熱、葛根淸熱而不戀外束之寒、並行於皮毛肌肉之分、引邪外解、相得益彰、此古人用藥之妙諦

中国近现代中医药期刊续编·第一辑

、不讀仲景書、何以知之、

### 白虎湯

知母一兩　石羔二兩半　甘草五錢　粳米一合

右四味以水三盞、煮米熟湯成、去渣、溫服、

（釋義）白虎一至　涼風四起、故以清涼之劑、冠以白虎之名也、知母味苦寒、能泄巳化之表熱、石羔味甘寒、能清未化之寒邪、所謂未化之寒邪者、乃傷寒之邪、巳入陽明之裏、爲化熱之根源、故雖是寒邪、實爲熱母、然本是寒邪、故不名曰熱、此仲景所謂表有熱、裏有寒、白虎湯主之是也、白虎爲散裏寒之妙劑、全在甘草、粳米、養胃之正氣、胃氣一足、則何熱不退、何寒不消、故知母石羔、乃白虎之威、而甘草及粳米、乃白虎之力也、至裏寒之寒、乃明其本、非言其本、此內經所謂熱病皆傷寒之類、是其意也、

### 小柴胡湯

柴胡二兩　半夏九錢湯泡七次　黃芩七錢半　人參七錢半

甘草炙七錢半

右剉如麻豆大、每服五錢、薑三片、棗二枚、水一盞、煎半盞溫服、一日服三次、

（釋義）此方以柴胡爲君、故湯以柴胡名、言小者、以與大柴胡劑有大小之分也、柴胡味苦、可以泄半表之寒、黃芩性寒、可以清半裏之熱、半夏佐柴胡、則升降得宜、生薑佐黃芩、則開闔有司、所以謂爲和解之劑、然柴升夏降、姜開芩闔、皆屬解之一面、而和中固裏、不使邪氣再越此關、則非安其五藏、和其六府、且厚其倉廩不可、故復以人參安五臟、甘草和六府、大棗實脾胃、皆富有除邪之特性、而立於和之一面者、合爲一方、至於因症加減、尤須領會焉、

### 四逆湯

甘草炙二兩　乾薑一兩半　附子（去皮臍細切一枚）

右㕮咀、每服五錢、水一盞、煎七分、溫服、不拘時、

（釋義）此方因主治之症而得名、四逆者、四肢逆冷之簡稱、四肢屬脾、脾爲寒客、陽不運行於四肢、故四肢逆冷、脾之外候爲太陰經、故太陰病之吐下腹痛、漸將四肢厥冷者、速當以此投之、乾薑附子辛熱破寒邪、君以炙草、以資助脾土、中央一健、四旁自運、此方雖不專治太陰、然以太陰爲最切、無論傳經及直中、一見上症、總以此方爲宜、但稍有熱邪、即須審愼、

### 理中湯

人參　炮薑　炙　白　（各等分）

右㕮咀、每服四錢、水一盞煎服、

（釋義）脾位在藏府之中、太陰經則在三陰三陽表裏之中、此方理中焦者、即是指藏府上下之中位、陰陽表裏之中分、實則理脾而已、故方以理中名、理字有按步就章從容不迫之義存於其中、故其主治、以中虛無主因而內亂者爲最宜、故以人參、白朮、甘草、補脾之品、鼎足而中立、獨一味乾薑、佐此三者、以攘外侮之寒、此與上四逆湯方、以互相比例、四逆之症爲外寒甚、故急於熱散、理中之症爲內虛甚、故急於溫補、若理中症而更兼外寒甚者、則又當速加附子之辛熱以散之、

### 黃連阿膠湯

黃連四錢　黃芩一　芍藥二錢　雞子黃一枚　阿膠三錢

右五味、以水一　半、先煮三物、取七分一盞、去渣、內膠烊盡、小冷、內雞子黃攪令相得、溫服、

（未完）

## 專著

# 傷寒論綱要上編

寶山朱阜山

三陽經

(壹)太陽經

(一)本病(本經自病)

(1)經病(脈浮頭痛項強而惡寒即表證也)

(甲)中風(發熱汗出惡風脈緩)

(子)頭痛、發熱、汗自出、脈浮緩、嗇嗇惡寒、淅淅惡風、翕翕發熱、鼻鳴乾嘔、「桂枝湯、桂枝、芍藥、甘草、生薑、大棗」

(丑)表未解而喘、「桂枝加厚朴杏仁湯、桂枝、甘草、生姜、芍藥、大棗、厚朴、杏仁」

(寅)汗出惡風、項背強几几、「桂枝加葛根湯、桂枝、芍藥、甘草、生薑、大棗、葛根、」

(卯)項背強几几、無汗惡風、「葛根湯、葛根、麻黃、桂枝、生姜、甘草、芍藥、大棗、」

(乙)傷寒(惡寒嘔逆體痛脈緊)

(子)寒熱如瘧、熱多寒少、無汗身癢、「桂枝麻黃各半湯、桂枝、芍藥、生薑、甘草、　麻黃、大棗、杏仁」

(丑)頭痛、發熱、身痛、腰痛、骨節疼痛、惡風、無汗而喘、脈浮緊、「麻黃湯、麻黃、桂枝、甘草、杏仁、」

(寅)發熱、惡寒、身疼痛、不汗出而煩躁、「大青龍湯、麻黃、桂枝、甘草、杏仁、生薑、大棗、石膏、」

(卯)表不解、心下有水氣、乾嘔發熱、而咳、或渴、或利、或噎、或小便不利、少腹滿、或喘、「小青龍湯、麻黃、芍藥、細辛、乾薑、甘草、桂枝、五味子、半夏、」

(2)府病(則裏證也)

(甲)水氣

(子)發汗已、脈浮數、小便不利、微熱煩渴、「五苓散、猪苓、澤瀉、白朮、茯苓、桂枝、」

(丑)汗出而不渴、「茯苓甘草湯、茯苓、桂枝、甘草、生薑、」

(寅)下利嘔逆、表解者、乃可攻之、其人漐漐汗出、發作有時、頭痛、心下痞鞕滿引脅下痛、乾嘔短氣、汗出不惡寒者、此表解裏未和也、「十棗湯、芫花、甘遂、大戟、大棗、」

(卯)病如桂枝證、頭不痛、項不強、寸脈微浮、胸中痞鞕、氣上衝咽喉、不得息者、此爲胸有寒也、當吐之、「瓜蒂散、瓜蒂、赤小豆、」

(子)太陽病不解、熱結膀胱、其人如狂、血自下、下者愈、其外不解者、尚未可攻、當先解外、外解已、但少腹急結者、乃可攻之、「桃核承氣湯桃仁、大黃、桂枝、甘草、芒硝、」

(丑)太陽病六七日、表證仍在、身痛、脈微而沉、少腹鞕滿、其人如狂、小便自利者、下血乃愈、「抵當湯、水蛭、蝱蟲、桃仁、大黃、」

(丙)結胸

(未完)

# 驗案

靈効之醫案、乃一人之特長處、而經驗之結晶也、於研究上之助、固毋庸言、本報特輯此門、羅致各家驗案、按期發表、爲讀者求益利、想亦讀者所樂聞歟、編者誌

丁甘仁先生遺著

## 傷寒

始由發熱惡寒起見、繼則表不熱而裏熱、口乾不欲飲、四肢逆冷、脈沉苔膩、加之嘔噁呃逆、大便不實、外邪由太陽而陷於太陰、不得泄越、陽氣被遏、胃陽不宣也、脈沉非表、爲邪陷於裏之證、四肢逆冷、經所謂陽氣衰於下、則爲寒厥是也、傷寒內陷之重症、姑擬四逆湯加減、通達陽氣、和胃降濁、

淡乾姜 丁香 川桂枝 六神曲 炙甘草 柿蒂 熟附子 製川朴 陳皮 仙半夏

熟穀芽 生姜

## 溫病

發熱六天、汗泄不暢、咳嗽氣急、喉中痰聲漉漉、咬牙嚼齒、時時抽搐、舌苔薄膩而黃、脈滑數不揚、筋紋色紫、已達氣關、前醫疊進羚羊石斛鉤籐等、病情加劇、良由無形之風溫、與有形之痰熱、互阻肺胃、肅降之令不行、陽明之熱內熾、太陰之溫不徹、有似痙厥、實非痙厥、卽馬脾風之重症、徒治厥陰無益也、當此危急之秋、非大將不能去大敵、擬麻杏石甘湯加減、冀挽回於萬一、

麻黃 杏仁 甘草 石膏 象貝 天竺黃 鬱金 竹瀝 鮮竹叶 活蘆根

此方服兩劑、身熱減、氣急平、去麻黃石膏、加桑葉菊花連翹花粉等品、調治而愈

## 冬溫誤治案

張聿靑先生遺著

肺熱津虧、理宜燥渴、咋診並不口渴、顯係肺雖燥熱、脾胃仍有濕邪遏伏、所以流化濕邪、俾淸津可以上承、喻氏所以有流濕可以潤燥之談也、無如風化爲火、盡壅於肺、疊進淸肺育陰、竟如杯水車薪、熱循肺系內犯胆中、以致時時譫語、火鬱於內、發現於外、則兩顴發赤、唇口朱紅、紅極發紫、脈數竟在六至以外、此時治之、淸金泄熱存陰、因屬定理、殊不知火從風化、其熱也、釜中之火也、其風也、釜底之薪也、蒸熱之勢稍散、釜底之薪未澈、薪在即火在、所以日前歷歷轉經、仍云不能把握者爲此、刻下脈數、氣口雖屬帶浮、按之似屬少情、如欲解散其風、而撤其薪以緩其燎原之勢、救者自知不逮、不得已再擬淸肺飲合淸宮湯·以盡綿力、

犀尖磨冲五分　連翹心三　大麥冬連心三錢　赤茯苓神各二錢　川貝母二錢　光杏仁三錢

廣鬱金一錢半　北沙參五錢　桑白皮炙二錢　枇杷叶去毛一兩　白茅根一兩　濂珠三分川貝四分二味研極細末先調服

原註乃後云、刻下所怕肺熱循係入心、心肺同病、氣喘神昏、便是危境、或向前日如救肺阿膠之類、治之當效、何以不續使水來制火耶、曰舌膩白不渴、如溫盛生痰、更難措手、不得已而退步、非臨陣而畏縮也、又此症乃冬溫綿延入春、久不能愈、蓋被庸工用白菊四錢川連至五錢五味子至二錢、至驚蟄而病更劇、驚蟄陽動也、初用喻氏淸燥救肺湯、後用竹叶石膏湯、前案已遺失、故附誌於此、

讀者、如遇奇異之病症、而得靈效之驗案者、不分科目、如將經過情形及法法、詳細見賜、無任歡迎、更有由西醫謝絕不能治療之病症、而經中醫治愈者、務希將經過狀態、據實見賜、更爲歡迎、此項徵求、並非攻擊西醫、乃研究醫藥、證明吾中醫之特長、若徒事攻擊者、恕不登載、編者附誌

中国近现代中医药期刊续编·第一辑

## 藥物

# 阿膠之研究

章次公

【本品曾在本報第卅四期發表茲經原作者重新改正視前次更爲善完特再刊佈　編者】

**產地**　相傳此藥、以魯省兗州東阿縣、阿井之水與黑驢皮煮殲而成、其實眞者絕少、近世多雜牛馬皮或舊革鞍靴之屬、其氣濁穢、不堪入藥、當以光如瑩漆、色帶油綠者爲眞、眞者折之即斷、無臭氣、雖夏日亦不軟濕、

**性味**　甘平微溫、

**主治**　本經　心腹內崩、勞極洒洒如瘧狀、腰腹痠痛、四肢痠痛、女子下血安胎、

時珍　療吐血、衄血、尿血、血淋、腸風下血、血枯經水不調、　子、崩中帶下、胎前產後、咳嗽喘急、肺痿肺癰唾膿血、及癰疽腫毒、和血滋陰、除風潤燥、化痰清肺、利小便、調大腸聖藥也、

**泡製**　潤肺蛤粉炒——阿膠珠——止血蒲黃炒用——生用——清阿膠——酒蒸烊開冲服、

**處方**　同天麥門　、玉竹、桑皮、生地、兜鈴、貝母、杏仁治肺虛咳嗽、或肺燥咳血、

同杜仲、枸杞、白芍、艾絨、黃芪、續斷治婦人崩中下血、

**著名方劑**　補肺阿膠湯——阿膠、兜鈴、牛蒡、杏仁、甘草、治肺虛火盛咳嗽、

膠艾四物湯——當歸、白芍、川芎、地黃、阿膠、艾絨、治崩中帶下、

黃連阿膠湯——黃連、黃芩、芍藥、阿膠、鷄子黃、治血虛火擾、煩不得臥、

**驗方**　和濟局方、治腸胃氣虛、冷熱不調、下痢赤白、裏急後重、腹痛小便不利、用阿膠二兩炒、黃連三兩、茯苓二兩搗丸、

千金翼方治[illegible]不止、阿膠二兩、蒲黃六合、生地黃三兩煮服、兼治衄血、

梅師方二姙娠下血不止、阿膠三兩、炙爲末、酒一升煎化服、

**禁忌**　此藥氣味雖平和、然性粘膩、胃弱作嘔、脾虛泄、均勿用、

**用量**　小量錢半、中量三錢、大量八錢、至兩許、

**前代記載**　張石頑曰、阿井本淄水之源、色黑性輕、故能益肺補腎、煎用烏膠驢、必陽谷山中、驗其舌黑、其皮表裏通黑者、用以熬膠、則能補血止血、本經治心腹內崩、下血安胎、爲諸失血要藥、勞症咳嗽喘急肺痿肺癰、燥、滋大腸、治下利便膿血、所謂陰不足者、補之以味也、

**東人研究**　據日本藥家猪子氏和漢藥論云、阿膠者、漢醫之强壯劑也、古方藥物考云、專主補益、可療虛煩、在泰西往時、亦供治療之用、

（未完）

下期本欄爲『藥物道地錄』及『藥物市情一覽』新讀者注意

# 民間治療

## 龜齡集

陳天鈍

近賢田桐、於所著中華民族醫藥存廢論、曾道及多年不愈之淋症、服山西龜齡集一兩而愈、又謂其母氏患頭暈、龜齡集亦能治之、茲有友人來自山西詳其藥品及配合、特公之於世、益壽延年、返老還童、其功神效、

鹿茸一兩五錢、枸杞一兩、母丁香八錢、淫羊藿六錢、蓯蓉一兩、旱蓮草五錢、巨勝子八錢、石燕四對、生地一兩二錢、地骨皮八錢、熟地一兩二錢、茯苓一兩二錢、魚線膠一兩、車前子六錢、天冬一兩、淮牛膝一兩、麻雀腦五十個、倭硫黃一兩二分、甘菊六錢、鎖陽八錢、蒺藜一兩、大川附一個、槐角八錢、遠志一兩、青鹽一兩、甘草三錢、厚杜仲八錢、蓮肉一兩、北細辛六錢、川斛六錢、紫霄花八錢、炙山甲八錢、兎絲餅一兩、急性子八錢、故脂一兩二錢、辰砂五錢、歸身一兩二錢、砂仁一兩、

右藥用陳醋拌透、貯入淨罈內、煨時入陳酒、勿令藥乾、七晝夜取出晒乾研末、每服三四分、溫酒送下、

## 蜈蚣咬傷

李健頤

蜈蚣之毒、最爲利害、咬入肌膚、立即發腫、腫處刺痛難堪、甚至毒發遍身、蔓延腫痛、宜用活蝦蟆一頭、同紅糖搗爛、塗患處、其痛立止、此法傳自平潭陳魁君 其由試驗有效以確證者、謹錄于上、

## 孕婦受驚漏紅驗方

李健頤

婦人氣血素虛、受胎之後、屢見怔忡、偶受外驚、即胎動漏紅、甚至胎兒墜落、治法用熟地黃四錢、麥冬三錢、阿膠三錢、杭白芍二錢、棗仁三錢、桑螵蛸二錢、西洋參錢半、藕片四錢、地榆二錢、烏梅六粒、水煎服、此方治效頗多、皆著奇功、

## 黃疸神方

李健頤

平潭孤懸海外、海風苛烈、濕氣濃厚、農人受此種氣候、多罹一種黃疸病、即見頭暈氣急、四肢痠痛、肌肉痿黃、全身發貧血之狀、潭人常用熟地黃四兩、蒼朮一兩、皂礬(同醋煅至紅色)二兩、肉桂四錢、黨參二兩、川樸八錢、赤茯苓一兩、澤瀉一兩、大棗三兩、同飴糖煉爲丸、每次服三錢、米湯送下、最有靈效、鄙人親蒞試驗、功著昭彰、故特錄之、

## 溺血與淋

惠生

大凡小便出血、則小腸氣祕、氣祕則小便難、痛則爲淋、不痛則爲溺血、並以油頭髮燒灰存性爲末、新汲水調下、有奇效、

## 常識

# 冬令不足月嬰兒之保護法

綠珠女士

■冷！是最危險的

初產生的小兒、最易受凍、很爲危險、所以在暑天產生的小兒、也要刻刻防他受冷、現在嚴寒的冬天、自然分外要小心、在這寒冷的時候產下的小兒、譬如印度熱帶的獅子、捉到寒帶地方的動物院裏來一樣、從他母親華氏九十度以上溫暖的胎裏、直墮出沒有四十度至四十五度低溫的胎外、溫度變化、這樣激急、雖穿上五六重衣服、恐怕還要顫著呢、所以小兒的臥床上、一定要放著熱水瓶取暖、一個熱水瓶、還不中用、須用三個熱水瓶、一個放在足部附近、兩個放在身體的兩邊、原來很冷的冬天、儘燒著火爐、也不過四十度到四十五度的溫度、倘用熱水瓶放在牀裏、身邊暖了、呼吸的空氣、還是冷的、要叫這小兒的身體、漸漸冷慣、若是初生的小兒、一旦倏然接觸冷氣、身體的諸器臟易生障、礙心臟的活動、更易受著妨礙、總之初產的小兒、他身體上所需要的溫度、和普通不是一樣、這種小兒、因受著冷、失却生命的、實在多呢、

## 不足月的小兒更怕冷

上面說的、還是普通足月的小兒、世上還有一種不足月(不滿十月)的小兒、和那雖已足月、發育不良的小兒、很是不少、這等小兒、是在胎內的時候、早罹著某種疾病、或在胎內帶著他母親的病根、所以發育便見不良、看他和猴子一般的面目、皺著一臉紋、好不可憐、這種小兒、撫育的方法、最是不易、他最怕的是冷、最危險的、就是身子受寒、原來那不足月生下的小兒、早著一月或二月產出、本來這一月二月的時間、應當還在他母親很溫暖的胎內、住著華氏八九十度天然的溫室、現在却叫他住在溫度不到四十度和四十五度的屋子裏、單穿著五六重的衣服、如何不冷、我們要知道、不足月的小兒、他需要的體溫、更甚於足月的小兒、和我們成人、益不可同年而語了、這種不足月的小兒、他的慈母、雖然體貼周到、但是他那時所需的溫度、却總不能理會著、做母親的、祇知道和自已一樣、穿上五六襲衣服、把絲綿裏著頭、以爲這樣決不會冷的了、那知他疼愛的小兒、兀自挨著凍、只苦著說不出話來、這些小兒、因寒害病、因病喪失他生命的、比比皆是、天下慈母、這一個缺憾、總要設法補救纔是、在這當兒、惟一的妙法、便是把不足月的小兒、放在溫度六十五度至七十度(華氏)的溫室內、但是極寒的天氣、要把屋內的溫度、昇至六十五度至七十度、却非常困難、最安全的方法、便是用著保溫箱

## 理想的保溫箱

在德國社會上、有保溫室的設置、但也多在各乳兒病院內、所以不是在病院中產子的、他們就用一種簡單的方法、在自己家裏、造一種保溫箱、將他的小兒育在裏面、現在日本也有種種的保溫箱出售、只是我們中國却沒有、很是可憾、現在把最簡單的一種、泰爾尼氏創案的木製保溫箱、介紹如下、這幅附圖便是保溫箱的縱斷面、

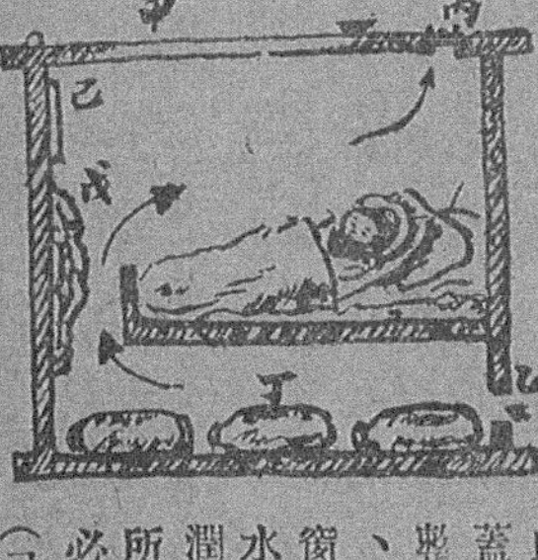


(甲)、小兒由此出入的玻璃蓋、(乙)、調整空氣的孔口、(丙)、排氣窗、(丁)、熱水瓶、(戊)、潤濕的海綿、所以與空氣以必要的濕度、(己)、寒暖計、

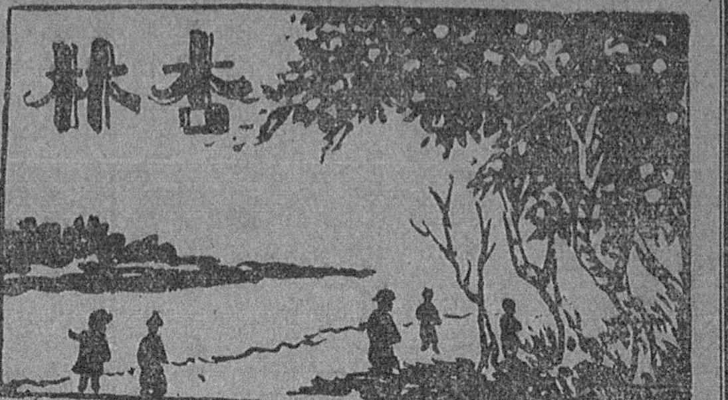


## 開場白

杏林兩個字、在我們醫學上、是有狠悠久歷史的、本報何以用這兩個字呢、自大的說一句、是要拿牠當作新聞報的快活林中報的自由談呢、無論那一種雜誌報章、讀到後來、都都感覺到『枯燥』『沉悶』『乏味』尤其是我們醫界的醫報

本報所以特闢杏林這一欄、專載富於興趣、富於研究一類的短篇文字、以避免『枯燥』『沉悶』『乏味』同時並且歡迎讀者見賜這一類的文字、使得本報的『興趣』『研究』增加無已、那就不勝激感了

## 胎異　吳公

### 成孕於子宮之外

本埠北四川路仁智里四百八十五號、有粵婦李蘇氏者、肚腹日大、漸久漸巨、總七閱月、其狀如鼓、屢請醫診視、皆認爲臌脹、藥之罔驗、本月中旬、腹忽劇痛、兼汗出涔涔、寒熱交作、全家徬徨、迭延中西醫救治、均不效、並無能判明其致痛之由、遂送入某醫院就醫、旋亦無效而出、後赴靶子路某醫診治、斷其爲奇胎、成孕於子宮之外、其子巳死胎中、又云、凡婦人懷孕皆在子宮之內、故瓜熟蒂落、順道而產、若孕在子宮外者、無生產之路、非剖腹探取、餘無別法、遂介紹該婦入某醫院、函中並批明病狀、由該院醫生爲之破腹探視、果如某醫言　而子亦確巳死胎中矣、

## 人與猴確有血統關係

莫斯科十月份通訊云、蘇俄科學界、現正在用種種方法、證實人與猴、確有血統上之關係、主其事者、爲洛星諾夫教授與醫曰夫博士、二人所以有此項發明之緣起、爲二氏之本旨、適與主張節育之陶溫氏相反、聚精會神、欲研求得一能使婦女生育之秘方、費去數年之心力、居然發明一種物質、以針注入婦女皮膚中、則該婦於一定時期、必能生育繁衍、其物質爲何、即男子之精液也、二氏初以獸類爲試驗品、以他一雄狗之精液、貫入一雌狗之膚裏、則該雌狗、於相當期間內、必生產綿綿不絕、繼復以狗之精液、屢試牛羊及其他獸、均有效奇、惟施諸人數、則失其效用、及以猴類之精液、試諸婦女、則竟顯奇效、與人類間之試驗、絲毫無異、由此斷之、則可知人與猴同族、實無疑義矣、聞二氏除此項試驗外、暗中並以猴與人媾精、以觀其結果云、

## 智力與身體的關係　井蛙

哥倫比亞大學有一教授、因欲推翻「瘦弱者智力較强」的定語、所以在紐約公立小學的二百個男女學生中、選出四十五個最伶俐的兒童、測驗的結果、才確定伶俐者的身體比較强壯、碩重而頸長、兒童在十歲左右時、平常身高五一、二英寸、重六三、九磅、但伶俐的兒童、則身高五二、九英寸、重七十四磅、測驗兒童的腦筋是否發達、則全在於他們的右臂、大概伶俐的兒童的握力爲五五、一一、愚磅笨者則爲五一、五八磅、

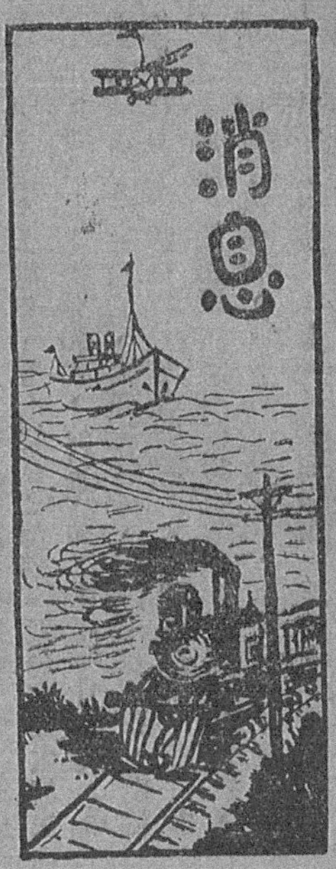


本欄專載國內外醫藥新聞、以資互通聲氣、俾知醫藥大局、凡各省縣分會支會◎以及海外僑胞醫藥團體、其內幕組織、及開會情形、會務實施、及各該管行政機關、對於醫藥界之態度、並望源源賜寄無任歡迎、

## 全國醫藥總會第二次代表大會之後

全國醫藥總會、於十八年十二月一日、費數千餘金、召集第二次代表大會、討論各項要案、經過事宜、已於申新各報公佈、本報茲將大會後之詳細情形、彙誌如下、

### ■請願代表到京盛況

請願代表裘吉生張梅庵等、十七日九時出發、下午五時抵京、首都醫藥界、到站歡迎者、計四十餘人、各代表下車後、被邀至藥業公會、開盛大歡迎會、繼又公讌、盡歡而散、

### ■請願代表在京情形

請願代表到京後、寓居花牌樓安樂酒店第一號房間、首都自前晚下雪起、至十八日猶未停止、途中積雪、深逾三尺、各車俱不通行、十九日各代表特重價特雇包車三輛、推挽向前、道徑險阻、及逵國民政府、及行政院、均由秘書處接見、各代表陳述來意、頗蒙采納、其他機關、則以道遠、聞俟雪霽後、方可前去云、（十九日）

## 廣西省分會被彈炸燬

### ■球江機抛擲炸彈

### ■馮委員首蒙其禍

梧州市全體中醫藥會電稱、敝會於本年十一月二十六日午刻、忽遭珠江飛機駛過抛擲炸彈、適中敝會會部、所有會中陳列醫藥品標物、以及圖書器具房屋、均爲炸燬、而內任委員馮鈺堂與其七旬老母、及子女、均受重傷、其妻夏氏、因炸穿腑部、即時斃命、慘苦之狀、目不忍覩、一門老小幾至全家喪身、計查在敝會四周六七丈以內之房屋、均遭炸燬、其斃男性者六人、女性三人幼童二人、受有重傷者十餘人、一時悲聲載道、見者酸鼻、現馮君老小受重傷者、均在梧市思達公醫院療治、能否無性命之憂、尚不可知、惟查梧市下珠璣巷一帶、全屬商民、一無政軍機關、且非戰線區域以內、該珠江號飛機擲此炸彈、究何用意、照此炸彈濫發、吾全梧二十八萬生命、寧不人人有慘遭之禍、爲特電呈鈞會、俯賜迅電各醫藥團體各法團各報館、迅予主持公道、轉電當局、體恤生靈、從嚴查轉、及對於馮鈺堂一家傷亡損失、優於撫恤云云、

茲聞全國醫藥總會、以梧市珠璣巷一帶、居民毗連、商賈輻輳、想非劃入戰線、該珠江號抛擲炸彈、是否奉有命令、抑或另有別情、故特據情電呈廣州陳總指揮、廣東省政府陳主席、迅予調查確實、

## 本埠衛生局會同公安局強制中醫院改名醫室之令文

▲此係第二次之訓令

令遵事案奉
市政府第二七〇六號訓令內開爲令知事案准衛生部咨復准貴市政府第三〇一號咨據全國醫藥團體總聯合會常務委員蔡濟平等呈述中醫醫院不能改稱醫室理由請轉咨收回成命等情請查核見復等由准此查此案前據該會呈同前情到部業經批示在案除抄送原批外相應咨請查照俯准爲荷等由准此並附抄原批一紙到府合行抄發原令仰知照此令附發抄件一紙等因奉此查中醫院改爲醫室業經衛生部明白批示在案合行令仰該院如名稱已經改正者仰即於二十日內呈局報領註冊執照如名稱尚未改正者儘於本月三十一日爲止迅予改正報請註冊如延期不改本局定當照章請　公安局強制執行切切勿延此令

局長胡鴻基

## 國民政府行政院 秘書 朱文中 劉公潛 談話

## 對於中國醫藥

### 譚院長表示主持正義

二十日拂曉、各代表奮起精神、在冰天雪地之中、作正式請願之舉、　秘書朱文中君延見、代表等縷陳請願意旨後、朱君卽謂主席對於君等此來請願、極爲注意、良以中國醫藥、具有悠久之歷史、著有優良之治効、政局自當依據民衆之信仰與需要、促其發揚光大、據呈各節、　、令知各管機關、予以維護云云、次至行政院、適譚院長不在、由秘書劉公潛君代見、劉君答覆、尤覺美滿、大致謂院長係一素信中醫之人、迭次維護中國醫藥、態度極爲明顯、上次貴代表等來京請願、院長隨處予以便利、並有重要之表示、此次貴代表重來請願、院長必有公道主張、爲醫藥主持正義也、旋至立法院、因是日院無人會議、各委員不在、代表等僅遞呈文而歸、

## 並非國民政府本意

### 禁錮中國醫藥之法令
### 消滅中國醫藥之策略

國府文官處致請願團代表張君梅庵等通知書一件內開奉主席交下來呈爲請願撤銷禁錮中國醫藥之法令摒消滅中國醫藥之策略以維民族而保民生一案奉諭據呈教育部將中醫學校改爲傳習所衛生部將中醫院改爲醫室又禁止中醫參用西械西藥使中國醫藥事業無由進展殊違　總理保持固有智能發揚光大之遺訓應交行政院分飭各該部將前項佈告與命令撤消以資維護並交立法院參考等因除函交外相應錄諭函達查照(下略)

社會評論

## 五區黨部主張中西醫並重

本市五區黨部主張中西醫並重、發表通電云、夫中華醫學、爲我國數千年來富有歷史價值之技術、稍有常識、當所公認、矧此訓政時期、國人正宜如何竭力提倡之不暇、而使此吾國固有良好之學識、得以發揚而光大之也、乃衛生局竟不思加以研究改良、而與西醫並重、在在惟西醫是崇、處處抑制中醫、有中醫不能稱醫院、而僅能稱醫室之令、捨肉食皮之識、豈復能免、本會鑒於中西醫學各有持長、殊未可有所輕重、爰不忍緘默不言、以致湮沒國粹、特此電請當局收回成命、以重醫學而揚國輝、國人幸甚、

夏令已屆瘟疫時疫痧氣等症歲所不免而西藥早經宣傳鼓吹充斥滿市而我中藥亦當舉起抵制之惟我國古代流傳治疫之最效靈方確勝於西藥者如辟丹太乙救苦丹觀音救急丹飛龍奪命丹靈寶如意丹八寶紅靈丹諸葛臥龍丹武候行軍散八馬平安散純陽正氣丸霍香正氣丸痧氣蟾酥丸確是夏令常備之藥自古迄我國人民賴其活命重生者胡可勝計但配合者宜遵古不更如方定諷經禮懺亦難棄之不用深恐服有不效之慨反被西藥之侵略利權外溢其本主不避街談巷議謹擇於月之十六日起虔誠戒齋延僧諷經禮懺三晝夜之功德修合夏令治疫辟瘟各種丹丸散得使服者立見功效以儒心理凡棗仕商各界願惠有施送善舉代合者均照本發兌

劉譯

# 皇漢醫學十大特色

（壹次）（出足）

▲全部預約▼ ▲祇收五元▼

爲改造現代醫學之烽火
是中醫進展方程之重砲

本書卷首有原著者日本湯本氏來函眞蹟遙挹清芬彌覺珍貴此其難能者一

本書有本院院長章太炎氏對於湯本氏學說之商榷足資借鏡益覺美備爲全書生色不少此其二

本書有譯者劉泗橋先生特著東方醫學最近之趨勢一文上溯東土之山脅東洋吉益爲則我國之徐大椿王勳臣迄於渡邊煕湯本求眞等諸家學說思想別異比類爲中醫進展方程之重礮其名貴非其他可比者此其三

本書關於原著引用書目搜羅不遺餘力均照原文出處一一校正非其他任意增捐者可比此其四

本書參校者傷寒卒病有陸淵雷婦科小兒有徐衡之藥物有章成之脈學腹診有章巨膺等諸先生並爲當代醫界一時瑜亮任愉快此其五

本書由本院嚴格審定本院素以改進東方醫學爲己任各界視線所集一時有國內醫藥文化放射點之目關於本院研究所別爲一欄非其他亨例亂眞者可比此其六

本書版本悉依日本原版念四開桃林紙用四五六號活字精印極品精裝雅緻絕倫已非樣本簡陋可比此其七

本書卷帙浩繁工本雖大但本院志在闡揚絕學不惜犧牲全部一次出足定價十元預約五元價廉物美非其他可比此其八

本書預約者遇有醫藥學理未達之處間或照本書治法疑莫能決均得通函問難辨析疑義由本院教授即譯者劉泗橋先生務答覆若欲向原著湯本氏通函論診者亦可轉達手續零識此種徹底辦法非其他可比者此其九

本書預約者以發凡惠本院出版發行叢書特別享有優待權利此其十

譯者劉泗橋先生掌教國醫學院迭任淞滬教養院婦孺救濟會醫務學識經驗兩俱豐富此書爲先生全力所貫注內容中西照應有盡有至本書譯筆曉安貼曲達奧竅當世不乏明眼自有定評爲□預約處上海霞飛路上海國醫學院叢書出版

# 杭州 上海 胡慶餘堂雪記藥號

本堂設廠西湖之旁汲取靈秀之水杜煎虎鹿龜驢諸採辦各省道地藥材虔修凡散膏丹時屆夏季著樂富本堂特延高僧虔誦經懺修台胡氏辟瘟丹太乙紫金飛龍奪命丹八寶紅靈丹行軍散痧氣丸臥龍丹純陽氣丹人參再造丸等以及各種沙餌蓮花露九爲著之要藥辱荷各界獎譽營業日增年來營業外貨充奪我利源是以愈益奮勉以副惠顧諸君之雅意開設州大井巷分設上海北京路石路西電話一四九六九

# 虹口 香山堂

▲每逢朔望▼ ▲半價發兌▼

## 林文忠公膏滋藥

林文忠公膏滋爲最王道穩妥之戒煙劑相傳已久本堂爲有癮君謀幸福遵方選材精製外不惜犧牲血本朔望半價發兌請認明東西華德路本堂良心標爲禱

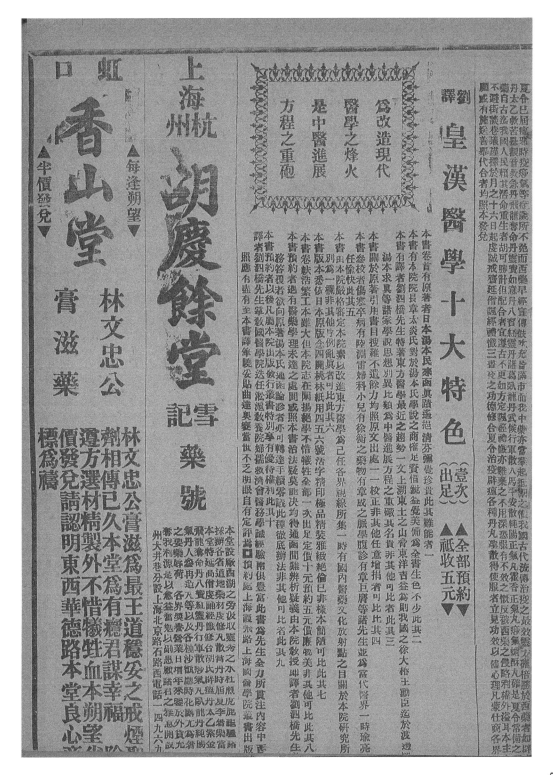

中醫朱振聲著

# 婦女病

解決婦女疾病痛苦◉指導婦女健康

(本書內有各種治法)

簡明辨症法 心理治療法 實驗退斑法 根本美容法 肝氣自療法 血崩急救法 久帶靈效法 不藥治病法 求孕得胎法 辨別胎孕法

暗產避免法 通乳神效法 難產催生法 產後袪瘀法 避孕簡便法 經漏自療法 痛經立止法 經水辨色法 乾血癆治法 經閉通經法

產門退腫法 產後救暈法 橫生急救法 倒產急救法 坐臀產治法 背包生治法 偏產急救法 盤腸產治法 [illegible]生治法

(全書洋裝一大厚冊特價祇收大洋

▶上海三馬路雲南路幸福報館發行

◉醫界之南針

◉均不可不備

丁氏

# 百病醫方大全

◉醫家衛生家

全書共三百餘頁、分類七十有餘、集醫方、凡三千餘條、舉凡中醫[illegible]、包括無遺、如病源病灶病理及辨舌開竅問症切脈諸法、參以最[illegible]學之程式、並用極淺顯之文筆、最高深之學理、務使醫者得此、臨床導師、治病時可資參攷、非得此、如聘衛生顧問、有病時可療、爲醫林名貴之傑作、幸勿交[illegible]之、每部酌收印本大洋六角 上海新[illegible]

閘北寶山路

# 資德堂參藥號

本堂自運各省道地藥材精製湯劑飲片虔修丸散膏丹杜煎虎鹿龜驢諸品仙膠砂餇花露種藥酒選辦大山人參官燕銀耳交玉桂名山野朮虔合人參再造丸寶眼藥以及各種補品定價公道故營業蒸日上本堂主人對于採辦及配合莫不血研究精益求精要知藥業與人生固有密切關係顧主偶一不慎危險堪虞本堂之創設實由于斯 高明者其共鑒之凡蒙 賜顧竭誠歡

世界第一 消痰止咳 救星大王

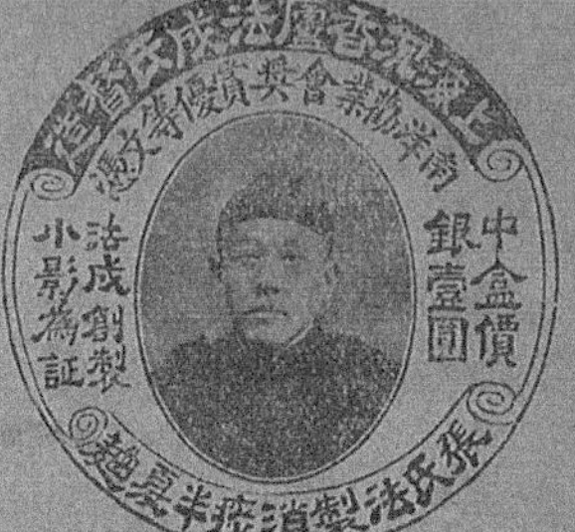


# 法製消痰半夏麴

此藥行銷全球已久治愈者不下數萬人靈驗一神效無比服法均詳藏仿單不靈包退

▲每盒洋一元特別大放盤▼

買一盒加送一盒 買一打加送一打

上海老西門內張宏濟堂經售 上海五馬路滿廷坊東廣福里惠和公司分售

# 六神丸

每盒一元特售 買一盒送一盒 買一打送一打

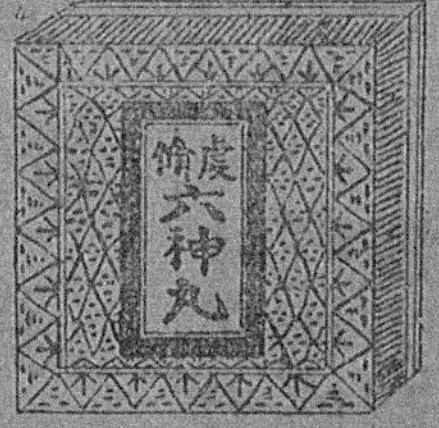


上海老西門內張宏濟堂製售 上海五馬路滿廷坊東廣福里惠和公司分售

此丸治時邪癘毒爛喉丹痧喉癰雙單乳蛾諸症茶不能進者每用十丸開水化開徐徐嚥下無不立效重者再進一服並治疔瘡對口癰疽發背腸癰乳疽乳癰乳岩一切無名腫毒兼治小兒急慢驚風危在頃刻者用十丸開水化服其效如神功難盡述

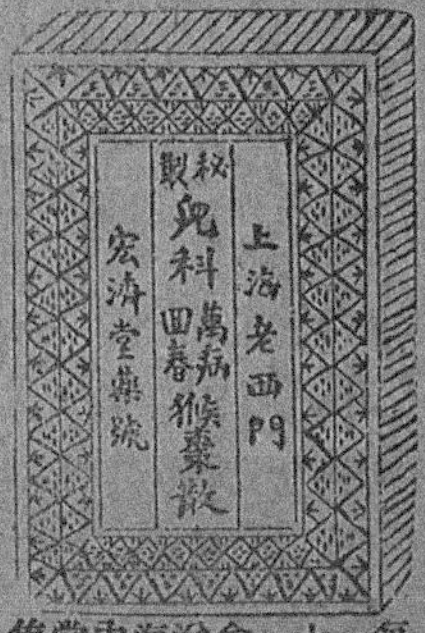

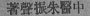


五馬路滿廷坊東廣福里惠和公司

治小兒月內三朝七日臍風撮口啼哭熱欬嗽氣促納乳作嘔多啼腹痛便瀉天不[illegible]風兩目反上上四肢冷嘔瀉並作慢驚風[illegible]涕厥逆治症繁多詳載仿單▲以上三種藥[illegible]外埠函購郵票十用寄費外加

每盒一元減價一大盒送一盒買一[illegible]海內老張宏濟堂製售處[illegible]

上海醫報
第五十二期

目錄



本報各稿不准轉載

## 常評

### 中醫之內憂外患

仁

嗟夫、中醫界之內憂外患、未有如今日之亟者也、中醫本為濟世實用之學、而黠者必欲玩弄空虛、以自欺欺人、而能避虛就實、以討論中醫之學理經驗者、抑何少也、其他守秘自私、不知團結、不能公開・最大之企圖、為個人營業之發展、充其患得患失之心、不惜千方百計、求其所謂術者、而中醫之真精神、竟暗受其斲喪、是真心腹之大患、此內憂也、

自[illegible]發表令文後、我中醫界之外患、乃得一旦解散、不然、彼衛生部西醫界、大有不達消滅中醫之目的不止之勢、吾不知彼日事摧殘國粹、果何為而然也、

雖然、孟子曰、無敵國外患者國恆亡、有西醫之外患、應自力振奮、以圖競存、此中醫之幸也、大可慮者、是在內憂、吾將何以除自憂、

## 學說

### 月經與胎之關係

鄧可則

或謂月經　是血中垃圾
理與養胎　無密切關係

其實月經　是衝任餘氣
胎兒失此　如魚之缺水

內經云、女子二七、而天癸至、任脈通、太衝脈盛、月事以時下、故有子、夫天癸非月經、本報曾載有投稿者之論文、昔張景岳亦嘗攷正之、茲不復贅、至於衝為血海、任主胞胎、二經相資、故能有子、此亦王冰之註　後人皆附和之、然語意籠統、反不及經文之明瞭、今略就經文衍之、女子十四歲左右、陰精已滿足、能與陽精和合而生作用、如夏至生陰、冬至生陽、同一至字、有

、陰陽和合之義、故於丈夫天癸至下、即申明精氣溢瀉、陰陽和故能有子、此節雖屬於丈夫、而實與女子有莫大之關係、良由生子一事、丈夫只有能生之權、而所生之權則在女子、是以女子条下、雖無精氣溢瀉陰陽和之文、而實不能逃出此例、况陰陽二字、尤爲對待之詞、內經以女子有所生之權、其權限不僅在精氣溢瀉陰陽和而已、且有月事之重大關係、存乎其中、故節去此文、而鄭重先說月經之來源、以表示所以有子之理、其於丈夫加一能字、而於女子則直據曰有子、此更顯其權限不同、由於搆造之特異、而月經一事、實佔最要、月經從何而來、由於胞宮發達、能勝任胎兒、所謂胞胎、皆指有形而言、其實此一定之主人翁、則爲任脈之所經營、老年女子、非無胞宮、實由任脈力衰、不能經營、所以不能受胎、今此女子、正屆任脈經營成功之初、道路自然而通、胎由此路而受入、經由此路而排出、攷任脈之所以能成功、則另有一資本家、從中資助、此資本家、在男子無胞胎之搆造、則其餘氣、從本經上行、至其末道而出、生出一口鬚髯、在女子則因有胞宮之搆造、則其餘氣、從其發祥之地、聯絡任脈、以資本助其成功、其資本充足、即任脈之經營力更強、任脈經營成功後、而此資本家、仍以有餘之力、助其擴充、若任脈未有結胞養胎之需求、則每月將其盈餘之氣液、排泄而外出、成爲月事、此資本家者、所謂太衝脈是也、其脈氣太過或不及、則月事雖以時、而不能下、因而上爲逆經、故有子者、必任通衝盛、月事能以時而下者、方能行其職權、倘前後不以時、經逆而不下、皆爲衝任之缺點、其無子也宜矣、有子之道、既與衝任有此莫大之關係、則既已有子、豈有與衝任反無關係之理、月事乃衝任之餘氣、以時而下、所以表示衝任無病、一經有子、則任脈行其結胞之工作、而衝脈則盡其養胎之能事、此時二脈對於胎中之兒、有完密之保護、任脈如建築一養魚之池、而衝脈則爲池水之來源、至於此魚所從來、則爲陰陽二天癸之和合而成、與此池水爲間接者、及至魚已蓄於池中、則池也水也、乃魚之生命所存也、故一經懷胎、即月經斷絕者、此衝任二脈出其全力以榮養此胎、理無餘氣下泄、或有之、乃屬於任脈之經營失力、如池之不固而漏、故有漏胎垢胎之名、而實是任脈之虛、非急固其任脈不可、若謂是衝脈之過甚、則斷無斯理、所以然者、方初結胎二三月份、斯時任脈之胞已結成、胎兒形體太小、所藉衝脈之資助營養者有限、但是衝脈正在出其全力、以爲營養資助、故胞胎不能盡量容納、於是其氣仍還其本來之路而上衝、所以此時、必主孕婦噁逆、思須酸味以降泄之、若過此時期、則胞與胎兒日大、衝脈之供給日增、無餘氣再行上衝、故噁逆自平、此噁逆症、即是衝脈過甚之病、孕婦無不有之、若垢漏之症、不得謂爲衝脈之過甚、且孕婦百人中、祇有一二、倘在初受胎三月以前、其胎兒尚不需充分供給、故垢漏雖見、仍可保其有子之權、若三月以後、仍然垢漏者、則胎兒之營養缺乏、如魚處於涸轍、雖有西江之水、難塞漏巵之洞、勢非半產不可、及至胎已成熟、如魚之已躍過龍門、仍留此池與水、非惟無用、且爲衝任新組織之障礙、故產時必胞衣及惡露並下、若不下者、必致阻於任則爲痛塊、阻於衝則爲厥逆、變症蜂起矣、此月經與胎之關係、從經文及事實雙方攷之、實無疑義者、而或人謂、經是血中垃圾、及期應行排泄、若至懷胎時、則因子宮中有了阻礙、將此垃圾、堵塞不出、日久瘀積、故至產時、必有血塊大下、此乃平素血中之垃圾、爲胎所阻之明證、即至可見月經絕無養胎之可能、此說自表面觀之、實不能駁其無理由、而攷之於至理、則簡直爲盲談、如其提倡之論、以月經爲血中垃圾、則男子非無血之動物、而女子在二七以前、七七以後、又非變爲無血之人、若男子及年幼年老之女人、皆承認其爲有血、則有血必有垃圾矣、何以男子及幼老之女人、無月經之排泄、而獨於二七以後、七七以前之女人、有此奇異之排泄、此其根本不明月經之所從來、妄以月經色紅、即謂爲血、以其月一下而反無病、即謂是血中垃圾、此種想象之談、全是蠱惑愚人、不值識者一笑、至其緣引之證、以惡露爲平素之瘀積、則凡女子經事、苟過期不行、並非受胎者、勢必腹中痛、甚至生塊不安、何以此孕婦血停九月　腹中仍安和乎、且此瘀積之血、胎前既相安九月之久、何以一產之後、惡露稍不淨、即腹中痛不可忍、甚至上衝乎、此其引證不能成立、不待深辯矣、今爲現在女同胞、及將來民種計、特草此篇、望我同胞、對於月經一事、宜加意調理、勿惑無於稽之談、捨製造強種之路而勿由、是爲幸甚、

# 冬日補品指南（上）

徐冠南

▲男子藥補（甲）
▲女子藥補（乙）
▲男子食補（丙）
▲女子食補（丁）

（甲）　補者所以實其虛、男子之虛、不外三因、一、勞力之人、其虛在氣、二、勞心之人、其虛在血、三、好色之人、其虛在精、

■（一）氣虛之現象

飲食少思、怠惰嗜臥、面黃、肌瘦、便溏、溲數、自汗、惡寒、皮聚毛落、脈來細軟、

氣虛之藥品

人參、味甘、氣微寒、補五臟之眞氣而袪邪氣、
黨參、味甘、氣平、補脾、益氣、
太子參、味甘、氣微寒、補氣、清邪熱、
黃蓍、味甘、氣微溫、內資經脈、外資肌肉、補虛、
白朮、味甘、氣溫、止汗、消食、除熱、潤肌、補益脾氣、
甘草、味甘、氣平、堅筋骨、倍氣力、長肌肉、除邪解毒、
茯苓、味甘、氣平、補氣而能行氣、安魂、養神、
肉桂、味辛、氣溫、補中、益氣、止汗、除寒、利內外之滯氣、輕身、通神、
芍藥　味苦、氣平、能益血中之氣、

氣虛之藥方

四君子湯　平補之劑
人參二錢、白朮二錢、茯苓二錢、甘草一錢、薑三片、棗二枚水煎、可作膏丸、

黃蓍建中湯　溫補之劑
黃蓍錢半、肉桂二錢、芍藥六錢、甘草炙一錢、生薑三片、大棗四枚、飴糖一杯煎服、可作膏丸、

■（二）血虛之現象

怔忡、健忘、驚悸、盜汗、肌熱、色枯、形削、食少無味、夜臥不安、毛髮脫落、筋惕肉瞤、脈來虛大、

血虛之藥品

地黃、味甘、氣寒、補血而能行血、宜作湯、一[illegible]、
當歸、味苦、氣溫、養血、外充皮膚、內實胞宮、婦人漏下絕子、煮汁飲之、
芍藥、見前、
川芎、味辛、氣溫、溫經、行血、婦人血閉無子、
酸棗仁、味酸、氣平、助心化血以安五臟、
遠志、味苦、氣溫、補不足、除邪氣、益智慧、聰明不忘、
柏子仁、味甘、氣平、治驚悸、安五臟、潤澤肌膚、

血虛之藥方

四物湯　平補之劑

當歸（酒洗）、生地黃各二錢、芍藥二錢、川芎錢半、水煎服、可加減爲膏、

歸脾湯　溫補之劑

人參二錢、白朮（土炒二錢）、茯神二錢、棗仁炒二錢、龍眼肉二錢、黃耆（炙錢半）當歸（酒洗錢半）、遠志一錢、木香五分、甘草（炙五分）薑棗煎服、宜爲丸、

□（三）精虛之現象

夢遺、滑精、頭眩、耳鳴、腰痛、足酸、形容憔悴、身形羸弱、步履無力、目視欠明、脈來細數、

精虛之藥品

山萸肉、味酸、氣平、溫中、逐痺、去三蟲、生血、固精、

牛膝、味苦酸、氣平、資養筋骨、除痿痺、

杜仲、味辛、氣平、補中、益精氣、堅筋骨、强志、

枸杞、味苦、氣寒、除熱中消渴、周痺風濕、堅筋骨、

肉蓯蓉、味甘　氣微溫、强陰、益精氣、多子、婦人癥瘕、

巴戟天、味辛甘、氣微溫、强陰、堅筋骨、安五臟、

五味子、味酸　氣溫、益氣、補不足、强陰、益男子精、

鹿角膠、味甘、氣平、補中焦、益腎氣、婦人血閉無子、

龜甲、味甘、氣平、滋陰、潛陽、治漏下赤白、

龍骨、味甘　氣平、益精氣、固元陽、治女子漏下、

牡蠣、味鹹、氣平、泄陰熱、强關節、女子帶下赤白、

精虛之藥方

還少丹　溫補之劑

熟地黃二兩、山藥兩半、牛膝（酒浸兩半）、枸杞（酒浸兩半）、山萸肉一兩、茯苓（乳拌一兩）、杜仲（薑汁炒斷絲一兩）、遠志（去心一兩、）五味子炒一兩）、芡實（酒蒸一兩）、小茴香（炒一兩）、巴戟天（酒浸一兩）、肉蓯蓉（酒浸一兩）、石菖蒲五錢

另棗肉蜜丸、鹽湯或酒下、

龜鹿二仙膏　平補之劑

鹿角十斤、龜板五斤、枸杞二斤、人參一斤、

先將鹿角龜板鋸截刮淨、水浸、桑火熬煉成膠、再將人參枸杞、熬膏和入、每晨酒服三錢、

（乙）女子十有九虛、其致虛之由、除與上述男子三項相同外、又有特殊之三項、而爲女子所必患之症、一、月事不調、屬於血虛、二　胎產損傷、屬於氣虛、三、帶下纏續、屬於精虛、

□（一）月事不調之現象

期之或前或後、量之或多或少、色之或濃或淡、腹痛之或在經前或在經後、或數月一行、或崩漏不止、

月事不調之藥品

紫丹參、味苦、氣微寒、益氣　生血、而能行血、

牡丹皮　味辛　氣寒、去瘀　散風、安五藏、

荆芥、味辛、氣溫、破結、去瘀、

益母草、味甘、氣寒、清熱、解毒、涼血、安胎、

茺蔚子、味辛甘、氣微溫、益精、除水、養血、明目、

阿膠、味甘、氣平、益氣、固崩、女子下血、安胎、

餘詳甲條血虛藥品類、

月事不調之藥方

四物湯　平補之劑

藥味見前、

加減須知、不及期、多而色濃、未來腹痛、數月一行而色濃成塊、崩漏初起、均宜此湯加、丹參、柏仁、丹皮、益母草之類、川芎酌減、宜爲膏、

歸脾湯　溫補之劑

藥味見前、

加減須知、過期、少而色淡、去後腹痛、數月一行而色淡、無塊、崩漏日久、均宜此湯加、荊芥炭、茺蔚子、阿膠、鹿角膠之類、宜爲膏、或丸、如其前後不定、多少不一、宜於此二方斟酌加減、配方爲膏爲丸可也、

□(二)胎產受傷之現象

生產過多、或經難產、每每小產、凡此三者、均足損傷元氣、氣傷之見症、宜參閱甲條、

胎產受傷之藥品

石斛、味甘、氣平、主傷中、補五藏、强陰、益精、

菟絲子、味辛甘、氣平、續絕傷、補不足、益氣力、

蛇床子、味苦、氣平、男子陰痿濕癢、婦人陰中腫痛、

覆盆子、味酸、氣平、安五藏、益精氣、長陰、令人堅、

餘詳甲條氣虛藥品類、

胎產受傷之藥方

四君子湯　平補之劑

藥味見前、宜爲丸、

加減須知、生產過多、或曾難產、其人肥、陰中傷、宜加菟絲子、蛇床子之類、若其人瘦、宜加芍藥、石斛之類、

黃耆建中湯　溫補之類

藥味見前、宜爲膏、

加減須知、其人素慣小產、形瘦者、宜加人參、石斛、覆盆子、形肥者、宜加茯苓、白朮、肉蓯蓉之類、

□(三)白帶斷續之現象

其症、雖有五色之分、要以白色爲準、其兼他色者、如經色之濃淡耳、其現象與男子精虛同、而以腰痛爲最著、當參甲條、

白帶斷續之藥品

烏鰂骨、味鹹、氣微溫、主治女子赤白帶下、

茜草根、味苦、氣寒、祛風寒濕、補中、益精氣、

桑螵蛸、味鹹甘、氣平、益精、生子、女子經閉腰痛、通五淋、利水道、

續斷、味苦、氣微溫、補不足、續筋骨、益氣力、

餘詳甲條精虛藥品類

白帶斷續之藥方

還少丹　溫補之劑

藥味見前、亦可熬膏、

加減須知、瘦人宜減蓯蓉、巴戟、茴香、加烏鰂骨、茜草、肥人原方加續斷、桑螵蛸、均宜加龍骨、牡蠣、

龜鹿二仙膏　平補之方

藥味見前

加減須知、瘦人宜加、茜草、烏鰂骨、茯苓之類、肥人宜減枸杞、加杜仲、續斷、龍骨、牡蠣之類、

上述各種藥補、舉其大略而言、故方不取多、世人能知藥之寒溫、加以細究己之本體、宜於何種藥性、則選方服藥、自不疑慮、至於虛之屬於何種、亦當視症爲斷、其範圍總不離乎此耳、（未完）

# 重傷風歟　小傷寒歟

其實乃是冒寒

黃振亞

傷風與傷寒、各有症象及時令之不同、今於傷風而曰重、傷寒而曰小者、則此症非傷風而似傷風、非傷寒而似傷寒、究爲何症、應服何藥、若不有以明之、不將以傷風之方、三劑合爲一服、或

以傷寒之方、一劑分作數服乎、甯有此治法、則其定名爲不足取意斷然矣、此症爲何、乃所謂冒寒證也、四時皆有感冒、初時寒氣充滿宇宙 人有感冒者、名之曰冒寒、冒寒者、由於寒邪輕淺、不若傷寒之易傳變、內多夾風邪居多、故世俗有小傷寒、及重傷風 名、治法當分別風與寒之孰輕孰重而出入之、其風邪重者、則頭痛發熱、自汗惡風、宜荊芥、防風、薄荷、羌活之類、其寒邪甚者、則頭痛發熱、無汗惡寒、宜用香豆豉、葱白、蘇葉、生姜之類、其風寒並重者、則頭痛發熱、惡風寒、周身痛、或有汗 或無汗、咳嗽、甚則咯血、總由上焦邪壅、肺氣不能布於周身、治節失司所致、宜用豆豉、乾葛、薄荷、牛蒡、乾姜、生姜、甘草、大棗之類、萬勿因其見血而用涼劑、如其體虛者、人參並可加用、如九味羌活湯 生地黃黃芩與蒼朮羌活細辛同用、則涼而不滯、燥而不亢、如以冰投湯、化成溫和之水、其用意至善、惟其選藥 尙覺太呆、近世香豉與焦梔並用、或生姜與葱白同方、治感冒如神、即是從此方之用意也、蓋患冒寒者、非邪氣之輕微、即體氣之壯實、若邪氣重者、勢必轉成傷寒 體氣虛者、勢必直爲中寒、今因邪輕體實之故、雖曰寒邪、而其體中衞外之陽氣 已與之反抵而成熱、所以必寒熱兼用之劑、方能解其圍也、其有冒寒不服藥而愈者、是其衞陽戰勝邪氣也、然或衞陽不能取勝、而其邪氣漸入營陰 反因此而成癆症、善養生者、其勿以小疾爲輕可也、

## 鹽水一杯 足以防冬溫

趙樹堂

△每早空心飲之
△可以滋陰降火
△並能解毒强身

鹽爲海水之精英、味鹹而入腎 氣涼而降火、海水爲百川之歸納、腎爲一身水之藏、能濾去血液不潔之物、使之從小便出、能集血液之精英、使灌溉於肌肉筋骨、故腎爲作强之官、而鹽能益氣强肌骨也、至冬溫之來源、總由腎氣不足、體內水分缺乏、因而外來之熱、與體內之虛火、易化合而成溫、此火就燥之理也、鹽水能以天然之水精、滋助人身水分之缺乏、水分一足、則邪火自滅、故鹽有去風清燥解毒之功也、每日服之、能防冬溫無疑矣

## 中寒之症多由內傷

陸李平

◉即世之所謂陰症是也

中寒一症、有卒中天地之寒氣者、有口傷生冷之物者、肅殺之寒氣、由外而中、生冷之寒物、由內而中、總之先由內傷、邪之所湊、其氣必虛也、若夫內不傷之人、則腎氣不餒、生冷不易內中膚腠不疎、寒氣不易外中、故中寒之症象、脈來沉細、手足厥冷、息微身倦、雖身熱亦不渴、懶言動、或口噤、或心煩、腹臍冷痛、或利、或嘔、世俗之人、有稱爲陰毒傷寒、有稱爲夾陰傷寒、簡稱爲陰症者居多、不知此乃中寒症、內傷十居其九、然內傷原因、不僅屬房事、獨以房事爲最、但以世俗之名義釋之、似專指房事、未免膠柱鼓瑟耳、治法宜急溫之、遲則不救、外中寒者、宜五積散、內中寒者、宜附子理中、二者總宜補中益氣湯加發散或溫中、附子乾薑肉桂爲必需之品、如由房事而得者、除照上分治外、可用灸法、灸法之中、以熨爲最宜、法以葱白一大握、如茶盞大、用紙捲緊 以快刀切齊、一指厚片、安於臍、或臍下一寸五分、以熱熨斗熨之、待汗出爲度、一片未效、再切一片熨之、內用黑烏頭三四錢煎服、汗出陽回立瘥、此種症候、平時房事不謹者、或煩勞太過者、固亦有之、要以冬令爲多、是以冬令宜藏精、宜戒汗也、然熱證亦有相似中寒者、實際不同、誤治殺人、如脈數者 或飲水者、煩燥動搖者 皆屬熱病、其厥冷乃熱深厥深之類、但其冷也、不能過肘膝、以此辨別、則寒熱二證

、如水之與火、不可得而同治也、世之每每即稱夾陰傷寒者、其慎諸、

# 凍瘃何爲而來乎

陳幼功

附簡易治療法

凍瘃、方書名爲凍風、以明其由風而起、血氣充實之人、雖有寒風外侵、不能凝結其血液、故壯實之人、生凍瘃者少、血氣既衰之人、寒風非不能凝結其血液、而實因血液太少、無可凝結、故年老血衰之人、生凍瘃者亦少、惟中年血氣方足之人、其血液既多、而其運行力不足、即所謂陽分不足之人、一遇寒風阻其血液、便不能運行、因而凍瘃生焉、故凍瘃所生之處、多在血脈回頭之處、及陽分不達到之地、如手足耳朶皆是、且風中有蟲、一經風之留着、則內部必遺下蟲種、同氣相求、故凍瘃不生則已、一生則每屆冬令必發、發時痒不可耐、由其遺下之蟲、感寒則復活年老之人、平素之血、不能養活此寄生蟲、故年年生凍瘃之人、至年老時、自然而愈、肥胖不實之人、其血雖多能不濃、由於陽分不充足、故此種人、生凍瘃者多、另有一種皴症、皮毛爲寒風所鬱、肌膚甲錯而微痛、此種症生於皮毛之分、未及血道、壯實之人、亦多有之、年老人更多、甚至皮裂血出者、症比凍瘃輕淺、故其愈亦易、然其有蟲附其中、故每冬必發、苟以潤肌之品敷之、則皮毛不易爲寒風縮緊、而內行之氣血、仍能流行於肌表、自然蟲不復活、此治皴之要法、即戶樞不蛀之義也、至於凍瘃治法、則外治當分未潰已潰兩種、而病內亦應服活血散風補陽氣之劑、而於房事、尤宜戒終、否則陽氣更虛、血液不易運行、凍瘃雖非致命之症、然余屢見有因凍瘃而缺其足者、有終年屢月而成爲慢性瘡如臁瘡等類者、歷來醫家病家、皆以不傷人命而忽之、不知一朝成爲殘廢　或年久之痛苦、則雖有此生命、何樂趣之有、而又有驚人之報告者、則凡易生凍瘃之人、十有八九易於成癆症、此非過甚其辭、實事理皆如此耳、因推究其原、以告欲知其理而不得者、有凍瘃者、其鑒諸、後附治法、

## 凍瘃未潰之治法

(一)洗法　用陳皮、大蒜、蘿白、麥青(小麥葉最佳)煎水每日洗二次、分量視瘡之大小多少爲定、洗時宜用蘿白擦在患處、三日即消、

(二)擦法　用高粱酒、或火酒、或花露水、於熱水洗後擦之效、

(三)薰法　用桑柴炭火置於爐中、上覆以少許皂角、烟起時、將患處向烟上薰之、烟盡再加皂角、一日二次　有奇效、

## 凍瘃已潰之治法

(一)黃柏散　用黃柏一大塊、燒灰存性、用蛋清調敷、(鷄蛋爲佳)一日三次、膿水不出即愈、

(二)碧玉膏　用輕粉一兩、杭粉二兩、白臘五錢、乳香二錢、沒藥三錢　樟腦二錢、先用公猪熟油五兩同白臘熬化、傾入碗內、將上藥爲細末和入打勻　隔水蒸一時取起、臨用時、挑少許手心中捺攤油紙上、用葱湯洗淨瘡上膿血、對準貼之、每日一次、數日可愈、

## 凍瘃內服方

十全大補丸、每早空心服四錢、一冬常服最佳、

# 橄欖與橘肉孰美

陳若愚

◎冬日果品
◎橄欖與橘最普通
◎攷其性質

◎橄欖與橘之損益

## 橄欖

一名青果、味酸而甘、性平無毒、開胃化痰而除濁氣、以其能生津止渴而清煩熱、以其能涼胆、故可息驚、以其能清肺、故利咽喉、凡善解魚酒野蕈等毒、鹽藏藥製、功用良多、生咀點茶、皆爲佳品、以香嫩多汁者爲最勝、今人有以橄欖爲溫燥、其說不足信也、

## 橘

味甘者、性平無毒、能潤肺醒酒解渴、然多食則生痰聚飲、風寒咳嗽、及有痰飲者、切不可食、味酸者、性寒而劣、戀膈滯肺、尤不益人、若以蜜餞爲醬、以糖醃爲餅、皆連皮製造、則其味甘辛而性溫、故能和中開膈、使酒醒食消、溫肺散寒、使咳止痰化、此損益不同、由於皮之有無、皮乃下氣化痰、而肉則生痰聚飲、表裏不同如此、凡物皆然、無足異也、

### ▣附驗方

(橄欖類)河豚魚鱉諸毒、諸魚骨鯁、橄欖搗汁、或煎濃湯飲、無橄欖以核研細末、或磨汁服、

下疳　橄欖燒存性研、油調敷、兼治耳足凍瘡

稀痘、橄欖核、常磨濃如糊、頻與小兒服之、

欖仁、甘平、潤肺、解毒殺蟲、稀痘、制魚腥、塗唇吻燥痛、小兒及病後宜以爲果餌、

橄欖洗淨扑碎、用長流水熬膏、可治小兒百病

(橘　類)產後溺閉不通、橘紅二錢爲末、空心溫酒下

乳吹、橘皮一兩、甘草一錢、水煎服、

魚骨鯁、橘皮常含嚥汁、

嵌甲痛不能行、橘皮煎濃湯浸良久、甲肉自離、輕手剪去、以虎骨末敷之、

橘核、治疝氣、乳癰、

橘葉、消癰腫、治乳癖、

## 男子陽物易痿

### 不能盡作腎虛精冷治

許象賢

▣腎虛精冷之人、陽物固然易痿；

▣但有素體壯實　交合即痿何故？

▣此症別有名稱、請閱下文便知！

夫男子陽物易痿、最爲懊喪之事、非但不能生子、且人生樂趣何在、其有平素貪色多淫之人、以致戕傷腎中元陽、其易痿也、固不足惜、其有先天不足後天失調之人、以其陽虛精冷、其易痿也、固可服藥調理、獨有素體壯實、外無邪染之人、每遇性交、一合即精射出而陽物痿矣　此症既非由戕賊、雖服興陽之方亦無效、又非由體虛、雖投溫補之劑亦無效、不知此症之因　由於玉莖包皮柔軟、少一挨　即癢不可當、遂由癢而泄而痿、此症名曰雞精、法用蛇床子、地骨皮、各等分、煎湯薰洗、並以手擦、洗時必令陽舉方妙、若手重擦破、不必驚駭、過一二日、即可復舊、一日薰洗數次、自然皮老而能耐久、

上海醫報一週紀念

力挽狂瀾

上海市中醫協會題

## 方劑

# 傷寒要方略解（續）

鄭夢華

（釋義）因此方以黃連泄邪熱、阿膠養陰液、以二藥爲偶方、故以命名、黃芩苦藥、所以佐黃連以瀉熱、雞子黃、所以佐阿膠以滋陰、治傷寒之大要、在外宜存氣、在裏宜滋陰、總不離顧全脾胃爲要、本方之苦藥即用以顧脾、雞子黃即用以全胃、庶幾苦寒之藥、不致傷中、能得氣陰一足、反可助他藥以祛邪、然用之失當、反藉寇兵而齎盜糧、不可不於藥味愼擇、致犯食古不化之弊、

### 附子湯

附子（二枚炮去皮切）、茯苓三兩、人參二兩、白朮四兩、芍藥三兩、

右㕮咀、每服五錢、水一盞半、煎服、日三次、

（釋義）此方以附子之辛熱散寒爲君、故名曰附子湯、附子之辛熱、固可散寒而補助陽氣、但附子性悍、雖使陰分中之寒、盡從之外透、故必以芍藥之苦平者以協助之、則陰中之寒邪、亦無從逃匿矣、至於參朮茯苓、全爲衞護陽氣、使附芍驅寒、而不致傷正、且使已傷之陽、早日復元也、

### 烏梅丸

烏梅三百個、細辛六兩、乾薑十兩、黃連一斤、當歸四兩、附子（六兩炮）、蜀椒（四兩去汗）、桂枝六兩、人參六兩、黃柏六兩、

右十味、各研細末、以醋漬烏梅一宿、去核蒸之、約一小時、去火取出、搗成泥、和上藥、置臼中加蜜同杵二千下、丸如桐子大、每食後、開水送下十丸、多至二十丸、禁生冷滑臭惡等物、

（釋義）此方重在烏梅一味、味酸可泄熱、辛溫可散寒、故以爲君、而名其方、蟲之所以生者、由於寒熱相盪、風從中起、風起則蟲生、烏梅一物、而能泄熱散寒、故爲治蟲之要藥、而亦爲熄內風之主劑、至於所佐之藥、溫熱居十之七、寒涼居十之二者、則以寒多熱少、寒眞而熱假、苟或寒從熱起、則蟲萬難潛生、惟其熱從寒起、故寒藥少而熱藥多、况苦寒易於傷胃、故多用溫熱之藥 所以治熱之本源也、

### 乾薑黃連黃芩人參湯

乾薑、黃連 黃芩、人參（各等分）

右㕮咀、每服四錢、用水一盞、煎去渣、溫服、日二次、

（釋義）此方以四味皆有要義、故即以四者爲方名、以示人不可增損之意、此方雖是寒熱並用、但寒藥居十分之六、而溫熱藥居十分之四、與前方、當作比例、前方意在治熱、而熱藥多、此方意在治寒、而寒藥多、此乃反佐之例、對於寒熱之眞假、及其來源、皆有深密之考慮、故能達此權變之法、且寒熱互甚之際、如寒甚於外者、則內之熱更甚、故此方治寒格、而反多用寒藥、斯治其內鬱之熱也、已成之局易變、未來之勢難防、故用藥之輕在此而其重在彼、非頭痛醫頭者之所得而聞也、

### 抵當湯

桃仁七粒、大黃二錢半、水蛭（炒十個）、蝱蟲（十個炒去翅足）

右挫如麻豆大、分作二服、水一盞、煮半盞、絞去渣、溫服、未下再服、

（未完）

## 專著

# 傷寒論綱要上編

寶山朱阜山

(子)傷寒六七日、結胸熱實、脈沉而緊、心下痛、按之石鞕、「大陷胸湯、大黃、芒硝、甘遂、」

(丑)所以成結胸者、下之太早故也、結胸者、項亦强、如柔痙狀、下之則和、「大陷胸丸、大黃、葶藶子、芒硝、杏仁、」

(寅)小結胸病、正在心下、按之則痛、脈浮滑者、「小陷胸湯、黃連、半夏、栝蔞實」

(卯)寒實結胸、無熱證者、「小陷胸湯、或白散、、巴豆、貝母、桔梗、」

(丁)痞滿

(子)胸滿而不痛者、此爲痞、「半夏瀉心湯、半夏、黃芩、乾薑、人參、甘草、黃連、大棗」

(丑)傷寒汗出、解之後、胃中不和、心下痞鞕、乾噫食臭、脅下有水氣、腹中雷鳴下利者、「生薑瀉心湯、生薑、甘草、人參、乾薑、黃芩、黃連、半夏、大棗」

(寅)傷寒中風、醫反下之、其人下利日數十行、穀不化、腹中雷鳴、心下痞鞕而滿、乾嘔心煩不得安、醫見心下痞、謂病不盡、復下之、其痞益甚、此非熱結、但以胃中虛、客氣上逆、故使鞕也、「甘草瀉心湯、甘草、黃芩、乾薑、半夏、黃連、大棗」

(卯)心下痞、按之濡、其脈關上浮者、「大黃黃連瀉心湯、大黃、黃連」

(辰)心下痞、而復惡寒汗出者、「附子瀉心湯、大黃、黃連、黃芩、附子」

(巳)傷寒發汗、若吐、若下、解後心下痞鞕、噫氣不除者、「旋覆代赭石湯、旋覆花、人參、生薑、代赭石、甘草、半夏、大棗」

(戊)藏結

(子)如結胸狀、飲食如故、時時下利、寸脈浮、關脈小細沉緊、舌上白胎滑者、難治、

(丑)藏結無陽證、不往來寒熱、(一云寒而不熱)其人反靜、舌上胎滑者、不可攻也、

(二)合病(二經併合之病)

(1)太陽陽明

(甲)太陽與陽明合病者、必自下利、「葛根湯、葛根、麻黃、桂枝、生薑、甘草、芍藥、大棗」

(乙)大陽與陽明合病、不下利但嘔者、「葛根加半夏湯、葛根、麻黃、甘草、芍藥、桂枝、生薑、半夏、大棗」

(2)太陽少陽

(甲)太陽與少陽合病、自下利者、「黃芩湯、黃芩、芍藥、甘草、大棗」

(乙)若嘔者、「黃芩加半夏生薑湯、黃芩、芍藥、甘草、大棗、半夏、生薑」

(丙)傷寒六七日、發熱微惡寒、支節煩疼、微嘔、心下支結、外證未去者、「柴胡桂枝湯、桂枝、黃芩、人參、甘草、半夏、芍藥、大棗、生薑、柴胡」

# 驗案

余聽鴻先生遺著　長孫鴻孫錄

■嘔吐

嘔吐一月、涎沫黃水、飲食不進、經前醫屢投苦燥、罔効、肝鬱尅脾犯胃、脾被木制、淸氣不升、難化水穀、胃被木戕、濁氣上逆、則嘔不休、肝爲將軍之官、者門、如用剛劑、肝爲剛臟、以剛濟剛、肝氣越旺、脾胃更不堪遭其淩虐矣、急以柔劑濟之、擬附子瀉心湯、苦辛通降、佐以酸甘安胃之法、

淡黨參（三錢切細塊先碎嚼嚥下）　附子（四分）　乾薑（四分先煎取起）　川連（三分）　半夏（二錢）

枳實汁　茯苓（三錢）　炙草（四分）炙烏梅（二枚）　花椒（三分）　紅棗（五枚仝煎取起）（和前汁將枳實汁沖下飲）

復　前服瀉心湯合椒梅法、嘔吐已止、肝爲藏血之臟、血虛肝氣偏旺、當以歸芍六君湯、合小半夏湯意、柔肝和胃、

黨參　茯苓　白朮　炙草　當歸　白芍　半夏　生姜　紅棗

再復　嘔吐已止、胃氣亦醒、惟夜寐不安、擬歸脾湯合半夏秫米意、

棗仁　茯神　黨參　當歸　炙草　遠志　木香　半夏　秫米　生姜　大棗

■脘腹痛

少腹氣升、腹痛至脘、痛則喜按、飲食之後稍輕、此乃中陽不足、濁陰上潛、當以大建中法、辛以通陽、甘以緩急、

黨參　白芍　桂枝　炙草　乾姜　吳萸　川椒　紅棗　飴糖

■帶下

任脈爲病、女子帶下瘕聚、帶下數月、瘕塊從少腹上衝、內經明文、治之在任脈、久帶肝腎空虛、滋膏瀝盡、以致骨蒸內熱、此乃陰液虧損、而生內熱也、瘕者假也、氣之所聚、癥者眞也、血之所積、瘕者或聚或散

、癥者推之不移、癥瘕二字、明辨而易曉也、肝腎根蒂不固不納、氣衝而成瘕、從衝脈上升胸脅、況人身氣血、能有幾何、數月之淋帶、滋膏盡矣、巢氏病源、本有黃崩之稱、帶下五色、各藏所傳而崩也、皮色枯槁、納穀衰少、脾胃氣弱、不能尅化、津液不生、無以華色、氣血端賴水穀之精華以生、今納少而去多、一日不敷一日、則漸用漸虛矣、急急固攝奇經、塡納肝腎、調和脾胃、譬如用兵、添其餉、築其營、招納遺散之卒、尚可勉强守定、若使妄行攻刼、恐兵不能勝、營更不能守也、

眞西潞黨參(二錢)　白歸身(二錢)　剪芡實(四錢)　兔絲子(三錢)　杭白芍(二錢土炒)　川斷肉(三錢)(鹽水炒)　潼沙苑(三錢)　花龍齒(三錢煅)　雲茯神(二錢)　大熟地(二錢)　酸棗仁(三錢炒研)　紫石英(四錢煅研)　蓮子(十四粒去心)　紅棗(五枚炒香)

## 遺尿

穉年眞陽不足、膀胱虛寒、氣虛不能收束、每夜尿床、面色痿黃足腫、當與千金鷄腸飲、合補中益氣湯主之、

升麻　柴胡　益智仁　冬朮　陳皮　歸身　黃耆　紅棗　生姜　鷄肚雜(一副洗煎湯代水)

## 目疾

肝爲風臟而藏血、腎爲水臟而藏精、目雖爲肝竅、全賴五臟六腑之精、上輸于目爲之精、精之精爲瞳子、左目瞳神已白、右目瞳神、側而不正、雖有濕熱等症、屏之莫治、急急塡補肝腎爲務

巨勝子三錢　馬料豆四錢　黑芝麻四錢　五味子七粒　兔絲子三錢　沙苑蒺藜三錢　生地二錢　山萸肉二錢　拘杞子二錢　石斛三錢　紅棗三枚

讀者、如遇奇異之病症、而得靈效之驗案者、不分科目、如將經過情形及治法、詳細見賜、無任歡迎、更有由西醫謝絕不能治療之病症、而經中醫治愈者、務希將經過狀態、據實見賜、更爲歡迎、此項徵求、並非攻擊西醫、乃研究醫藥、證明吾中醫之特長、若徒事攻擊者、恕不登載、編者附誌、

特載

# 華陀十件危病方

編者

漢神醫華陀、字元化、嘗云人有危病、急如風雨、命醫不及、須臾不救、觀其橫夭、實可哀憐、因撰十件危病、處三十妙方、以救橫夭、詳錄於後、

(一)霍亂吐瀉

其症始因飲冷、或冒寒、或失飢、或大怒、或乘舟車、傷動胃氣、令人上吐、吐不止令人下瀉、吐瀉幷作、遂成霍亂、頭眩眼暈、手脚轉筋、四肢逆冷、用藥遲緩、須臾不救、

吳茱萸、木瓜、食鹽(各五錢)

右三味、同炒焦、用瓷罐盛水三大碗、煮令百沸、却入前藥同煎、至一碗、隨病人意、冷熱服之、藥入即醒、

如倉卒無藥、用枯白礬末、每服一錢 用百沸湯點服 、

如無白礬、口用鹽一撮、醋一盞同煎、八分溫服 或鹽梅酸鹹皆可煮服、

(二)纏喉風喉閉

其症先兩日、胸膈氣緊、出氣短促、暴然咽喉腫痛、手足厥冷、氣閉不通、頃刻不治

巴豆(七粒、三生四熟、生者去殼生研、熟者去殼炒去油存性) 雄黃(皂子大明者研)鬱金(一箇蟬肚者研爲末)

右三味研用、每服半錢(錢者銅錢半錢是用錢取藥得錢之半)茶調細呷、如口噤咽塞、用小竹管、納藥吹喉中、須臾、吐利即醒、

如無前藥、用川升麻(四兩)剉碎、水四碗、煎一碗、灌服、

又無升麻、用皂角三錠、泡碎、煎水一 、灌服、或吐、或不吐即安

(三)吐血下血

其證皆因內損、或因酒色勞損、或心肺脈破、血氣妄行、如血泉湧、口鼻俱出、須臾不救、

側柏葉(蒸乾)人參(焙乾各一兩)

右二味爲末、每服二錢、入飛羅麪二錢、新水調和、如稀糊服、血即止

如無前藥、用荊芥一握、燒過、蓋地上出火毒、研如粉、陳米飲調下三錢、不過二服、

如無荊芥、用釜底墨、研如粉、服三錢、米飲下連服三次、

(四)中毒砒霜

其症煩躁如狂、心腹攪痛、頭眩欲吐不吐、面口青黑、四肢厥冷、命在須臾

黑鉛(四兩)磨水一碗、灌之、

如無前藥、青藍一兩搗研、井水調一碗灌之、

如無藍、用清油二盞、灌服、其毒即解、

又無油、掘地用水作漿、濃吃一二碗、土用黃色者佳、

(五)尸厥

其症奄然死去、四肢逆冷、不省人事、腹中氣出如雷鳴、

焰硝(五錢)硫磺(二兩)

右研如粉、作三服、每服用好陳酒一大盞、煎攪焰硝起、傾於盞內、蓋著服、如人行五里、又一服、不過三服即醒、兼炙百會穴、四十九壯、臍下氣海丹田、三百壯、身溫止、

如無前藥、用附子七錢重、炮熟去皮臍、爲末、作二服、用酒三盞、煎一盞服、

又無附子、用生薑自然汁、半盞、酒一盞、同煎、令百沸、併

灌二服、仍照前灸、

(六)中忤中惡鬼氣

其症暮夜、或登廁、或出郊野、或遊冷屋、或行人所不至之地、忽然眼見鬼物、鼻口吸著惡氣、驀然倒地、四肢厥冷、兩手握拳、鼻口出淸血、性命逡巡、須臾不救、此症與尸厥同、惟腹不鳴、心腹俱煖、凡中惡驀然倒地、切勿移動其尸、即令親戚衆人圍繞、打鼓燒火、或燒麝香、安息香、蘇合香、樟木之類、直候醒記人事、方可移歸、

犀角末(四錢)麝香、硃砂(各二錢半)

右爲末、每服二錢、井水調下、

如無前藥、用雄黃末一錢、煎桃枝葉湯調灌

又無雄黃、用故汗衣、或觸衣、汗衣者、著在身上多時、久遭汗者佳、觸衣者、久着內衣襯衣也、婦用男衣、男用婦衣、燒存性、服二錢、百沸湯調下、

(七)脫湯

其症多因大吐大瀉之後、四肢厥冷、元氣不接、不省人事、或傷寒新瘥、誤與婦人交、其證、小腹緊急作痛、外腎蓄縮、面黑氣喘、冷汗自出、亦是脫陽症、須臾不救、先以葱白數莖炒令熱、熨臍下、次用、

附子(一枚重　兩劉八片)白朮、乾薑　各半兩)木香(二錢半)

右四味、各研末、用水二碗、煎八分碗、放令冷、灌服、須臾又進一服、合渣幷服、

如無前藥、用桂枝(二兩)好酒(二升)煎一升、分作二服灌之。

又無桂枝、用葱白連鬚三七根、細剉砂盆內、研細、用酒五碗煮至二碗、分作二服、灌之、陽氣即回、先用炒鹽熨臍下氣海、勿令氣冷

又無白葱、用生薑二七片、亦好依前法服

(八)鬼魘鬼打

其證初舍到客舍館驛、及久無人居冷房、睡中魘鬼物魘打、但其人吃吃作聲、便令人叫喚、如不醒、此乃鬼魘也、不救即死

牛黃(一錢)雄黃(一錢)硃砂(半錢)

右爲末、研和勻、先挑一錢、床下燒之、次挑一錢、酒調灌之

如無前藥、用桃柳梗、東邊者、各折七寸、煎湯灌下、

如無桃柳枝、用竈心土搥碎末、服二錢、井水調灌、更挑半指甲許、吹入鼻中、更用艾灸人中、次幷灸人中、次幷灸兩脚大拇指內、離甲一韭葉、各灸七壯、

(九)孕婦逆生

其症孕婦欲產時、遇腹痛不肯舒伸、行動多曲腰、眠臥忍痛、其兒在腹中、不得轉動、故脚先出、謂之逆生、須臾不救、子母俱亡、

烏蛇退(一條)蟬退(十四箇)血餘　胎髮　毬)

已上各燒灰、服二錢、酒調下、併進二服　仰臥霎時、兒即順生、

如無前藥、用槐子二七粒、幷井花水吞下、

又無槐子、用小絹針、於兒脚心刺三五針、紅用鹽少許、塗脚心喇處、即時順生、子母俱全、

(十)胎衣不下惡血湊心

其症心頭迷悶、胎衣上逆衝心、須臾不救、

乾漆(五錢)大附子(一枚炮去皮臍)各爲細末、

已上用大黃末(五錢)酒醋熬乾、即入前二味爲丸、梧桐子大、每服三十丸、淡醋湯吞下、須臾又進二服、胎衣立下、此藥可預先合下炒、

如無前藥、用赤小豆一升、炒過、用水三升、煮二升、去豆取汁、溫服、其胎衣立下、

又無豆、用婦人自已手脚指甲、燒灰酒調服、須臾、又進一服、更令有力婦人抱起、將竹筒放心上趕下炒、

## 藥物

### 阿膠之研究（續）

章次公

湯本求眞曰、阿膠之止血作用、既於二千有餘年前、均已周知矣、敢曰雖不俟洋方之教對于止血作用、固知為血液之凝固性減弱、或血管壁弛緩、因血液之滲透亢進而出血也、況本品乃一種之粘滑藥、以其緩和包攝作用、能緩解組織之緊縮、或包攝糜爛面、且其滋潤性、能潤組織之枯燥、故因此所發之疼痛出血排膿下尿利減少、或頻數咳嗽者、亦為本藥之主治、此不可不知也、

**近人研究**

和漢藥物學云、阿膠應用治虛勞病及體液脫泄與精力虛耗之消削病、并止血藥劑也、一回用量三至五、

陳邦賢曰阿膠含蛋白質、

**編者意見**

阿膠之止血、事實上不誣、然根究所以能止血之原理、據前人紀載、則殊不能滿意、如「紅見黑止」滋陰降火、純屬相像、吾人生理學上研究、人身所以出血之故、則阿膠之止血、不難了然矣、

康健之人、血液循環無滲漏之患、以血液運行血管之中、若車之于軌、相安無事、設以種種原因、血管受傷、于是出血之症乃起、

平日最多見之出血症、厥為吐血、尿血、婦人崩血等、各種病症之起、原因雖多、要不外體內各部血管有破綻之處、治療方法、因症施治、亦有多種、而用藥收斂血管止血液分泌、誠屬要圖、

阿膠非收斂藥、無收縮血管之功、然亦呈止血之效者、徒以此藥富于膠粘性質、便破綻之血管、易于凝結、或增加血液凝固、不致內外滲漏而已、

阿膠止血作用在膠質上僅能使綻破血管、易于凝結、或增加血液凝固、不致內外滲漏、準此以觀、阿膠之止血、限于出血症之輕者、血管破處不大、其若吐血盈碗、湧湧而至、決非阿膠之所能為力、

根據阿膠止血作用、全在阿膠之質液上、則阿膠不當炒用、炒之既喪失其固有之膠質、更不宜烊化、實際上等于無用、嘗攷仲景所用之方、必先煮他藥、再內阿膠烊盡、無用炒用者、千金外台始炙用之、大失仲景之旨矣、

近世視本品為補血要藥、按之此藥之構成、恐未必耳、但此藥帶有滋養強壯之效、（完）

### 冰與雪

冷

冰、甘寒、解熱毒、傷寒陽毒、熱甚昏迷、以一塊、置兩乳中間良、中燒酒毒者、以此解之、盛夏食之、冷熱相激成病、

雪、甘寒清熱、解毒殺蟲、溫疫熱狂、夏月中熱、徐徐頻灌、勿藥可瘳、暑痱、抹之最良、淹浸食物、久壞不藏、

『藥物道地錄、』『及藥物市情一覽、』因不及排印、準下期發表、

# 民間治療

## 慈航室丹方錄驗

婦人年近五十、因生育過多、血氣虛損、以致周身氣痛方

眞阿膠三錢、外用當歸一錢、川芎二錢、煎水蒸膠、用酒烊服數次、忌服寒冷

溫毒時邪、喉嚨發白方

生菉豆一合、研細、用井泉水調取極濃汁一杯、外用甘草五錢、山豆根五分、射干五分、金錢花一錢冲服、

久患目疾　雲翳不消方、

青皮一錢、朴硝一錢、荸薺十五枚、木賊草一錢、冬桑葉十五斤、煎水、誠心向東方、日洗三次、再取鷹眼珠中水點之、無不復明

目視不明方

白菊花一錢、荸薺十一枚、木賊草二錢、旋覆花一錢、冬桑葉二斤、朴硝五分、煎水朝東、每日薰洗三次、再用夜明砂五錢、蜜蒙花一錢煎水蒸豬肝四兩、先薰後服、多食自明、

風熱目疾方

白菊花二錢、生地五分、牛蒡五分、蜜蒙花一錢、欵冬五分、歸尾二錢、生薑三片、煎水、先薰後服、

風濕偏身疼痛方

石菖蒲四兩、全身紫蘇三兩、升麻二錢、煎水沐浴、總宜多出汗爲佳、

手足風濕痛方

威靈仙一兩、秦艽二錢、地骨皮三錢、煎水、外用苡仁米一合、糯米三合、將藥水煮粥服、五次效、

一治膝痛方

石楠藤二兩、威靈仙五錢、煎水煮豬蹄筋四兩、服數次自愈、

癬毒方

桂圓核、以醋磨搽、

癩瘡頭瘡方

蘆薈五錢、川楝三錢、黃丹五分、枯礬三分、共研細末、麻油搽調、

脫肛方

升麻五分、生黃芪一錢、俱用醋炒、水煎服五次、

黃腫病方

黃花肉陳、白花肉陳各五錢、煎水、外用苡米一合、糯米一合、冬瓜仁一杯、將水煮粥服之、

大湯下血方

豬小腸八寸、將白蓮肉去心不去皮、灌滿腸內、外用紅花五分、槐角十四莢、藕節九個、水煎、煮腸極爛、服五七次自安、

頭頂風癢方

花椒三錢、艾葉一錢、枯礬三分、煎水、洗數次自愈

保產萬應方

治向有難產、或慣滑胎、或偶動胎氣、有胎腰痛、腹痛、或下血、勢欲小產、如有胎七八個月、每月一劑、臨產時母子平安、全當歸錢半酒洗、川芎錢半、菟絲子錢半、白芍酒炒一錢、川貝母一錢去心、黃蓍八分蜜炙、荆芥八分、川羌活五分、蘄艾六分酒洗、原朴七分薑汁炒、枳殼六分炒、甘草五分、生薑三片、預服者、空心溫服、臨產服者、隨時熱服、如人行五里許即下、

（按）此方頗驗、幸勿輕視、

## 常識

# 可畏之煤毒

芸

□有預防法
□有治療法

今年天氣、比往年更冷、所以人家總生火、有錢人家、裝水汀、可說不會中煤毒、次則生煤爐、因爲有窗的緣故、煤毒的發生也好一點、只有燒松盆、燒煤球爐的、金錢上經濟、可是性命上有危險了、單就上海一埠而言、每天中煤毒的、多至四五個人、還有中毒輕的、不能登在報上、更不知凡幾了、我見了他們死得可憐、特地到北方、年年生火的地方去、探訪了兩張方子、旣可救急、又是簡便底、第一預防的方子、第二是治療的方子、錄在下面、請大家不要忘記了、尤其是普通階級的更要注意、

（一）預防治法、生火之屋內、不可完全不透空氣、因爲火可以把養氣燒光了、雖說是上面置水壺、可以防煤毒、但是水蒸氣、補救空氣有限、空氣燒完了、人一時吸氣不及、反把腹中之氣全升起至於肺中、此時宜速服、『萊菔』以解吸進之煤毒、而降肺部已升之元氣、此爲預防之方、一重在透空氣、二須置水壺、三宣備萊菔、

（二）治療之法、此種治療、係急救性、假使腹內之氣已提及肺部、患者尙不速起開門、吃萊菔、勢必火氣無物燃燒、把他肺內已提之氣吸出、於是患者即由悶而昏暈、此時如能發覺、速先開門戶、急用男子小便灌之、童便更妙、萬不可搬動其身體、及急去火爐、小便有解毒及引氣下行之功、此治療之方、一灌小便、二禁移動、三宜醒後方可去火、

□茲幷將曾在報章披露、對於中煤毒之急救法、介紹於下、

（一）朱治安醫生云、先業師、（丁甘仁先生）在日、曾云此症係因肺部氣機窒塞不宣、腦部受擾、肝陽上升之故、若中毒者體未冰冷、雖氣息已絕、知覺全失、猶可挽回、第一要着在不可移動身體、但須窗戶全開、用熱手摩擦胸部、先用（紫雪丹）三分開水化溶灌下、開其閉竅、迨略知痛苦時、再用滁菊花三錢、羚羊片三分、苦杏仁三錢、冬桑葉三錢、淨麻黃三分、煎湯緩緩服下、自能漸漸淸醒、經先業師救治獲愈者不一而足、鄙人依法施治、亦屢得良效、用敢貢獻一得云云

某甲、力穡於鄉、入冬以來、田事稍暇、

（二）狄九華君云、鄙人曾於民國十四年秋負笈舊京、冬季亦嘗用煤球爐以禦嚴寒、間一失愼、遂罹斯疾、爲公寓中隔壁房間之同學王君覺察、馳來救援、王君本魯籍養馬島人生長齊東、深知其疾、囑同寓櫃（店主）取鹹菜露若干（輕則三四大碗、重則六七大碗至數十碗、）給飮、一面並將余舁赴院中空場上、用毛巾濕井水敷額角上、下半小時而淸醒云云、

（三）黃健華君云　鄙人昔年歷游寒帶、煤悶事時有所聞、然多出於南人、以其不知預防也、惟鮮有因悶致斃者、以土人多急救之策也、其預防方法、於爐上置水一壺、揣用意、似用水之蒸氣、以抗煤炭氣、其急救方法、於悶倒時、急負出門外、使臥雪中、頃刻自愈、如中毒太深、或已氣絕者、仍以請醫生診治爲妥云云、

往往集村南隴北之徒衆、轟飮以爲樂、一夕、月色朦朧、某甲酩酊而歸、路過谿畔、谿水汩汩流、旁有石級、蓋所以便浣女也、某甲酒後未濯手、挾有腥膩之氣、乃就石級下盥之、不料一物螯其指、疑爲蛇類、察之則一螃蟹、猶夾持其指不釋、血涔涔下滴、某甲大恚、即裂其外殼、取腴膏溢而吞噬之、藉以洩忿、旣歸而臥、忽腹肉痛如絞、面頓失色、迨醫者至、已無及矣、

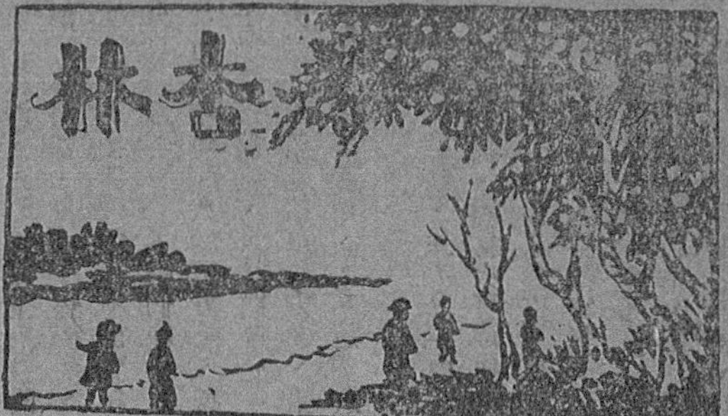


## 鬍鬚之研究

逢甲

人類自初生以來、體之各部、不知經幾許變化、而今日之形態、既知其有變化、即可由現在以求過去、而並推將來、鬚於人身上雖爲渺小之一物、亦自有其過去現在將來之可言、我人之始生於地球也、其形狀知識、均與獸類無甚分別、本不知修飾容貌之爲美、無怪黑鬚叢生面部、呈猙獰之貌、而不知醜、厥後知識漸發達、有鬚仍多於今之人者、蓋所謂遺傳性者、實非一時所能改、而復有親在不留鬚之說、又以鬚多爲醜、務薙之以美觀順親、又以悅其雌、鬚既爲人所惡、又被戕賊、遂馴處於退化之地、而面旁遂非其蕃殖地、不得不偏安於口之周圍矣、今雖面旁生鬍者有之、周圍生鬚者有之、而俱屬少數、亦有終生不出一鬚者、由叢生而進於寡鬚、更寡鬚而進於無生、非無故也、蓋親之春秋高者、有八十九歲之多、斯時子之年、亦在四五六十之間、壯年期過、血氣之衰、髮尚由蒼蒼而變爲白、而漸脫落、留鬚固可期發育、但所生者、亦不過少數之柔軟短鬚耳、如是歷數千百代之後、並少數之柔軟短鬚、而亦不生矣、由古以證今、則鬚確退化、由今以推後、則人必均至於無鬚者也、

## 涕與淚

惠生

哭是受着刺激不能積極反旗的一種消積表示、其所以不能積極反旗、則應身體衰弱、故身體衰弱者易於傷感、其所受感者爲感覺神經、因而波及其他神經、神經既受影響、不能約束、各腺體分泌過限、吸收方面不及吸收、液體積聚、呼吸窒者有之、血行不利者有之、然此爲體內的、人目所不見、惟哭泣者自身略有所覺、哭泣少定、吸收者逐漸吸收、則可恢復原狀、而涕淚、則在目眶鼻管易見處、吸收不及、則奪眶而出、所以吾人但知涕淚俱下也、（老年人五十後、往往涕泣俱出、亦是此理、惟爲慢性的長期的、其他烟薰而涕、俱是保護作泣、

## 嬰孩一年度之長育

（胡惠生）

首都社會衛生教育等局、組織嬰兒比賽會、注重嬰兒之撫育、茲將嬰兒年度之長育、錄實本林以餉閱者、

**體重** 初生時、體重五磅至十磅、男嬰平均、七磅半、女嬰平均七磅、六個月可增加一倍、一年可增加二倍、

**體高** 初生時、體高十六英寸、至十二英寸、男嬰平均二十英寸半、女嬰平均二十英寸、每月舒用甚長、一年可增八英寸、

**頭部** 足月之嬰、頭部圍徑約十五英寸、男嬰平均十三英寸四之三、女嬰平均十三英寸半、年中舒長、約四英寸、

**胸部** 初生嬰兒之胸圍、普通多在十五英寸左右、男嬰平均十二英寸半、女嬰平均十三英寸、一年後可增四英寸、

**牙齒** 嬰兒產後、六月至九月、生下齒前二個、八月至十二月、生下面前齒四個、一年內嬰兒 應生齒六個、

**言語** 產後二三日內、能作飢啼、一星期作痛苦啼、三星期作不適意時啼、六月故意發聲、八月至十二月、且能作簡單之音、如爸爸媽媽之類、

**動作** 一月受外界之激刺、能吸吮執握、二月頭可舉起、五月扶之能坐、七月扶之能立、八月匍匐而行、九月能獨坐、十月能獨立、十二月且能習步、

**靈** 生後一月能怒、二月恐懼、五月好奇、六月嬉怒不常、一年則能模仿他人、

**官覺** 初生嬰兒 嗅味二覺最靈 一月即能分別氣味、二月聽覺漸開、三月視覺活潑 一年官覺發達

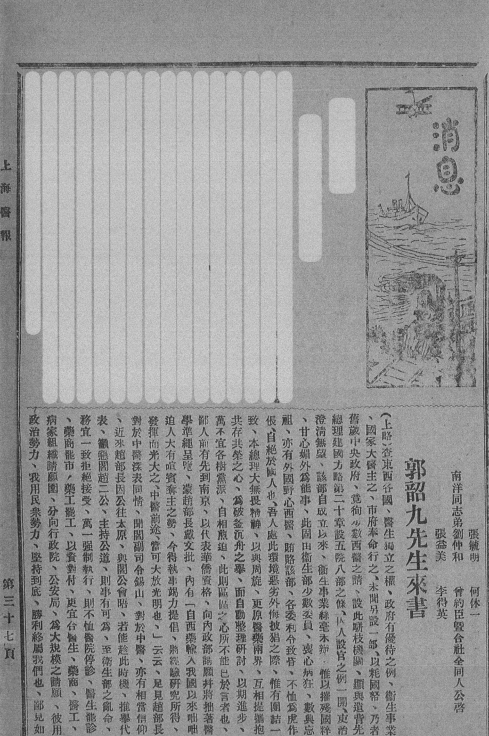

張毓明　何休一
南洋同志弟劉仲和　曾約臣暨合社全同人公啓
張益美　李得英

# 郭韶九先生來書

(上略)查東西各國、醫生獨立之權、政府有優待之例、衛生事業、國家大醫主之、市府奉命行之、未聞另設一部、以耗國帑、乃者舊歲中央政府、竟徇少數西醫之請、設此駢枝機關、顯與違背先總理建國方略第二十章設五院八部之條、以人設官之例一開、吏治澄清無望、該部自成立以來、衛生事業絲毫未辦、惟以摧殘國粹、甘心媚外爲能事、此固由衛生部少數委員、喪心病狂、數典忘祖、亦有外國野心西醫、賄賂該部、各委利令致昏、不恤爲虎作倀、自絕於國人也、吾人處此環境惡劣外侮披猖之際、惟有團結一致、本總理大無畏精神、以與周旋、更原醫藥兩界、互相提攜抱共存共榮之心、爲破釜沉舟之舉、而自動整理研討、以期進步、萬不宜各樹黨派、自相煎迫、此則區區之心所不能已於言者也、鄙人前有先到南京、以代表華僑資格、向內政部請願幷將拙著醫學準繩呈覽、蒙趙部長戴文批、內有「自西藥輸入我國以來咄咄迫人大有喧賓奪主之勢、今得執事竭力提倡、將經驗研究所得、發揮而光大之、中醫前途、當可大放光明也、」云云、足見趙部長對於中醫深表同情、聞閻副司令錫山、對於中醫、亦有相當信仰、近來趙部長因公往太原、與閻公會晤、若能趁此時機、推舉代表、籲懇閻趙二公、主持公道、則事有可爲、至衛生部之亂命、務宜一致拒絕接受、萬一強制執行、則不恤醫院停診、醫生罷診、藥商罷市、藥工罷工、以資對付、更宜合醫生、藥商、醫工、病家組織請願團、分向行政院、公安局、爲大規模之請願、彼用政治勢力、我用民衆勢力、堅持到底、勝利終屬我們也、鄙見如

此、米知列同志以爲然否、（下略）

## 嘉興紫陽醫舍學友會緣起

弟郭韶九兒冠十二月二十一日

蓋聞我國醫藥肇自神農興由黃帝垂幾千百年之歷史而不滅代出名家綿綿相繼詎傳于今日竟至荆棘駝危機四伏上有高唱取締之政府下乏悉心研究之人才新進之西醫獻媚當局弄權政府含沙射影求疵吹毛藉政治之勢力欲置國醫死地故民國以來學校系統之醫科有西醫而無國醫國醫乃自設學校而政府猶强迫改稱傳習所種種剝奪罄肇難書挽之西醫之憑藉于政治勢力可謂雄矣國醫之受逼于政治勢力可謂酷矣然要知物必自敗而後人始伐之故我國國醫藥固不患政治壓迫而實患學術之腐舊固不患西醫侮辱而實患自身之不致力于學術耳環思爲今急務非集合同志組織團體而互研學術共究眞義爲國醫學汰非存是去僞存眞闡揚之發揮之不可果能知是方可垂國粹于萬年伸張本後世以攜李中醫士朱斐君氏嫡系所組織之嘉興紫陽醫舍學友會之有由來也凡我海內
道長諒必同聲贊助還希
碩學鴻博董而正之無任企禱

嘉興紫陽醫舍學友會

發起人
朱春廬
陸根生
吳熊卿
吳企蘭
周守成
全啓

## 全國醫藥總會廈門支會

### 爲全國衛生運動大會暨衛生展覽會宣言

衛生者、保護健康之學之謂也、故衛生者多壽、而不衛生多夭、此定論也、然夫貧賤者幾不知衛生爲何物、而較有衛生之富貴者、反多夭折、貧賤者恆多長壽、當厲疫之流行也、則衛生家亦危如朝露、獨尸作之輩、安然無事、寧非咄咄怪事、是不衛生反可長壽而免疫、曰非也、其人之不衛生而免疫者、良由其人得于精神上之衛生也、得于精神上之衛生者、其白血輪因之而旺盛發育、免疫性因之而加强、故論者以精神上之衛生、較肉體上之衛生爲重大、職是故也、然苟執精神衛生、而置肉體衛生於不顧、則烏乎可、蓋精神如主人、肉體如屋、主人亡屋亦不保、屋頹而人將安居、故肉體衛生爲最先著者也、人生欲處處切合衛生、非資產者不能行、至於平民、寧非坐以待斃、曰非也、眞能體得清潔二字、思過半矣、此則通俗衛生法尚也、衛生家不能舍清潔而論他、然多有惑於個人皮相衛生、對於實際公共衛生、漫不加意、行雖潔衣淨食、而沉溺於酒色、往往以不衛生之物、拋於道中、垃圾傾於鄰牆、屋中雖寸塵不染、而污水積於門外、公廁不設、便溺流漫道上、諸如此者甚多、故雖衛生、實無裨於事、故公共衛生之不可不講也、夫同居一處、猶如同坐一舟、前艙沉漏、後稍活不多時、凡鄰近有垃圾者、合資清之、淤溝不暢者、合力通之、有買賣不潔食物者、共起逐之、有疫發萌者、共急撲之、或組織衛生演講、或懸掛衛生標本、而不同登壽域者、吾不信也、今者天氣漸冷、冬至陽生、天花痲疹、行將猛烈發作、若不預防傳染、便不是可以却病延年矣、以望各保自治會、注意此公共衛生、則民生幸甚、

## 全國醫藥總會廣東省分會電

南京國民政府譚院長鑒中醫藥之存亡與學術國課民生有絕大關係請采納輿論鼎力維持切盼禱廣府學宮明倫堂伍埜萃等叩陷

# 上海醫報

第五十三期

目錄





## 常評

### 衛生部的工作

公

衛生部壓迫國醫藥之種種政策、經我國醫藥界在此懽欣鼓舞之下、一面對一面革除積習、力謀攻進、以圖自身生存、此固不待言矣、

顧吾人痛定思痛、對衛生部往昔氣燄、誠如骨骾在喉、有不能默爾而息者、

夫國家爲求減少人民疾患、謀人民日躋於康健之域、於是設衛生部、是衛生部之責任、亦甚重大、吾人今試考核衛生部成立以後之工作、究何如、例如市政衛生、公共衛生、鄉村衛生、衛生教育、衛生設施、謂其毫無建樹、屍位素餐、實無嫌於過火也、

或曰衛生部以國家財政支絀、工作上未能努力、此亦情勢使然、吾人亦未可過事吹求、

然而在今日衛生部可能範圍以內之工作、該部成績又安在、其犖犖大者姑不置論、以其至小者言之、例如溺尿之隨意、大糞之陳列、在國際觀瞻所係之上海城內、固不時發現吾人眼簾之前、溺尿大糞彼衛生部亦無力過問耶、誰其信之、顧衛生部非絕對無工作可言也、有之、厥爲處心積慮消滅國醫國藥是、

夫居今民窮財困之際、吾人不恤以寶貴金錢、設立衛生部、所得利益、乃爲消滅國醫國藥、

嗚呼吾國之衛生部、嗚呼吾國之衛生事業、

## 學說

# 傷寒溫病熱病說

王安之

凡病之定名、有因病因、有因病形、辨其因、察其形、以正其名、三者俱當、始可以言治病之道、一或未明、其不誤人者鮮矣且如傷寒、此以病因而爲病名者也、溫病熱病、此以天時與病形而爲病名者也、此三者 名雖不同、要皆起於感寒、故或以傷寒通稱之者、夫通稱以傷寒者、原其因之同也、至於治法、則不可一例而施矣、其故何也、傷寒即發於天令寒冷之時、寒邪在表、閉其腠理、故非用辛甘溫之劑、不足以散之、此仲景桂枝麻黄等湯之所必用也、溫病熱病、後發於天令暄熱之時、怫熱自內而達於外、鬱其腠理、無寒在表、故非辛涼或苦寒或酸苦之劑、不足以解之、此仲景桂枝麻黄等湯、獨治外者、之所以不可用、而後人所處防通聖散銀翹散之類、兼治內外者、之所以可用也、夫即病之傷寒、有惡風惡寒之證者、風寒在表、而表氣受傷故也、後發之溫病熱病、有惡風惡寒之證者、重有風寒新中、而表氣亦傷故也、若無新中之風寒、則無惡風惡寒之證、故仲景曰、太陽病、發熱而渴、不惡寒者、爲溫病、溫病如此、則知熱病亦如此、是則不渴而惡寒者、非溫熱病明矣、然或有不因新中風寒、亦見惡風惡寒之證者、蓋病人表氣本虛、熱達於表、又重傷表氣、故不禁風寒、非傷風惡風、傷寒惡寒也、但衛虛則惡風、榮虛則惡寒耳、且溫病熱病、亦有先見表證、而後傳裏者、蓋怫熱自內達外、熱鬱腠理、不得外泄、遂復還裏、而成可攻之證、非如傷寒從表而始也、或者不悟此理、乃於春夏溫病熱病、而求浮緊之脈、不亦疏乎、殊不知緊爲寒脈、有寒邪則見之、無寒邪則不見也、其溫病熱病、或見脈緊者、乃重感不正之暴寒、與內傷過度之冷食也、豈其本然哉、又或者不診脈形、但見弦、便呼爲緊、斷爲寒而妄治、蓋脈之盛有力者、每每兼弦、可豈錯認爲緊、而斷爲寒、夫溫病之脈、多在肌肉之分、而不甚浮、且右脈反盛於左脈者、誠由怫熱在內故也、其或左手脈盛或浮者、必有重感之風寒、否則非溫病熱病、自是暴感風寒之病耳、凡溫病熱病、若無重感、表證雖間見、而裏病爲多、故少有不渴者、斯時也、法當治裏熱爲主、而解表兼之、亦有治裏而表自解者、余每見世人治溫熱病、雖誤攻其裏、亦無大害、誤發其表、變不可言、此足以明其熱之自內達外矣、其間有誤攻裏而致大害者、乃春夏暴寒所中之疫證、邪純在外、未入於裏故也、此不可與溫熱病同論、夫惟世以溫病熱病混稱傷寒、故每執寒字、以求浮緊之脈、以用溫熱之藥、若此者、因名亂實、而戕人之生命、名可不正乎、又方書多言四時傷寒、故以春夏之溫病熱病、與冬日之傷寒、一類視之、而無所別、夫冬日之傷寒、眞傷寒也、春夏之傷寒、寒疫也、與溫病熱病、自是兩塗、豈可同治、吁此弊之來、非一日矣、歷攷方書、非無救弊之論、每每雷同、良可痛也、雖然傷寒與溫病熱病、其攻裏之法、若果是以寒除熱、固不必求異、其發表之法、斷不可不異也、況傷寒之直傷陰經、與太陽經傷、不及鬱熱、即傳陰經爲寒證、宜急溫者、又與溫病熱病大不同、其可妄治乎、或者知一不知二、反謂仲景發表藥、今不可用、而攻裏之藥、仍可用、嗚呼、其可用不可用之理、果何在哉、若能辨其因、察其形、而正其名、治法其有不當者乎、至於時行不正之氣所作、及重感異氣而變者、則又當觀其何時何氣、參酌傷寒溫熱病之法、損益而治之、尤不可例以仲景即病傷寒藥通治也、

# 冬日補品指南（中）

徐冠南

格言

氣血偏勝而成病、藥者偏勝之氣．以此之偏、濟彼之偏而使之平、此用藥之功也．藥優於伐病．而不優於養生、食優於養生、而不優於伐病、

（丙）男子致虛之由、已如甲條所述三種、則今之所叙食補法、

亦當仍此分類、

（一）氣虛之食品

糯米飴糖、味甘、氣溫、補氣、生津、亦能養血、
豆腐漿、味甘、氣涼、益氣、生津、潤燥、化痰、補中、
黑大棗、味甘、氣平、安中、補少氣少津液、通九竅、益諸不足
、

氣虛之食譜

平補之法

豆腐漿、十二兩、飴糖（六錢至一兩烊化）
每早空心時服之、忌隨食鹹物、可久服、夏月宜取新鮮、冬日
不間斷爲佳、

溫補之法

黑大棗（十一枚去核）、黨參、黄耆（各錢半）、同煨、
每早空心時、取棗及汁服之、忌食蘿白、服至春分節前十日爲
止、每日不可間斷、

（二）血虛之食品

牛乳、味甘、氣平、補血、充液、塡精、壯胃、養脾、
小麥麵、味甘、氣溫、養心血、實皮膚、厚腸胃、强筋骨
紅棗、味甘、氣平、開胃、養心、醒脾、補血、

血虛之食譜

平補之法

鮮牛乳六兩、白糖三錢、同燉、
每日早夜各服一次、至春分前十日止、牛乳以水牛者良、或裝
罐之淡牛乳亦可、

溫補之法

小麥麵（不拘多少）、用水調勻、另用紅棗去皮核打爛和入、或
先以紅棗煮熟、去皮核、連湯帶肉、同調小麥麵亦可 調好

作餅、蒸熟、早夜當點心食最佳、

（三）精虛之食品

山藥、味甘、氣平、主傷中、補虛羸、益氣力、强陰、
蓮實、味甘、氣平、補中、養神、益氣力、
芡實、味甘、氣平、補中、益精氣、强志、
薏苡仁、味甘、氣微寒、潤筋、益氣、
粳米粥油、味甘、氣溫、補液、塡精、

精虛之食譜

平補之法

山藥（六兩刮去皮）、蓮實（念一粒泡去衣）、芡實、苡仁（各三錢）
同煨爛、加糖少許、
每早空心飲下、至春分節爲止、不可間斷、

溫補之法

大鍋之粳米粥、其中滾起沫團、濃滑如膏者、名爲粥油、撇取淡
服、或加煉過之精鹽少許、
每早或晚、取此服之、不問冬夏、以冬日爲最宜、（未完）

## 傷寒外治之古法新按

鄧可則

在中醫未進化以前
治傷寒有用外治法
自今視之已不適用
然較之冰帽等新法
倘覺此种有些道理
因輯之以資參考

### 水漬法

以薄棉布數層、將水漬之、稍捩去水、搭於胸脅上、須臾熱蒸、
又漬令冷、如前用之、仍數易新水、日數十易、熱甚者、置病人
於水中、熱勢稍退則已

(按)此治熱病之傷寒、自張仲景發明白虎湯後、已成無之法、蓋熱病傷寒、熱由內發、徒漬其外、何益之有、今之用冰罨、自詡爲新、而不知已成中醫未進化以前之野蠻治法、禁錮內熱、使不得泄、其殘忍甚於楱刃多矣、

湯漬法

以菉豆煎湯一鍋、候稍溫、用青棉布數層、蘸湯搭於胸膈、冷則再蘸、再搭、日數十易、用被少覆、移時病人得汗而愈、蓋熱則腠理開通、使內熱得以外達、氣血宣通、汗自出而病解矣、又菉豆青布、性涼能退熱故也、

(按)此治外寒內熱之傷寒、張仲景之青龍湯、及葉天士之銀翹散、皆爲廢除此法之要方、□□法已成棄置、然較之今日新法、以此法尚屬加伊一等

蒸法

以薪火燒地良久、掃除去火、以水洒之、取、蠶砂、柏葉、糠麩相和、鋪地上一寸厚、以草席、令病人當上臥、溫覆之　夏月熱、只單覆之、汗移時立至、俟周身至脚心有汗、如汗出不止、乃用溫粉撲之、移於寢處、

溫粉撲汗法

白朮、藁本、川芎、白芷、

右爲末一兩、入米粉三兩、和勻撲之、

(按)此治傷寒挾濕之症、其症常惡寒身疼、仲景已有麻黃蒼朮湯、發其汗爲宜、愼不可以火攻之垂訓、近賢有三仁湯等、更可濕溫之傷寒、此種蒸法撲法、已如樹葉之衣、爲中醫治革史上之過去一頁而已、不意今之所謂新者、竟以病者惡寒故、而用以溫之、不知惡寒者、裏必有熱、若不從內發、徒以火刼其外、以火繼火、殺人而不悟、吾知後之新者、必將有愼不可以火攻之之新學說也、

以上三法、自有傷寒家張仲景出、卽爲不適用之手術治療、以下二法、在仲景時、尙能存在、及至近代、已不能立足、然今之新者、正拾此唾餘、以炫其新異、豈不謬哉、二法附後、

蜜煎導法

用蜜一兩、銅器中微火煎之、稍凝如飴狀、攪之勿令焦、可丸入皂角末、鹽少許、捻作挺子如指許、長二寸、當令頭銳、納穀道中、以手急抱、欲大便時、乃去之、

猪膽汁導法

用大猪膽一枚、瀉汁、和醋少許、灌穀道中、如一食頃、當大便下、

(按)上二法、乃治體虛氣弱、津液枯竭、臟腑閉塞、大便不行之外導法、近世有黃龍湯、增液承氣等、從內潤通、邪去而正不傷、且患者少吃痛苦與驚慌、故今之中醫不用此法者、非不能也、蓋已得相當之治法、無容再施以此種卑鄙手術也、而今之新藥有蜜錠、新手術有灌腸　亦猶此二法、此二法非不能取效、特有邪去正亡之險、及令病者受痛苦受驚慌耳、願步我後塵之新法、更速進求我又新之法可也、

# 腰痛要義

吳吉人

△腰痛有六大原因

△腰痛以冬夏爲甚

△腰痛忌峻用涼藥

(一)原因

腰爲腎腑、外合太陽之經、內屬奇經之會、太陽主一身之表、奇經主一身關鍵、故內因外因不內外因、皆足致腰痛之病、外因之原有二、一者風痺、風寒濕三氣、由太陽而著於腰、二者腎著坐

臥濕地、由腎虛而寒濕內侵、內因之原亦有二、一者痰積、陽分不足、由氣滯而痰注經絡、二者、腎虛、陰分不足、由精虛而熱起腎中、不內外因之原、亦不外乎二、一者墜墮、傷在筋骨由於血瘀作痛、二者閃挫、傷在脈絡、由於氣滯作痛、綜上所敘、其因有三、其原則六、故治腰痛者、當先分別此六大原因、則萬無一失矣、

（二）時期

腰痛既有六大原因、而就此六大原因之中、除不內外因二種新得者外、要言之、不外腎虛濕鬱而已、腎至冬時當王、苟腎虛之體、時冬交令、則其不足之症衆、自然流露、是以腰痛症、多現於冬時者、斯腎虛候也、夏時濕氣主令、凡有濕病者、至夏時無不外現、故腰痛至夏時而甚者、斯濕鬱之候也、雖不內外因之新得不能例此、然其由宿恙而發者、亦不外斯、蓋血瘀之人、交冬則氣候收縮、瘀者不能隨之而收縮、故舊恙作、氣滯之人、交夏則氣候蒸發、滯者不能隨之而蒸發、故宿疾起、是故其因雖有六、而其候惟有二也、

（三）治例

外因之風痺、當屬濕鬱而有熱者、其脈浮緩、其痛攻刺、其治宜獨活寄生湯、牛膝酒之類、

外因之腎著、當屬濕鬱而有寒者、其脈沉緊、其痛重而腰冷、其治宜腎著湯、勝濕湯之類、

內因之痰積、當屬腎之陽不足者、其脈滑大、其痛痠楚而時已、其治宜六君湯　摩腰膏之類、

內因之腎虛、當屬腎之陰不足者、其脈細數、其痛綿綿而不止、其治宜六味地黃湯、猪脊髓丸之類、

不內外因之血瘀、得之墜墮、其脈濇其痛不可觸、久之則傷腎陰、先宜獨活湯、次宜補陰丸之類、

不內外因之氣滯、得之於閃挫、其脈沉、其痛不可動而喜觸、久之則傷腎陽、先宜復元通氣散、次宜恭茴丸之類、

大凡一病、必先有內因、而後外因得而湊之、此治外因之必先顧其內也、抑必先由外因、而後內因始得成病、此治內因必先清其外也、若夫不內外因　其初起實不與內外相連、若日久則未有不相連帶者、凡病皆然、非獨腰痛一症而已也、

（四）附方

獨活寄生湯　獨活三兩、桑寄生、細辛、牛膝、秦艽、茯苓、白芍、桂心、川芎、防風、人參、熟地、當歸、杜仲炒、甘草炙各二兩、右剉、每服三錢　水煎空心服、利者去熟地、

牛膝酒　地骨皮、五加皮、薏苡仁、川芎、牛膝、甘草各一兩、生地黃十兩、海桐皮二兩、羌活一兩、右㕮咀、用絹帛包藥、入無灰酒內、冬浸七日、夏浸四宿、每服一杯、日用三四服、常令酒氣不絕法、加炒杜仲一兩、

腎著湯　炮乾薑四兩、茯苓四兩、炙甘草二兩、白朮二兩、右㕮咀每服五錢、水煎、空心服、

勝濕湯　白朮二兩、人參、炮乾薑、白芍、炮附子、白茯苓、桂枝、炙甘草各半兩、右㕮咀、每服四錢、水一盞半、薑五片、棗一枚、煎八分溫服、

六君子湯　人參、白朮炒、茯苓各二錢、陳皮、半夏各錢半、甘草一錢、生姜三片、大棗二枚、水煎服、痰多者加製南星錢半、參朮酌減、

摩腰膏　附子尖、烏頭尖、南星二錢半、雄黃一錢、樟腦、丁香、乾姜、吳茱萸各錢半、硃砂一錢、麝香大者五粒、右為末、蜜丸、如龍眼大、每用一丸、薑汁化開、如粥厚、火上頓熱、置掌中、摩腰上、候藥盡粘腰上、烘棉衣、包縛定、隨即覺熱如火、日易一次　此方並治婦人白帶、

六味地黃湯　大熟地四錢、山藥二錢、山萸肉二錢、丹皮錢半、茯苓錢半、澤瀉錢半、水煎服、

猪脊髓丸　杜仲、龜板、黄柏、知母、枸杞、五味子、各等分爲末、猪脊髓和丸服、空心鹽水下三四錢、

獨活湯　羌活、防風、獨活、肉桂、煨大黄、澤瀉各三錢　桃仁五十粒、當歸、連翹各半兩、甘草二錢、防已、酒黄連各一兩、

右㕮咀、水一盞、酒一盞、煎至一盞、去渣、通口食前服

補陰丸　側柏葉、黄栢、烏藥各二兩、龜板酒炙五兩、苦參三兩、黄連半兩、冬加乾薑半兩、夏加砂仁半兩、均加桃仁三兩、紅花一兩、右爲末、地黄膏丸梧子大、空心鹽湯或酒下八十丸、

復元通氣散、炒舶上茴香、蛤粉炒穿山甲各二兩、玄胡索、炒白牽牛、炒甘草、陳皮去白各一兩、南木香不見火一兩半、右爲末、每服一錢、熱酒調下、病在上食後服、病在下食前服、不飲酒者、煎南木香湯調下、

葫蘆丸　葫蘆子半兩、沒藥二錢半、乳香一錢半、補骨脂炒威靈仙洗去蘆、杜仲炒斷絲、官桂不見火、當歸酒洗各一錢、右爲末、酒糊丸、如梧桐子大、每服七十丸、空心酒或鹽湯下均可、

上選各方、乃舉其要而集之、其第一要義、爲温通腎氣、故藥性之偏温者多、即有寒劑、亦必佐以温藥、蓋寒涼峻用、既使濕邪不易化、且足傷害腎氣、坎中無陽、水不能生也、審之愼之、

# 怕冷的緣故

薛程門

▲怕冷並非是氣血不足
▲實在是陽氣不能外達
▲古之有澆井水之治法
▲就是迫他陽氣外出的

怕冷的人、十個人之中、占有八九個、若說是氣血不足、則每有老年人、及素虛之人、反不怕冷、而怕冷的、反是年少人、這是什麽緣故呢　要曉得氣血是一個定體、由定體而發生作用的那是另有一種東西、叫做陰氣陽氣、這種東西、是可以守內、可以禦外　若是沒有這東西、那血就要崩裂、氣就要斷絕的、怕冷的人、並非是氣血不足、是他的陽氣、能外行、以禦外侮、如熱水瓶一樣、把他的熱氣收在裏面、所以滾熱的水貯進、外面終是冷的、假使外面稍微可以透熱、那裏面的熱度、就自然漸漸底了、就此可以證明怕冷的人、內裏的陽氣十分充足、祇因不能外透罷了、他所以不能外透的緣故、由於外面的温度太過、把他壓進去了、人體內的陰陽作用　是隨外境而轉變　總屬於抵禦的、如遇外境是熱、屬於陽、那體內必用陰氣來抵禦他、若遇外境是寒、屬於陰、那體內必用陽氣來抵禦他、所以夏天雖熱、人身上總不會像火炭一般的熱、寒天雖冷、人身上也不會像冰塊一般的冷、只就是陰陽二氣的作用、假使你衣裳常多著　則外境是熱的　當然體內常用陰氣來對付、因之陽氣退藏、陰氣在外、則自然怕冷、陽氣退藏、則越著越冷　陽氣能使人不怕冷、還有一個證明、在最冷的天氣、你假使吃飽了飯　總覺得暖得多、這並不是外境的暖、實在是你的陽氣陡長的緣故、內經上說、食入於陰、長氣於陽、就是這個例子呀、怕冷既是陽氣不透達、則他的治法、當然無須用補氣血的藥、這要宣通陽氣好了、如陽氣未曾內鬱至於極點、則不妨用辛温以宣通之、使之透達　若陽已內鬱之極、甚至夏日亦必重裘、尚覺怕冷　則辛温之藥、投之非但無效、更增內熱、如熱水瓶、雖加開水、其外總不得温、故昔華陀先生、治一男子、怕冷之極、夏日亦須重裘、先生令於冬至日、坐井之傍、解其衣、而以新汲井水澆之、初時固不勝其冷、及澆至四十多桶、周身漸如氣蒸、又澆十桶、身反覺畏熱、從此病愈、雖冬月

亦單衣而不冷、此法張子和先生、亦曾仿行、治一婦人、身冷脈微、食沸熱粥飯、六月重衣、以狐帽蒙其頭、猶覺怕冷、泄注不止、常服薑附硫黑、燥熱之藥、略微和平、稍用寒涼、其病更甚、已有三年不愈、先生診其兩手之脈、皆如絙繩有力、一息六七跳、先生乃以布蘸水、先搭心窩上、後用新汲井水澆之、婦人大叫、仍繼續澆水、至三四十桶、大戰汗出、昏困一二日、諸病全愈、不復怕冷、此二先生、為中醫前賢、他用的治法、並非奇非、他曉得怕冷的原故、是由於陽氣不得外達、而陽不外達的原故、是由於外境太溫、一致使陰氣常在外、陽氣反內退、所以怪改其外境不可、井水多暖夏涼、得地中陽氣、而能相陰、故澆其病人、使他外境頓成陰寒、則體內陰氣、失其抵禦之力、所以始必大叫而難忍、體內之陰氣、既失其抵禦之力、勢必內退、而內裏久伏之陽氣、勢必迅來救急、故必熱氣自內蒸出、戰而汗出、陽氣復其抵禦陰寒之權、故病愈不再怕冷、至於昏困之故、是二氣交融之象、以此二醫案證之、則怕冷的原因、當從其外境以更改之如當作冷水浴、初寒之時、不必過於着溫、寧使冷時、運動以取煖、則怕冷病、自可漸解、若不然者、勢必如上二症、夏月亦必重衣、將來非澆水不可、怕冷宜澆水、則發熱不可用冰、亦可用反例以推求之、今因天降大雪、時侯轉嚴寒、遂推求怕冷的緣故、以示人不可過於溫其外境、教他的陽氣失其抵禦、為要、

# 貓咬死人之貢獻

凌半殘

貓何故而咬人
由於誤食毒物
咬後毒留血中
轉入心臟則死

十二月一日、滬報載有「貓咬死人」新聞一則、略謂、滬徐家匯地方、劉某家畜一貓、已五載矣、九月十三日晨、忽如瘋狀、連咬傷四人、後被打死、傷者之中以劉妻最重、外治已愈、而內裏毒發、臥床不起、醫謂不救、延至前日氣絕、毒發祇二日、未死前一日、口中作貓叫聲、且欲食貓魚云、

按此乃瘋貓、與瘋犬、瘋牛同類、由於此貓誤食蛇精、致毒發心迷眼花而齒癢、故遇動物便咬、被咬之人、其創口留有毒涎、初起宜速用竹筒、一頭去節、以真高粱酒、醮紙燃於筒中、乘火未熄時、急合於創口上、則創口中之毒涎、盡從敗血、拔入筒中、以拔盡為度、凡毒盡之血液、鮮而無瘀者是、拔盡之後、以雄鼠糞燒灰為末、香油調敷、內宜服祛瘀敗毒之藥、方用、水蛭十個熬焦、䖟蟲十個熬去翅足、大桃仁七粒去皮、大黃一兩酒浸、兩頭尖一兩絹包、以上五味同煎、煎好之後、用新絹蒙碗上、然後將藥汁由絹上濾入碗中、服下當有瘀血瀉下、如不瀉、次日再服一劑、如照此治法、加以慎口味、避風寒、戒房事、無不痊愈者、若治不得法、致毒液留存血中、人身之血、流行無定、一遇毒液、即凝聚於經絡、由經絡、轉入臟腑、非用外拔及內攻之劑、勢必隨其毒之輕重、及距離心臟之遠近、而有緩發速發之分、其毒血凝聚成形、轉及心臟時、則心臟之神、頓現危駭、故毒發之人、狀類瘋癲、其作貓叫者、由於發瘋癲之人、必作羊馬等叫狀、此因其心神失司、故其發音無一定之管束、所以古人謂言為心聲是也、至於欲食貓魚、此其毒氣之相感如斯、此時速用前方灌救、如能將瘀毒之血打下、倘非不治之症、此一線生機、失此便遺恨千古矣、

# 方劑

## 傷寒方要略解（續）

鄭夢華

### 抵當丸

桃仁八粒、大黃二錢半、水蛭（炒七箇）、虻蟲（七個炒去翅足、）

右爲末、蜜和作二丸、用水一小盞、煮一丸、至六分、温服、晬時血未下再服、

（釋義）二方皆爲治蓄血症之方、名以抵當者、取對敵之意、桃仁大黃爲行血之品、水蛭蝱蟲乃破血之劑、有行無破、則不達病所、有破無行、則病無出路、丸之與湯、乃緩急之各隨症治、至於蓄血症、近世並非無此症、奈後人畏此藥峻、而不敢用、實不明夫有病則病受之之理、凡少腹滿或硬、小便反利、甚至寒熱、發狂者、非此不救也、

### 大承氣湯

大黃（酒洗）、厚朴（薑製）、枳實（麸炒）、芒硝各等分

右剉、每服看證斟酌多少、先煮厚朴枳實二物、至七分、內大黃煮至五分、去渣、內芒硝煎一二沸、通口服、以利爲度、不利再服、

### 小承氣湯

大黃半兩、厚朴（去皮）、枳實（去穰各三錢）

右剉如麻豆大、分作二服、水一盞、姜三片、煎至半盞、絞汁服、未利再服、

### 調胃承氣湯

大黃、芒硝、甘草（各等分）

右剉、每服臨期斟酌多少、先煮二味熟、去渣、下硝煮二三沸、頓服之、以利爲度、未利再服、

（釋義）方以承氣名者、因邪氣內亢、無形之氣、結於有形之穢濁、故急去其有形、所以制無形之邪氣、邪因亢而爲害、故以下爲承制之要務、承其正氣、首宜制其邪氣也、且腎爲胃關、二經一有邪熱、勢必結成燥矢、以消爍胃液腎陰、急下之、所以使胃與腎二氣相承、不致亡陰竭液也、故此三方、大承氣味多性猛、因名爲大、少陰三急下症、非此不能救腎陰於頃刻、小承氣味寡性緩、因名爲小、調胃承氣更爲劑之小矣者、斯三方各有妙用、大黃攻積瀉熱、芒硝潤燥軟堅、厚朴去滿、枳實消痞、甘草緩中、各隨證之輕重、以定藥之多少、並先後煎之深意、故一方而有三法焉、

### 麻黃附子細辛湯

麻黃四錢、細辛四錢、附子炮二錢半

右㕮咀、先煮麻黃去上沫、再內諸藥、去渣、溫服、

### 麻黃附子甘草湯

麻黃四錢、甘草四錢、附子炮二錢半、

右㕮咀、先煮麻黃去沫、再內諸藥、煎至五分去渣、溫服、

（釋義）此二方、以全方之藥名湯、所以示人不可加減、少陰之經氣、雖在三陽之裏、然寒邪剛勁、有邪氣方踞皮毛之分、其氣倏已直及少陰、故於表症之中、兼見少陰病症、凡病以出表爲順、故一有表證、必須表藥治之、此二方之所以爲治少陰表症之要方也、麻黃爲開泄皮毛之藥、附子驅少陰之寒、使之從麻黃而外出、其邪之甚者　雖有麻黃之外引、附子之內驅、然屆乎其中者、則非二藥力所能及、仍有可以留邪之地、故必以細辛之能由少陰而達表者、爲之監督、以邪之輕者、則無須此、然亦不可中空無物、使邪乘虛而襲、故易以甘草之和緩、能使麻附之力、行於中道、得微汗而解、一藥之加減、成功之不同如斯、願讀者於百一十三方中、詳加攷察焉、至於傷寒之要方、尚有青龍等類、斯集乃就前篇所舉者、加以略釋耳、海內明晰甚多、祈勿哂余之謬謬爲幸、

## 專著

# 傷寒論綱要上編

寶山朱阜山

(丁)傷寒五六日、中風、往來寒熱、胸脅苦滿、嘿嘿不欲飲食、心煩喜嘔、或胸中煩而不嘔、或渴、或腹中痛、或脅下痞鞕、或心下悸、小便不利、或不渴、身有微熱、或咳者、「小柴胡湯、柴胡、黄芩、人參、半夏、甘草、生姜、大棗」

(戊)太陽病、過經十餘日、反二三下之、後四五日、柴胡證仍在者、先與小柴胡、嘔不止、心下急、（一云嘔止小安）鬱鬱微煩者、「大柴胡湯、柴胡、黄芩、芍藥、半夏、生姜、枳實、大黄、大棗」

(巳)太陽與少陽併病、頭項强痛、或眩冒、時如結胸、心下痞鞕者、當刺大推第一間肺俞肝俞、愼不可發汗、

(庚)太陽少陽併病、心下鞕、頭項强而眩者、當刺大推肺俞肝俞、愼勿下之、

(三)雜病(此列於太陽篇而病不專限於太陽經者)

(1)溫病(發熱而渴不惡寒者爲溫病)

(甲)汗出而喘、無大熱者、「麻黄杏仁甘草石膏湯、麻黄、杏仁、甘草、石膏」

(乙)太陽病、桂枝證、醫反下之、利遂不止、脈促者、表未解也、喘而汗出者、「葛根黄芩黄連湯、葛根、甘草、黄芩、黄連」

(丙)大煩、大渴、大汗、脈洪大滑數者、「白虎湯、知母、石膏、甘草、粳米」

(丁)傷寒、若吐、若下後、七八日不解、熱結在裏、表裏俱熱、時惡風、大渴、舌上乾燥而煩、欲飲水數升、脈洪大者、「白虎加人參湯、知母、石膏、甘草、人參、粳米」

(2)風溫（若發汗已、身灼熱、脈陰陽俱浮、自汗出、身重多眠、鼻息必鼾、語言難出、名曰風溫、）

(3)痙病

(甲)剛痙(發熱無汗惡寒)

(子)太陽病、無汗、而小便反少、氣上衝胸、口噤不得語、「葛根湯、葛根、麻黄、桂枝、生姜、甘草、芍藥、大棗」

(丑)胸滿口噤、臥不著蓆、脚攣急、必齘齒、「大承氣湯、大黄、厚朴、枳實、芒硝」

(乙)柔痙(發熱汗出不惡寒)

(子)太陽病、其證備、身體强、几几然、脈反沉遲、「括蔞桂枝湯、括蔞根、桂枝、芍藥、甘草、生薑、大棗」

(4)風濕

(甲)濕家身煩疼、發其汗爲宜、「麻黄加朮湯、麻黄、桂枝、甘草、白朮、杏仁」

(乙)病者一身盡疼、發熱日晡所劇者、此名風濕、此病傷於汗出當風、或久傷取冷所致也、「麻黄杏仁薏苡甘草湯、麻黄、杏仁、薏苡、甘草」

(丙)風濕、脈浮身重、汗出惡風者、「防已黄耆湯、防已、甘草、白朮、黄耆」

（未完）

# 驗案

孟河馬培之先生遺著

## 胸痹

楊州陸　胃痛十六年、遍治無効、得洋烟始止痛、久之亦不應、年甚一年、胸痛掣背、喘息抬肩、不能安臥、胸脘膨脹、而脇氣旬餘始得一解、診其脈大搏指、舌苔垢白、此卽金匱胸痹不得臥、胸痛掣背之候、痰垢積留胸中、溢於經絡、循脈而溢於背、胸中爲清陽之府、如離照當空、不受陰翳、地氣一上、則眞陽蒙遏、膻中之氣窒塞不宣、肺胃相灌輸、肺腸相表裏、腸胃又同府、胃爲濁阻、肺氣不降、金源中涸、便閉濁結、陰翳愈甚、故痛勢愈脹、治以金匱括蔞薤白白酒湯加味

半夏　瓜蔞　薤白　白酒

一劑痛減去半、至十六劑而瘥

## 關格

王　素有胃痛、老年脾土益衰、又多拂逆、木不條達、脘痛至數月不止、每日祇食粉湯兩盞、胃氣告匱、大便燥如猫矢、脈細弱如絲、腸胃乾枯、氣血交損、用調肝實脾法、與歸脾湯兩三劑、其痛漸減、飲食漸進、半月後能食乾飯、脈象亦起、所未除者、十中僅有一二、親友欲速、更荐一醫、進蒺藜、鬱金、木香、砂仁、川朴、桔梗一劑、未見損益、兩劑痛如初、復不能食、仍服前方、兩月始痊、若徒泥肝無補法之言、而不因症定方、宜其有中有不中矣、

余繼鴻遺按　陸王兩案、論症精細、用藥熨貼、誠可傳之作也、肝屬木、木須漑之以水、培之以土、則木自欣欣向榮、安有肝無補法之理、金匱謂肝病須實脾、卽培其土也、肝虛須養血、卽漑其水也、不言補肝、而補肝在其中矣、

## 癩疝

程　疝有七種、寒水氣血筋狐癩是也、子和論之最詳、左睪丸脹硬、木不作痛、日漸脹大至搭骨之旁、脈象細緩、舌苔膩黃、小不溲清、濕邪入於肝絡、防成癩疝、擬辛溫達下、以化濕濁、

炒蒼朮　酒炒黃柏　澤瀉　青皮　金鈴子　烏藥　桂枝　白芍　炙草　萆薢　生姜

# 滬市藥情

引言　中國藥材之出產、有川廣關北之分、滬上爲中國商業巨埠、藥材之進出、爲數頗巨、故市情之高低、亦可作各地表率、本報爲上海醫藥之報紙、故除談醫外、又兼言藥、特闢市情一門、不獨供各地藥商之參考云耳、

凡例　（一）本欄市情、乃錄自上海寶義堂逐月報告之市單、

（二）本欄市情、其分量、均以斤爲單位、間有論只論扎論把者、例另註明、

（三）本櫃市情、其價格、均以銀兩計算、間有論換者、例另注明、

（四）貨名各地不同、價格早晚各異、如有錯誤或忽然漲落之處、務請讀者隨時報告、以便更正、

十一月份（寶義堂每逢月之朔望共報告兩次、廢歷十一月之市情與十二月之市情稍有出入故先將十一月份之報告以後按月刊載、

| 貨名 | 百十兩錢分厘 |
|---|---|
| 西箱歸 | 一六〇〇 |
| | 一四〇〇 |
| | 八〇〇 |
| 川箱歸 | 〇九〇〇 |
| 西包歸 | 〇八〇〇 |
| 川包歸 | 〇七五〇 |
| 川芎極 | 〇五〇〇 |
| 川芎五 | 〇三六〇 |
| 小川芎 | 〇二八〇 |
| 川枳殼 | 〇一四〇 |
| 枳殼面 | 〇一六〇 |
| 川枳實 | 〇二四〇 |
| 枳實面 | 〇二八〇 |
| 均薑 | 〇一六〇 |
| 箱仲 | 〇八〇〇 |
| 西月石 | 一二〇〇 |
| 洋月石 | 〇二四〇 |
| 川月石 | 〇六〇〇 |
| 棗杞 | 一六〇〇 |
| 奎杞 | 一四〇〇 |
| 頂冬花 | 二〇〇〇 |
| 上冬花 | 一四〇〇 |
| 中冬花 | 一〇〇〇 |
| 藏紅花 | 二四〇〇〇 |
| 懷紅花 | 〇五五〇 |
| 洋紅花 | 〇五〇〇 |
| 禿踏 | 二四〇〇 |
| 文元面 | 二〇〇〇 |

| 貨名 | 百十兩錢分厘 |
|---|---|
| 文元黨 | 一六〇〇 |
| 散龍 | 〇八〇〇 |
| 丹參 | 一二〇〇 |
| | 〇八〇〇 |
| | 〇四〇〇 |
| | 〇二〇〇 |
| 龍骨 | 四〇〇〇 |
| | 三二〇〇 |
| | 二四〇〇 |
| | 一六〇〇 |
| 江山梔 | 〇一六〇 |
| 大毛地 | 〇一八〇 |
| | 〇一七〇 |
| | 〇一六〇 |
| 16毛地 | 〇一五〇 |
| 24毛地 | 〇一四〇 |
| 小毛地 | 〇一三〇 |
| 大貝 | 一〇〇〇 |
| 珠貝 | 〇六〇〇 |
| 烘大貝 | 〇八〇〇 |
| 統前胡 | 〇三七〇 |
| 粉葛 | 〇一六〇 |
| 粉葛面 | 〇二四〇 |
| 掘仲 | 〇六〇〇 |
| | 〇四〇〇 |
| 木瓜 | 〇二〇〇 |

## 民間治療

# 介紹兩張奇異戒煙方

聖哲

▲一方用意在興奮的
▲一方用意在除積的
▲均有潛移默奪之效

### 甲方

世人吸慣鴉片、不吸則疲倦困頓、名之曰癮、未有煙禁以前、癮大者每日非三五兩不可、自煙禁以來、價值百倍、當日三兩、改作三錢、當日五兩、改作五錢、可見癮之一事、全屬心理、非眞有癮、今予擬以奮興法救濟之、無論大小煙癮、均可蠲除、萊菔子一升、萊菔汁五兩、上號洋河膏粱三斤、先以萊菔子與汁、水煎沸、至濃爲度、儲瓶中、吸煙後、以此汁滿飲兩杯、以洋河膏粱爲引、飲後、不理別務、惟酣睡爲是、照此一月、自然見鴉片而不思吸矣、煙積俱消、身體平安、此法最佳、有煙癖、盍嘗試之、

### 乙方

余思煙毒之患、有一最妥、最穩、最快樂、戒除烟毒之法、此法不必服藥、兼不吃丸、可每日照常食煙、但宜赤糖湯過癮、此湯宜濃、如是在不知不覺之中、至多兩月、烟毒可以完全消除、待到心中不欲食烟之時、此湯則不可斷、可再服一兩月以後、烟癮烟毒完全消除、一無痛苦、萬妥萬當、況且尚有一比較例、君等知婦人否、彼腹內之污濁、凡遇產婦則尤甚、紅棗糖湯、益母膏、此是常服之劑、而其完全消除濁積者、全賴赤糖之力、故知以此消除烟毒、尤爲確當、能服糖湯戒烟者、尚有一確證、凡吸烟者、其面色沉滯帶黑、服此糖湯後、在兩旬之間、其面容頓覺增光、有一種血色、發現出來、如是則知此君有眞誠戒烟之志、若不爾者、可以辨其無志戒烟耳、

# 分經加減的牙痛方

佚名

煆石膏五錢、北防風錢半、荆芥穗錢半、細青皮錢半、細生地三錢、粉丹皮錢半、生甘草一錢、燈芯(爲引)

**加減法**

上前門牙痛屬心火、加、川黃連二錢、寸麥冬二錢、
下前門牙痛屬腎火、加、生黃柏二錢、肥知母二錢、
上兩旁牙痛屬胃火、加、川芎二錢、香白芷二錢、
下兩旁牙痛屬脾火、加、焦白朮二錢、香白芷二錢、
上左盡牙痛屬胆火、加、西羌活二錢、龍胆草二錢、
下左盡牙痛屬肝火、加、柴胡二錢、焦山梔二錢、
上右盡牙痛屬肺火、加、條黃芩二錢、苦桔梗二錢、
下右盡牙痛屬腸火、加、生大黃二錢、苦桔梗二錢、
如面腫牙痛屬風熱、加、地骨皮二錢、五加皮二錢、
如滿口牙痛屬火甚、加、重加石膏、
孕婦牙痛、減粉丹皮、生大黃、

## 聲明

本報第三十二期內、羅燮元君、謂『硯砂反由我拙而表現』一事、言之極詳、茲查此物、鄙地出產每年頗鉅、專供製肥皂、褁粽、洗物、入藥、及士人用之以擦癬瘡極效、(不可太多若多用恐肉能致腐爛)若有疑難諸君、請即惠翰索閱、寄費附下、即當奉上察試、通訊處福建屏南棠口上磜厝周祚民收、

上海醫報
第五十四期

目錄





## 常評

### 還擊

仁

近日西醫學會反對中醫列入學校系統、其最振振有詞、言之成理者、則曰今有火車輪船、則昔之小車帆舟、無所用之、今有西醫、則可據中醫而奪之席矣、嗚呼、其不思而已矣、火車輪船、所以利交通也、醫者所以治病也、亦猶菽粟布帛之所以禦飢寒、西人之御絨呢、與中人之服棉裘、其獲暖一也、不必强中人之食米麵、易而爲牛肉麵包也、然則中醫之立足點、非謂其歷年之多、書籍之富、而在其有進化之程序、良確之經驗、足以爲人治病也、是以小車帆船之可易以火車輪船、而中醫必不能以削足就履之西醫代之也、無他、事之獲治、即眞理之所在也、西醫之謂此言、其亦不思而已矣、

## 學說

### 鼓脹病三大原因

鄭伯英

▲鬱▲　▲寒水▲　▲食▲

□鬱鼓一症、婦女爲多、男子間亦有之、其致鼓也、由漸而起、目胞現青色、得噯則快、此種鼓脹、既由漸而來、故爲慢性、苟未經猛毒之刧藥、恒有延至多年而不傷人命、治此之法、第一須暢達胸襟、病雖不除、總可延年、再加以丸藥緩圖、自有痊愈之一日、方用和中丸、

別直參三兩、生白朮三兩、陳皮一兩、木瓜一兩、乾薑一兩甘草一兩、右藥爲末、蒸餅丸、如桐子、食前、白湯下三十至五十粒、

◘寒水鼓者、脾虛及勞苦之人多有之、其症必先頭面四肢腫起、然後及於腹中、此由於脾陽太虛、寒水內衝、若不治之於早、必致土崩岸敗、無濟於事、治法當一面運脾陽、一面逐寒水、方用補中益氣湯(一)吞金匱腎氣丸(二)

(一)黃耆錢半蜜炙、別直叁一錢、甘草一錢炙、白朮五分土炒、陳皮五分留白、當歸五分、升麻二分、柴胡二分、生薑三片、大棗二枚、水煎、

(二)熟地四兩酒拌杵膏、茯苓三兩、澤瀉一兩、山藥一兩、山萸肉一兩、丹皮一兩、肉桂一兩、附子五錢、牛膝一兩、車前子一兩、上藥爲末、和熟地膏、煉蜜爲丸、桐子大、每服七八十丸、空心米飲下、

◘食鼓者、乃是飲食之所傷、小兒多有之、其初起必先雀目起翳、醫家不識、只治眼目、不知食塡太倉、淸氣不升、乃鼓脹之根也、此時急當用淸劑以治之、取內經去宛陳莝之法、方用保中丸、久服自愈、

萊菔子炒、半夏薑汁製、厚朴薑汁炒、枳實麸炒、黃芩酒炒、山查、廣陳皮、蒼朮米泔浸炒、蓬莪茂、以上各等分、神麯和丸、每日三餐後開水送下二錢至三錢、

按鼓脹、俗稱單腹脹、與通身腫之腫滿不同、初覺即投以溫補照上三種分別之、或可望痊、否則萬無生理、若是跌久腫、漸上入腹者、此屬敗證不治、初起跌腫時、用補中益氣湯急治之、尙可得及也、

## 服補須知

徐冠南

一、有外感時、宜速停服、

二、有痰火者、宜避補品、或另加化痰方、相輔而行、

三、便溏之人、宜補氣之品、便結之人、宜補血之品、

四、補未復元、切戒房事、

五、飲酒、食肉、宜知節度、辛熱、冷滑、皆非所宜、

六、服補之人、不宜惱怒、

七、起眠須有定時、亥子二時、宜在睡鄉、

八、本人之體質、及稱隱疾、均宜告知醫者、以便處一妥方、

九、氣鬱之人、服補無益、宜先開鬱、而後服補、

十、方如不對症、服後即覺不快、宜速勿服、勿惜小費、

十一、方如對症、服後不見大效、宜耐性服之、補品之效、由漸而著、不可急性中斷、

十二、服補之人、靜心寡欲、淡食將息、非但去病、定可延年、

## 痺厥論治述要(上)

鄭夢華

▲痺是骨節疼痛

▲厥是四肢逆冷

◉痺病亦有不痛

◉厥病亦有熱厥

內經有云、冬善病痺厥、因詳述之、

**痺** 內經痺論曰、痺之安生、曰風寒濕三氣雜至、合而爲痺也、其風氣勝者、爲行痺、寒氣勝者、爲痛痺、濕氣勝者、爲著痺也、曰其有五者何也、曰以冬遇此者、爲骨痺、以春遇此者、爲筋痺、以夏遇此者、爲脈痺、以至陰遇此者、爲肌痺、以秋遇此者、爲皮痺、五藏皆有合、病久不去、內舍於其合、故骨痺不已、復感於邪、內舍於腎、筋痺不已、復感於邪、內舍於肝、脈痺不已、復感於邪、內舍於心、肌痺不已、復感於邪、內舍於脾

、皮痺不已、復感於邪、內舍於肺、所謂痺者、重感於風寒濕之氣也、肺痺者、煩滿喘而嘔、心痺者、脈不通、煩則心下鼓、暴上氣而喘、嗌乾善噫、厥氣上則恐、肝痺者、夜臥則驚、多飲數小便、上爲引如懷、腎痺者、善脹、尻以代踵、脊以代頭、脾痺者、四肢懈墮、發咳嘔汁、上爲大塞、腸痺者、數飲而出不得、中氣喘爭、時發飧泄、胞痺者、少腹膀胱、按之內痛、若沃以湯、澀於小便、上爲清涕、曰痺或痛、或不痛、或不仁、或寒、或熱、或燥、或濕、其故何也、曰痛者、寒氣多也、有寒故痛也、其不痛不仁者、病久入深、營衛之行濇、經絡時疏、故不痛、皮膚不營、故爲不仁、其寒者、陽氣少、陰氣多、與病相益、故寒也、其熱者、陽氣多、陰氣少、病氣勝、陽遭陰、故爲痺熱、其多汗而濡者、此其逢濕甚也、陽氣少、陰氣盛、兩氣相感、故汗出而濡也、夫痺之爲病不痛、何也、曰痺在於骨則重、在於脈則血凝而不流、在於筋則屈不伸、在於肉則不仁、在於皮則寒、故具此五者、則不痛也、又周痺篇曰、周痺者、在於血脈之中、隨脈以上、隨脈以下、不能左右各當其所、風寒濕氣客於外、分肉之間、迫切而爲沫、沫得寒則聚、聚則排分肉而分裂也、分裂則痛、痛則神歸之、神歸之則熱、熱則痛解、痛解則厥、厥則痺發、發則如是、

(按)、痺病之論、莫詳於內經、其文亦顯然易解、惜未有方、蓋古人治病、首重識症、症情既得、則配方自易耳、痺病自內經論後、張仲景曾發明血痺胸痺之論方、然血痺即脈痺之變、胸痺乃肺痺之類、是一而二、二而一者、血循脈而流、胸爲肺之部也、自仲景以降、無不以內經爲宗、附以自製之方、其方固有宜此而不宜彼者、茲附錄之、以便患者醫者、留意擇焉、

防風湯、治行痺、行走無定、

防風、甘草、當歸、赤茯苓(去皮)杏仁(去皮炒熟)、官桂 )各一兩)、黃芩、秦艽、葛根(各三錢)、麻黃(半兩去節)、右爲末、每服五錢、酒水合二盞、棗三枚、姜五片、煎至一盞、去渣溫服、

茯苓湯、治痛痺、四肢疼痛、拘倦浮腫、

赤茯苓(去皮)桑白皮(各二兩)、防風、官桂、川芎、芍藥、麻黃、(去節各一兩半)、右爲末、每服五錢、水一盞、棗一枚、煮至八分、去渣溫服、以姜粥投之、汗泄爲度、效矣、

茯苓川芎湯、治著痺、留注不去、四肢拘攣浮腫、

赤茯苓、桑白皮、防風、官桂、川芎、麻黃、芍藥、當歸、甘草、(炙各等分)、右爲末、水二盞、棗三枚、同煎至一盞、去渣、空心溫服、如欲出汗、以粥投之、

十味剉散、治骨痺、痛連筋骨、舉動艱支、

附子(炮 黃蓍、當歸、白芍(各一錢 川芎、防風、白朮、(各七分)茯苓、肉桂(各五分)熟地黃(酒洗焙乾二錢)、右水二盞、棗二枚、薑三片、食後臨臥服、

羚羊角散、治筋痺、肢節痠痛、

羚羊角、薄荷、附子、獨活、白芍、防風、川芎、(各等分)右水盞半、姜三片、煎五分服、

人參丸、治脈痺、肢痲作痛、心煩、

人參、麥門冬、茯神、赤石脂、龍齒、石菖蒲、遠志、黃蓍(各一兩)熟地黃(二兩)、右爲末、煉蜜和搗五百杵、爲丸梧桐子大、每服三十丸、食遠清米飲送下、

薏苡湯、治肌痺、痲木不仁、難以屈伸、或腫痛、

薏苡、當歸、芍藥、桂枝、麻黃(各一錢)甘草(五分)蒼朮(米泔浸炒二錢)、右水二盞、姜五片、煎八分、食前服、有汗去麻黃、有熱去桂枝、

羌活湯、治皮痺、皮中如蟲行、腹脅脹滿、大腸不利、語不出聲

羌活、附子(炮去皮臍)、細辛、沙參、羚羊角(鎊)白朮、五加皮、生地黃、官桂、枳殼(麩炒)麻黃(去節)白蒺藜、杏仁、丹參、萆薢、五味子、石菖蒲、檳榔、郁李仁(炮去皮)赤茯苓(各等分)右水盞半、姜五片、煎七分、不拘時溫服、

紫蘇湯、治肺痺、心鬲窒塞、上氣不下、

紫蘇子(炒)半夏(製)陳皮(去白各一錢)桂心、人參、白朮(各五分)甘草(二分)右水盞半、姜五片、棗二枚、煎七分、不拘時溫服、

犀角散、治心痺、恍惚恐畏、悶亂不得睡、意志不甯、語言錯亂

犀角、羚羊角、人參、玄參、防風、天麻、天竺黃、茯神、升麻、獨活、遠志、麥門冬、甘草(各一錢)龍齒、丹參(各五分)牛黃、麝香、龍腦(各一分)右爲末、和諸藥重研、令極細、每服錢半、不拘時、麥門冬湯調下、

人參散、治肝痺、氣逆、胸脇引痛、睡臥多驚、筋脈攣急、此藥鎭之

人參、黃耆、杜仲(酒炒)酸棗仁(微炒)、茯神、五味子、細辛、熟地黃、川芎、秦艽、羌活、(各一兩)丹砂、(五錢另研)右爲極細末、入丹砂再研勻、每服一錢、不拘時調下、日二服、

牛膝酒、治腎痺、虛冷、復感寒濕、

牛膝、秦艽、川芎、白茯苓、防巳、官桂、獨活(各二兩)、五加皮(四兩)丹參、薏苡仁(炒)麥冬、石斛、杜仲(炒各一兩)附子(製)地骨皮、乾薑(炮各五錢)、右㕮咀、生絹袋盛之、好酒一斗浸、春秋五日、夏三日、冬十日、每服半盞、空心食前服、日二次、

溫中法麴丸、治脾痺　發咳嘔涎、

法麴(炒)麥芽(炒)白茯苓、陳皮(去白)厚朴(製)枳實(麩炒)(各一錢)人參、附子(製)乾姜、當歸(酒洗焙)甘草(炙)細辛、桔梗(各五錢)吳茱萸(湯炮三錢)、右爲細末　煉蜜丸、梧桐子大、每服七八十丸、食前熱水送下、

吳茱萸散、治腸痺、寒濕內搏、腹痛滿、氣急、大便飧泄、

吳茱萸(湯炮焙乾　乾薑(炮)甘草(炙)肉荳蔻(煨各五錢)砂仁、神麴、白朮(各一兩)厚朴(姜汁炒)陳皮、良姜(各兩半)右爲末、每服一錢、食前米飲下、

腎瀝湯、治胞痺、小腹急痛、小便赤澁、

麥門冬　五加皮、犀角(鎊)(各一錢)杜仲、桔梗、赤芍藥、木通(各一錢五分)桑螵蛸(一個)、右水盞半、加入羊腎一隻、去脂膜切細、竹瀝少許、同煎一盞、空心頓服、日再服、

升麻湯、治痺熱、肌肉極熱、體上如鼠走、唇口反縮、皮毛變紅黑、

升麻(三錢)茯神、人參、防風、犀角(鎊)羚羊角(鎊)羌活(一錢)官桂(三分)、右水二盞、姜三片、入竹瀝半酒盞、不拘時服、

巴戟天湯、治冷痺、脚膝疼痛、行步艱難、

巴戟天　去心一錢)附子(製)五加皮(各七分)川牛膝(酒炒一錢)石斛、甘草(炙)萆薢、白茯苓、防風、防巳(各五分)、右水二盞、姜三片、煎八分、空心服、

黃耆五物湯、治血痺、脈微濇小緊、身體不仁、痺久不痛者、

黃耆(三兩)桂枝(三兩)芍藥(三兩)生姜(六兩)大棗(十二枚)右五味、以水六升、煮取二升、溫服七台、日三服、

括蔞薤白白酒湯、治胸痺、

括蔞實(一枚搗)薤白(半斤)白酒(七升)、上三味、同煮、分溫再服、

括蔞薤白半夏湯、治胸痺、不得臥、胸痛徹背、

括蔞實(一枚搗)薤白(三兩)半夏(三兩)白酒(四升)、右四味

同煮、取一升五合、分三服、溫服半升、一日服之、
大豆蘗散、治周痺、五臟留滯、胃中結聚、益氣出毒、潤皮毛補腎氣、

大豆蘗（一斤炒香熟）

右爲末、每服半錢、溫酒調下、空心、加至一錢、日三服、

（按）以上諸方、除胸痺血痺二方外、皆爲後賢遵經出方之作、頗足打倒時流之單以骨節疼痛爲痺、專取數味套藥、以敷衍門面之陋習、胸痺症、尚有數方宜參金匱可也、（未完）

# 冬日補品指南（下）

徐冠南

（丁）婦女之病、既與男子異、則應食之補品、亦當不同、然病雖異、其原則同、故女子之食補、亦可與男子相參、而男子亦可與女子相參、總宜斟酌得宜、不必拘於範圍之內、要亦不可離於範圍之外也、女子獨異之症、巳敘於一條、今仍本此而列爲食補之類別、

（一）經事不調之食品

藕、味甘、氣平、補虛、生血、開胃、舒鬱、清肝、養心、

龍眼肉、味甘 氣溫、補心、益脾、定志安神、滋營充液、

經事不調之食譜

平補之法

嫩藕（一段）、用荷葉包裹、河水煮食、既易爛、且清香、每日早晚、分二次、連汁細嚼、不可間斷、

温補之法

龍眼肉（三錢）、真甘蔗糖（少許）、同煎濃

每日早晚、各服一次、至春分節止、附、玉靈膏法、白剝好龍眼肉、盛竹筒式瓷碗內、每肉一兩、入白糖一錢、素體多火者、再入西洋參片一錢、碗口罩以絲棉一層、日日於飯鍋上蒸之、蒸至百次、凡衰羸老弱、別無痰火便滑之病者、每以開水瀹服一匙、大補氣血、力勝參耆、產婦臨盆服之尤妙、

（二）白帶斷續之食品

銀杏（一名白果）、味甘苦、氣溫、煖肺、益精氣、定喘咳、止帶濁、

海帶味鹹甘、氣、平行水、化濕、安腎、益精、清虛炎、

白帶斷續之食譜

平補之法

海帶絲（三錢）、豆腐衣（一張）、同煮爛、加油少許亦可、每日早起服之、或以佐早點亦得、日久自有奇效、

温補之法

銀杏（五顆）炒熟去殼去衣、待冷去火氣、

每日空心時、取杏細嚼、用粥油、或濃米飲、徐徐送下、銀杏不可一次多服、因其爲收束帶脈之劑、過多反致氣壅不得通、猶過服人參、反令病鼓脹、皆屬過猶不及、本方宜於冬日常服、春夏忌用

（三）胎產損傷之食品、

木耳、味甘、氣平、補氣、活血、治淋痔痢、均宜常服、

海參、味鹹、氣溫、滋腎、補血、健陽、潤燥、調經、養胎、利產、

胎產損傷之食譜

平補之法

白木耳（六分）冰糖、（少許）同燉爛、愈爛愈妙、

每早空心時服下、不可間斷、久服輕坊、

温補之法

海參（大者一支）用水漂淨腥氣、加製過精鹽少許、同極爛、忌用醬豉等、

每早空心服下、至春分前爲止、（完）

# 寒假期內大可注意

〜欲養生者不可不讀〜

馬子湘

舊曆雖廢、寒假猶存、良以天氣嚴寒、諸事皆停頓、木葉盡脫、蟲鳥俱蟄，水冰而地坼、商人不利經商、墨凍而筆僵、學子豈宜求學、故值歲寒、商場及學校、必給假數日者、是人道之主義也、在得假者、理宜於此數日中、除適當娛樂外、應調養身心、留爲一年奮鬥之用、庶可商場角勝、學位占優、不負場主校長給假之美意、亦不負本身得假之幸福、乃今也不然、或早醉晚飽、或花天酒地、或喝雉呼盧、卜晝卜夜、或敦過度、朝朝暮暮，凡此之類、豈惟不能得適當娛樂、並且有損害於身心、疾病潛生、天年暗減、不死爲幸、其能作一年之奮鬭乎、因草養身細則十二條、希　同胞共守之、

▲寒假期中養生細則▼

家庭類

（一）已婚男女、期內肉慼、須在一星期以上、敦倫一次、否則易於傷腎　使春日易成溫病

（二）將婚男女、不可在期內結婚、蓋甜蜜之新婚、最易使精不藏、雖春不成溫、夏必成暑、少年人、欲和合百年者、首宜避此時期

（三）未婚男女、期內不可寫情書、閱性史、凡此種種、皆足搖其精、驅之入於死路

交際類

（四）早起請客、只須茶點，切不可用酒肉、雖有朋友需索、亦宜綫却、君子愛人以德、不容姑息也、蓋早起一醉、非但一日、如在夢中、且易使神經受傷、影響及其終身、不可不戒、

（五）午時請客、最爲適宜　但須先聲明、過時不候、則先來者，不致枵腹，且不致吃冷菜、又餓又冷、非交友所宜、

（六）入夜請客、不可過晏、使朋友先受餓冷、繼又感覺不易消化、晚餐最宜備粥、既易消化、且易發暖、勿畏人之笑我吝，而酒肉雜陳、麵飯亂設也、夫晚餐太飽、其害不可盡述、

（七）徵花侑酒、本非道義之交、其有逢場作戲、亦不可令未婚之輩入座、而尤不可引人入於淫席　寒假期中、首宜固精也、

個人類

（八）勿因無事、過辰不起、多臥則肺家受傷、

（九）勿作無味之戲如打牌擲骰、致長夜不眠、少眠則心腎同病、

（十）勿一日赴晏至三次以上、須知飽食傷脾胃、雜投尤不相宜、

（十一）適當娛樂之事、如家庭聚談、朋友游藝等、

（十二）適當娛樂之事刻、自上午八時、至下午五時

# 『癲』『狂』『癎』釋義

鄧可則

癲屬心病　狂屬肝病　癎屬胃病　俗稱瘋症　或稱神經　皆不徹底

■癲■

癲、俗名文癡、又名爲瘋、又名爲神經、夫癲者、倒也、失其常度之謂也、其症主多喜笑、喜者、心之志也、故知癲病、當屬於

心、其得病之原、爲憂鬱及思慮太過、以致傷其心氣、心氣一有損傷、則心中之血、必瘀塞其毛竅、而神明不能外現、故其人終日顚顚倒倒、或歌或哭、如醉如癡、穢潔不分、而以喜笑爲多、名之爲瘋者、是指病之標氣而言、蓋心主生血、心氣鬱而心血瘀阻、則血無由生、因而血虛生風、瘋者風也、癲病名爲瘋者、明癲病之發、必有內風、從中而生、是風由癲而來、非風即是癲也名之爲神經者、是指病之形質而言、西說以神經系總屬於腦、中說則歸之心腎、以心主一身之血、神附血以生、血足則神明、血瘀則神亂、腎主一身之精、神依精而長、精足則神旺、精虛則神衰、西說以神經系、附麗於腦脊髓、而中說則腦與脊髓、皆屬腎精之所統、合二說觀之、似西說祇得其體、未得其用也、夫心臟既病、則腎臟自失去合作之用、癲病者、神之亂而且衰者也、神經系之用先病、則其有形質之體未有不病者、今所謂神經者、是由癲而病、及神經之形質、非由神經形質有病、而能致癲者也、故癲病、可稱爲心臟病、若瘋與神經之說、皆局部之言也、至於文癡之名、是別其顚倒之勢、不若狂病之暴越耳、難經云、重陰者癲、即是指其文也、又昔科舉時、文人學子、屢試不售、因憂慮過度、傷心而成癲、終日喃喃、無非經史子集、八股文章、故稱癲爲文癡、其義亦或任此、如怨女曠夫、因欲念不遂、過思傷心、致病癲之後、逢人求歡、俗稱花癡、即此意也、

## ■狂■

狂、俗名武癡、亦名爲瘋、亦名爲神經、夫狂者、越也、其動作越於禮法之謂也、其症主多怒、怒者、肝之志也、故知狂病、當屬於肝、其得病之原、爲悲怒氣逆、以致傷其肝氣、肝氣有所損傷、則肝中之血必瘀、而謀慮失其責、將軍徒知尙勇、以故其人狂越無制、登高踰垣、少臥不飢、自辨自貴、或歌或罵、而以怒爲多、名之爲瘋者、亦是指病之標氣而言、蓋肝主藏血、肝氣逆而肝血瘀阻、則血失所藏、因而肝之脈絡充實、（血行歸肝、肝既不能藏、則血必先充塞肝之脈絡、而後旁溢、）絡實則生熱、熱極則生風、且肝爲風臟、故名狂爲瘋者、是明狂病之作、未有不風熱相加也、「然風之來、」是在狂病已發動之後、而非風發動後、始有狂也、猶虎能生風、而風不能生虎也、名爲神經者、亦是指病之所傷形質而言、夫神經既屬於心腎、與肝又何切、不知肝之系上連心主、下連腎臟、此形質之體如此、至於論其用、則肝爲心之母、爲腎之子、是肝與神經系、在體用上、皆有莫大之關係、癲病屬於心、則心腎不交、精與血兩虛、故神亂而且衰、今之狂病屬於肝、則腎精實而心血虛　故神明雖亂、而神氣頗旺、夫所謂腎實心虛者、是子令母實、母令子虛也　是以狂者其神經系雖亂、而其氣反强、此無他、乃肝病恩如此耳、狂者之病及神經、斯狂病已成功之後、見之於形質、非神經形質先病、而後有狂病也、故狂病、可稱爲肝臟病　若瘋與神經之說、亦屬局部之言也、至於名爲癡、是別其狂越之勢、不似癲病之衰弱耳、難經云、重陽者狂、亦即指其武而言也、

## ■癇■

癇之爲義、間也、病之發而有間斷者也、字書云、癇、小兒癲病也、是說固未當、然因此可知癇病之來原、由於胃家矣、夫小兒無憂愁思慮之心病、則不致成癲疾、無悲怒氣逆之肝病、又不致成狂疾、而今也得此時發時愈之怪症、因無以爲名、名之曰癇、所以別乎與癲狂二症不同也、此病男婦老幼皆有、不拘於小兒、俗有五癇之分、其通稱者、或名豬癲瘋、或名羊耳瘋、而時新之流、亦有仍稱爲神經病者、是皆猶字書之只知爲小兒癲病者也、致其原由於乳食不節、或得之遺傳、成年之人、亦屬飲食脂肪過多、或食前鬱氣未消、或食後坐臥停頓、凡此之類、皆足使胃家消化不良、水穀入胃、不能化精微、以脊陰五臟、因而與氣血凝

聚成痰、每有觸動胃氣、則痰發於中、乘何臟之虛而湊入、故其症有五、固其痰聲而分、其卒然昏仆、筋脈瘈瘲則一也、所謂五癇者、由爲五臟稟氣之處、胃中蓄有痰涎。勢必入於五藏。五臟不能同時受病，其受邪者、乃其臟氣先虛、而痰注之也、五臟各有旺時、及其旺也、則欲以痰還於胃、胃不肯受、遂至痰逆、而成五聲、發於心者、其聲如羊、發於肝者、其聲如犬、發於脾、者、其聲如牛、發於肺者、其聲如雞、發於腎者、其聲如猪、因聞而知病情者也、然此皆標症、不可拘、總宜求之胃家而已、、所謂猪癲瘋、羊耳瘋者、乃五癇中心腎二癇也、名之瘋者、是由痰生熱、由熱生風也、故風者、亦是病之標氣、而非病之原也、若稱爲神經病者、蓋胃五藏之母、神經既屬於心腎、胃病則心腎亦病、心腎病、則神經自然衰弱、故病癇之人、其神經形質之體、必更效癲病爲衰弱、因是發必昏仆、且愈而復發也、然神經並未常病、其病實在神經貧蔭之地、名以此者、亦屬指形質而言耳、要非徹底之論也、

## ■總論■

夫癲狂癇、病名既有三、病形亦各殊、故其病原、自各有所屬、統稱瘋與神經者、其辨已略其於前，若昔人雖有三者之分、而仍以痰火混論而混治也、則未免如畫虎不成、反類乎犬矣、蓋癲狂之痰、仍瘀血也、昔人拘於百病由痰作祟之言、而不知瘀血能亂神明之理。況痰爲何物。乃白血之未能化赤者也、瘀血亂神明之理、其說不始於王清任、張仲景傷寒論已早言之、一曰熱入血室、譫語如見鬼狀、二曰畜血、其人如狂、夫譫語如見鬼狀、非癲病乎、其人如狂、非癲病乎、狂之字義、本不謹屬於病症、曰如狂者、即指狂病言也、故癲狂之屬於瘀血，仲景已開其機、王清任更暢其說、而立逐瘀等湯、以治癲狂諸疾、近賢王一仁、曾證明逐瘀法治癲狂之有效、若合之余說、屬心屬肝之理、則更絲絲入扣。人身之血。生於心。藏於肝。中醫固早認之、即近時之西說、亦入於中化、其措詞雖不同、其原理亦不外斯、故治癲狂從古法用攻風刼痰清火之治、有如以扇煽滅電燈之火、終不可得也、神明附麗於血、心病則血失所生、故血亂而衰弱、所以癲病神亦亂而衰弱、重陰之說、不近理也、肝病則血失所藏、故血亂而橫逆、所以狂病神亦亂而橫逆、重陽之說、不足取也、癲也、狂也、皆得謂之瘀血、若癇症亦得謂爲瘀血乎、不知癇病、非但瘀其血、並且瘀其氣、蓋血病發作有定、而氣病發作無常、或間或斷也、心肝主血、故病及神、若癇症只屬胃、亦得病及神乎、不知胃爲多氣多血之經、神明游息之地、故人之知覺全賴之、今試以手緊按喉旁人迎胃穴、其人必頓時昏去者、是其徵也、故癇病則昏仆者、是胃之脈氣不通也、上述之胃病則心腎病、尚爲簡接之詞、故治癇之方、必用燥胃之藥始有效、如五癇丸之用附子、正是藥到病所、昔人用此效方、不知其理、泥於驚痰之說、對於附子一味、附會之爲從治驚痰之藥、總由治病不求其本、不究其屬、惟於怪異爲惑人之術。雖有良方、不能使之大明於世。良可慨也、

## 牛殘贅言

醫者意也、醫者理也、

意是醫者之心意，理是病者之心理、

心心相印、意理圓融

則治病之藥有盡、而治病之法無窮、

# 方劑

## 痺厥要方略解

鄭孟華

### ■痺症類

防風湯　方見前

（釋義）此河間先生之方也、方意在去風、故以防風之善去風者爲君、且以名方也、風寒濕三氣合而爲痺、其風氣勝者爲行痺、此方善去風、故主治行痺也、防風甘溫、能去氣分之風邪、當歸苦溫、能散血分之風邪、二味相輔、周行一身、無風不散、故並用之、然風勝則氣火俱逆、二者皆溫、治本有餘、治標不足、故復以杏仁葛根、升降其已逆之氣、氣順則風平矣、秦艽黃芩、清瀉其已逆之火、火滅則風熄矣、此奪其標、即所以制其本也、夫行痺雖屬風、但亦有寒濕合乎其中、故更以麻黃官桂、逐其寒、茯苓甘草、去其濕、此方之妙、全在標本同治、而治標之品、又善解寒濕、合之則相濟、分之不相害、治行痺之方、當以爲的、至於入酒同煎、所以散風、引以姜棗、無非和胃、古人用藥、對於寒熱並用之方、每以姜棗和之、此治病須顧脾胃之至意、且辛甘有發散之功也、

茯苓湯　方見前

（釋義）此亦河間之方、用以治痛痺者、夫寒甚則痛、此方善解寒、故主之、痛因不通、茯苓甘平、善於化氣、氣化則不通自通、故以此名方、是示人以平淡之中、自見神奇也、寒爲凝濇之邪、非辛溫不足以散之、故用麻黃官桂川芎、辛溫之劑、麻黃以散表寒、川芎以散在中之寒、上下俱到、氣血並行、爲散寒之三將、痺必有風濕、防風芍藥同方、甘以培土、濕自內消、苦以泄火、風自潛滅、至於本方之着眼處、即爲大劑溫熱之中、獨加入桑白皮之甘寒、表面似乎不倫不類、不知此乃古人讀書心得之處、而亦臨診經驗之作、蓋寒勝至於痛痺、不通閉塞已極、物極則反、理也、寒閉則熱亦不通、事也、事理者然、則豈溫熱所能獨濟、故必佐之以甘寒、正所以解其閉塞之寒也、仲景用白虎治內寒、理復相同、況桑白皮有補中通脈絡之功、佐麻桂則散外而不傷中、佐茯苓則化氣而能通絡、本方治寒痺之奇蹟、全在乎斯、若投粥助汗之法、是仿仲景桂枝湯意、蓋穀氣入胃、則脾陽驟長、經謂入食於陰、長氣於陽、陽氣長則陰氣消、寒爲陰邪、得陽則散、豈獨增津液以作汗而已哉、

茯苓川芎湯　方見前

（釋義）此方亦屬河間所撰集、用以治濕勝之著痺者也、著者不行之謂、故必以能行者治之、茯苓行氣、川芎行血、二者和合、行而不傷、故取爲君藥、方名亦從之、使人知其要也、茯苓行濕、使從下泄、川芎行濕、使從上散、此一上一下、非賴甘草從中和之、則未免各走極端、古人謂濕病忌甘草、不知甘草與茯苓同用、乃治濕之良方也、濕中寒邪最多、故麻黃官桂、仍不可少、濕邪非風藥不足以勝之、故當歸防風、亦宜加入、芍藥與川芎同用、治血分之濕、無出其右、蓋川芎無芍藥、祇有行血之能、而不能泄濕於血脈之外、猶之茯苓無甘草、祇有行氣之能、而不能滲濕於氣府之下、同一理也、（未完）

## 專著

# 傷寒論綱要上篇

寶山 朱阜山

(丁)傷寒八九日、風濕相搏、身體疼煩、不能自轉側、不嘔不渴、脈浮虛而濇者、「桂枝附子湯、桂枝、附子、生薑、甘草、大棗」

(戊)若大便堅、小便自利者、「白朮附子湯、白朮、附子、生薑、大棗」

(巳)風濕相搏、骨節疼煩、掣痛不得屈伸、近之則痛劇、汗出短氣、小便不利、惡風不欲去衣、或身微腫者、「甘草附子湯、甘草、附子、白朮、桂枝」

(5)中暍

(甲)太陽中熱者、暍是也、汗出惡寒、身熱而渴、「白虎加人參湯、知母、石膏、甘草、粳米、人參」

(乙)大陽中暍、身熱疼重、而脈微弱、此以夏月傷冷水、水行皮中所致也、「一物瓜蒂散、瓜蒂」

(6)熱入血室

(甲)婦人中風、續來寒熱、發作有時、經水適斷者、此爲熱入血室、其血必結、故使如瘧狀、發作有時、「小柴胡湯、柴胡、黃芩、人參、半夏、甘草、生薑、大棗」

(乙)婦人中風、發熱惡寒、經水適來、得之七八日、熱除、脈遲身涼和、胸脅滿、如結胸狀、譫語者、此爲熱入血室、當刺期門、隨其實而取之、

(丙)婦人傷寒、發熱、經水適來、晝日明了、暮則譫語、如見鬼狀者、此爲熱入血室、無犯胃氣、及上二焦、必自愈、

(四)壞病（太陽誤治而起論列太陽篇而病不專屬於太陽經）

(1)汗後

(甲)太陽病發汗、遂漏不止、其人惡風、小便難、四肢微急、難以屈伸者、「桂枝加附子湯、桂枝、芍藥、甘草、生薑、大棗、附子、」

(乙)身疼痛、脈沉遲者、「桂枝加芍藥生薑人參新加湯、桂枝、芍藥、甘草、人參、大棗、生薑」

(丙)其人臍下悸、欲作奔豚、「茯苓桂枝甘草大棗湯、茯苓、桂枝、甘草、大棗」

(丁)傷寒若吐若下後、心下逆滿、氣上衝胸、起則頭眩、脈沉緊、發汗則動經、身爲振振搖者、「茯苓桂枝白朮甘草湯、茯苓、桂枝、白朮　甘草、」

(戊)太陽病發汗、汗出不解、其人仍發熱、心下悸、頭眩身瞤動、振振欲擗地者、「眞武湯、茯苓、芍藥、生薑、白朮、附子、」

(巳)發汗過多、其人叉手自冒心、心下悸、欲得按者、「桂枝甘草湯、桂枝、甘草」

(庚)發汗病不解、反惡寒者、虛故也、「芍藥甘草附子湯、芍藥、甘草、附子」

(辛)形如瘧、一日再發者、「桂枝二麻黃一湯、桂枝、芍藥、麻黃、生薑、杏仁、甘草、」

(壬)大汗出後、大煩渴不解、脈洪大者、「白虎加人參湯、知母、石膏、甘草、粳米、人參、」

# 元下公司新鮮雞童子汁

請查商務印書館所出中國醫藥大辭典謂其功效等於人參

只送本埠

△功效　此汁功能培元氣。治虛弱。舉凡體虛身弱之一切病症。服此汁皆有特效。中國醫藥大辭典謂雞汁大補元氣與人參同功。洵屬不易之論。普通人每屆秋冬。好服藥物補品。但其流弊頗多。（如便閉胃呆等）如服雞汁。則有超越之補力。而無上述之流弊。且味美可口。尤能增進食慾。益胃納。凡不喜藥補之衛生家。服此爲最宜。

△來歷　元下公司。對於新鮮童雞汁。本科學方法研究有年。去冬承中華國貨維持會前副會長龐竹卿先生委託代製。龐先生服食之後。頗覺四肢舒泰。又飯量加增。精神飽滿。以是對於本公司所製雞汁譽不絕口。蓋本公司爲數年來研究之成績也。爰於今年起設立養雞場所。置備器械。發行元下新鮮童雞汁。以備海上衛生家之訂服焉。

每日送一瓶
每月十二元
限送二百戶
額滿卽不送

元下雞汁定單

茲訂服新鮮童雞汁　自　月　日起請每日飭人送至下開地址爲荷汁款可憑貴公司收條來收此致
華商元下公司
送汁地址
啓（蓋章）　月　日

始創於民國七年
華商元下公司
▣公司地址　上海城內陶沙場望平街口
▣北市事務所　上海英大馬路栢林行二層樓
▣電話　一四〇五二

註冊　肺形商標　商標

治癆特效聖葯

# 肺形草

印有說明書函索卽寄

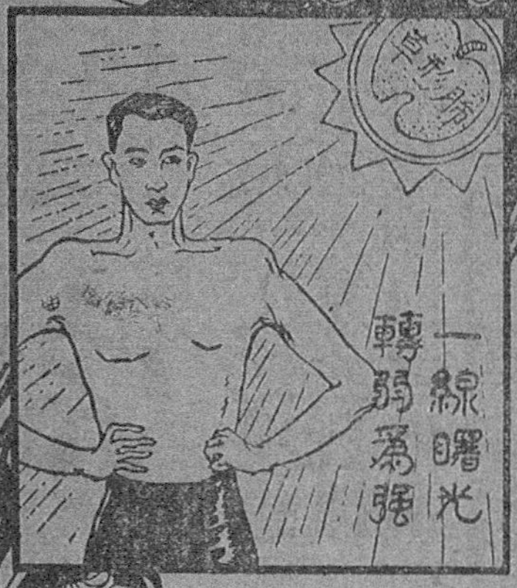


◀主治▶

多年咳嗽　吐血咯血　乾血女癆　肺炎肺癰　久咳失音

多年肺癆　痰中夾血　百日童癆　瘰癧串核　癆傷肺萎

價目每服二元每打念元
郵購寄費加一
本埠南京路新新公司亦有分售

菲律濱　南京　長沙　杭州　鎮江　常州　無錫　均有經售處

總發行所
上海石路天濟醫室
新普慶里

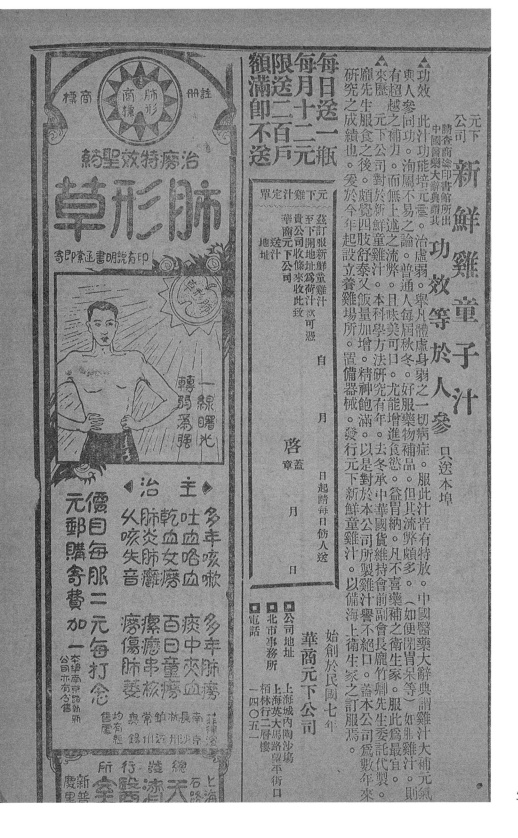

# 驗案

丁甘仁余繼鴻兩先生遺著

## ■胸痺

楊州朱氏、巨族也、患胸痺病、江左名醫、求治迨徧、所處方藥、不出括蔞薤白白酒湯、終鮮功效、乃以千金請丁氏師弟於上海、丁師於前醫方中只加川連一味、宗仲景瀉心法、服之立效、十日卽愈、歸而言之、乃誌始末於此、編者誌

揚州朱似椿　診脈三部弦小而數、右寸濇、關濡、尺細數、舌苔膩黃、見症胸痺痞悶、不進飲食、時泛噁、裏熱口乾不多飲、十日未更衣、小溲短赤渾濁、目珠微黃、面色晦而無華、良由腎陰早虧、濕遏熱伏、犯胃貫膈、胃氣不得下降、脈症參合、證屬纏綿、陰傷旣不可滋、濕甚又不可燥、姑擬宣氣泄肝、以通陽明、芳香化濁、而和樞機、

括蔞皮三錢　赤茯苓三錢　江枳實一錢　薤白頭一錢酒炒　福澤瀉錢半
炒竹茹錢半　鮮枇杷叶三片　仙半夏二錢　通　艸一錢　銀柴胡一錢
水炒川連四分　塊滑石三錢

二診　脈左三部細小帶弦、右寸濇稍和、關濡尺細、舌苔薄膩而黃、今日嘔噁漸減、胸痞依然、不思納穀、口乾不多飲、旬日未更衣、小溲短赤渾濁、目珠微黃、面部晦色稍開、少陰之分本虧、濕熱夾痰滯、互阻中焦、肝氣橫逆於中、太陰健運失常、陽明通降失司、昨投宣氣泄肝、以通陽明、芳香化濁、而和樞機之劑、尚覺合度、仍守原意擴充、

仙半夏二錢　赤茯苓三錢　廣鬱金錢半　上川雅連五分　鮮藿香佩蘭各二錢
生熟穀芽各三錢　綿茵陳錢半　括蔞皮三錢　炒枳實一錢　通　草八分
薤白頭一錢酒炒　塊滑石三錢　炒竹茹錢半　銀柴胡一錢　鮮枇杷叶三片去毛包
鮮荷梗一尺

三診　嘔噁已止、濕濁有下行之勢、胸痞略舒、氣機有流行之漸、惟納穀衰少、小溲渾赤、苔薄黃、右

# 藥物

## 牡蠣

次公

**科屬及名稱**　屬瓣鰓類中單柱類爲牡蠣之貝殼、有蠣哈、牡哈、左顧、蠔甫等異名、

**入藥部分**　左顧者良、

**成分**　含有炭酸、石灰、燐酸石灰、珪酸、動物質等、

**功用**　鎮靜、收斂、制酸、

**主治**　(本草)鹹平微寒、無毒、主治傷寒寒熱、溫瘧洒洒、驚恚怒氣、除拘緩鼠瘻、女子帶下赤白、(別錄)除留熱在關節、營衛虛熱、去來不定、煩滿心痛氣結、止汗止渴、除老血、療泄精、濇大小腸、止大小便、治喉痺欬嗽、心脅下痞熱、

**近世應用**　平肝潛陽　補虛斂汗、濇止精帶、安魂定魄、——是一般老醫的施用、——

**用量**　錢至兩許、

**著名方劑**　千金溫粉——煆龍骨末、煆牡蠣末、生黃芪末各三錢、粳米一兩、絹包撲汗、醫學心悟消瘰丸——牡蠣、元參、貝母、治瘰癧、

**前代記載**　張石頑曰牡蠣入足少陰、爲輭堅之劑、以柴胡引之、去脅下痛、以茶引之、消項上結核、以大黃引之、消股間腫、以地黃引之、益精收濇止小便、腎經血分藥也、本經治傷寒寒熱、溫瘧洒洒、是指傷寒發汗後、寒熱不止而言、非正發汗藥也、仲景少陽病犯本、有柴胡龍骨牡蠣湯、金匱百合病變渴、有括蔞牡蠣散、用牡蠣以散內結之熱、即溫瘧之熱從內蘊、驚恚之怒氣上逆、亦宜鹹寒、降泄瀉熱爲務、其拘緩鼠瘻、帶下赤白、總由痰積內滯、端不出軟堅散結之治耳、今人以牡蠣濇精、而治房勞精滑、則慮其鹹降、治亢陽精傷、又恐其斂濇・惟傷寒亡陽汗脫、溫粉之法最妙、

**近人評論**　張錫純曰、牡蠣味鹹而濇、性微涼、能軟堅化痰、善消瘰癧、止呃逆、固精氣、治女子崩帶、本經謂其主溫瘧者、因溫瘧但在足少陽、故不與太陽相併爲寒、但與陽明相併爲熱、(此理參觀第二冊內經少陽爲游部論始明)、牡蠣之生、背西向東、爲足少陽對宮之藥、有自然感應之理、故能入其經而祛其外來之邪・主驚恚怒氣者、因驚則由於胆、怒則由于肝、牡蠣鹹寒屬水、以水治水、則肝胆自得其養、且其性善收斂、有保合之力、則胆得其助、而驚恐自除、其質類金石、有鎮安之力、則肝得其平、而恚怒自息也、至於筋、原屬肝、肝不病而筋之或拘或緩者自愈、故本經又謂其除拘緩也、牡蠣消瘰癧、即本經所謂癙瘻、本經載之、蟲人皆知之、而其所以能消瘰癧者、非因其鹹能軟堅也、蓋牡蠣爲炭酸鈣化合而成、其中含有沃度、(亦稱海典)、沃度者、善消瘤贅瘰癧之藥也、方書謂牡蠣左顧者佳、然左顧右顧、辨之頗難、因此物乃海中水氣結成、億万相連、或覆或仰、積聚如山、古人謂之蠔山、(蠔即牡。)覆而生者、其背凸、仍覆置之、視其頭向左回者、爲左顧、仰而生者、其背凹、仍仰置之、其頭亦向左回者、爲左顧、若不先辨其覆與仰、何以辨其右顧左顧乎・然以愚意測之、瘰癧若在左邊者、用左顧者佳、若瘰癧在右邊者、左顧亦未必勝於右顧者也、(未完)

## 常識

# 墨汁止血之流弊

馬季良

古墨用松烟　故止血無弊
今墨用煤灰　故止血有害

蓋聞古之製墨也、取松枝之烟、合鹿角之膠、故氣芬芳而味純、古之書家多壽、其獲益於墨也厚矣、今世則不然、萬事維新、捨難就易、不究性命之根源、祗求物質之昌明、煤灰易取也、其黑不減於松枝之烟、雜膠易合也、其黏更甚於鹿角之滋、其爲事也易、而其獲利也大、故雖有遵古製造者、且不得待價而沽矣、如此之墨、欲使人獲其長養之氣、固成夢想、其最足害人者、厥惟失血症之或飲以止吐、塞以堵衄、雖亦能取效於一時、但遺害於終身、是豈製墨者之過、乃醫者之罪也、夫松得土木之正氣、能辟邪去風、活血益氣、故其烟色黑而止血、鹿爲有情之純陽、能補中益氣、行血治傷、故其膠滋潤而散瘀、以此治血溢、非獨無害、且爲穩妥之劑、故萬試萬驗而無損也、是以古之醫者倡之、而民間循而守之、此其功固不在墨、而在醫也、迨夫松烟之墨、已成過去、而民間治療、仍然墨守、以有毒之煤、加以不純之膠、雖外用止衄、尚能使毒素遺於腦中、而況飲之以止吐、其不留害於臟胃、安可得乎、故服之者、每每不易取效、即使血見黑而止、但爲時甚暫、終必大衄大吐而後已、然能繼以吐衄者、尚可令此墨毒、隨之而傾出、其有不能繼以吐衄者、勢必如油入麵、滯於血分而不泄、塞鼻以治衄者、必轉爲頭痛症、大飲以止吐者、必轉成胸痛症、非但一波未平、一波又起、並使血症永無愈之一日、而醫治方面、又多一層障礙、病家固不知　醫者更不察、徒曰古方不宜於今病、而不知今之藥非古之藥也、醫而不研究藥品、以致誤傷人之性命、豈非醫之罪也歟、而製墨者何與焉、

我已試驗過

# 小朋友的方子

是靠得住的

芸

我在八九月的新聞報上、由小記者介紹一個小朋友的方子　那小朋友的姓名、我抱歉得很、已是忘記了、我因爲只個方子太奇怪了、所以把他收進了我的腦庫、却因他是一個簡便方子、所以有試驗他的機會、我是一個眼睛多病的人、眼睛上的睫毛、幾乎完全因病而脫離、因此我每次出外、必戴上一副博士式的眼鏡、並非是出風頭、實在是擋風頭、但是風頭十足的時候、眼鏡擋他不住、那就有沙灰來做飛來之禍了、我從前未經小朋友指教、常常死命、把沙灰的一隻眼睛亂揉、又揉又難受、眼淚出了多少、結果還是不舒服、且惹起赤眼來、不曉得幾回了、自得了小朋友的方子、（我已冒了兩次險）、皆把只飛來之禍、安然過去、因此我很抱歉的感謝只位小朋友、把他只方子再記一回、大家已看過的、不妨溫習一次、沒看過的、正好收入記憶簿上、一旦有了危險、就可支出用了、方子上說、飛塵倘使闖進左目、只消把眼睛擡起、用右手在右眉棱骨上、從眼頭抹至眼梢、五六下之後、那左眼中的沙灰、自然不知不覺的逃出去了、如若飛塵入於右目、也只消用左手在左眉棱骨上、從頭向尾、抹五六次、保險右目中的沙灰、也自然不見了、這是多麼奇怪呀、

「編者按」、飛塵入目、本在眶之中縫近

**拆穿西洋鏡**

睫處、若將目略閉、則睫毛自能吸引外出、惟患者十有十人、將手慌忙揉抹、致睫毛吸引不到、而此一粒沙、亂在於眼珠四周上下、反使惹成目疾、故此方用移花接木法、使人揉抹於無患之一目、則有患之一目、自可聽其自然、將此飛塵、吸引外出、此中醫所謂醫者意也、並非另有神秘耳、

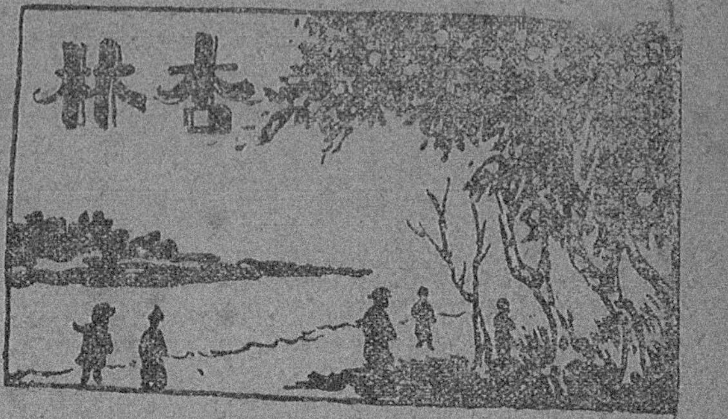


## 醫醫

（胡惠生）

病人之望醫藥、無異孺子之望慈母、必須隨請隨到、風雨無阻、以慰病者苦況、乃目下稍有聲望之醫、門診出診、俱有定時、毫不念及病人之痛苦、有錢之家、尚可挨號、否則、只可呻吟床第、望眼將穿、甚有朝延醫而夕尚不得藥入腹、固數見不鮮者、其或由於門診較多、不能分身、亦有并門診而無之、亦復如是、搭起臭架子、可深浩歎、又有因門診多屬輕病、可以隨意敷衍、出診多屬危候、必難措手、故時醫之歡迎門診多、甚於出診多者、正有故也、此種醫生、不有絲毫慈善心腸、諺云招牌紅心內黑、信不誣也、試觀一時之紅醫生、必生不肖之子、天之報施、豈有誤哉、

## 異胎

松金交界曹塢地方、農民吳姓妻、前日臨盆、連產五孩、均男性、全村驚異、一孩即殤、產婦亦以氣血竭盡而亡、吳某家貧、無力僱乳婦撫養、乃有近鄰李某攜至家中、僱二婦哺育、最奇者四孩面貌各異、一孩鼻部占全面三分之一、一孩膚白無華色、一孩黧黑、一則如常、譴者謂五虎將星下凡、此係事實、鄰近咸知、錄之以供科學家之究研

## 人心偏右

人心不正、惟多偏向左方、昨晤本市（羅店）楊箸超醫師言渠曩在平供職某醫院時、來一病者、例須測其心臟跳躍情形、以器按之、則聲息杳然、大異常人、奇之、摸索之下、始悉此人心臟生在右方、畸形特狀、所聞已多、第以此說殊爲罕聞、爰筆之以實本林、

## 元旦之夜

章成之

成之先生的大著。本不輕容易在任何刊物上發表的。萬幸得很。本報從今年起。承他的情。充分的供給稿件。尤其是這一篇元旦之夜。關於醫學上。確有極大的貢獻。他首先送到本報發表。這一點。是編者應當向成之先生十二分誠懇的道謝。元旦之夜本來是太炎先生家的宴會。因爲所到的都是醫界裏的人多。所以反而變成了一個醫學討論會了。造出醫學的許多資料。這可以說是成之先生的萬幸。本報的萬幸。也可以說是讀者的萬幸吧。編者

蕞爾予躬・居然是大學者座上的佳賓了・惲鐵樵先生是聾子・談話一定要筆和紙・眞麻煩・大槪今晚和他沒有什麼了不得的談論罷！余雲岫。應該當心些！看他表現在文字上的多麼富有犀利之氣啊！

在寒雨風裏：被兩條腿拖往太炎師家的途中連續的抱着以上的這些・氣候覺得溫暖了許多・新年的喜悅・憬憬着在我的四週・到太炎先生家了・湯師母很和藹的招呼我們進去，指着先我們進去的一位說・這就是余雲岫先生，回轉他手指的方向，又把我們介紹給他・「這是陸淵雷先生・」「這是章次公先生」還有徐先生呢？她發覺了衡之沒有來，是這樣的問了，我答「他停一回就來的」同時我轉過眼鋒很迅速的看了余雲岫一下。我們登樓了。太炎先生坐在他平日會客的座位上，惲先生坐在對方・陸先生爲便于替惲先生筆譯的工作起見・就坐在他的右邊・他對面坐的是引我刻刻注意的余先生・大家都坐好了・我也就找着窗下的一張椅子兀坐着・好像士兵臨陣時一般的嚴肅啊！「先生來必須筆談・我的日本朋友來也是這樣，先生且作日本人・」太炎先生笑望着對面的惲先生這樣說・大家都笑了・我也笑・但是我的笑如其說是本能的・倒不如說是機械的（未完）

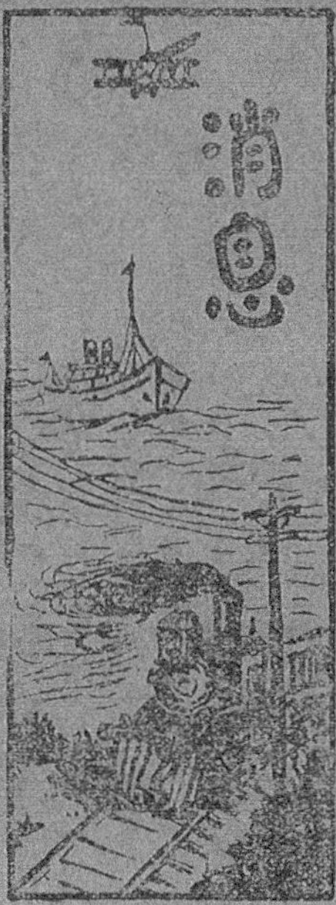


# 福州市公安局依然執行已經撤消之衛生部命令

## ▲文電之中　可見一斑

■福建省分會致總會電

全國醫藥團體總聯合會鑒、福州市公安局、對於衛生部頒管理藥商規則、其勢甚急、昨經屬會派員呈請該局緩行、並分向縣黨部請求援助、現尚未得要領、請速電示辦法、以謀應付、全國醫藥總會福建省分會、儉印、

■總會致福州公安局電

福州公安局局長鈞鑒、案據敝會福建省分會儉電稱、福州公安局對於衛生部頒管理藥商規則、實行甚急、昨經屬會派員呈請緩行、現尚未得要領、請速電示辦法、以便應付等情到會、據此、查此案上年十二月一日全國醫藥團體臨時代表大會請願團、晉京請願、撤消禁錮中國醫藥之法令、[illegible]將前項法令、一律撤消、主交立法院參考等因、敝總會於二月二十八日擬具理由書、電請立法院法制委員會、彙案討論、以便於另訂中藥商施行細則、中有參考書、庶與西藥商管理法規、兩無窒碍在案、尚未奉批、茲據前情、電達貴局、上顧國體、下順輿情、請緩實施、不勝感激之至、全國醫藥團體總聯合會、魚、印、

■總會致福建省分會電

福建省分會覽、儉電悉、查此案（中略）茲據前情、除電福州市公安局請緩實施外、合亟電復、希即轉飭所屬、靜候本總會轉奉部令後、再行飭遵、現時毋得妄自行動、貽誤大局、至爲切要、總會魚印、

# 全國醫藥總會嘉興支會宣言

自少數縱操西醫中衛會、希圖廢止中醫以後、教部頒布中醫不准設立學校之布告、而曾經表示提倡中藥衛生部、既又以頒布管理藥商規則聞、據各方面之觀察、中醫勢將消滅於無形、而千萬藥農藥商藥工均將有失業之慘、推其極、中華民族之生命、將操諸少數西醫之手、西藥將日益充斥市塲、帝國主義者將安坐色笑以博進我人每年數億萬元之獻納、而遂其經濟侵略之好夢、全國人士、既震駭無狀以奔走相告、本會固亦不能已於言者、

教育雖頒布醫校改稱傳習所、中醫不准設立學校之布告、然對於中國醫學、固以爲典籍所載、代有傳人者也、中國醫術、既當有傳習之必要、是其對於中國文化經濟之重要、尤可想見、爲今之計、中醫學校正宜以政府之力量、助其發揚而光大之、不能一律改稱傳習所、而對於學習者之資格與程度、仍無相當之標準、將使中醫人材、有粗裝濫造之弊、而因噎廢食、又詎政府改進中國醫學之至意、

## 來件

# 中華民族醫藥興廢論

田桐

孫公之言曰、五族共和、分裂之言也、謬妄之言也、既謂之中華民國、其亦包含之種族甚多、當然謂之中華民族、試以中華民族之醫藥論、夫民族之生活狀態、何所見、第一步見之於食、第二步見之於衣、第三步見之於住、第四步見之於醫與藥、醫藥者、隨文明之進步而與之俱長、即次於衣食住而爲人類生命之所必需者也、均是人也、甲民族與乙民族之生理不同、其衛生也亦自不同、均一民族也、上古之生理與今日之生理不同、其衛生也亦自不同、衛生不同、斯醫藥亦異、凡有蹄之動物茹素、有爪之動物茹葷、人之爲人非具有蹄、乃具有爪耳、有生以來、乃與豺狼虎豹喜食動物者無以有異、惟繁殖既速、逐漸而游獵矣、又逐漸而游牧矣、又逐漸而大農矣、又逐漸而小農矣、殘殺之性、且以減輕、一至農業繁盛之民、其茹素之日極多、茹葷之日蓋寡、此四期中、生理不同、衛生不同、其醫藥不同、夫何待問、不但時代有異也、即同一時代、而四者亦並出焉、今之巴比窪人、婆羅洲之沙越人、斯里伯人、台灣生番、皆習游獵者也、哥撒克蒙古、皆習游牧者者、今之美國西部、東三省北部、皆習大農者也、俄國此次革命、其最大原因、不外由大農化爲小農之爭也、中國腹地、純爲小農、已經五千年於茲矣、此四者外、惟英國現象稍有不同、謂之游牧不可、謂之大農更不可、乃牧而不游、名之曰坐牧斯爲當也、何也、英國之地、除工廠而外、各以其所有者、圈之以爲囿、牧牛與羊而飼之、偏國中無耕者、名之坐牧、不亦當乎、職是之故、生活狀態不同、遂影響於生理衛生醫藥、今之言者[illegible]、今日之世界、科學世界也、中國醫理、不合於科學之體、中國藥學、不合於科學之用、非根本廢除中國之醫藥不足以謀進化而適合於科學、噫、爲此言者、殆不知進化爲何物、又不知科學爲何物、科學云者、物與物相値有特別徵候、智者見之而加以修明、以貢獻於社會之謂也、簡單言之、則曰碰彩、吾友馬君武恒道之、譬之瓦特發明蒸氣、以病中見鑪火而起、牛頓發明吸力、無意見蘋落地、勢作孤形、華人發明火藥、乃入廁中以石擊壁爲樂、得暴裂徵候、因思取硝、諸凡其類、不可勝計、豈在歐人碰彩則謂之科學、在華人碰彩則不得謂之科學、歐人之歷史短、則其碰彩之時間短、歐人之國家小、則其碰彩之範圍亦小、歐人之人數少、則其碰彩之人亦少、且科學之發明、有已經定論者、有未經定論者、蒸氣之發明、已經明效大驗矣、至於吸力之說、西方學者、方經羣起而疑之、不但此也、昔時歐人以喜馬拉雅山爲世界之最高峯、近日有云喜馬拉雅山非最高峯、當居世界之第四位、第一高峯在赤道南斯里伯、昔時歐人以龍之爲物、爲中國人之理想神話、自巴拿馬開運河以來、發見龍骨、狀似華人之言、學者遂定斷龍爲古時動物、如在中國則漢時曾開渠發現龍首、渠因以得名、無俟今日也、昔時以地球爲橢圓形、近日又復疑之、昔時以龍之騰雲致雨爲荒誕之言、自近日德人乘飛機、見有動物在空中盤繞吐霧、及取機關槍射之、而人亡機折、乃疑空中有吐霧之物、昔在美國人以華僑食醬油乳腐、望而畏之、驗之、果有微生物、禁止入口、近日復見華人食之無病、再驗之、始斷定此微生物非害人微生物、乃益人微生物、復弛其禁、然則科學云者、有已經確定者、有未經確定者、不能以科學二字、即可震而驚之、奉爲金科玉律也、且進一般科學而言醫藥科學、一般科學、適於[illegible]之謂也、醫藥科學、適於療病之謂也、不但文明人有科學、蠻人亦有之、苗人善放蠱、亦苗人能治蠱、苗人善製毒箭、亦苗人能治箭毒、不但野蠻人有科學、獸類亦有之，鹿性好淫、當春夏之交、牡鹿尤縱慾、因之奄奄欲斃、牝鹿含草藥以療之、見人奪之則自吞、不但獸類有科學、蟲類亦有之、恒見蜘蛛張網於屋角、蜂過則羅而捕之、迨蜂反抗、蛛亦受傷、徐徐而退、至於屋頂、尋嚼瓦松以自療，人以瓦松治蜂傷、亦效 適用爲科學、適病亦爲科學、不能以野蠻人之科學、獸之科學、蟲之科學而鄙夷不用而坐以待斃也、況中國文明古國、其良法多多也、余弱冠負笈海外、即信西藥、中藥不入口者二十餘年、好食瀉丸、年少能支、無大害、及民國二年亡命、復走日本、以過食糕團、腹痛而瀉、入胃腸病院、瀉後復結、醫者以皮管貫腸、豁然而通、通後復結 結後復貫、終成腹痛之病、民國五年、到北京開會、冬日左脚漸冷、年甚一年、至十四年而劇、十五年回滬、兩足俱麻而木、臥不能起、倩中醫金針家魏廷蘭治之、兼旬膝下較熱而起、然未能健也、十六年來滬、遇王秀峯、大食附子而身輕能步履、至太原復以此法治之、今則步履如壯年矣、不但余爲然也、老友什錫三五十五六時、即患麻木、至癱臥年餘、厥後單食附子一味、每服自五錢至二餘兩、至今已能步履矣、且西醫不治之症、華醫能治者亦多多也、吾友蕭萱字狄級、娶日婦林氏、當民國七八年間、在滬舉一女後、生乳癰、乳房紅腫而硬、旁有小孔流膿、赴日醫篠崎醫院、日醫曰、非速割不可、林氏難之、級秋閱傅青主產後篇瓜蔞散古方、方開瓜蔞一個連皮搗爛、生甘草五分、當歸三錢、乳香五分、燈心炒 沒藥五分燈心炒、金銀花三錢、白芷一錢、青皮五分、二服而愈、而乳漿復源源來也 篠崎以爲奇事，林氏遂變中國無醫之觀念、而轉信華醫也、緊記此方、次年舉一男、復紅腫作痛、林氏以原方購服一劑而愈、以後皆如之、余家小兒乳母 十五年亦患此症、舍弟不信中醫、送往申江醫院割之綱治之、不愈、余告之曰、非余治不可、當以醒消丸五錢、分二次用熱酒服、參以瓜蔞散治之而愈、此後凡遇癰疽之症、余以醒消丸及仙方活命飲參服、三年以來、無不効者、民國十一年余自廣州回滬時、神州女學校長張默君之母患腹痛遍延西國各醫治之、皆曰此盲腸炎也、非速割不過三日矣、母難之、有舉中華新報小說家譚善吾治之、善吾至、母已手足俱冷、惟心中尚有餘熱、投以中藥而愈、工部局索方化驗、終無所得、又見多年不愈之淋症、西醫治之罔効、服山西太谷縣北洸村吳會龍之龜齡集一兩而全愈、癒後元氣亦復、此藥並治頭暈、家母年老頭暈、服之甚効、西醫不善治糖尿症、華醫陸仲安重用黃芪而治、美國人襲其法、製芪精、口外黃芪近年因以大貴、中醫以冰片治痛、冰片之中、重用樟腦、以其善散也、西人亦襲此法、故其止痛諸藥、無不如此、大元帥府參軍長林修梅、患牙痛、中國視爲小症、廣州法國稻美醫院主拔之、拔之血流不止、一夕而逝、國民軍主將胡景翼肘生疔、中國亦視小症、開封德醫主割、一割未愈、將再割、重用麻藥、一麻不起、中國藥主草木、治之不效、不致重其病、西藥主礦物、治之不效、必至重其病、中國人力主廢止中醫中藥、外國人方偏求中醫中藥之法、余在山西口外見輸出藥材、逐年增長、吾邑明代李時珍以四十年之功著本草綱目、非徒空言、乃自經實驗者也、近日德人大爲尊重而譯之、清人吳其濬著植物名實圖考、山西官書局刊行之、歐美日人赴太原者、每人咸購十部二三十部不等、中國人以當歸川芎爲血藥、西人近來亦何嘗不於此求之、中國之種痘、西人亦效之、中國人以升藥治楊梅毒、西人亦效之、且上古 民族生理、與今日之民族生理不同、上古強今日弱、中國民族生理、與歐州民族生理不同、歐州強、中國弱、何以故、去火化愈近者愈強、去火化愈遠者愈弱、火化久離弱、惟自然解毒之法亦在其中、故中國人口自然繁榮也、致漢末華佗爲關羽治箭傷、羽嚼屹能不動、今人能堪之耶、西人發以氷帽而無傷、友人徐醴原赴日本杏仁堂就醫、醫者以氷帽送濟、罨頭及腦、無可熱雖退而人亦與氷俱冷以終古矣、古人之所能堪者、今人不必能堪之、歐人之所能堪也、華人不必能堪之、我之發明已久、爲社會應用之業、離出學校研究範圍、我則輕視而不以科學視之、西人恆以爲奇事、乞人弄蛇、知蛇性理蛇傷、在不知者不能不以爲奇、制豆腐、小藝也、歐人以爲奇、學之久而不能精、扇豬扇狗之類、賤藝也、德人學之六年、自試豬狗皆死、渠堪養魚、華人不學而能、德國則屬之大學科、江湖跌打損傷、非有深奥之學也、所治奇症、較醫院爲妙、大凡科學之過程、分三大時期、第一時期、爲思想發動時期、何由發動、即碰彩也、碰彩之中、分有心碰彩與無心碰彩、神農嘗百草、有心之碰也、硝能制火藥、無心之碰也。第二時期、爲衆人研究時期、此時期亦爲矜誇時、成功失敗、尚未爲定、惟研究者必故神其說、信其藝者、亦旁加附會、第三時期、爲應用時期、脫離研究範圍、人人不學而能者、如農業、如豆腐、如養魚如扇豬扇狗之類、惟其不學而能、遂輕視其已往之科學、不但不矜誇、而且卑賤之也、夫中國醫藥、與西方不同、西方、科學也、中國始於科學、成於哲學、終於混合應用學、科學、規矩也、哲學、神明也、中國醫藥之至精者、神明於規矩、而不離其宗者也、西方之治病也、有一病則一次治之、有二病三病則二三次治之、四病五病則四五次治之、中國不問其有若干病、皆以一次治之、且病癒而人亦健、謂之神明於規矩夫何待言、西視病爲多元、中國視病爲一元、日本人漸明此理、余當留學時代、日本方廢漢醫、行西醫、十年以來、又大唱漢法復興、研究者甚夥、外人尚謀行之、而我反謀廢耶、且中國醫藥、四民皆有關係、醫師、士也、藥工、工也、藥商、商也、種藥者、農也、爲國專謀建設、所以安民也、如廢醫藥、四民失業者、其數不知凡幾、將以何業代之乎、如曰中國有庸醫、誠有之矣、行政者設法取締、何患無方、醫師之不善、不能遷怒於醫理、况普行西醫之國、如英如法如意、每年人口有減少之傾向、中國人口、則逐年增加、是天然衛生、天然醫藥、適合人種生存之道、可爲左證矣、奬之不暇、而况廢之乎、

## 滬市藥情

超　老　連懷濟山知　知西西會西　防防白頂峯京條　荊苦薄川旧關
　　棟　　　　　　　母寵條芎　　巴　　　丹　　　絲　黃
奎　山　翹　銀銀母　王黃芎面草　巴面川貫貫朮王　芥參荷通芪柏

三六〇〇　一二〇〇　〇六〇〇　〇五〇〇　〇四五〇　〇二四〇　一二五〇　〇六〇〇　〇四〇〇　〇六〇〇　〇三二〇　一二〇〇　〇一六〇　〇三六〇　一八〇〇　一六〇〇　一二〇〇　一八〇〇　〇六〇〇　〇二四〇　〇四〇〇　一二〇〇　〇四五〇　〇四〇〇　〇二四〇　〇四五〇　〇二八〇　〇〇八〇　〇一三〇　〇一二〇　一二〇〇　一〇〇〇　〇二四〇

溫坪捲　提揀蘇　東杜杭　川川川蓮防五米坪府桔桔桔香查楝統
坪朴　　天天　　蔓蔓白　奎貢芎　風味　　　　梗梗　　木木
扑王朴　冬冬子　皮皮芎　芎芎王鬚肉子仁貝杏梗面王附餅香香

〇四五〇　〇六〇〇　〇四五〇　〇三二〇　一二〇〇　〇七〇〇　〇一六〇　〇一二〇　一〇〇〇　一二〇〇　一二〇〇　一〇〇〇　〇八〇〇　〇六〇〇　〇三六〇　〇二八〇　〇六〇〇　一四〇〇　〇三〇〇　〇二四〇　〇二四〇　四八〇〇　〇二四〇　〇二四〇　〇四五〇　〇七〇〇　〇〇九〇　〇〇七〇　四五〇〇　四二〇〇

尚有無大漲落者、不及細載

Shanghai Medical Weekly

中華民國十九年二月五日出版

# 上海醫報

介紹醫藥常識
提倡公共衛生
促進民衆康健
傳達醫藥新聞

## 第五十五期

每逢星期三出版

今日本報一冊另售洋五分
上海醫報社編輯及發行
社址上海西門內南石皮弄九十八號

### 定報價目

國內　每年連郵費大洋兩元台灣日本同
國外　每年連郵費大洋三元
半年不定
郵票九五折扣四分以內爲限

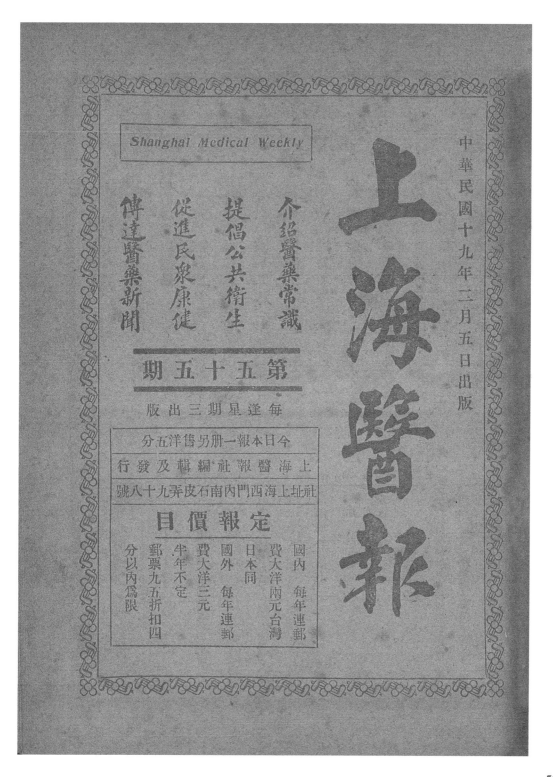

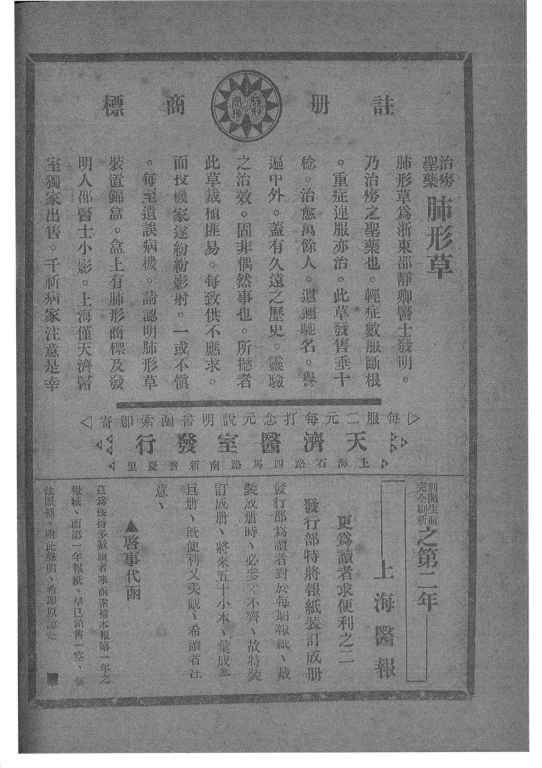

## 上海醫報

別開生面完全刷新之第二年

### 更爲讀者求便利之二

### 發行部特將報紙裝訂成册

發行部爲讀者對於每期報紙、裁裝成册時、必參差不齊、故特裝訂成册、將來五十小本、彙成一巨册、既便利又美觀、希讀者注意、

### ▲啓事代函

茲爲接待多數讀者來函索補本報第一年之報紙、而第一年報紙、早已銷售一空、無法照補、附此聲明、希即原諒是幸

上海醫報
第五十五期

目錄





## 常評

### 拉西門之謬妄

公·

拉氏來滬考察以後、曾對新聞記者、登表言論、略謂國醫終必淘汰、有日本之先例在、「二」國醫僅可應鄉僻民衆之需要、拉氏爲中央衛生部豢養之鷹犬、對國醫無深切之認識、其言論既無足輕重、本毋庸置辯、茲以其謬妄太甚、不得不起而闢之、日本當明治銳志維新之時、舉凡一切政令設施、靡不仿效歐西、漢醫非其固有文明、自在廢棄之列、最近該國民衆、以西醫種種缺陷、遂有漢醫復興之運動、東洋醫道會之成立、該國朝野、至爲注目、該會傑者、如渡邊熙原爲德醫博士、湯本右衛門原爲西醫得業士、今皆拋其西醫開業之熱照、大標其門曰皇漢醫家矣、拉氏既爲國際衛委會秘書、此等事、乃竟充耳不聞、一無所知耶、至謂國醫僅能應用於鄉僻之區云云、此言尤謬絕、夫醫無論中西、均以療治疾病爲目的、國醫而有價值、則無論鄉村都市、均可表現其特長、國醫而無價值、則拉氏所說、不啻賤視我國鄉僻區域之同胞、衛生部卑辭厚幣聘拉氏來華、其言論乃可笑如此、噫嘻、中央衛生部、予欲無言、

## 學說

### 頭痛疏證

鄧可則

△先分部位以求經絡

△次從經絡以測病機
△風熱寒火皆能頭痛
△腦膜炎者實不澈底

（甲）太陽頭痛

〔部位〕自兩額、上連巔、及於後腦、而牽及項、
〔經絡〕足太陽之脈、起於目內眥、上額交巔、從巔入絡腦、從腦後出下項、循肩髆內、挾脊抵腰中、入循膂、
〔臟腑〕絡腎、屬膀胱、二經相爲表裏、
〔病機〕屬寒、太陽之上、寒氣主之、
〔外因〕傷寒、中風、邪氣初客於表、
〔內因〕遺精、帶下、腎陽日衰於裏、
〔病狀〕「外因」、自巔至項強痛、無有衰時、傷寒惡寒、傷風、惡風「外因」、自項至巔攻痛、有時或已、遺精者、目不明、帶下者、腰膂痛、
〔脈象〕「外因」、脈浮、寒兼緊、風兼緩、「內因」、脈弦細芤遲、男子見於左、女子見於右、
〔治法〕「外因」、宜辛溫解表、「內因」、宜苦溫堅裏、
◎特症◎〔厥頭痛〕「外因」、所犯大寒、內至骨髓、髓以腦爲主、故頭痛、齒爲骨之標、故齒亦痛、外中於寒、則中陽不佈、故四肢厥逆、法宜速投辛溫
〔眞頭痛〕「內因」、腎陽下陷、陰寒暴發、故引腦及巔陷入泥丸大痛、手足青、冷至節、旦發夕死、夕發旦死、外灸百會穴、內進大劑參附湯、亦有生者、

（乙）陽明頭痛

〔部位〕自兩眉中間、旁及兩目、下及齒、上連額顱
〔經絡〕足陽明之脈、起於鼻頞中、旁約太陽之脈、下循鼻外、入上齒中、還出挾口環唇、下交承漿、却循頤後下廉、出大迎、循頰車、上耳前、過客主人、循髮際、至額顱、
〔臟腑〕絡脾、屬胃、二經相爲表裏、
〔病機〕屬燥、陽明之上、燥氣主之、
〔外因〕春溫、秋燥、邪結於胃、
〔內因〕傷酒、傷食、邪滯於脾、
〔病狀〕「外因」、自牙及額、痛無已時、眉中心尤甚、邪初起未入府者、甚或面浮、其已入府者、必煩渴便祕、在春爲溫、在秋爲燥、「內因」、自眉心痛及上下、有休止時、傷於酒者、嘔逆目花、傷於食者、噫酸發熱、
〔脈象〕「外因」左小右大、浮數、或沉有力、「內因」、酒多散亂而浮、食多滑實而沉、
〔治法〕「外因」、在表宜辛涼甘寒以散之、在裏宜苦寒辛潤以下之、「內因」、傷於酒者、宜甘寒以清之、辛平以散之　傷於食者、宜焦苦以消之、甘涼以平之、
◎特症◎〔濕頭痛〕「外因」、陽明中氣、爲太陰濕土、陽明從中見、故傷於濕者、必病及陽明、濕痛之狀、頭重而天陰轉甚、痛在太陽穴爲多、治宜辛散苦燥佐以淡滲、
〔痰頭痛〕「內因」、痰乃胃火與脾濕、相煎而成、痰內生、則陽明之經氣不達、故亦頭痛、其狀頭重而眩暈欲吐、痛多在額際、

較之濕症之痛、有休息時、治宜分別燥痰濕痰、總不離辛開苦降之品、

## ◎附攷◎

### 「腦膜炎」卽是「陽明外因症」

民十八、二三月間、春溫盛行、攷內難金匱諸書、冬至後、第二甲子、乃陽明旺時、故春溫發於斯時者、必先見陽明症、斯年之盛行症、自亦不能外斯、因而病者、必由頭痛起、而以眉心中間爲最甚、初起卽宜淸解陽明、繼則用苦寒通利、無不愈者、而一般頭痛醫頭之新醫、不知經絡與氣化爲何物、徒求之於有形、了不可得、决乏治此症之方、因而醫十死十、遂目爲奇病、而立一新名詞曰、腦膜炎、以掩其短、而駭人聽聞、更肆其鼓吹、賣狗嘴套、打預防針、無非騙不病者之錢、且使病者死而無誹謗其學識不精者、如此巧於藏拙、善於賺財、不但無醫學常識者所不知、卽一般徒讀父書之中醫、其目的只求病愈、好賺財、病死不負責、終日營業、無非禦人以口給、絕不加以研究、對於此陽明頭痛、非但不能昌明其義、反附會謬說、居然於醫按上、大書曰腦膜炎、自詡爲革新、而不知同入於殺人之流、可不痛哉、今因春風又吹、陽明轉瞬卽當旺、所謂腦膜炎者　又將應運而生、遂不忍緘默、將研求所得、並經驗之談、附記於此、並非好罵、實因同胞生命所寄、願有緣者、盡隨我來、

### （丙）少陽頭痛

〔部位〕自頭角、至耳根前後、

〔經絡〕足少陽之脈、起於目銳眥、上抵頭角、下耳後、支者從耳後、入耳中、出走耳前、

〔臟腑〕絡肝、屬膽、二經相爲表裏

〔病機〕屬火、少陽之上、火氣主之、

〔外因〕傷寒、溫熱、邪居半表者、

〔內因〕氣鬱、血虛、火從中生者、

〔病狀〕「外固」、自耳根上衝頭角作痛、無有已時、甚則耳聾閉、「內因」、自頭角下及耳根作痛、時作時止、且見耳內鳴、由氣鬱者、右半痛居多、由血虛者、左半痛居多、外因之症、左右俱痛是其常也、

〔脈象〕「外因」、傷寒之脈弦數、溫熱之脈浮洪、「內因」、氣鬱之脈沉、血虛之脈芤、

〔治法〕「外因」、傷寒宜苦辛甘寒、溫熱亦然、「內因」氣鬱宜辛散、寒以瀉之、血虛宜甘潤、涼以平之、

## ◎特症◎

〔暑邪頭痛〕暑爲火邪、內經之義　凡君火爲病、皆宜責之於相火、少陽者、相火之經也、故傷暑頭痛、多屬偏痛、此可證相火代君火行令、而治暑邪頭痛者、當以淸少陽爲主也、此屬「外因」、

〔鬱熱頭痛〕少陽爲升發之氣、古人比之爲木、言其宣暢茂也、一有鬱結、則木枯而火生矣、升發之氣不能外達、則外無捍衞之陽氣矣、故有久病頭痛、感寒便

發、外用重綿包裹者、此屬鬱熱、少陽之氣不升發、毛竅常開、風寒易入、束其內火、閉逆爲痛、治宜苦瀉辛散、佐以甘潤爲是、此屬「內因、」

丁）厥陰頭痛

〔部位〕自目及於巔頂、

〔經絡〕足厥陰之脈、循喉嚨之後、上入頏顙、連目系、上出額、與督脈會於巔、

〔臟腑〕屬肝、絡膽、

〔病機〕屬風、厥陰之上、風氣主之、

〔外因〕眞中風、風自外來、

〔內因〕類中風、風從內生、

〔病狀〕「外因」、見中風風症、既醒以後、自知頭痛不已、此眞中風也、「內因」、中風猝倒、口醒以後、頭時痛時不痛者、此是類中風也、眞中之痛、自喉嚨後、直上衝作痛、類中之痛、自巔下引、攸然作痛、

〔脈象〕「外因」、脈浮弦、「內因」、非浮大、即細濇、

〔治法〕「外因」、宜辛散、苦泄、「內因」、宜甘塡、酸收、

◎特症◎

〔眉稜骨痛〕眉稜骨者、目系之所過、足厥陰經行之處也、肝血不足、虛火內生、復外挾風寒、上攻於巔、下注於目、正既不足、邪亦不甚、故只見眉稜骨痛、介於巔目之間、治宜益陰養血、佐以散風、此屬「外因」

〔頭腦痛〕肝脈與督脈會於巔、肝主血、督主氣、今頭腦作痛、猶如刀劈、動輙眩暈、腦後抽掣跳後、舉發無時、此由恚怒太過、肝血隨氣上逆、而督督應之、氣血俱逆於巔、方書又名爲厥疾、近時新名詞、有所謂腦充血、認爲中說之中風者、蓋即指此腦痛症、而非中說之所謂中風、有眞有類、有閉有脫者也、法宜大苦以瀉血、微辛以泄氣、不可稍忽也、此屬「內因」、

◎臆說◎

頭之部分、爲前後左右中而已、前陽明、後太陽、左右太陽、中屬厥陰、最易辨也、四經之脈、皆能上頭顱、故頭痛當以四者爲別、至於治法、當隨經氣爲轉移、不可徒以散風爲盡能事、古人謂頭位至高、非風莫到者、乃一偏之辭、不能盡信也、

# 胃口生囊之怪症治療

周子參

□症狀

胃口生囊之症狀、病者初起、胃中不適、食雖多、腹中仍飢、形體日瘦、面色慘黃、每隔二日、必將連日所進之飲食、盡行吐出、並無變化之氣味、如存在冰箱者然、日久則由二日而至三日四日五日、始吐一次、此胃囊日大之故、若至六日一次、胃氣已絕、難以救藥、

□病因

胃囊生於胃之上口、飲食必先入之、故食雖多而腹中仍飢、由於胃中缺乏陽氣、以致胃口上之脂肪凝聚、如游油不經火氣、則凝結成塊、所謂胃中之陽氣、即中焦之氣、而脂肪者、卽三焦之本體、中焦之陽不行、則在中之脂肪冰結、連於胃口、久之爲水穀之所壓迫、而成囊形、中醫之生理學有云、中焦主腐熟水穀、今因中焦無火、故水穀不得腐熟、但此冰囊、內容有限、故一二日

必因不能容納而吐出、日久則壓者日追、冰者日大、故直至六日一吐、然此時胃部已盡爲水囊所踞、人一日無胃氣則死、所以爲難救之候也、

■治法

製附塊（五錢）雲苓（二兩）

每日煎服二次、服至三日、吐出食物、必變氣味、再服三日、則吐一半、再服三日、則不吐矣、

此方用附子溫中、以助胃中之陽、而生中焦之火、所以化其冰結之脂肪也、用雲苓利中、以引導水穀入胃之門戶、而助中焦之氣化、所以破除此囊之根蒂也、故病雖奇、而方則正、服之自有潛移默奪之效、九日病即可愈、亦不爲見效之遲矣、

■善後

若已不吐、是中焦已恢復腐熟水穀之權、斯時所急需善其後者、厥唯胃中之津液耳、非但賊去城空爲可慮、且遺囊猶在、仍可捲土重來也、故必用增胃液、及緩下宿囊之方、方用、

大熟地（四兩）、山萸肉（二兩）、淮山藥（二兩）、牡丹皮（兩半）、眞雲苓（兩半）、福澤瀉（兩半）、油當歸（二兩）、火麻仁（兩半）、

右研末、煉蜜丸、每早服五錢、晚服芝蔴（五錢）、服至數日後、癃囊必從大便而出、重者形如牛皮、輕者亦如棉紙、癃囊既下以後、丸藥仍可每早服之、芝蔴則不必再服、此丸乃六味地黃加味、最能增胃液、胃液一足、則中陽自運、如燈油一足、燈火自明、自無庭舊恙再發矣、丸藥一料服完、停後服、前後忌生冷、魚腥、油膩、臭腥等物、寒涼及醬豉硬物、宜永忌、

（按）此乃奇症之一、病者常有之、而醫者不知也、宜識之、

## 瘧厥論治述要（下）

鄭孟華

厥　內經云厥之寒熱何也、曰、陽氣衰於下則爲寒厥、陰氣衰於下、則爲熱厥、熱厥之爲熱、必起於足下者何也、陽氣起於足五指之表、陰脈者、集於足下、而聚於足心、故陽氣勝、則足下熱也、寒厥之爲寒也、必從五指而上於膝者、何也、陰氣起於五指之裏、集於膝下而聚於膝上、故陰氣盛、則從五指至膝上寒、其寒也、不從外、皆從內也、寒厥何失而然也、前陰者、宗筋之所聚、太陰陽明之所合也、春夏則陽氣多、而陰氣少、秋冬則陰氣盛、而陽氣衰、此人者、質壯、以秋冬奪於所用、下氣上爭不能復、精氣溢下、邪氣從之而上也、氣因於中、陽氣衰、不能滲營其經絡、陽氣日損、陰氣獨在、故手足爲之寒也、熱厥何如而然也、酒入於胃、則絡脈滿、而經脈虛、脾爲胃行其津液者也、陰氣虛、則陽氣入、陽氣入、則胃不和、胃不和、則精氣竭、精氣竭、則不營其四肢也、此人必數醉、若飽以入房、氣聚於胸中不得散、酒氣與穀氣相搏、熱盛於中、故熱遍於身、內熱而溺赤也、夫酒盛而慓悍、腎氣日衰、陽氣獨盛、故手足爲之熱也、厥或令人腹滿、或令人暴不知人、或至半日、遠至一日乃知人者何也、陰氣盛於上則下虛、下虛則腹脹滿、陽氣盛於上、則下氣重而邪氣逆、逆則陽氣亂、陽氣亂不知人也、六經之厥狀病能、巨陽之厥、則腫首頭重、足不能行、發爲眴仆、陽明之厥、則癲疾欲走呼、腹滿不能臥、面赤而熱、妄見而妄言、少陽之厥、則暴聾、頰腫而熱、脅痛、髀不可以運、太陰之厥則腹滿䐜脹、後不利、不欲食、食則嘔、不得臥、少陰之厥、則口乾溺赤、腹心痛、厥陰之厥、則少腹腫痛、腹脹、涇溲不利、好臥屈膝、陰縮、腫胻內熱、盛則瀉之、虛則補之、不盛不虛、以經取之、太陰厥逆、胻急攣、心痛引腹、治主病者、少陰厥逆、虛滿嘔逆、下泄淸、治主病者、厥陰厥逆、攣、腰痛、虛滿前閉、譫語、治主病者、三陰俱逆、不得前後、使人手足寒、三日死、太陽厥逆、僵仆、嘔血、

善衄、治主病者、少陽厥逆、機關不利、機關不利者、腰不可以行、項不可以顧、發腸癰、不可治、驚者死、陽明厥逆、喘咳、身熱、善驚、衄嘔血、手太陰厥逆、虛滿而咳、善嘔沫、治主病者、手心主少陰厥逆、心痛引喉、身熱、死、不可治、手太陽厥逆、耳聾泣出、項不可以顧、腰不可以俛仰、治主病者、手陽明少陽厥逆、發喉痺、嗌腫痓、治主病者、又云、厥之爲病也、足暴清、胸將若裂、腸若以刀切之、煩而不能食、脈大小皆濇、又云、寒熱客於五臟、厥逆上泄、陰氣竭、陽氣未入、卒然痛死不知人、氣復反則生矣、又云陽氣者、煩勞則張、精絕、辟積於夏、使人煎厥、目盲不可以視、耳閉不可以聽、又云、陽氣者、大怒、則形氣絕、而血鬱於上、使人薄厥、又云二陽一陰發病、名曰風厥、

(按)內經論厥、不外二義、一爲陽盛陰厥、一爲陰盛陽厥、夫厥者極也、陰陽盛衰、至於極端也、陰厥則陽盛爲熱厥、其在經也、則爲厥逆不知人、陽性主動、故既厥且逆、甚則動血、是故各經之厥逆病、必多兼血症也、陽厥則陰盛爲寒厥、其在經也、則爲腹滿之厥病、陰性主靜、故無逆上之勢、其氣多守而不走、故各經厥症、多見䐜脹也、若夫氣血並走於上之大厥、乃陰陽俱盛之候、手足少陰太陰足陽明五絡俱竭之尸厥、乃陰陽俱衰之候耳、至於治療之方、內經祇言其法、後賢之附方者、各有不同、惟張仲景傷寒方、雖有論爲與內經不相應者、然自余觀之、實較之以八味六味等地黃丸杯水薪火者、大有凡聖之別、因略備數方、以資恭孜焉、他若以脚氣爲厥、以厥爲中風者、此草菅人命之徒、不足以語斯道也

▲附方

當歸四逆湯、治傷寒寒厥、內外皆寒、手足厥寒、脈細欲絕、

當歸、桂枝、芍藥、細辛、(各三兩)炙甘草、通草(各二兩)大棗、(二十五枚)右七味、以水八升、煮取三升、去渣、溫服一升、日三服、

通脈四逆湯、治傷寒寒厥、內寒外熱、手足厥逆、脈微欲絕、身反不惡寒、其人面色赤、

炙甘草、(二兩)生附子、(大者一枚破八片)乾薑(三兩)右三味、以水三升、煮取一升二合、去渣、分溫再服、

四逆散、治傷寒熱厥、輕者、

炙甘草、炙枳實、柴胡、芍藥、右四味、各等分爲末、每服、方寸匕、日三服、

白虎湯、治傷寒熱厥、脈長者、

藥味見傷寒要方、

承氣湯、治傷寒熱厥、脈沉實、大便閉者、

藥味見傷寒要方、

桂附八味丸、治陽氣衰於下之寒厥

熟地黃、(八兩)山藥、(四兩)山萸肉、(四兩)丹皮、茯苓、澤瀉、(各三兩)肉桂、附子、(各二兩)爲末、蜜丸、每服三錢、

六味地黃丸、治陰氣衰於下之熱厥、

即前方、去桂附、

人參散、治煎厥氣逆、頭目昏憒、聽不聞、視不明、七氣善怒、

人參、遠志肉、赤茯苓、(去皮)防風、(去苗以上各二兩)芍藥麥冬肉、陳皮、白朮、(以上各一兩)右爲末、每服三錢、水一盞半、煎至八分、去滓溫服、不計時候、日再服、

赤茯苓湯、治薄厥暴怒、怒則傷肝氣逆胸中不和、甚則嘔血鼽衄也、

赤茯苓、(去皮)人參、桔梗、陳皮、(各一兩)芍藥、麥冬肉

、檳榔、(各半兩)右爲末、每服三錢、水一盞、生姜五片、同煎至八分、去渣溫服、不計時候、

遠志散、治風厥多驚、背痛、善噫善欠、志意不樂、身背皆痛、

遠志肉、人參、細辛(去苗)白茯苓、(去皮)黃蓍、官桂、(各一兩半)菖蒲、熟地黃、白朮、防風、(各半兩)右爲末、每服、一錢至二錢、溫酒調下、空心食前、日三服、

# 痰飲七法

唐文郁

自冬至春、痰飲發劇、日夜哮喘咳嗽、一人有病、一家不得安眠、且終年累月、時作時止、其痛苦有甚於一病而亡、不幸得此、今家之患也、況此病富有遺傳性、由其年月薰染而成、故治此者、非胸有成竹不可、然金匱等書、普通難以了解、今覓得尤在涇先生、所定之痰飲七法、覺其成效頗著、因不辭抄襲之咎一錄以投醫報、俾普通之人、均得此捷徑焉、

一曰攻逐

古人云、治痰先補脾、脾復健運之常、而痰自化、然停積既甚、譬如溝渠壅滯、久則倒流逆上、汚濁臭穢、無所不有、若不決而去之、而欲澄治已壅之水而使之淸、無斯理也、故須攻逐之劑、

神仙墜痰丸、控涎丹、礞石滾痰丸、十棗湯、

二曰消導

凡病痰飲未盛、或雖盛而未至堅頑者、不可攻之、但宜消導而已、消者損而盡之、導者引而去之也、

青礞石丸、竹瀝丸、半夏丸、

三曰和

始因虛而生痰、繼因痰而成實、補之則痰亦固、攻之則正不支、惟寓攻於補、庶正復而痰不滋、或寓補於攻、斯痰去而正無損、是在辨其虛實多寡而施之、

六君子湯、

四曰補

夫痰即水也、其本在腎、痰即液也、其本在脾、在腎者、氣虛水泛、在脾者、土虛不化、攻之則彌盛、補之則潛消、非明者不能知也、

濟生腎氣丸、苓桂朮甘湯

五曰溫

凡痰飲停凝心膈上下、或痞、或嘔、或利、久而不去、或雖去而復生者、法當溫之、蓋痰本於脾、溫則能健之、痰生於濕、溫則能行之、

沉香茯苓丸、本事神朮丸、

六曰淸、

或因熱而生痰、或因痰而生熱、交結不解、相助爲虐、昔人故言、痰因火而逆上者、治火爲先也、其證咽喉乾燥、或塞或壅、頭目昏重、或咳吐稠粘、面目赤熱、

二陳湯加黃芩、連翹、山梔、桔梗、薄荷、

七曰潤、

肺虛陰涸、枯燥日至、氣不化而成火、津液結而成痰、是不可以辛散、不可以燥奪、淸之則氣自化、潤之則痰自消、

王節齋化痰丸

# 性病之將來

秦丙乙

性病者、指手淫、遺精、白濁、白帶、五淋、夾陰、花柳、等種種而言、凡病之因乎性慾、而戕及其生殖器者、皆得謂之性病、今者風俗日偸、性病流行、其在社會上之潛勢力、言之實堪驚人、良以物質愈文明、人心愈澆漓、機械變詐、偏重於肉慾方面、

是以近十年來、性病之猖獗、竟有突飛猛晉之概、語曰鑒往知來、性病之繁盛、既一至於斯、則揆諸既往之陳蹟、衡以現今之情形、而知未來之趨勢、因得下列之答案若干則、敢錄之以實本報、

一曰勞瘵之必多也、　性病結果、不出癆瘵一途、此人人所共知也、然既成勞瘵、即勢成末路、雖盧扁復生、亦無所施其伎矣、依現在之情形觀之、恐長此以往、性病將無減而有增、性病既多、癆瘵自盛、亦因果之相生也、然勞瘵具傳屍之蟲、小足以制一家之命、大延一邑一鄉、匪僅弱種實堪亡國、孰謂些微疾疢、無關大體者哉、吾知三四年後、通都邑之社會、患癆者之盛、必將開疾病史之新紀錄也、

一曰人口之寡弱也、　我國號稱四萬萬同胞、其實數十年來、繁殖之處自繁殖、而有死無生、多病少出之地、豈在少數、特未經總核耳、倘衡全國而平均之、則民生方面、恐無增而有減耳、今日患性病者、既普遍若是、則將來國民之生產額、定愈減少矣、蓋性病之人、斷難生育、子嗣爲艱、即所生亦必愚弱、十人如此、百千人如此、其關係於國計民生、豈淺鮮哉、

一曰腦力之落後也、　中國古醫書——內經——有言曰、腎者作強之官、技巧出焉、夫人身之腎、專主精液、腎強則精足、精衰則腎弱、性病之人、一言以蔽之、曰、竭精而已、人之精力有限、旦旦而伐之、有消無長焉、身且病而弱、衰而夭、又安望腦力之充足、精神之健全哉、因知將來之人、愚者必多於智者、優秀者少於不良者、年未半百、記憶之力已衰、人正有爲、事功之成先絕、凡茲一切、無非腦力落後之顯徵耳、

一曰目視之多瞽也、　經又曰、目者、五藏六府之精也、榮衞魂魄之所常營也、神氣之所生也、性病之人、精不足何待於言、則視力之退步、又奚疑焉、是知將來之人、定有人目一鏡之趨勢、閒之父老言、曩日舊禮敎勢力之下、架目鏡者、至少須年在三十以外、且家居不架、遇尊長必下、一有大意、便遭輕視、以爲失德・其麻煩、爲何如耶、今時之人、每有爲美觀計而戴者、恐將來之人、將易其虛榮心心、而爲不得己之舉焉、

# 謹芍藥以避風寒

錢又清

**正說**

芍藥苦平能散邪
故謹防散藥入口
必須先避風寒也

**謬說**

芍藥酸寒而收斂
故欲避風寒傷人
必須謹忌酸斂也

芍藥氣味苦平、載諸本經、而證明者、有張隱庵、葉天士、陳脩園等、用其平生之學問、及其歷年之經驗、解釋本經之意義、證明本經之治療、其有功後學、實爲不淺、惜三子未出以前、元明之際、不知何人倡說、指芍藥爲酸寒收斂、因是相沿、入於耳食之徒、不但出之於口、且筆之於書、貽害無窮、牢不可破、幸三子出而大聲疾呼、然世人之對於三子之言、亦猶元明諸家之對於本經明文、及仲景桂枝湯用芍藥之意、或見如未見、或固欲破壞、或惑於邪說、以故呼者雖高、應者仍少、可見學說不當、貽害於人之深也、余偶閱元明諸家之學說、其引證有言、古人云、謹芍藥以避風寒、誠不可忽、云云、觀此則知其誤解及牽強附會、不能了解古人之意義、夫古人之言、多有格言之寓意、蓋此句之寓意、在使人防患於未然、庶免後日之吃虧、如芍藥之苦難吃、欲免此苦、非先避風寒不可、換一句說、即是今日之避風寒、所以謹防後來吃苦藥的意思、但在元明諸家之意見、卻大謬不然、

彼之解曰、防護芍藥酸斂以避風寒內侵、此種隨文附會、死於句下者也、若曰護芍藥、即所以避風寒、則凡病風寒者、皆服芍藥所致、而不服芍藥者、雖單衣以冒觱粟之風、亦不致成風寒病乎、且夫張仲景傷寒桂枝症、用以解肌者也、反用芍藥之酸斂風寒、豈不大謬、則其誤解明甚、夫芍藥味苦氣平、能益血中之氣、即所以鼓舞營氣、使與衛和、斯其止汗之功、不在斂而在散也、若元明諸家之釋古人言、是猶冬烘先生之解釋孟子、謂嫂溺叔援、乃嫂方小便時、其叔必援之以手、若不援之以手者、是豺狼也、以溺作小便解、不能謂之不通、然究竟是孟子之本意乎、以辭害意、每多如斯、可嘆亦後可笑也、因節三子之言而錄之、聊作昔人之後盾、助其搖吶焉、

(經文)芍藥、氣味苦平、無毒、主治邪氣腹痛、除血痺、破堅積、寒熱、疝瘕止痛、利小便、益氣、

(張註)初之氣、厥陰風木、二之氣、少陰君火、芍藥春生紅芽、稟厥陰木氣而治肝、花開三四月間、稟少陰火氣而治心、炎上作苦、得少陰君火之氣化、故氣味苦平、風木之邪、傷其中土、致脾絡不能從經脈而外行、則腹痛、芍藥舒通經脈、則邪之在腹而痛者、可治也、心主血、肝藏血、芍藥稟木氣而治肝、稟火氣而治心、故除血痺、血痺除、則堅積亦破矣、血痺為病、則身發寒熱、堅積為病、則或疝或瘕、芍藥能調血中之氣、故皆治之、止痛者、止疝瘕之痛、肝主疏泄、故利小便、益氣者、益血中之氣也、益氣則血亦行矣、元明諸家、相沿為酸寒收斂之品、凡裏虛下利者、多用之以收斂、夫性質可以強辨、氣味不可訛傳、試將芍藥咀嚼、酸味何在、又謂新產婦人、忌用芍藥、恐酸斂耳、夫本經主治邪氣腹痛、且除血痺寒熱、破堅積疝瘕、則新產惡露未盡、正宜用之、若裏虛下利、反不當用也、

(葉註)芍藥氣平、稟天秋收金氣、入手太陰肺經、味苦無毒、得地南方之火味、入手少陰心經、氣味俱降、陰也、腹者、足太陰經行之地、邪氣者、肝木之邪氣、乘脾土作痛也、芍藥入肺、氣平伐肝、所以主之、血痺者、血瘀不行而麻木也、芍藥入心、苦以散結、故主之也、堅積、堅硬之積也、疝者、小腹下痛、肝病也、瘕者、假物而成之積也、寒熱疝瘕者、其原或因寒、或因熱也、芍藥能破之者、味苦散結、氣平伐肝也、諸痛屬心火、味苦清心、所以止痛、膀胱津液之出、皆由肺氣、苦平清肺、肺氣下行、故利小便、肺主氣、壯火則食氣、芍藥氣平益肺、肺清故益氣也、

(陳註)芍藥氣平、是夏花而稟燥金之氣、味苦、是得少陰君火之味、氣平下降、味苦下泄而走血、為攻下之品、非補養之物也、邪氣腹痛、小便不利、及一切諸痛、皆氣滯之病、其主之者、以苦平而泄其氣也、血痺者、血閉而不行、甚則為寒熱不調、堅積者、積久而堅實、甚則為疝瘕滿痛、皆血滯之病、其主之者、以苦平而行其血也、又云益氣者、謂邪氣得攻而淨、則元氣自然受益、非芍藥能補氣也、今人妄改聖經、以酸寒二字易苦平、誤認為斂陰之品、殺人無算、取芍藥而嘗之、酸味何在乎、(按)三子之註、雖各有見地、要皆公認芍藥為苦平、能疏散、通經脈、和氣血、故仲景於解肌和解等方、皆選用之、

## 方劑

# 痺厥要方略解（續）

鄭孟華

至於本方亦用桑白皮者、無非取其調溫藥以和中、助行劑以通絡耳、古人製方、大苦之劑、必佐以甘、大熱之劑、必佐以涼、所以治勝復之氣、而安和藏府也、濕爲陰邪、故亦以粥投之、同前意也、以上三方、爲痺門之主劑、痺之病源相似、故藥味亦多同、然三方分治三痺、則用意所在大不同、讀古方者、宜從同處、求其不同、勿於不同處、而求其同、則臨症處方、自頭頭是道矣、又、筋脈等痺、所附之方、多後人師心之作、不及昔賢遠甚、余意痺之別症雖多、當以此三痺爲綱、而用藥之道、亦當以此三方爲化裁、故余於諸方、錄而不釋焉、

黃耆桂枝五物湯　方見前

（釋義）此仲景之方、治血痺之劑也、失血痺之病、亦無非風寒濕三氣合病、其病正氣久虛、邪氣日深、故外症不痛、但覺身體不仁耳、名之爲血痺者、乃脈痺之類、血不流行、因而成痺也、昔人謂、不得與他痺證同法者、蓋未之細繹也、仲景之言曰、「夫尊榮人、骨弱肌膚盛、重因疲勞汗出、臥不時動搖、加被微風遂得之」按　第一二句、是言肥人、素有積濕、第三句、是言血分重感濕之故、汗出則濕生、疲勞則血動、第四句、是言血分感寒之故、臥則血內行、動搖則寒客之、第五句、是言血分既感寒濕、則加之以風、便應三氣相合之痺、且無須乎大風之邪也、仲景敘述風寒濕三氣之來源、其次第有如是明顯、故其治法、亦主乎去其風寒而已、黃芪能去血中之風、桂枝能去血中之寒、芍藥能去血中之濕、三物相合、爲治血痺之主藥、然血痺病、既由素體多濕而得、則屬著痺之候、故必須通其陽氣、以祛陰濕、勢非藉姜棗之辛甘化陽、健脾胃以去濕著者不可、故湯以五物名、是示人以此五者、不可缺一、且可因有五者、而得血痺之源也、至於血痺屬濕著之說、尤可於仲景明文中之鍼引陽氣則愈一語以證之、陽氣一行、則著者不可住矣、故河間治法、投之以粥者、亦無非引陽氣而已、孰謂金匱之論、不同於內經哉、

瓜蔞薤白白酒湯　方見前

（釋義）此仲景治胸痺之方也、夫胸痺者、氣虛而邪實也、肺主氣、風寒濕客之、肺氣不足、不能行之、則閉而爲痺矣、此內經肺痺之類也、痺者閉也、肺氣一閉、則上與下不利、前與後不通、故喘息短氣、以見肺氣之不利、胸背引痛、以見肺氣之不通、名之爲胸痺者、以胸爲肺之部也、胸中爲空曠之地、邪氣無所依著、故必藉痰涎以爲巢寨、是以胸痺必咳唾也、肺爲嬌臟、不容留邪、故方以去邪爲先、瓜蔞以散胸中之風邪、薤白以除胸中之濕邪、白酒以溫胸中之寒邪、合爲一方、專去三氣已附痰涎之邪、而爲宣中氣閉之要劑、故即以三藥名方、以明製方之大意、此三藥者、爲開胸逐痰之猛劑、今人每不敢用、而仲景竟於極虛之胸痺症用之、乃示人去邪急於補正、邪之不去、正將焉補之意、

（未完）

## 驗案

續前期

脈濡滑、左脈弦細帶數、陰分本虧、濕熱留戀募原、三焦宣化失司、脾不健運、胃不通降、十餘日未更衣、腸中乾燥、非宿垢可比、勿亟亟下達也、今擬理脾和胃、苦寒泄熱、淡味滲濕、

括蔞皮三錢　赤茯苓三錢　黑山梔錢半　鮮荸薺梗三錢　薤白頭一錢酒炒
炒枳實七分　通　草八分　鮮枇杷叶三片　仙半夏二錢　川貝母二錢
塊滑石三錢　鮮荷梗一尺　水炒川連四分　鮮藿香佩蘭各二錢　生熟穀芽各三錢

四診胸痞十去七八、腑氣已通、濁氣已得下降、惟納穀衰少、小溲短赤渾濁、臨晚微有潮熱、脈象右濡滑而數、左弦細帶數、苔薄膩微黃、腎陰虧於未病之先、濕熱逗留募原、三焦宣化失司、脾胃運行無權、葉香巖先生云、濕熱爲薰蒸粘膩之邪、最難驟化、所以纏綿若此也、再宜宣氣通胃、苦降滲濕、

清水豆卷六錢　赤茯苓三錢　銀柴胡一錢　鮮枇杷叶四片　鮮荷梗一尺
黑山梔錢半　炒枳實五分　塊滑石三錢　仙半夏二錢　川貝母二錢
通　草八分　穀麥芽各三錢　川黃連三分　鮮藿香佩蘭各二錢　括蔞皮三錢
荸薺梗一錢五分

五診　門人余繼鴻接續代診

小溲短赤漸淡、胃氣來復、漸漸知饑、頭眩神疲、因昨晚饑而未食、以致虛陽上擾也、脘痞已除、午後仍欠舒暢、良由濕熱之邪、旺於午後、乘勢而上蒸也、脾胃雖則漸運、而三焦之間、濕熱逗留、一時未能清徹、口涎甚多、此脾虛不能攝涎也、今擬仍宗原法、加和胃運脾之品、

清水豆卷六錢　赤茯苓三錢　塊滑石三錢　鮮枇杷叶四片　鮮荷梗一尺
黑山梔錢半　生於朮八分　通　草八分　仙半夏錢半　穀麥芽各三錢
炒枳實八分　鮮藿香佩蘭各二錢　荸薺梗錢半　杭菊花錢半　括蔞皮三錢
川貝母二錢　橘白絡各一錢

（未完）

# 藥物

## 牡蠣之研究（續）

次公

牡蠣若作丸散、亦可煆用、因煆之則其質軟稍、與脾胃相宜也、然宜存性、不可過煆、若入湯劑、仍以不煆爲佳、——錄衷中參西錄第四期、

郭受天曰、瘰癧一病、係因於虛損而致淋巴發炎、由顯大以至于破潰、加爾叟謨鹽類、——牡蠣之主要成分——既有强壯作用、增加一般組織之活力、高其抵抗之效能、即吾國所謂補正以却邪也、况又消炎制泌作用、于粘膜則限制其分泌、又于漿液膜腔、不但防遏其炎性滲出液之發生、而于漿液膜腔滲漏液之生成、亦能限制之、是故虛損之原因已除、而淋巴腺之炎症、當即消散、並配以功專消炎之元參、化痰之貝母、分功合作、效力加强、陳氏謂本方平淡神奇、當共寶之、信不誣也、——節錄南京醫學衛生通俗報一〇四期、——

### 東人研究

聚英館治療雜話曰、世醫但知牡蠣能止汗、澀遺精、至若除心下氣痛、消痂癥積塊、則未之知也、此不讀本草之弊也、丹溪心法云、牡蠣一味、以酒服之、能療心脾氣痛、又好古曰、牡蠣入足少陽、爲輭堅之劑、其他之本草、則專療痂癥積聚、（中略）總之、牡蠣爲心胸嘈雜、及心下氣痛之妙藥也、反胃初發、未至衰弱者、以本方——按仲景桂枝甘草龍骨牡蠣湯——加牡蠣極佳、以吞酸嘈雜、嘔吐爲目的也、若心胸刺痛者、猶効、牡蠣之治氣滯痛者、已詳於本草、且亦明于蘭醫、其說曰、以石灰置于腐敗之白酒、能轉酸爲佳、如人之水飲、久久滯留于心胸而爲酸水者、以石灰種類之牡蠣、則能治吞酸嘈雜、此理之常也、又如因氣發之病人、近世多以順氣豁痰之劑、加牡蠣者、此亦攷究之、

湯本氏曰、本草備要、牡蠣澀腸、補水軟堅、以鹹能軟堅、化痰、消瘰癧、老血癥疝、以澀能固脫、治遺精崩帶、止嗽斂汗、固大小腸、以其微寒固能清熱補水、以上諸水、非不可用也、或有不偏、或有偏見、或涉于枝葉之議論、雖稱完璧、蓋本藥以胸腹動爲主目的之驚狂、以煩躁爲副目的而用之、雖如東洞之言、有足證者、亦有不可不用者、血下陷云云、即是血脈集合人體內部、不能循環體表、因而驚狂煩躁、或如南涯氏之說、寒多而煩、未致驚躁者、宜用本藥、以此難以應用本藥恒久不變之法則、其他諸說雖非無參攷之價值、然難爲應用本藥上之定則、以余之實驗、宜用牡蠣者、即本來或誤治變成虛弱、或腹部軟弱、而未陷入陰證者、以此體質及胸腹動爲本藥之主目的、以驚狂、煩躁、幻覺、不眠等、或神經症狀及諸家之說、爲副目的而用之、

本藥之作用、大似茯苓、而其門自有別、即茯苓之悸、以手按之應手甚少、而本藥即大顯然耳、茯苓有筋肉攣急、而本藥則無之、又茯苓無渴症、而本藥則有之、且本藥亦類似黃連、然黃連爲實證、本藥則屬虛證、又黃連亦有熱狀腦充血之徵、而顏面紅潮、本藥則不然、

（未完）

## 常識

# 癢者之恩物

胡唯誠

**癢之原因** 凡血虛人、皮膚少血液滋潤、則毛孔空虛、風邪易入、濕邪易注、風濕搏於皮毛而發生微細菌、因而癢作、故皮膚易癢之人、多屬血虛之體、搔之則血液受激刺而外行於皮膚、皮膚得潤、則風濕立退、所以治癢之方、無非活血散風去濕殺蟲、而最要者、爲滋潤血液耳、內經云、癢者爲虛、是其義也、

**指甲之害** 癢之以搔爲快、全爲激刺血液之故、其理由已述於上、故癢則必用指甲亂搔、乃成天然之治例、但指甲不搔則已、一搔則癢不斷頭、又搔又癢、甚至搔血而不覺、豈非癢得搔反不快、或癢之不宜搔乎、不知指甲搔癢、其風濕輕者、或血未虛甚者、原可稍搔即解、若其人血分太虛、或風濕過甚、則非獨無益、且指甲附有微細菌、易於與風濕化合、故有因搔而反致成瘡者、俗稱指甲毒、在中醫學說言之、爪(指甲也)爲風之餘氣、風爲百病之長、則指甲之害可想見、豈獨搔之始見其害哉、

**恩物爲何** 癢既不宜於指甲之搔、則癢時非搔不可、又當以何物代之、世有倡用竹製手形者、然既不便、且硬而不適於皮膚、不得謂爲恩物、或有倡用穿山甲者、不知穿山甲之毒、更甚於指甲、雖曰以毒攻毒、然究竟使我皮膚受傷、他們相攻得熱鬧、却使我無辜的吃虧、只又何必呢、所以我現在得了一個搔癢的恩物、特地介紹出來、牠就是不值銅錢之絲瓜絡、

**老絲瓜絡** 絲瓜絡一物、致之本草、有去風濕、活血脈之功能、故用牠搔癢、非但於實際上有益、且與原理不背、所以用牠搔癢、既不會搔出血來、又不會發生別的作用、一搔癢止、再搔癢除、而且先把牠放在開水中洗淨、用時又柔軟、又清潔、用過之後、還可以消消毒再用、洗浴時、又可以擦擦身上的齷齪、眞所謂其功不可盡述、而爲癢者之唯一恩物也、

# 辨孕之法

胡唯誠

**脈辨**

婦人二三月、經水不行、此時胎氣最甚、易於診得孕脈、若過五月、則胎氣漸收、反不易脈辨、故欲決此疑者、莫妙於二月至五月、請善於脈理者診之、有孕之脈、寸微、關滑、尺數、往來流利、三部重按勻而彈指、尺脈滔滔不絕、三月之時、其氣最甚、其脈亦漲大、按之如珠之流動、至五月、其氣漸收、其脈亦收束、按之漸形沉實、但始終總無散亂之象、而有完固之神、身雖有類唐之病形、而脈則無痿弱之邪脈、善診脈者、自然知之、至右脈滑實是女、左脈滑實是男、亦不過理想而已、當以形辨之、

**形辨**

孕者三五月之間、令人摸其腹部、上小下大、形如箕者、是女、因女胎面向母腹、其足膝抵母腹之下部故也、如摸得腹部、正中圓高、形如釜者、是男、因男胎面向母背、其背脊抵母腹之中部故也、又有孕之婦、乳房由三至五月、陡然發漲、且有極軟之結核、其核見於左乳者、爲男、見於右乳者、爲女、其說與脈辨相似、但不若摸腹爲準確、

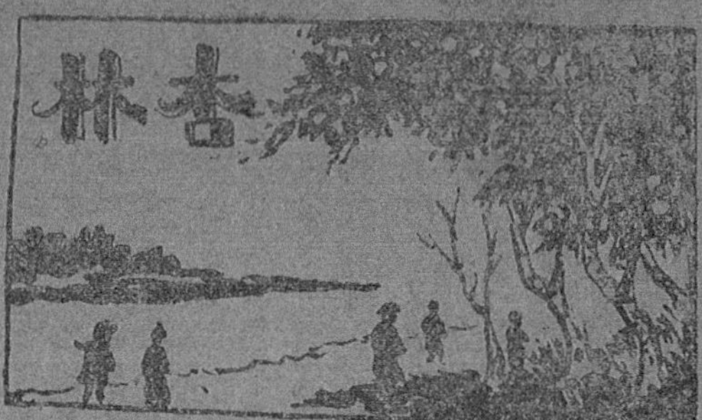


## 新返老還童長壽法

美國準路易埠之大富豪拉曼、以製造工業致富、生平喜研究長生法、歷二十年、最近本其研究結果、刊行『新返老還童長壽法』一書據其發表之方法、僅需百九十二日、即可達到目的、其法頗爲奇突、凡欲長壽者、須赴如檀香山島等、半熱帶地域之海岸、努力爲苦行生活、裸臥沙上、頷枕圓木、伏身而寢、進食亦照此姿勢、由此每日游泳、其時間每日一小時十分許、漸增至十二小時、食物用新鮮水果、漸增其量、以後爲修業期間之常食、睡眠時間務短、一日數次、修業期間以百十二次、每次三十分鐘爲理想的、最要者、在此修業時、屏除一切俗念、斷絕交際、依氏自己之經驗、至百九十二日、內體之組織完全更新、要之　運動休息姿勢呼吸食物之關係渾然統一、細胞組織亦變化、四肢百體活動自由、肺臟强健、血液淨化、筋肉活動增加、消化器之活動亦甚勇猛云、

## 食鷄子

黃君博

鷄子、人之所同嗜也、於現時之風俗習慣上每屆歲除、各家均煮茶蛋雞子、預備正初饗客、名曰（吉利）凡人家之添丁者、必採購雞子煮熟、染作茜紅色、分饋親朋、名曰、（送喜）其他用以佐中西餐、及製爲各式點心者、亦不一種、此吾人食鷄子之大概也、夫古人嗜此者多矣、淸聞進新綵鷄子、用以入貢、（唐書）周武帝好食鷄卵、名爲白團、（冥報記）正且吞生鷄子、可以鍊形、（周處風土記）正月吞鷄子赤豆七枚、可以辟瘟、（葛洪鍊化篇）寒食節、有鬥鷄卵之戲、（玉燭寶典）戴逵有以鷄卵汁溲白瓦屑、作鄭玄之碑（晉書）或有人因病就茅君請福、借鷄子以判吉凶（神仙傳）游涉大川、不畏風濤、破鷄子以祝順利、（抱朴子）若是則鷄子之爲用大矣、然食鷄子之趣史亦多、李道彥貪食無度、有冷疾五年、衆醫不瘥、後經吳郡齊緒澄太守、令取蒜一升煮服之、乃相繼吐出涎裹之物十四頭、已成鷄形、（南史）因食鷄子過多、遂於腹中化而成鷄、豈非咄咄怪事、若王述性急爲累、嘗食鷄子、以箸刺之不得、便大怒擲地、鷄子圓轉不止、便下床以屐齒踏之、又不得、嗔甚、掇納口中、齧破而吐之（晉書）述有怒癖、夫食鷄子、亦細微事耳、愈性急、則愈不得食、遂演出奇形怪狀、終於吐棄、有不令人聞之而噴飯者乎、他若（兩般秋雨盦隨筆）有人餽得心大師鷄子若干枚、大師吞咽、作偈曰（混沌乾坤一殼包、也無皮骨也無毛、老僧帶爾西天去、免在人間受一刀、）和尚破戒食葷、（即此一詩、說得來如此慈悲、便可解脫一切、是又食鷄子之自圓其說者矣、）

## 治小兒豆塞鼻中之良法

芸

免去刀圭　毫無痛苦　有小兒者　不可不誌

**不得其法之痛苦**

浙友某君、方自原籍來、與余話別後事、旁及醫界新聞、告我以一極慘痛之事、爲其鄰人之子、年方二歲、一日、家人稍不當心、小兒取黃豆爲戲、誤塞於鼻中、小兒不知、自用小手之指扒之、豆愈扒愈進、及爲家人覺察、豆已得潮漲大、堵塞不出、挖之愈不得下、皇急無措、乃送入器械醫

院、施以破腹藏珠之法、將鼻管剖開、方得取出、小兒住院一月、幸獲生存、然其所受之痛苦、聞者亦當爲之鼻酸、至於用去之醫藥資、更不知其幾、幸而未患破傷風、不然更爲慘痛矣、小兒開刀之時、某君亦伴去、云其母幾至嚇昏發厥、其告余時、尙頻搖其頭不已、

## 不費分文之良法

余聞其言、忽憶及余叔岳某公、常述其往事一則云、伊邑某醫生、家有三歲子、因兒戲納豆鼻中不得出、家人皆驚慌、適醫以出診至余叔岳家、該家人急追踪至、告以上事、醫者急返與同、少頃復來診疾、叔岳問以兒之現狀、醫云已安然矣、乃叩其術、何神若斯、醫乃告以其思想之成功、其法令其親愛之人、抱之端坐、復用手指、按有兩耳目、及未經豆塞之一鼻、如此則小兒口開、施術者、乃以本人之口、對小兒之口、作短促之吹、於是鼻中之豆、從吹氣而彈出、此不了之禍、在此一頃即除矣、其思想之理由、因人之七竅相通、而鼻之於口、尤爲直接、如鼻涕在鼻、略嗅之即入口、是其證也、小兒鼻中有物、不知吼出、故用對口吹法、有如大人之一吼而出、余叔岳聞之、爲之稱絕、常舉以告人、余聞之以爲不足奇、略具中醫意理者、當無不知之、故未爲公之於世也、今聞浙友之言、乃知此種兒事常有、而此種常識缺乏、遂述所聞、以告友人、而友人深悔余之不早以告人、致此小兒受此痛苦、因亟錄之、以投上海醫報、

# 醫病用術之奇觀

凌平殘

千金小姐

(一)　非禮相加

大好頭顱

(二)　飽以鐵槌

凍死鬼兒

(三)

### 解衣狂奔

南通、有某氏女、荳蔻年華、正待字閨中、一日、晨起曉妝、方對鏡理其雲環、忽手舉不得下、驚呼家人、無有良策、乃邀鄉及城中諸名醫至、共商妥速之法、且靈驗而無痛苦者、如能醫癒、不惜重酬也、會有某醫者、聰穎過人、乃告於衆曰、余有一極靈之術、既不施刀圭、且無服藥之苦、能於數秒鐘內、使之恢復自由、諸君請作壁上觀可也、主人心喜、立出言約以促之、某醫乃請主人　將小姐扶立中堂、退去侍婢、命諸來賓、觀其獻技、於是衆目睽睽之中、此醫者、乃上前逕爲拉女之下衣、女羞羞、急以手下奪褲腰、斯時舉而不下之手、竟於一霎時間、毫無痛苦而愈、因此某醫之名大著　（第一節完）

某邑有傷科者、素負盛名於一時、其治法之奇、鄉人每引爲佳話焉、一日、有商人某甲、偕其子、踵門求醫、其子患頭斜症、已數日不愈、得於病起之後、雖用力扶正而骨格格作聲、終以不可扶正而止、旣就診於傷科某君、某君乃命僕人、縛商人子於椰、更命僕至就近糟坊、借一榨榧用之、榧至、某乃擎掌取榧、怒向斜處擊去、商人子、見狀大駭、力側其頭以避之、及至榧擊頭時、始覺塊然者、乃一紙製之榧也、然數日不愈之斜頭、卽於霎側之際而正、其預製之紙榧、可見平日對於以術治病之深有研究矣、其能享大名宜也、　（第二節完）

距南通三十里某村、田舍翁之獨養子、自幼溫養過度、及長不能耐風寒、雖在炎暑、仍須棉服、田舍翁憂之、乃商於中醫某、許以千金爲壽、醫某應之而往、至則其人方坐密室、中醫乃惡言大罵、其人以此不速之客、竟無禮若此、不覺怒火中燒、遂還之以罵、醫乃且罵且逃、某人即追踪而出、相追數里許、醫乃轉身脫衣作相打勢、其人亦脫衣以備相打、於是此起彼伏、此伏彼起、其人頃刻、汗涔然下、周身熱度增高、自幼畏寒之疾、至此竟被打倒、及田舍翁趕至、其子已成半身之模特兒矣、於是爺驚某醫之神、爲之頌揚不絕、　（第三節完）

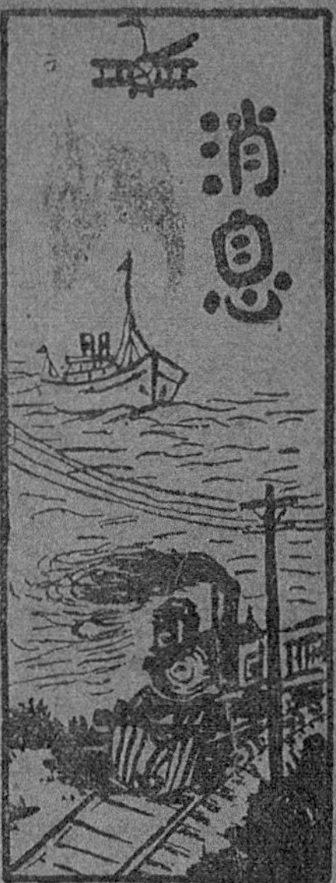


## 再誌全國醫藥總會廣西省分會被彈炸毀案

廣東第八路總指揮部快郵代電第二三七號

全國醫藥總聯合會覽馬代電悉業令梧州市長查明實情分別議恤具報以憑核辦矣特復總指揮陳世印

廣東省政府批財字第一七號

代電一件據梧市全體中醫學會電球江飛機擲彈適中該會全部會員馮鈺堂全家老少慘斃多命左右房屋傷斃多人請迅令調查確實酌予撫卹由

馬代電悉候轉送第八路總指揮部核辦仰即知照此批

委員會主席陳銘樞　十九年一月八日

總會代電梧州中醫學會

（上略）前據該會呈請與陳軍交涉炸毀會所並爲會員馮鈺堂全家伸雪一案當即擬具詳情專電第八路總指揮部迅令調查酌予撫恤等情去後茲奉第八路總指揮部世電內開（中略）轉飭等因奉此合亟電知查照仍希將該市市長查覆詳情暨被災後狀況據實具復以憑核辦（下略）

## 全國醫藥團體聯合會籌募建設經費委員會簡單

第一條　本會根據第一次臨時代表大會議決案組織之定名曰全國醫藥團體總聯合會籌募建設經費委員會

第二條　本會以本屆臨時代表大會所推定之委員爲委員遇必要時得由委員會之議決補充其名額咨請總會執行委員聘請之

第三條　本會以籌募經費促成全國醫藥建設事業爲宗旨列舉如下

（甲）——建築總會會所

（乙）——設立醫藥學校

（丙）——設立大規模醫院

（丁）——設立醫藥陳列所

（戊）——設立醫藥圖書館

（巳）——關於其他醫藥事宜

第四條　本會設事務所於上海酱理事三人處理日常事務及報告召集等事項

第五條　本會先設經費保管處三處上海藥行喻義堂爲第一保管處香港中藥聯商會爲第二保管處漢口飲片商會爲第三保管處刊刻圖記分別頒發

第六條　本會暫不另置事務員一切事務得委託總會事務員兼辦各委員及理事保管處一槪不支津貼以節經費但郵稅匯費不在此例

第七條　本會募欵收據應用四聯式以一聯交捐欵人一聯由經募人存查一聯報告本會一聯通知保管處核收

第八條　本會支款手續除經委員會決議鈐印外並須得理事之聯名副署及各該保管處負責代表加蓋圖章始能取款

第九條　本會對於獨力捐助或經手勸募集成巨欵者得優予獎勵其規則另訂之

第十條　本會全體委員會每年開會一次事前應將議提預爲通知各委員如因故不能出席時得用書面陳述意見或委託代表出席遇必要時得臨時召集之

第十一條　本會理事每月舉行常會一次得通知所在地委員列席共策進行但至規定時間尙未足數時須延長一小時過必要事項並得臨時召集之

第十二條　本簡章如有未盡事宜得由委員三分二之同意修改之

中華民國十九年一月廿日第二次委員會修正

中華民國十九年二月十二日出版

# 上海醫報

Shanghai Medical Weekly

介紹醫藥常識
提倡公共衛生
促進民衆康健
傳達醫藥新聞

## 第五十六期
（斑疹專號）

每逢星期三出版

今日本報一冊另售洋五分

上海醫報社編輯及發行

社址上海西門內南石皮弄九十八號

### 定報價目

國內每年連郵費大洋兩元台灣日本同
國外每年連郵費大洋三元
半年不定
郵票九五折扣四分以內爲限

中華郵政特准掛號認爲新聞紙類

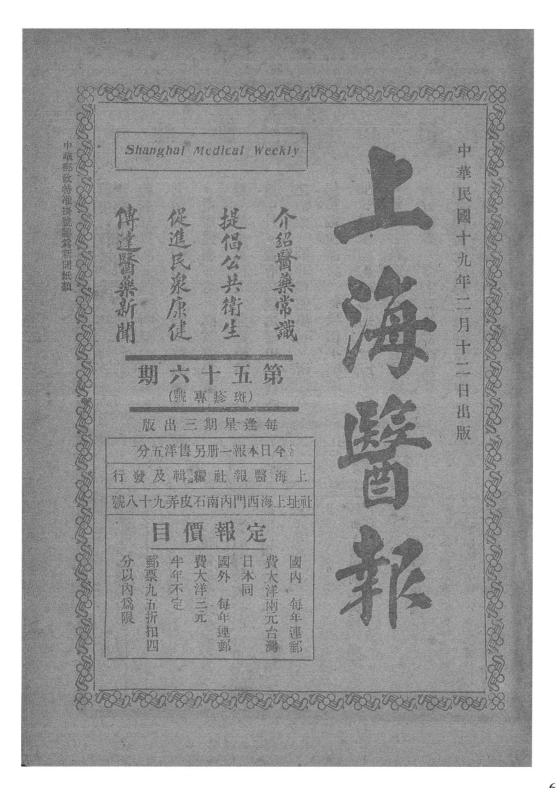

別開生面 完全刷新 之第二年 **上海醫報**

更為讀者求便利之一

發行部特將報紙裝訂成冊

發行部為讀者對於報每期紙、裁裝成冊時、必參差不齊、故特裝訂成冊、將來五十小本、彙成一巨冊、既便利又美觀、希讀者注意、

▲啓事代函

茲為接得多數讀者來函索補本報第一年之報紙、而第一年報紙、早已銷售一空、無法照補、附此聲明、希即原諒是幸、

上海醫報

第五十六期

目錄





## 常評

### 公共衛生

鴻

吾中華民衆之對於公共衛生也、其程度之幼稚、固無庸諱、換言之、卽無道德心是、不論其爲城廂村市、隨地便溺、呈露道途、垃圾滿地、隨風飛舞、菜蔬之根葉、瓜果之皮子、靡不滿地遺棄、値無一塊乾淨土、今姑舍遠言近、病家之藥渣、必傾倒於街道中心、以謂藥渣散、病亦隨散、此言固迂而愚、但借辭以破壞公共衛生、可見一斑、語云、各人自掃門前雪、莫管他人瓦上霜、古之人尙肯掃門前之雪、今之人恐門內之塵、亦不之掃矣、春之瘟、夏之疫、與公共衛生、人盡知其有密切關係、而秋之瘧痢、乃其遺患、年喪於是者、難以實計、誰羅斯害、誰負斯責、一歲之計在春、吾望司衛生事業者、早爲之備、遲恐莫及、要知民衆忸於習慣、難以驟改、設臨渴掘井、徒唱高調、無益也、

## 學說

### 斑麻痘疹之分別

鄧可則

〔字義之分別〕

斑、色之不純者也、如虎豹之皮、有斑文也、麻、色白而粒小、如脂麻之形也、痘、其形如豆也、豆之小者如菉豆、豆之大者如蠶豆、痘之大小、亦如之也、疹、其形如珍珠也、珍珠之大者如黃豆、其小者有如沙粒、疹之大小、亦復如斯也、

〔內臟之分別〕

斑、內發於脾、脾主肌肉、斑之外現、在肌肉之分也、
痲、內發於肺、肺主皮毛、痲之外現、在皮毛之分也、
痘、內發於腎、腎主骨髓、痘之外現、由骨髓之分透出也、
疹、內發於肝、肝主筋血、疹之外現、由筋血之分透出也、
四者皆屬於心、經云、諸痛瘙瘡、皆屬於心是也、

## 外因之分別

斑之外因、或傷寒失下、傷寒之症、下不嫌遲、然當下失下、則熱毒蘊於脾胃而成斑、或溫熱失表、溫與熱症、不可發表、然當表不表、則熱毒蘊於肌肉而成斑、此皆誤於盡信書之咎、而創此下不嫌遲及忌表之說者、未曾研究傷寒急下之文、及溫熱涼散之旨耳、

痲之外因、或風熱初起、邪客肺經之中、或濕溫將退、邪從肺氣外達、

痘之外因、或由衣着過暖、漸引腎邪外泄、或由勞動汗出、頓觸腎邪外越、或由口鼻吸受時行痘毒、立使腎邪外應、

疹之外因、或由寒邪內鬱、束其筋、搏其血、或由風邪外入、觸其筋、激其血、

## 見象之分別

斑之見象有二、一爲陽斑、一爲陰斑、

陽斑、面赤、斑如錦文、色紅高起、可以手捫而得之、咽喉痛、今時所稱爲猩紅熱症、當屬指此、此邪正俱實之候、當以溫熱壅盛而成、故甚則吐膿血也、(此又名陽毒)

陰斑、面青、斑色黯晦、不能高起、色青者危、色黑者死、咽喉亦痛、此邪實正虛之候、溫熱雖盛、氣血不能應之、故其身疼如被杖也、(此又名陰毒)、

痲之見象有二、一爲實痲、一爲虛痲、

實痲、病起之時、一有發熱、皮膚之間、胸脘之際、粒起如痲、似疹而色白、似痘而不高無漿、此風熱襲肺、最實之症也、肺氣內燥、外結於皮毛而然也、(此是眞痲)、

虛痲、病退之時、發熱漸解、皮膚之間、胸脘之際、粒起如痲、似痱而形大、似瘔而色白、此濕溫之邪、已從肺氣外佈也、邪氣方退、正氣待復、虛候也、(此又名白瘔)

痘之見象最多、要分爲二、一名眞痘、曰一水痘、

眞痘、發熱三天、然後見點、三天而後齊點、三天而後行漿、三天而後漿滿、三天而後痂成、其中證象、非可簡述、要以耳冷尻冷、耳後有紅筋爲準、此重大之症也、(此又名爲天花)、

水痘、發熱一二天、即現如痘形、但無根脚、色白如晶、越日、痘皆飽滿、盡含水液、此病發於膀胱、溫邪行於肌表之故、(此又名爲假痘)(夏月即成天泡瘡)、

疹之見象、亦分爲二、一曰痧疹、一曰癮疹、

痧疹、其形如沙、故名痧疹、又痧者由痛也、此疹之發、必見腹痛、故謂之痧疹、總由於風邪入於血、致肝筋不舒而腹痛、肺熱冲肺而咳嗽、痧疹者、乃疹之兼痧者也、今人目疹爲痧、復混以猩紅熱名之、愈失愈遠矣、蓋痧疹多有兼喉症者、頰挾肝熱、移於肺胃也、痧疹之喉、輕而愈遲、斑毒之喉、重而易愈也、(此又名瘄子)、

癮疹、其疹隱於皮膚之中、故名癮疹、又癮者陰也、陰虛之人、常易患癮疹也、其疹無咳嗽腹痛、但身有微熱、疹時出時沒、出時則膚癢、此肝之血分不足也、(此又名風瘰)

## 結論

夫斑痲痘疹、昔日以小兒爲限、今則無論老幼、人之稟氣漸薄可

知矣、治之者、本有專科、然論之者、每有所混、以同一病症、倘有虛實眞僞之分、何況本不同者而强之同、甯不誤人性命乎、因不揣愚謬、爲之分折清楚、、至其治法、尙望於各家專書、具此隻眼以搜尋之、

## 疫痧之新治療

袁公才

■邪盛於表

◎宜速發之

■邪盛於裏

◎宜速下之

疫痧之本來面目、余已述於前、則此猩紅熱症、陽毒發斑症、究以何法爲極有效、余不敢自私、略述於次、以俾同胞採擇焉

(一)表症、宜汗者、

頭痛、身熱、骨節痛、口渴、飲少、脈浮滑、病在三日以前、身之紅斑、見而未透、咽喉腫痛欲爛、宜速進解表之方、

方用麻杏石甘湯、

麻黃去節一錢、苦杏仁去皮尖二錢、生石羔三錢、甘草一錢、右藥四味、先煮麻黃去沫、入諸藥煎、病重者一日服三劑、以汗由斑透爲度、初服一劑、身當熱更甚者佳、勿畏、是毒邪外泄之候也、

(二)裏症、宜下者

頭痛鬫中爲甚、口燥脣焦、大渴引飲、脈滑數洪大、舌焦黃或乾裂、斑不易透、色轉紫黑、喉爛且陷、病已三日外者、

宜急下之方、

方用涼膈散加減、

連翹、焦梔、黃芩、薄荷、甘草、各錢半、大黃朴硝各五錢、水二盞、竹葉七片、煎服、得下則班色轉、色上潤、甚或身反汗出者、勿恐爲脫汗、乃裏通而表亦解也、

(按)班之治法、古人必用升提之品、非近代疫症所宜、若陳耕道疫痧論治詳矣、然其方、急救無益、流弊有餘、蓋疫痧斑毒、全由溫邪、失汗失下而增劇、各在表時、速清其胃而發其表、則濕毒無牽絆之處、若在裏時、速改其脾而瀉其裏、則溫毒無立錐之地、全在治之神速、故方法不在多、而在適當、此危急之症、非可用和緩之法也、

## 痧疹之新治療

袁公才

▲痧疹首宜分治

▲痧宜清疹宜溫

▲痧疹未宜同治

▲痧宜瀉疹宜散

疫痧之治療、已略述於上、至於正式之痧疹、又將何以治之、夫痧者痧子也、疹者疹瘰也、痧小而疹大、痧實而疹虛、痧由外感而發、痧由內傷而起、痧與疹、同中有異也、內經有癮疹而無痧疹、蓋癮即今世所謂疹瘰、有時可以隱藏也、疹即今之所謂痧子有形可以診見也、古人以文名病、今人以俗名病、故相差遠矣、醫以從俗爲時、故余今仍從俗名、以痧子名曰痧疹、以疹瘰名曰癮疹、庶幾欲究斯道者、藉以得其線索焉

(一)痧表疹症、宜於清解者

頭痛、喘急、咳嗽、嘔惡、目赤含淚、腹中陣痛、或痧已出或未出、其痧出也、形小而粒粒可數、且有尖頂、約發熱後、二日而見者爲輕、三日以後者爲重、至七日以外、隱而不透、喘不止、腹痛秘者、危矣、

方用銀翹散加減、

連翹三錢、銀花三錢、桔梗一錢半、薄荷一錢、炒牛蒡三錢、荆芥錢半、炒香豉二錢、光杏仁二錢、炒赤芍錢半、甘草一錢、蟬衣八分、山淡竹葉一錢、焦查肉三錢、荷葉一角、

病氣初客上焦、宜加桑葉、菊花、已犯中焦、宜加象貝、瓜蔞、如入下焦、宜加焦梔、丹皮並用水煎服、

此方服後、痧子滿佈、熱度或增高、氣分必大暢、再服痧子漸焦頭、身熱輕減、三服愈矣、

(二)癮疹表症　宜於溫解者、

頭時痛、身時熱、無咳逆等症、腹或隱痛、疹時出時沒、出時虛癢、疹粒大小不勻、頂平不尖、色不甚紅、且或黃白、發出最易、或寅時覺受風、卯時即發疹、入夜則出、日間多沒、遷延難愈、

方用治風六合湯加減、

羌活六分、防風一錢、當歸三錢、生地黃三錢、炒赤芍二錢、川芎錢半、茜草二錢、左秦艽錢半、

瘦人加丹皮、焦梔、肥人加芽朮、黃芩、並用水煎服、此方服一劑、疹雖出多、癢即告痊、再劑疹瘰漸減、三劑全愈矣、

(三)痧疹既經清解、癮疹既經溫解、或未經清解溫解、而其邪熱過甚、灼其陰血　均宜表裏雙解之、

痧疹、風熱太甚、陰血被耗、痧出稠密、色紅轉紫、氣逆不降、腹滿不大便、而身熱如炙者、

癮疹、血虛生風、風極生熱、疹出塊大、癢而且痛、身灼熱無汗大便秘結、咽乾目痛、夜不安臥者、

方宜雙解散加減、

『編者按』即前之防風通聖散、藥味見前、故不重錄、

痧疹者、宜倍硝黃麻防、癮疹者宜倍當歸芎芍、汗多宜減麻防、熱甚宜增連翹、均用水煎、生姜酌用、

此服後、邪甚於表者、必得汗解、邪甚於裏者、必得下解、更當審其表裏症之孰多孰少而繼以清理調養之法、則痊可待矣、

(按)痧疹之始、風熱外甚、氣分之病居多、故宜清而輕者、從陽化氣爲主、癮疹之始風熱內起　血分之病居多、故宜溫而重者、從陰和血爲宜、至於外甚者、內攻於血分、內起者外達於氣分、邪氣充塞於表裏、是邪盛血正將不支、故非速奪其邪、不能安其正也、治病之要、審症的當、用方敏捷、不可稍存猶豫者也、故余所述、法簡而方略、其中自有神效存焉、

# 孕婦斑疹證治述要

吳吉人

凡診治孕婦者、多以溫經和血固氣安胎爲先、不知孕婦而發斑疹者、即不可泥胎孕、執用此等方法、如係發斑、宜先透解、次用清熱、一如常人治法、若執用成法、必致凝滯斑毒、不能外透、因而纏綿變症、若已透而熱未消、恐熱侵胎元、宜護胎塗臍法、若屬疹痧、宜清肺透表、亦不可拘用血藥、以治疹邪、更不可用溫燥之品、以助疹熱、無論斑疹、總宜清透爲宜、蓋清之則熱退透之則邪散、自不致內損胎元也

塗臍護胎法、治孕婦外感發斑、已透、熱未止、恐熱入子宮、用此塗之

以井底泥、塗臍以下二寸餘、以綿護之、良久再易、

# 痧疹探原

凌半殘

古無痧字　清代始有　同時痧字　發現二義　其實二病　本屬同源

（甲說）痧、方書名爲痲疹、吳音呼爲痧子、浙音呼爲瘄子、北音呼曰疹、或曰丹、

（乙說）痧、字書不載、集韻有瘷字、音蘇、疾也、痧字或當作瘷、痧與瘷、一聲之轉也、集韻又有瘙字、亦云疾也、今世有瘙痧之疾、或作瘙瘷欸、又說文有疛字、注腹中急也、廣韻古巧切、與絞同音、即古絞腸痧矣、按疛、方書云、穢氣感觸邪熱而發之病、是爲今之痧症無疑、

（論斷）觀夫上說、是痧有二症、症各一義、察之今病、則知上說乃從俗言、非正也、甲說之痧、乃疹之俗名、乙說之痧、乃霍亂之俗名、但俗名並有分別、疹曰痧子、霍亂曰痧氣、子與氣、即是大分別處、甲乙取其名論病、而不加以分別、使閱者聞者、徒生疑義、因而痧之與疹、混而不分、如乙說之羊毛痧、本屬不經之談、今世竟有稱之爲羊毛疹者、愚惑鄉人、莫此爲甚、夫痧之取義、病之外現、有沙粒之形也、甲說之疹、疹出如沙粒、一病即自現、故俗有痧子之名、甲說之霍亂用括法括之、即有沙現、故俗有痧氣之名、一出於天然、一出於人造、以疹名痧、尚不失以形命名之旨、以霍亂名痧、尚不失以候命之意、然子與氣二字、仍當從俗加入、方不亂人耳目、至於以霍亂逕名爲疹、則未免混魚目於珠、此由甲乙二說之不分、有以致之、至於二症、以余實地攷之、本屬同源異流者、一發於臟腑、一發於經絡、均屬肝臟病、古人論疹爲心脾濕熱、不知痧疹之發、少腹必痛、癮疹之發、出沒無定、攷之於經、凡少腹痛者、必屬於肝、而往來作止者、非少陽即厥陰、少陽屬胆、厥陰屬肝、肝胆相爲表裏者也、故知疹乃肝臟病及經絡者也、霍亂論者、多主脾胃、不知霍亂必吐瀉並作、或腹中疼痛不得吐瀉、甚或轉筋目陷、若以經攷之、則厥陰病吐瀉並作、而腹中疼痛、亦惟厥陰獨有之症、筋者肝之所合也、目者肝之開竅也、故知霍亂乃肝臟病及臟腑者也、肝主血分、故痧子色紅現於外、而痧氣色紅現於肉也、且以治法攷之、痧子最要之藥、如薄荷牛蒡、焦梔查肉之類、皆屬特效之品、若究其性、無非舒肝之劑、而霍亂最要之藥、如黃連吳萸木瓜蠶砂之類、皆屬特效之品、若究其性、亦無非清肝之劑、而非心脾藥也、非脾胃之藥也、余故曰二症本屬同源、雖然、其源雖同、其流則異、治疹之藥、以之治霍亂則嫌緩、治霍亂之藥、以之治疹則峻、且一爲舒經絡之劑、一爲清臟腑之法、截然不同也、故余對於甲乙二說、嫌其混而不分、既曰從俗、仍當續以子與氣二字、否則當以古名爲當、冠以疹與霍亂之名、庶不致使普通之人、混痧氣爲疹、而以治霍亂之藥、作爲治痧子之方也、閱此篇者、當能豁然於中、

## 猩紅熱與疫痧

皆非指痧疹而言

袁公才

猩紅熱之非痧子、丁福保所譯日本河內龍若之內科全書已詳辨之、上海醫報曾載之於五十期、茲不復贅、至於疫痧之非痧疹、陳道耕雖詳爲分別、其長篇之精論、亦已見諸上海醫報、然究不能使人無混、因爲之解曰、疫痧者、非痧疹也、乃陽毒之斑也、西說之猩紅熱也、以其似痧疹而更高起 色紅而光、且必兼咽喉痛而爛、其死也速 余知其治法也 而不知古人之何以名之、因其家家傳染、若役使然、其形類於痧、余無以名之、名之曰疫痧、然

眞正之痧疹、並無若斯之危也、讀吾文者、宜注意余之所謂有疫無疫、及分部位不分部位等、加以悉詳、素不致混疹爲斑、混斑爲疹、不然疹有致喉痛者、何以無若斯之危乎、因亟爲之辭、以告閱吾文者、

# 斑疹證治叢錄

鄭孟華

▲欲求新之進步
▲必考舊之成效
▲因集古人精義
▲以爲謀新筌蹄

## 一候證

斑勢掀發徵腫、有色痕而無頭粒、小者如芝麻、大者如茨實、輕者如星布、重者如錦紋、其色赤者、胃熱也、紫黑者、胃爛也、或有青藍色者、見則不治、要知赤斑半死半生、黑斑九死一生、針頭稠密者凶、喘促自汗者死、氣實足煖者易治、氣怯足冷者難醫、自胸腹散四肢者可治、自四肢入於胸腹者不治、將發之先、先自吐瀉者吉、既發之後、久瀉不止者凶

疹有豆粒、或如粟米、或如蚊跡、或隨出隨沒、或沒而又出、紅曆隱密皮膚不透出者、爲癮疹、顆粒顯透皮膚、爲痧疹、初起必兼鼻塞流涕、重聲咳嗽、頭痛胸悶、發熱自汗、更有風邪擁肺、氣急鼻煽、咳不能臥、先用潤肺利邪之品、後變潮熱、而頭不疼胸已快、惟咳嗽氣急如故、此因本氣素虛、肺邪雖解、而陰火乘旺也、脈大者、宜滋陰清肺、斷不可誤投參蓍收斂、以致不救、

## 二原因

斑屬三焦無根之火、疹屬心脾濕熱之火、其上侵於肺則一也、○熱則傷血、血熱不散、裏實表虛、出於皮膚而爲斑也、○疹屬熱與痰在肺、發則癢痾不仁、多兼風濕之殊、○有傷寒發斑、有時氣發斑、有陽毒發斑、有溫毒發斑、四症之中、溫毒爲重、皆因熱邪在表、當散而反下之、乘虛入胃、或熱邪在裏、當下而不下、胃熱不泄、二者皆能發斑也、○初起必有頭痛身熱之表症、先宜辛涼散其表、後用寒涼清其中、○內傷發斑、輕如蚊跡、多在手足、初起無頭痛身熱之表症、乃勞役過度、胃氣虛極、一身之火、游行於外、或他症汗吐下後、中氣虛乏、餘邪無所歸附、散於肌表、宜補宜降、不可妄行涼藥、大建中湯、○陰症發斑、亦出胸背、但稀少而淡紅、如蚊跡之狀、此名陰斑、終不似陽斑之紅顯、因腎氣太虛、陰盛於下、迫其無根之火、聚於胸中、上薰肺分而爲斑、若誤作熱症而用涼藥者非宜、調中湯溫胃、其火自降、而斑疹自退、○赤疹因熱、燥氣乘之、稍涼則消、白疹因寒、冷氣折之、稍暖則消、似白似赤、微黃隱於肌肉之間、四肢重、此脾經風熱挾濕、多因沐後感風、與汗出解衣而得、

## 三脈象

斑疹鬱熱、或伏或絕、或細或散、斑疹熱甚、陽浮而數、陰實而大、大牽洪數有力者生　沉小無力者死、

## 四治療

外感斑勢未透、升麻玄參湯發之、巳透人參化斑湯清之、內傷發斑、調中益氣湯斂之、風熱發疹、消風百解散散之、疹毒未解、鼠粘子湯清之、脾家風濕發疹、用黃瓜水、調伏龍肝散服、○外治法、凡斑欲出未透、用乾葛蟬退蘇葉、煎湯揩之、或葱白擦、或姜汁噴、使斑勢欲發爲度、○痧疹發不出、氣急鼻煽者、用芫荽擣爛、同酒槳研勻、熱揩頭面胸背、蓋煖自愈、內服西河柳陰乾者、大劑煎與之、名曰獨勝散、人參化斑湯、治外感陽實發斑、勢如錦文、

人參一錢、知母二錢、石羔五錢、甘草一錢、粳米一撮、水煎服、

升麻元參湯、治外感熱甚、發斑隱隱未透、

升麻、玄參、乾葛、甘草等分、水煎服、

調中益氣湯、治內傷、胃氣虛而邪火爲斑、

黃芪、人參、甘草、當歸、白朮各五分、白芍、柴胡、升麻各三分、橘皮三分、五味三粒、水煎服、

調中湯、治陰斑、

蒼朮 陳皮、砂仁、藿香、甘草、芍藥、桔梗、半夏各八分白芷、羌活、川芎、麻黃、桂枝枳殼各七分、水姜煎服、

大建中湯、治陰虛陽氣衰、而浮越爲斑、

黃芪、當歸、桂心、芍藥各二錢、人參一錢、甘草一錢、半夏、附子各五分、生姜、棗子、水煎服、

消風百解散、治風熱不散、鬱於皮膚而爲斑、

荊芥、防風、白芷、羌活、陳皮、川芎、蟬退、蒼朮、柴胡、甘草各等分、生姜、葱白、水煎服、

鼠粘子湯、治風發不散、無裏證者、

鼠粘子、荊芥、甘草、防風、

防風通聖散、治瘾疹熱甚、狀如斑形、稠密不消、用此清表裏、

防風、川芎、當歸、赤芍、連翹、薄荷、麻黃、大黃、芒硝各半兩、桔梗、石羔、黃芩各一兩、白朮、山梔、荊芥各二錢半滑石三兩、甘草二兩、右爲末、每服二錢、水一盞、姜三片、煎服、

# 睡眠之觀察

曼羅

總理之三民注義內謂、吾人之吃空氣、視吃飯要重大過一萬倍、誠以吃空氣爲息息所需要也、惟睡眠亦爲動物養生重要之一項、雖精力充裕者、可以三五夜不眠、但亦不能繼續持久、以故動物中除蟲類及甲殼類、是否需要睡眠、尚屬疑問外、其他無論何項動物、可謂絕對不能廢却睡眠、

睡眠爲疲勞之調節、今試就睡眠前後作一學理上之觀察、當亦感覺多少興趣也、吾人常見小兒疲倦時、頻擦眼部、以示需求睡眠、蓋由於平時之眼淚排洩、視睡前睡中爲多、故感覺眼內乾燥、又欠伸亦爲疲倦之表示、因面部肌肉痙攣性之收縮、而表現一種吸入運動、

無論何項動物、當睡時覓安必適之地位、且如狗眠之前、常見就地打滾、縮爲一團、幷好藏沒其頭部、他獸亦以蹄爪自遮頭部、禽類則沒頭沒腦、插入翅間、蓋將使耳目與環境脫離、以謀安靜耳、人則未必掩沒頭部、因視力聽力、在睡眠中、已可得相當調節、雖閉目後、强度光線、猶可感覺、但熱睡後、便無知覺矣、神經系統、在睡時仍不失作用、如睡眠時、身體上觸覺細微痛癢、仍能起反抗舉動、移其肢體於不安適地位、仍能自動移歸原處、腦在睡眠時、亦仍接收一定强度之五官刺激、如呼喚敲門、至相當聲音、便可醒覺、由此亦可卜睡熱之深淺程度焉、睡眠中之鼾聲、亦可爲一種有興味之研究、大概起鼾聲者之睡位、爲仰臥式、其下顎因肌肉之弛寬、向前降落、口腔開放、空氣吸入、而摩擦軟口蓋、乃成此不入調之音波矣

# 方劑

## 痺厥要方略解（續）

鄭孟華

善於通陽、不知通陽者、乃治風濕之祕訣也、古人知其意、而不敢道破、蓋惑於金匱所論之痺、不同於內經而然、不知內經之論痺、經也、金匱之論痺、權也、表面不同、實際一也、如內經之脈痺、必以夏月遇風寒濕者而成、金匱之血痺、則不必拘此、內經之論肺痺、必由皮痺而轉成、金匱之胸痺、則不必拘此、此表面之不同也、然血脈同源、胸肺同部、未嘗不有以血痺之方、悟脈痺之治、以胸痺之方、得肺痺之劑、此所謂實際一也、故不讀內經者、不可以語經、不讀金匱者不可以語權、而尤必須守經以達權、方不致以變法爲常法、若余之所說、亦是以常例變、非謂血痺即脈痺、而胸痺即肺痺也、喻指爲月、指終非月、不過藉指以識月耳、讀者請勿以辭害意可也、

### 厥症類

當歸四逆湯
通脈四逆湯　（合解）

二方均見前

（釋義）二方皆以四逆名者、是從症而爲名也、四逆者、厥之手足或熱或冷者也、傷寒雖有厥者四肢逆冷之言、然屬有爲而言、不然熱深厥亦深、亦屬傷寒之言、何以此二方者、不用治熱之寒藥、而用治寒之熱藥乎、故讀書者、萬不可死於句下也、此二方雖爲傷寒寒厥之劑、要亦爲內經寒厥之方、夫傷寒寒厥論者有表證裏證之分、表證者、寒邪在表、初起即厥宜當歸四逆湯、當歸有溫散之能、故治表證者、冠其名以別之裏證者、寒邪在裏、久病始厥、宜通脈四逆湯、病深脈伏、故以通脈別之、然以余致之、傷寒之方、凡雜證之病情相合者、皆可主之、不必強爲之分也、內經論寒厥、爲陽衰陰盛之症、今此二方、亦治陽衰陰盛之主劑、當歸四逆湯、所以治陽衰陰盛之輕者、通脈四逆湯、所以治陽衰陰盛之重者、輕者陽氣雖衰陰未至盛極、故當歸四逆、專取宣發陽氣之品、陽氣得宣發自長、氣陰得宣發自消、當歸入肝、能宣發血中之陽、細辛入腎、能發精中之陽、通草入三焦、能宣發氣中之陽、桂枝芍藥炙草、乃桂枝湯之法、爲建運脾陽之劑、所以宣發水穀之陽者也、故當歸四逆、於傷寒可治寒鬱於表之寒厥、陽氣一宣發、外寒自解散、於雜病可治陽氣雖衰、陰盛未極之寒厥、陽氣因宣發而長、陰氣因宣發而消、其理一也、其病情同也、若夫寒厥之重者、陰盛已極、格陽於外、故通脈四逆、純用逐陰寒之品、陰寒被逐、陽氣自回、炙草能逐太陰之寒、附子能逐少陰之寒、乾薑能逐厥陰之寒、三味同方、能逐寒即能回陽、陽回則脈道通、故通脈四逆、於傷寒可治表熱裏寒之寒厥、於雜病可治陰盛格陽之寒厥裏熱退而表熱解、陰氣去而陽氣回、其理一也、其病情同也、是以此二方、非但爲傷寒方、而亦爲內經之附方也、內經論寒厥之由、爲秋冬奪其陽精所致、今當歸四逆、乃補肝脾腎三經陽精之妙劑、而通脈四逆、又爲去肝脾腎三經陰寒之要藥、故此二方、允爲治寒厥不易之方、而後人誤於滋陰生精之說、對於陽精不足、陰寒內起之寒厥症、而尚以苦寒滋

膩之六味丸、滯其陽氣之宣發、助其陰寒之猖厥、徒以增加少許之桂附、以爲已盡補陽散陰之能事、如嚴寒之時、加以三尺之雪、徒以一星之炭火、而云可散寒者、未之敢信也、況桂附八味、乃仲景利小便之腎氣丸、而非仲景腎寒厥之方、張冠李戴、寧不誤人、讀者宜知擇焉、

四逆散
白虎湯　（併解）
承氣湯

（釋義）四逆散、以所治病症而得名、仲景之方也、白虎、承氣、方義已論傷寒門中、此三方、論者謂治傷寒熱厥症、輕者宜四逆散、脈長者、宜白虎湯、脈沉實不大便者、宜大小承氣之類、夫傷寒熱厥、由於寒邪傳裏、鬱而化熱、故熱深厥深、熱微厥微、發熱三日、厥亦三日、厥應下之、而不可發汗、蓋在裏宜下而不宜汗也、若內經之言熱厥、則由於醉飽入房、胃陽實而腎陰虛、陰虛陽盛、亦應下而不可發汗、傷寒例有云、「陽盛陰虛、汗之則死、下之則愈」、由此觀之、傷寒之所謂應下不可發汗、而內經之所謂陰虛陽盛者、實爲同一病情、同一病理者也、故傷寒熱厥之輕者、宜四逆散、以枳實瀉胃中之熱、而以甘草和之、以芍藥瀉脾中之熱、而以柴胡和之、則鬱熱得瀉、而正氣得和也、若雜病熱厥之輕者、亦正可藉枳實以消食、芍藥以解酒、而以甘草柴胡、調和胃中之經絡、則酒穀之氣得散、而中熱自除也、傷寒熱厥脈長、胃中無形之氣熱過甚也、故必藉白虎之善於清氣分熱者以治之、若雜病熱厥、苟其脈長者、亦正可藉白虎以清熱盛於中之熱、且慓悍之酒熱、非石羔不足以清之、日衰之腎氣、非知母不足以益之、而脾胃津液之傷、非甘草粳米、不足以養之、是以白虎湯、乃雜病熱厥之要方也、傷寒熱厥、邪熱据於有形、則脈沉實而不大便、故以承氣下之、則大便行而邪熱除、厥自回矣、若雜病之熱厥、則不待脈沉實、苟大便不行、腹中痛、口燥咽乾者、有一於此、即宜速用承氣以下之、內經不云乎、腎氣日衰、陽氣獨盛、夫腎氣至於日衰、則脈雖沉實必然、陽氣至於獨盛、則非急下存陰不可、蓋陰不能驟補、急瀉其陽、即所以存其陰也、且雜病之熱厥、由於醉飽而來、則瀉胃實而承腎虛、乃必然之道、故承氣湯、實爲熱厥之主方也、傷寒熱厥三方、雜病熱厥、亦不過斯、夫厥者邪氣極也、無論何邪、至於極、總宜以瀉爲補、安民必先去賊也、若後人之以六味丸治熱厥者、有如車薪之火、而欲以一杯油以救之、豈非笑事、至於內經所論各經之厥、亦儘可分其寒熱、從傷寒論以求其治法、自不致誤人生命矣、

人參散　方見前

（釋義）此河間宣明方也、人參補五藏之精而化氣於陽、煎厥者、由於陽散於上、精絕於下、故非用人參、不足以補有形之精、而益無形之陽也、是以本方用之爲君、且以名方焉、遠志茯苓、補心腎之精、而益心腎之陽、防風白朮、補脾胃之精、而益脾胃之陽、芍藥麥冬、補肺肝之精、而益肺肝之陽、斯六味者、五臟分治、同聽命於人參、乃本方之臣佐也、至於陳皮之用、一以助人參以行其補精氣之力、一以隨諸藥以成其驅暑和中之功、乃本方之使藥也、凡因煩勞過度、夏月頭昏心煩耳目失其聰明者、本方投之甚效、因其補精益氣、而不助濕生熱、較之以膩寒之劑、障碍脾胃者遠甚、若夫方中諸藥、世人對於防風、未免怪余說之奇、而不知防風、乃本經　（未完）

## 專著

# 傷寒論綱要上篇（續）

寶山朱阜山

（癸）傷寒脈浮、自汗出、小便數、心煩、微惡寒、脚攣急、反與桂枝、欲攻其表、此誤也、得之便厥、咽中乾、煩躁吐逆者、作「甘草乾薑湯、甘草、乾薑、」與之、以復其陽、若厥愈足温者、更作、「芍藥甘草湯、芍藥、甘草」與之、其脚卽伸、若胃氣不和、譫語者、少與「調胃承氣湯、大黃、甘草、芒硝」若重發汗、復加燒針者、「四逆湯、甘草、乾薑、附子」

（2）下後

（甲）傷寒醫以丸藥大下之、身熱不去、微煩者、「梔子乾薑湯、梔子、乾薑、」

（乙）傷寒下後、心煩腹滿、臥起不安者、「梔子厚朴湯、梔子、厚朴、枳實」

（丙）太陽病、下之後、脈促胸滿者、「桂枝去芍藥湯、桂枝、甘草、生薑、大棗」

（丁）若微惡寒者、「桂枝去芍藥加附子湯、桂枝、甘草、生薑、大棗、附子、」

（戊）太陽病、桂枝證、醫反下之、利遂不止、脈促、喘而汗出者、「葛根黃連黃芩湯、葛根、甘草、黃連、黃芩、」

（己）傷寒八九日下之、胸滿煩驚、小便不利、譫語、一身盡重、不可轉側者、「柴胡加龍骨牡蠣湯、柴胡、龍骨、黃芩、生薑、鉛丹、人參、桂枝、茯苓、半夏、大黃、牡蠣、大棗、」

（庚）太陽病、過經十餘日、反二三下之、後四五日、柴胡證仍在者、先與小柴胡湯、嘔不止、心下急、鬱鬱微煩者、爲未解也、「大柴胡湯、柴胡、黃芩、芍藥、半夏、生薑、枳實、大棗、大黃、」

（辛）太陽病、外證未除、而數下之、遂協熱而利、利下不止、心下痞鞕、表裏不解者、「桂枝人參湯、桂枝、甘草、白朮、人參、乾薑、」

（3）汗下後

（甲）服桂枝湯、或下之、仍頭項强痛、翕翕發熱、無汗、心下滿、微熱、小便不利者、「桂枝去桂加茯苓白朮湯、芍藥、甘草、生薑、白朮、茯苓、大棗、」

（乙）下之後復發汗、晝日煩躁、不得眠、夜而安靜、不嘔不渴、無表證、脈沈微、身無大熱者、「乾薑附子湯、」

（丙）發汗若下後、病仍不解、煩躁者、「茯苓四逆湯、茯苓、人參、附子、甘草、乾薑、」

（丁）發汗後、水藥不得入口、爲逆、若更發汗、反覆顚倒、心中懊憹、「梔子豉湯、梔子、香豉、」若少氣者、「梔子甘草豉湯、梔子、甘草、香豉」若嘔者「梔子生姜豉湯、梔子、生姜、香豉、」

（戊）五六日、已發汗而後下之、胸脅滿、微結、小便不利、渴而不嘔、但頭汗出、往來寒熱心煩者、此爲未變也、「柴胡桂枝乾薑湯、柴胡、桂枝、乾薑、括蔞根、黃芩、牡蠣、甘草」

# 驗案

續上期

六診、飲食漸增、口亦知味、脾胃運化之權、有恢復之機、小溲赤色已淡、較昨長、濕熱有下行之勢、俱屬佳徵、神疲乏力、目視作脹、且畏燈光、此正虛浮陽上擾、口涎漸少、脾氣已能攝涎、舌苔薄膩、而黃色已化、脈象右寸關頗和、左關無力、兩尺細軟、邪少正虛、再擬溫胆湯、加扶脾宣氣、而化濕熱之品、標本同治、

清水豆卷六錢　赤茯苓三錢　杭菊花錢半　鮮枇杷葉四片　生於朮八分　川貝母二錢
鮮藿香佩蘭各二錢　生苡仁三錢　炒竹茹錢半　穀麥芽各三錢　鮮荷梗一尺　通草八分
建蘭葉三片　仙半夏錢半　廣鬱金一錢

此方本用枳實、括蔞皮二味、因大便又行稀溏、故去之、

七診　腹脹已舒、飲食亦香、小便漸清、僅帶淡黃色、昨解大便一次頗暢、作老黃色、久留之溫熱滯、濁從二便下走也、今早欲大便未得、略見有血、良由濕熱蘊於大腸、血分乘熱勢外達、可無妨礙、脾胃運化有權、正氣日漸恢復、當愼起居、謹飲食、不可稍有疎忽、恐其橫生枝節也、再與扶脾宣化、而暢胃氣、

生於朮一錢　硃茯神三錢　通草八分　鮮荷梗一尺　鮮藕節三枚　清水豆卷四錢
橘白絡各一錢　川貝母二錢　仙半夏錢半　生苡仁三錢　穀麥芽各三錢　京赤芍錢半
炒竹茹一錢　杭菊花錢半　建蘭葉三片　荸薺梗錢半

八診　脾胃爲資生之本、飲食乃氣血之源、正因病而虛、病去則正自復、今病邪已去、飲食日漸增加、小溲漸清、略帶淡黃、三焦蘊留之濕熱、從二便下達、脾胃資生有權、正氣日振矣、舌根膩、未能盡化、脈象頗和、惟尺部細小、再與扶脾和胃、而化餘濕、

（未完）

## 藥物

# 牡蠣之研究（續）

公次

編者按

凡海蛤壳中均含天然炭酸鈣、有解酸作用、我國醫籍謂牡蠣可以平肝、故肝氣犯胃之呑酸嘈雜、可用牡蠣治之、今乃知牡蠣之治呑酸、非平肝、實解胃酸之過度耳、從牡蠣解酸上着意、可以推知、瓦楞子之治肝胃氣、亦解酸而已、

前人謂牡蠣能平肝潛陽、所謂「陽」、即指上部充血與神經衰弱之虛性興奮、即安魂定魄、亦屬之此種、

牡蠣外用可治大汗淋漓、內服可治帶下遺泄、蓋能吸收水分、吾常以龍牡粉、令病人呑服、治男子遺泄、遺泄止而大便燥結異常、故知牡蠣收斂之說、亦不誣也、

顴紅盜汗、乾嗆咯血、——是肺結核病的現象——前賢論此為木火刑金、陰虛陽旺、恒用牡蠣育其陰、潛其陽、吾人已知牡蠣含有燐酸鈣炭酸鈣、有止血強壯包圍病灶防腐消炎諸作用、肺結核用之有效、殆以此也、

內經以肝脈貫膈布脅肋、故脅肋痛近世無不責肝病者、凡吾國醫學上之所謂脅肋痛、可概括西籍之脅骨神經痛、肋膜炎之類、肋骨神經痛大都發于女子、牡蠣具鎮靜之功、故治之有效、然則前人謂牡蠣平肝之說確矣、

據吾人經驗、脅肋痛用芳香行氣藥、而其痛益劇、法當養血柔肝、就中可加牡蠣　吾嘗從西醫籍上推勘理由、蓋用芳香行氣藥而其痛益劇者、恐為肋膜發炎、發炎而用芳香行氣藥、當然不效、以牡蠣之類授之必效、又肋膜炎其屬于漿液性者、鈣類有消炎製泌作用、故能治之、

綜合以上諸說、凡前人所稱牡蠣之功用、吾人苟能以牡蠣之有效成分互勘、皆可得一明確之解釋矣、若再將鈣類必具之功用、錄之於下、以供參閱、（其所含之別種成分不同、其功用略異、但其主效無不同）、

（一）止血作用、（即血液之凝固催進作用）、

（二）消炎作用、

（三）對于或種之藥物性及細菌性中毒之解毒作用

（四）對于神經系統之鎮靜作用、

（五）對于血管系統及心藏之緊張作用、

（六）強壯作用、（即身體之石灰新陳代謝機能及體力上之好影響）、

（七）對于結核灶能抑制浸出機轉及固結變性、（即組織之石灰化作用）、

## 常識

# 小兒痧疹須知

徐冠南

醫家

一、痧疹顆大如痘、但無根盤、出如雲密者、此屬陽明胃疹、

二、痧疹顆小、但有點粒、無片片者、此屬太陰肺疹、

三、小兒痧疹、辛涼爲宜、

四、春令發者、從風溫治、夏令發者、從暑風治、秋令發者、從燥熱治、冬令發者、從風寒治、

五、痧疹發熱、一二日見點者輕、三四日見者重、五六日見者更重、七八日見者危、

六、未種痘及出痘之小兒、倘在吃奶者、有一種痧疹、名爲乳疹、見點之後、一日即解、稍投清解之方可矣、不必過於發散、反致正氣虛脫、不可救藥、

七、平常之痧疹、爲三日見點、三日透齊、三日退靨、以九朝爲候、

八、痧疹喘而痰溺者、不可徒用涼藥、宜加括蔞枳殼洋參川貝之類、化痰清氣以開上焦、

九、痧疹腹脹痛者、不可用行氣導滯藥、宜參用升麻石羔黃連桔梗之類、清胃泄肝、以和中焦、

十痧疹泄瀉、甚或下利五色者、不可用止澁之藥、宜用葛根黃連甘草滑石之類、分利解毒、以通下焦、

十一、痧疹不忌瀉利、若二便不通、最多凶險、但忌取瀉、

十二、痧疹毒甚、不能盡透、勢必成疳、口舌咽喉、皆被疳蝕、苟不速治、穿腮破頰、咽閉喘促、命在殆矣、外治另用良方、內治宜速投甘寒輕淡、能治上焦者爲宜、

十三、痧疹多喜清涼、若氣弱體虛者、不可過劑、

十四、痧疹過投寒涼、變成損怯者、當進養胃溫脾之方、

病家

一、小兒一有寒熱咳嗽、不時噴嚏、目中含水、是出痧疹之兆、即須小心、請專科醫治、

二、小兒多者、一小兒出痧疹、須令衆小兒不可同器食、同帳睡總宜隔開、以免傳染、

三、吃奶小兒出痧者、乳母宜禁食發物、及葱蒜韮菜等臭味、尤忌酒色、

四、乳母宜吃清毒藥、

五、斷乳後之小兒、出痧疹者、宜戒魚肉、葱韮、生冷等、

六、痧疹小兒、犯酒與韭菜、俗有須發九次之說、雖屬無稽、但愛子者、不可不信、因二物、確與痧疹不相宜、

七、痧疹小兒、不可任其吹風、須見點七朝以後、方可出外、否則痧疹內陷性命有關、

八、春秋小兒痧疹、不可衣着太溫、亦不可太單、太溫則助熱、太單則邪氣內襲、

九、夏月小兒痧疹、宜着以單衣、坐於帳中、常開窗戶、以透空氣、不可懷抱、致受大人之熱毒、

十、冬月小兒痧疹、宜多擁以棉、或熱水壺等、切忌生火、更不可凍、

十一、小兒痧疹、須審其飲食如何、二便如何、以告醫家、

十二、芫荽、西河柳等法、須經醫生審定、不可亂投、此等溫熱藥、最易助邪熱、

十三、病家對於泄瀉、痢痢、每每不聽醫生之言、妄投亞片、嗎啡等、希圖止澁、在痧疹瀉痢、萬不可用、用則必喉爛而死、

十四、病家對小兒、多數怕難灌藥、於是一般投機婦女、借推拿爲名、亂抹亂掐、捏言哄嚇、殺人不負責、凡小兒痧疹、萬不宜於此種推拿、

## 特載

# 長生果的功用

趙樸初

長生果、一名落花生、又名土豆、又名番豆、又名香芋、及土露子、其種自清康熙間、由僧人應元、從日本寄至廣東、後始偏於中國、食此者、無階級之可言、茶餘酒際、莫不以此相餉、然知其功用者絕鮮、夫長生果、味甘、氣平、煮食可清熱、化燥痰、清上焦肺氣、故可治風熱 而愈耳痹、炒食可溫肺、吐濕痰、開中焦胃氣、故可治痰喘、而愈痎瘧、世人謂爲生痰者、由於不明吐濕痰之理、只知服炒長生果後、必立見有濃痰吐出、遂目爲生痰之物、雖咳嗽胃呆而不敢食、不知其能立吐濃痰者、乃其溫肺開胃、將肺胃中所停滯之濕痰、頃刻吐出之功用也、所忌者、過服炒食、使肺由溫而燥、致肺葉不舉、因而足痿耳、不可與甜香瓜同食者、因甜香瓜之性寒而生濕痰、與長生果、適成反例、故同食雖不殺人、亦必大傷肺胃之氣、若肺胃素虛之人、未有不殆者、倘誤中此毒、可急服甜香瓜蒂以吐之、今擧本草拾遺、所載各條以證余言長生果之功用、逢原云、長生果、味甘氣香、能建脾胃、飲食難消運者宜之、(此蓋炒食開胃吐濕痰之故)、雨饕翁食物便覽、落花生、久服多男、(此蓋煮食清肺、肺清則腎水旺也)、多食治翻胃、然其性能動火生痰、常人宜少吃、(此亦炒食開胃、然不知能吐痰之理) 從新云、辛甘而香、潤肺補脾、平和可貴、(此因其清能上焦、散風熱、故曰辛甘)食物宜忌云、性平味甘、舒脾、廣志云、暖胃、(此皆指炒食而言)藥性考云、生研用下痰、(此即煮食清燥痰之理) 炒熟用開胃醒脾滑腸、乾嗽者宜餐、滋燥潤火、(炒食滑腸之理、等於吐濕痰、濕痰不從上吐、即從下泄、與半夏通大便之理同也)、(乾嗽、乃痰之不易吐出者、惟此能吐之)、(滋燥潤火、當屬煮食、若食炒者以後、未有不口渴者、一試便知) 又云、落花生、乃花謝落土、感土氣而成實、故有入脾和胃之功、又能通胃氣、曾見與化合、王翁之子、酷嗜此物、後患軟癱、豈非動火生痰之明驗歟、(此君不解炒食溫肺開胃吐濕之眞理、始曰滋燥潤火、繼曰動火生痰、認理不眞、即易犯自相矛盾之苦、軟癱之理、由於肺由溫而熱痿、內經云、肺熱葉焦、則生痿躄、是也、故炒食久服、可致軟癱、而生用煮食、反可治脚氣、蓋脚氣之原、由於肺有熱而脾有濕、故民間效方、用長生果仁、同紅棗煮食、三日痊愈、此煮食清肺之一明證、夫炒食則溫肺、煮食則清肺、一致足疾、一足愈疾、其相反有如斯、物類之性多如此、不可不格也、) 愈友梁有烏鬚簡便方、止用落花生淨肉、炒極焦黑、研極細撚鬚、一二日後、色黑如漆、(此因其潤而不膩) 安定臣云、昔曾患三陰瘧、諸方莫療、有人教服炒熟花生、每日食一二兩、不半而愈、(此爲炒食溫肺開胃吐濕痰之明症、蓋無痰不成瘧、而三陰瘧、更兼肺寒所致也) 玉神庵尼清慧言、花生人云服之生痰、有一大家婦、咳嗽痰多、醫束手不治、庵尼雲上、勸服花生、每日食二三兩、漸覺稀少、不半年、服花生二十餘斤、咳嗽與痰喘皆除、想亦從治之法也、童鹿蓉言、花生本有滌痰之功、予家凡患咳嗽、止用生花生去殼膜、取淨肉、冲湯服、痰嗽自安、豈非化痰之功善於瓜蔞貝母、世俗以火炒食、反能生痰、(此爲煮食清肺化痰潤燥散邪之明證、咳嗽痰多且喘、則上焦有燥痰而肺不清可知、故服至半年、沉疴盡去也、生煮研冲、尤速於煮食、且生者辛味猶存、故更易於散、以治咳嗽新起、較之蔞貝之兼降者、固爲宜、此皆長生果、本具之功能、若認爲從治之藥、是迂談矣) 以上各條、皆拾遺所載、而加以按語、以證明余說、至治耳痔一節、乃民間治療之法、用落花生煮熟、加鹽、連湯服下、可治耳痔久不愈、蓋因其有清散風熱之能耳、愛吃生果者、其以此篇爲談助乎、

# 吃年糕爲何吐酸

馬子湘

▲既非是火
▲亦非是寒
▲乃是濕熱

**比例** 試將煮熟之食物、置於炎熱之夏天、不過八小時、已臭爛不堪、決無發酸之表現、若在嚴寒之冬天、則雖過四十八小時、亦冰結不壞、更無發酸之可能、惟擱在黃霉天時、則不待二十四小時、已酸味津津、酸氣逼人、此中緣故、即是夏日屬火、凡物見火則化、故不及發酸、冬日屬寒、凡物見寒則冰、故不得發酸、黃霉時節、濕熱相合、凡物處此、欲從火化不可、欲從寒冰不能、二氣混雜、菌蘊成酸、酸者其氣已化火、而其體尙未解者也、如酒爲濕體、而其氣熱、設不收藏乾燥之地、或不加以石灰等防濕之品、每易味酸如醯者是也、

**理論** 酸爲木之本味、木爲水所生、其體濕也、木可以生火、其氣熱也、是木乃濕熱和合之結晶品、故其味由鹹轉苦、適成酸劑也、內經云、酸生肝、是明木氣與肝相應之理、必藉酸味以構通之、蓋木之無形之氣、其與肝相應、不相應、肉眼不得而見也、今因肝藏虛弱、必喜食酸以資生之、所以知酸有生肝之能力、而肝有屬木之斷定矣、

**病原** 酸既爲濕熱所生之劑、而又爲肝之本味、則凡濕熱內甚之人、其肝必不强、所以然者、肝爲濕熱之結合處、苟肝臟無病者、則凡濕至、肝必吸受、以養其體、熱至、肝必導引、以益其氣、養其體、益其氣、斯即酸能生肝之理也、今肝臟既病、則不但不能吸濕而引熱、反使本身之濕熱上應、內外交蘊、酸味中生矣、夫酸爲五味之發源地、五味入胃、各隨五臟所喜、吸受而出、如從食廩付物然、今酸味既不能爲肝吸受、肝且從中生酸、勢必還諸倉廩、倉廩不能容、因而上出於口、而成吐酸症矣、然吐酸者、並不由食酸而起、其故何也、酸味爲濕熱已化之劑、其入於胃也、只有化濕熱之可能、而胃中濕熱、無反能化酸之速力、由於已化之劑、不受蘊化之故、猶之已燃之火柴、不能擦之再生火也、故病濕熱而吐酸者、投之以酸、反不見其吐也、惟偶食富於含蓄濕熱之物、如酒豉等類、勢必不久、而酸從胃生、此由內外交蘊、和合而成、如醬作醯、不須假者借也、若夫年糕、食之而能作酸者、亦無非濕熱交蘊、釀之而成、致年糕之製、爲糯米粉與糖、混合而成固體、二物之氣味、皆屬甘溫、甘能增濕、溫能益熱、加之內含水分百之六十、而爲極不易消化之粘性、故年糕入胃、非肝臟無病之人、不能吸引其濕熱之氣、而與胃以相當消化、若肝臟素病、胃中素有濕熱不化、今再以年糕之濕熱固體、勢必雲從龍起、風從虎生、如糯入釀而、成酒、加硝投磺、化而爲火、故食年糕之後、每有在三小時以內、微者心中酢吞、甚者反吐酸水、世人每以爲胃寒、或稱爲胃火、皆未之究也、

**簡易治療** 吃年糕而吐酸、既已明其爲濕熱、但其治法、有無簡易之方、以解其一時之痛苦、則不能不爲讀者告、法用生姜自然汁三滴、沖入開水一茶杯、再加淨潔之食鹽約二十粒、投入烊化、待温服下、其酸心立解、此是對待之方、因姜能祛濕、鹽能解熱也、或用大劑洋糖以開水飲之、亦立解、此爲貧治之方、因糖與開水合、濕熱之性富厚、胃中已化酸之濕熱、不能再與之化合、如已燃爐之炭灰、投之以重大之生煤、非但不能復燃、並且將其餘星撲滅、即此謂也、至於根本治療、非常投補肝養胃之方不可、此宜請診於醫、不可亂說藥方以誤人也、

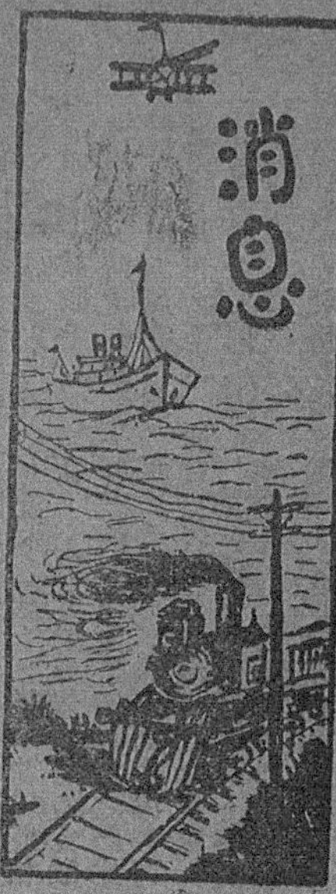


# 漢口中醫公會改組成立宣言

本會前爲武漢中醫公會、[illegible]故本醫會亦不得不劃分改組、所有會內一切簡章約規、均仍舊案、但今日改組以後、希望於舊有醫會、本醫會、而謀簇新的發展、中醫最深的病根在守舊、所以四五千年來、進步遲滯　甚至一披古人著作、反瞠目咋舌而不能解、方今科學昌明、西醫縱基科學、進步之速、誠堪驚羨、天演競爭、優勝劣敗、倘中醫始終順舊、勢必至於淘汰澌滅、無可諱言、自限制中醫登記、廢棄中醫學校之議迭興、而中醫所處環境、已到圖窮匕首見、二十分危險程度、我醫界欲救學術危亡、保存國粹、與歐美學者並駕齊驅、須由下二項出路、一中醫革命化、中醫處現今環境、非改進不足以圖存、則學術革命尚焉、然革命須下犧牲決心、具奮鬥魄力、方足有濟、先總理亦醫學出身、倘非升遐太早、必能引導我醫界民衆、達學術革命之目的、但總理死、總理之主義不死、主義維何、即保存東方固有舊文化、吸收歐西最近新文化是也、我醫界常本斯旨、奮勇直前、以中學而融貫西學勿俾西醫兼併中學　學術興亡、醫界份子均屬有責、我同人其亦慷慨悲憤而興起乎、

一、中醫科學化、西醫之所以進步甚速者、以藉科學之勢力、但科學者、乃各項學術之公有物、西醫可築基科學、中醫亦可築基科學、近年有志之士、多化驗中藥、以代西藥、即余岩亦主張保存中藥、歸入西藥物項下、然此乃中醫藥學一部份之問題、而非整個澈底科學化也、欲中醫整個底澈科學化、必須從根本處打破、從精神處會通、以實驗證明理論、以科學講明哲學、庶物物化化、以成我中國特殊之醫學、爲世界醫學別闢新紀元、此則本會所馨香祀禱以求者已、

以上二項、爲中醫改進必用之方法、必須之程序、現值訓政時期、各項民衆團體、均由政府指導整理、而我醫界所處環境、猶有特別自行整理之必要、於上革命化科學化之外、尤須二化、一團體化、一紀律化、無團體、則無互助之精神、無紀律、則無整肅之程序、我同人勿存頑固心、信古太過、自視太高、則阻碍學術進步、勿存自私心、須放開眼界、勿拘拘於個人意見、個人利益、尤勿存畏難心、自反而縮、千萬人吾往、總理以一人而創革命、震驚世界、是極好模範、種種刺激、未始非促我反省、玉我於成、今日爲改組成立改選之期、說句自己恭維自己的話、奮鬥、努力、改革、進化、從今日起、爲中醫學術戰勝起點之第一日、爰爲大呼曰、[illegible]

中華民國十九年一月十九日出版

# 上海醫報

Shanghai Medical Weekly

介紹醫藥常識
提倡公共衛生
促進民衆康健
傳達醫藥新聞

第五十七期

[redacted]

每逢星期三出版

今日本報一册另售洋五分

上海醫報社編輯及發行

社址上海西門內南石皮弄九十八號

## 定報價目

國內每年連郵費大洋兩元台灣日本同
國外每年連郵費大洋三元
半年不定
郵票九五折扣四分以內為限

中華郵政特准掛號認為新聞紙類

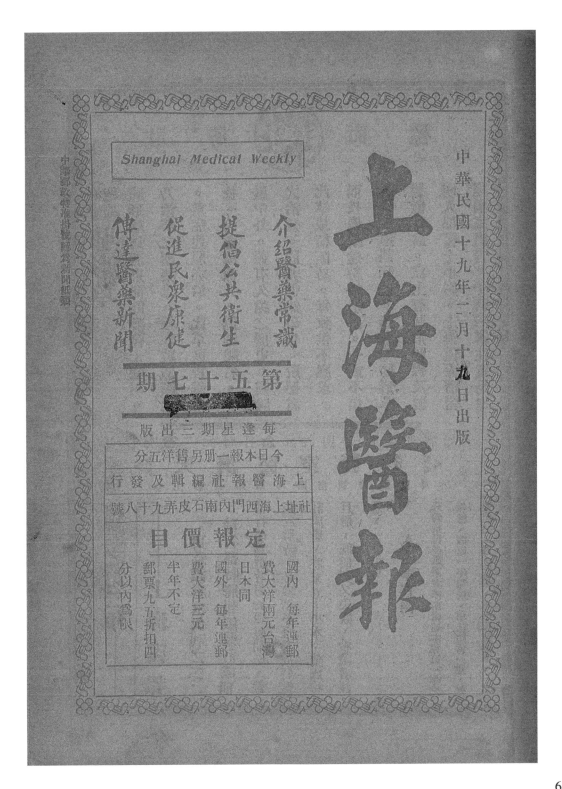

## 註册商標

### 治癆聖藥 肺形草

肺形草爲浙東邵靜卿醫士發明。乃治癆之聖藥也。輕症數服斷根。重症連服亦治。此草發售垂十稔。治愈萬餘人。遐邇馳名。譽遍中外。蓋有久遠之歷史。靈驗之治效。固非偶然事也。所撼者此草栽植匪易。每致供不應求。而投機家遂紛紛影射。一或不慎。每至遺誤病機。請認明肺形草裝置錦盒。盒上有肺形商標及發明人邵醫士小影。上海僅天濟醫室獨家出售。千祈病家注意是幸

每服二元每打念元說明書函索卽寄

### 天濟醫室發行

上海石路四馬路南新普慶里

---

別開生面 完全刷新 之第二年 **上海醫報**

### 更爲讀者求便利之二

#### 發行部特將報紙裝訂成册

發行部爲讀者對於報每期紙、裁裝成册時、必參差不齊、故特裝訂成册、將來五十小本、彙成一巨册、既便利又美觀、希讀者注意、

#### ▲啓事代函

茲爲接得多數讀者來函索補本報第一年之報紙、而第一年報紙、早已銷售一空、無法照補、附此聲明、希卽原諒是幸、

上海醫報

第五十七期

目錄





## 常評

### 科學化與腐化

大梁鄭霹㬎

凡屬科學化者、必有充足之理由、事實之根據、固定之學說、千古所不能移者也、凡屬於腐化者、原係不經之理論、並無事實之可據、其學說雖能幸存於一時、其後必成爲腐化、此科學化所以爲盧山之眞面、腐化所以爲虛僞也、未有科學化之理論、其後亦能爲人推翻者、未有腐化之理論、而能長存不受天然淘汰者、近來一般西醫、以科學化爲攻擊中醫之鉄板箱、以腐化爲攻擊中醫之炮彈、究竟中醫之學說、與西醫之學說、何則屬於科學化、何則屬於腐化、霹㬎將舉一例、愬諸社會、以待主持公道者之輿論、夫皮膚病、小恙也、我國之鄉村愚婦、常以花椒或防風煎水洗之、間或亦能治癒者、有之、竊視西醫皮膚科學之歷史、上古期有所謂、Hippaklatis氏者、謂爲血水的原因、凡皮膚病、皆由於血液不潔淨之故也、及至中古期、奧國有所謂tlank氏者、謂爲剌激的原因、凡皮膚病、皆由於感受外界之刺激、於是將血水不潔之學說推翻、則血水之學說、無形成爲腐化矣、及至近代期、日本有所謂土肥氏者、奧國有所謂hebras氏者二氏俱謂細菌的原因、凡皮膚病皆由於細菌之感染、此說一起、所謂感受外界刺激之學說、亦成腐化矣、由此觀之、今日西醫之所謂科學化者、安知不爲以後之腐化哉、（未完）

## 學說

### 酒醉病之證治談

陸季平

| 少飲 | | 多飲 | |
|---|---|---|---|
| 御邪 | 壯氣 | 生痰 | 耗氣 |
| 助神 | 活血 | 益火 | 損精 |

■立時發現之證

內經之言曰、「酒之爲物、氣熱而質濕」、又曰、「酒入於胃、則絡脈滿而經脈虛」、由此可知酒爲濕熱混合之劑、而有循經入絡之功、絡者、陽氣所主、經者、陰血所成、苟其人陽氣素虛、陰血素欠活動者、妨少飲、以壯其氣、以活其血、氣壯則絡脈滿、而邪不易侵、血活則經脈虛、而神明自王、然亦不宜過飲、使滿者至於溢、虛者至於絕、若陽氣素盛、陰血素虛之人、則不但不能多飲、即少 、亦能使熱入於血、生火損精、濕注於氣、生痰耗氣、此由絡脈過滿、滿則溢而氣反耗、經脈過虛、虛則絕而精亦損、濕過滿而成痰、熱逢絕而化火、故酒醉而病生者、尙屬氣虛之人、若氣壯之人、則不待醉而病亦生矣、酒入於胃、循經入絡、遇何經之虛、即留着而爲病、其立時發現者、留於肺經、則多噓多痰、留於心經、則多笑多言、留於肝經、則善怒有力、留於脾經、則思睡、留於腎經、則思淫、凡此五者、酒醉之後、如有現者、必須戒酒、而隨各經之虛、以調補之、若仍飲酒如故、則勢必傷其五臟、肺傷、則變咳嗽消渴、心傷則變怔忡不寐、脾傷、則變痞滿疸脹、肝傷、則變脅痛吐血、腎傷、則變陽萎腰軟、若此之時、五臟已傷、如能斷酒治療、尙望有痊、否則病成難救矣、其有五藏經氣不虛、則酒氣無可留之地、因而從胃入者、仍從胃出、或外行爲汗、或內行爲溺、溺與汗出、濕熱得泄、經絡得和、二者皆爲不能留着之兆、故酒客有此現象者、不易成醉、不易變病也、其有五藏雖無經病、而却有府病、則酒氣不能外出爲汗、而爲面靑之胆病、或不能下泄爲溺、而成積利之大腸病、或雖下泄、而濕熱不能化、致有溺赤之膀胱病、此三者、皆可於酒後考之、治以通府之法爲宜、

■久釀而成之症

立時即現之症、人所易知者也、若夫久釀而成之病、則非善審病因者、不得而知之、蓋酒之爲物、其形質雖化、其濕熱之氣、則不易化、因而慓悍之毒、久釀於中、乘時暴發、釀於肺、則成肺癰、釀於心、則成癰疽、釀於脾、則成黃疸、釀於肝、則成痺、釀於腎、則成厥、凡此之症、皆可因酒毒而釀成、所以然者、肺爲氣之母、水之源、以淸肅下行爲權、其人肺氣素壯者、酒毒至肺、則熱從氣肅、濕從水淸、不能爲害也、若肺氣不足、或由形寒飲冷以傷之、則酒毒至肺、勢必熱與氣化爲火、濕從水聚爲痰、痰火交相薰灼、肺氣不能下降而上逆、輕者、則外爲鼻皶準赤、內爲咳嗽、重者、則肺葉受傷、爲胸痛脅脹、咳唾膿血、痰出腥穢、而肺癰成矣、心主一身之血、爲人之總司令、外有包絡以保護之、其生血之能、全賴三焦之火、與胆中之火、取胃中之汁而變化之、以奉於心臟、其心臟素旺者、酒毒至心包絡、已從三焦外化而爲汗、或從小腸內泄爲溺、若心臟不足、或由憂愁思慮以傷之、則酒毒不能與汗溺俱出、久而與血液化合、濕熱注於經隧、輕者、環跳作痛、重者、發爲癰疽矣、脾與胃以膜相連、脾主運行水液、得胆火以助之、則能消化一切飲食、將其精微、以生肌肉、胆爲濕熱混合之府、脾爲純濕之臟、其人脾素健者、凡胃中所存積之濕、脾臟總可運行、故酒之入也、脾反得其濕熱之助、以增益胆汁、故凡胆怯之人、少飲一杯、即覺胆壯者、是其徵也、若其脾素虛、不能運行濕熱、再加以濕熱之酒、久久蘊釀

中国近现代中医药期刊续编·第一辑

則始爲脾中之濕不行、而爲脹滿、繼則胆汁爲濕熱所冲、泛溢於肌肉之中、初時兩目小便俱黃、後則偏身爪牙亦然、是爲酒疸之症也、其得病之原、或由醉後臥於卑濕之處、則寒濕外束、脾不能運、或由醉食乳麵等物、則濕熱中阻、胆不能化之、若此者、脾雖素健、亦不能勝任、勢必成爲疸病矣、酒痺之狀、口眼歪斜、舌强肢廢、混似風中血脈之狀、此由患者素好飲酒、酒爲濕熱之性、最喜入肝、肝爲風臟、酒氣多入、厥氣旺而肝血衰、則風從內起、因而成痺矣、此屬肝虛之症也、熱厥之狀、身熱溺赤、忽然昏倒、四肢厥冷、而手足心熱、此由患者常醉飽入房、腎精日衰、濕熱中阻、因而成厥矣、此屬腎虛之症也、斯五者、積之於久、發之於暴、均宜從濕熱之輕重以治之、否則難以救藥、不可不識也、

■多飲大醉之症

上述二項、爲飲酒者、所必有之病、茲此二項、則飲酒之能自持者、決不至此、然人在飲酒之時、每以多飲爲豪、而不知多飲必致大醉、病生頃刻、良可畏也、大醉之病、當因體之壯弱而有輕重、輕者、頭痛眩昏、嘔吐痰涎、神昏煩亂、胸滿惡心、飲食減少、小便不利、重者、大醉之後、忽然戰慄、手足逆冷、不省人事、此凡二者、得於多飲之後、虛人則病重、壯者則病輕、皆足令人驚慌、孔子有云、酒無量、不及亂、可不愼哉、

■用藥及簡易方

凡治酒病、當以祛濕清熱爲主、其末傳入內臟者、初起以二陳湯加乾葛蘇葉黃芩以汗之、繼以四苓散加乾葛山梔花粉以滲之、其有他症、俱以二方酌用、如噦嘔加竹茹生薑、痰盛加黃芩貝母、胸滿加厚朴枳殼、腹痛加木香砂仁、痛泄加芍藥黃芩、酒癖塊痛加蓬茂木香、小便不利加益元散、若已傳於內臟、則宜各治其本臟之病、加以去濕清熱之品爲要、若東垣所製之葛花解醒湯、方中多辛熱之品、乃治酒食並傷、且多飲冷物者所設、非酒家之常用藥也、昧者不知、但遇飲酒致病者、必曰解醒湯爲宜、殊失東垣立方之本意、蓋葛花葛根、乃陽明經輕揚之藥、酒客惡心懊憹、頭痛如破、乃毒在陽明胃經、用此藥順其性而揚之、使毒從毫毛而出、非葛花之能解酒毒也、若酒病傳於肺脾心肝腎者、則葛花又何與乎、趙以德云、飲酒人發熱者、用枝距子最效、此藥一名鷄距、一名枳椇、一名木蜜、俗呼癩漢指頭、北人名爛瓜、江南謂之白石樹、杭人貨賣名蜜屈五、又稱蜜金鈎、詩所云枸、是也、樹形如白楊、其子着指、端如小指曲屈相連、春生秋熟、味如餳蜜、以此木作屋、則一室之酒皆淡、其性可知、故凡酒傷各經者、俱宜加用、中酒嘔惡頭痛、脈弦大或弦滑、以二陳湯加姜炒黃連山梔蘇葉乾葛煎成、加姜汁熱服、酒積痛泄黃沫者、以酒蒸大黃作丸服、或用香連丸加大黃最效、(簡易治法)酒後發厥、四肢俱冷、不省人事者、先以姜湯灌下、然後服藥、不可急投寒劑 ▲燒酒醉死、急以新汲水浸其髮、又以青布浸濕貼胸背、仍以鹽調井水、細細灌之、至甦乃已 ▲傷酒食停滯不快、以鹽花擦牙、温湯漱下、即時通快 ▲酒積作痛、以官料酒藥炒研、空心、湯調下二錢、三服可效 ▲脾胃虛弱、色慾傷腎、每每飲酒不化、精神潦倒異常、嘔瀉不食者、竟以獨參湯、濃煎呷之、(附方)二陳湯、半夏、陳皮、茯苓、甘草 ▲四苓散、猪苓、白朮、茯苓、澤瀉、▲葛花解醒湯、治飲食太過、嘔吐惡心、胸悶溺澁、赤苓、葛花、白朮、人參、橘皮、猪苓、木香、神麯、澤瀉、豆蔻、砂仁、青皮、生姜 ▲丹溪方、治酒積作痢、下血不止、成臟毒病、脈活而有力、見內熱實症者、蒼朮、枳殼、當歸、槐花、地榆、

乾葛、炙甘草、黃連、水煎、食前服、戒酒可愈 ▲飲酒不醉方、葛花一兩、小豆花、菉豆花、草豆蔻各一兩、木香二錢五分、蜜丸、夜飲津下五丸、此名益脾丸、古之好事者所爲、總以少飲爲佳、能不飲更妙、若以飲酒不醉而多飲、濕熱停於中、雖不發於暫、未有不積之久而發之暴者、養生者、其戒之、

## 春令時病大要

秦內乙

■春溫與肝氣

一元復始、大地回春、隨時而流行之病症、又將一換其面目矣、夫春爲歲首、專主發榮、蟄伏之昆蟲、至是而蠢然跂行、凋委之草木、至是而勃然萌動、彼蘊伏於人體中之病魔、亦安甘帖然俛首、無所躍攫乎、內經云、冬不藏精、春必病溫、良以精氣神三者、乃人體中之至寶、冬不藏精、多事縱慾、則坎陽常洩、內部空虛、腠理疏散、及春風發雷厲、偶一不愼、即易感邪、於是面赤身熱、煩渴自汗、甚至譫語狂亂、熱迫自利、而春溫之病、亦宣告成功矣、夫冬不藏精、非專指洩慾之謂也、內經又曰、冬傷於寒、春必病溫、是可知無論男婦老幼、凡於冬令而傷其寒水之藏者、皆有病溫之可能、可不懼乎、雖然、春令時令之病、固不僅溫病而已也、肝氣之爲患、亦豈同小可哉、夫肝血藏也、於行爲木、木旺於春、故血液不足之人、如婦女及勞心過度者、當此春令、必有劇發肝氣之慮、尤其如素有宿疾、未能脫根之輩、此無他、時令之關係也、內經有言曰、春三月、此爲發陳、天地俱生、萬物以榮、夜臥早起、以使志生、逆之則傷肝、此其明證也、今日之世、肝氣之病、患者特多、一不留意、便將爆發、迨胸膈刺痛、善怒善恐、則已病成之象矣、上述兩種病症、爲春令不可避免之事、一旦發作、牲畜頑皮異常、少亦十日、多至數月、最爲纏綿、誠衛生上之大勁敵也、然物必先腐、而後蟲生、果能於未病之先、當茲三月之中、加意珍攝、竭力謹愼、於起居飲食、務必循規蹈矩、無絲毫不合衛生之處、則雖去冬曾傷於精、歷年夙患肝氣、仍可葆我健康於病勢鴟張之秋也、

## 血症疏證（吐衄篇）

鄧可則

嘔吐咯唾咳
症各有不同
鼻目耳齒舌
衄因亦有異
吐從臟出重
衄從經出輕
婦女逆經症
非吐亦非衄

■吐血症

〔定名〕 吐血、爲複名之病、吐爲從口吐出、出於自然者、今因吐出者是血、故名吐血、

〔經絡〕 手太陰經、足厥陰經、足陽明經、

〔臟腑〕 肺臟、肝臟、胃腑、

〔主病〕 屬胃、故或稱胃出血、

〔病機〕 胃屬陽明燥氣、有火燥、有寒燥、

〔外因〕 熱病初起、傷其肺氣、寒邪久伏、傷其肝血、

〔內因〕 氣虛不固、此屬寒燥、氣迫血走、此屬火燥、氣虛者逢勞則發、由肺而來、氣迫者因怒則起、由肝而來、

〔不內外因〕 努力過度、氣血並結於胃、辛熱過食、燥風自胃而生、努力血從肝至、辛熱血從肺出、

〔病狀〕 背痛連胸膈、重則漉漉有聲者、此血從肺經溢入胃中也

、腰痛連脅肋、重則潮鳴有聲者、此血從肝經逆入胃中也、

〔脈象〕右部不調者屬肺、左部不調者屬肝、浮大、細數、皆爲危象

〔治法〕陽明胃氣、以下行爲順、今吐則氣上逆、降其胃氣、則血隨氣順、審其自肺來、佐以清氣、從肝來、佐以涼血、火燥之症、白虎可以清之、寒燥之症、理中方能勝之、白虎之石羔、無須煆用、理中之乾薑、可以炮黑、氣分之邪、宜清宜補、血分之邪、宜逐宜潤、氣足則血固、瘀去則新生、辛熱所傷、非清氣不甯、努力所傷、非逐瘀不克、

## ▣嘔血症

〔定名〕嘔血、爲複名之病、嘔爲從口嘔出、出於不自然、今因嘔出者是血、故名嘔血、

〔辨似〕吐血攩口而出、血出無聲、嘔血必先作噁、血出有聲、重則如蛙、輕則呃逆、嘔之於吐、嘔重而吐輕也、

〔經絡〕足厥陰、少陽、陽明、

〔臟腑〕肝臟、胆腑、胃腑、

〔主病〕屬肝、故亦可稱爲肝出血

〔病機〕肝屬厥陰風氣、有外風、有內風、

〔外因〕風熱之邪、阻於少陽、濕熱之邪、蘊於胆中、

〔內因〕恚怒氣逆、肝風內動、房勞傷肝、胃竭血枯、

〔不內外因〕跌仆或被打傷、傷其脅肋、肝之部也、

〔病狀〕寒熱往來、乾嘔繼以嘔血、血嘔去仍作乾嘔、脅痛、耳聾者、此少陽外因之症、少陽主升、而邪阻之、故氣逆而上、氣逆則血隨之、故血去而氣仍未平也、恚怒之後、氣塡胸膈、頭痛胸滿、嘔血甚快、與吐相似、或惡人與火、或至驚狂、此厥陰內動之風、厥陰主藏、而火逆之、則血隨火逆、火隨血衰、故血去而氣亦平也、嘔酸之後、或有血出、嘔血之後、或常泛酸、甚有苦味、此少陽相火、與濕熱交作也、血止嘔已、胃氣未敗、嘔盡血見、胃液乾枯矣、毆仆之血、色必瘀紫、嘔者易愈、不嘔難已、

〔脈象〕上部有脈、下部無脈、兩關之上、脈必帶弦、失血之脈、芤者爲順、嘔血而脈大身熱不已者、病必危殆、

〔治法〕肝以調達爲順、胆亦以不鬱爲貴、嘔血由於鬱逆太過、如水中投石、勢必上濺、故以和解爲先、肝胆之氣暢達則嘔血自平、且風爲寒熱相盪而成、故和解尤爲必需、大小柴胡宜於外因、當歸蘆薈、宜於內厥、右金清火、且利於濕熱、麥冬養胃、且善解火逆、若去傷之方、則宜取法於桃仁承氣矣、

（未完）

# 婦人之隱病

秦丙乙

小引　自來女子善懷、羞恥心重、不幸而發生暗疾、尤多諱不告人、每有忍辱隱痛、抱病終身、至死而不悟者、誠婦女幸福之大障礙也、爰成此篇冀得爲女界同胞之一助云爾、

（一）陰挺　證象　陰中有物突出小者一二寸大者三四寸、或如拳、或如蛇、或如香菌、或如蝦蟆、疼癢無定、頑痲不一、或出血水、或流白汁、溲溺便數、面黃肌瘦、潮熱骨蒸自汗盜汗、

原因　（一）肝鬱脾虛、氣血兩虧、元陰下陷不能收攝於下、

（二）意淫於內、相火熾盛、肝火鬱結、淫

熱下注、

治法　由前者補中益氣湯主之、方用參芪補氣固元、朮草培脾扶土、當歸養血榮經、陳皮和中化濁、升柴升陽明少陽淸氣、佐以茯苓之滲溼、山梔之淸肝、面面俱到、可謂萬全、由後者體實用龍膽瀉肝湯、（龍膽草、生地、柴胡、山梔、黃芩、瀉澤、當歸、甘草、方通、車前）體虛加味逍遙散、（白芍、柴胡、山梔、當歸、白朮、茯苓丹皮、甘草、）

附註　有此患者、北方婦女、殆十有八九、南人則鮮有之、即有亦至易治愈、蓋地勢之使然也、淸醫陳修園氏、對於是病、論之頗詳、玆節錄如下、北俗日坐溼地、夜臥土坑、寒溼積漸、固無待言、男子勞動、散泄、婦人靜而常伏、自春及夏、溼得暑氣之蒸、上騰有如蒸飯、婦女値經水之適來、血海空虛、虛則善受、而且終日坐臥溼地、勤於女紅、土得人氣以漸乾、溼隨人氣而內侵、又有甚者、長夏土得雨後、土中之蟲、無不蠕動一聞血腥之氣、蟲頭上仰、噓吸其氣、蟲爲陰類、血乃陰物、以陰從陰、毒氣併之、即爲陰挺之病根、（下略）按陳氏治以五苓散、加椒柏、芎桃仁、紅花、

（一）陰癢

外證　陰戶中發生奇癢、難以名狀、得溺暫解、

原因　陰虛火盛、溼熱生蟲、

治法（一）內服之劑　大黃散、（大黃、黃芪、黃芩、赤芍、玄參、丹皮、山茱萸、蛇床子、

（一）外治之法　杏仁燒灰、綿裹納陰中、日二易之、或用蛇牀子三錢、煎湯薰洗、

（一）陰吹

證象　前陰喧然有聲、連續不絕、如後陰大便之失氣狀、

原因　穀氣壅實、大便不通、陰陽乖僻、脬氣空虛故胃氣下泄、氣迫聲喧、

治法　先治之以豬膏潤燥、髮灰利便、一以治少陰之不足、一以理陽明之有餘、俟症勢稍平、然後以補中益氣湯主之、

（一）陰腫

證象　玉門漫腫、兩拗脹突、

原因　脾腎交虛、溼熱乘注、

治法　逍遙散、五苓散、（桂枝、茯苓、白朮、澤瀉、豬苓、）參主之、

（一）陰冷

證象　陰中常覺冰冷、

原因　命門眞火式微、胞門血海冷結、元陽虛弱、精氣虧損、

治法　八味丸、（肉桂、附子、熟地、山萸、茯苓、丹皮、澤瀉、）加減內固丸、（巴戟天、胡盧巴、附子、茯苓、首烏、山萸、補骨脂、菟絲子、大茴香、山藥、石斛、）

（一）陰蝕

證象　陰中生蟲生瘡、作奇痒、甚而疼痛腐爛、膿血淋漓、煩躁口渴、骨蒸潮熱、日久則蟲蝕入臟、奄忽而終、

原因　積想不遂、意淫狂妄、致相火沸盛、肝鬱如焚、引動溼熱、下注生蟲、

治法　六味丸、（熟地山萸、茯苓、丹皮、澤瀉、

（一）陰疳　證象　陰毛際蝨瘡纍纍、奇癢難忍、愈搔愈痒、

原因　陰虛火盛、淫慾不節、或浣濯不潔、溼熱浸淫、

治法　六味丸加蘆薈黃柏、）加龍膽草、黃連、山枝、木通、

（二）陰汗　證象　陰戶四圍，常生溼汗、浸淫不已、

原因　陰虛陽衰、溼熱下注、

治法　內治六味丸、加破故紙、菟絲子、蘆薈、肉桂、外治用牡蠣五倍子蛇床子苦參四味薰洗

# 謹防眼癆病

眼癆病爲人類之大敵　足以阻碍人生之幸福

曹朗生

癆病爲人類之大敵、此乃世界所公認者也、但癆病不一、有肺癆、有瘰癧癆、有乾血癆、有童子癆、有脫力癆、有女色癆等等、每見親戚友鄉、一閒有情誼關係之人、忽患某種之癆病、則莫不代爲驚駭萬分、又莫不希望該人、早得名醫良藥治愈、蓋不論何項癆病、皆能漸漸增重、致人死命之故、上列之癆病、在初期、若得名醫良藥、均能治愈、在第二期、則半能治愈半已不能治愈、如癆病已入第三期、則病根深痼、十難治愈二三矣、但世人皆知上列之癆病、實是可怕、而不知尙有亦能致人於死之眼癆病、更宜注意、蓋無論何人、一成第三期之眼癆、則事業無從發展、生計不能自由、雖生猶死、束手待斃是故吾人、應當不使是病發生爲萬幸也、第一期眼癆病、對症治皆可愈、

人生在世、難免無喜怒憂思悲恐驚之七情、爲之內擾、風寒暑濕燥火之六氣、爲之外犯、既有七情六氣爲之擾犯、則難免無疾病之發生也、如偶然發生一二次之眼病、而治愈之、則亦無妨、若屢屢發生眼病而不斷、則已入第一期眼癆病中、實屬可慮、當急求專科、尙可治斷其根、以免種下二期之禍、是爲上策也、

屢屢發生眼病、久則眼睛之第二期眼癆病、半能治愈已難、瞳內、或黑瞳、或白睛之外面、難免不有固定之病態、其態患於瞳內者、則其瞳色、稍帶湖色、或稍帶綠色、或淡黃色、或瞳色並無變化、而在白睛、或黑睛之外面、佈有稍許星點、或翳膜、或虬筋、或努肉、或在黑睛、有細小之凹點、小者針尾狀、中者如芝蔴狀、大者如小米粒狀等、在此第二期內、如得良醫對症治之、半數尙可療愈之、若延誤治病時間、或糊亂妄治、則病必轉劇、而入第三期矣、

第三期眼癆病、大多不能挽回、世上之瞽目者、遭急性之目疾而致失明、雖是不少、但多數皆由於眼癆病而失明者也、蓋世人之心理、大都視目病爲微恙、以爲延過數天、就可自愈、殊不知除最輕之目疾外、非有對症治法、决不能延過數日而自愈也、若云一概可以自愈、則天下可無種種深痼眼病、及瞽者矣、質之高明、以爲然否、第三期之眼癆病、如云內障、則瞳神之色已變爲湖白色、或淺黃色、或淡紅色、如云外障、則白星凸大，或白翳遮蔽、或努肉扳瞳、或黑睛碎凹等等、均已成爲不治之症、症至如此、無論施行吾國之手術、或東西各國之手術、概無妥善治法、脫其苦境、以致其光、僅有十之三四、或僅一二、或竟光明全失也、症至第三期、則根深蒂固、每有患者、於初起時、不早醫治、直到根深蒂固之時、而欲急急求治、以冀治愈、則難而又難矣、則惟有日處於黑暗世界耳、

## 闢產後宜溫之謬說

紹興徐雲階

婦人生產、物理之常、非病也、產後內傷七情、外感六淫、賊邪侵凌者、是病也、自先賢朱丹溪云、產後以大補氣血爲主、雖有他症、以末治之、於是後人之治產後病者、無不崇尚溫補、一切涼藥、皆屏棄而不敢用、錢氏主消瘀而立生化湯一方、亦皆用溫而不用涼、千百年積習相沿、莫之敢易、而產後易溫之說、已成牢不可破之勢、詎知藥之易溫易涼、原視乎病之爲寒爲熱、產後諸病、雖與尋常稍異、而其受病則無不同、豈有專宜用溫而不宜用涼之理、所以先聖仲景立法、涼藥亦所不禁、如產後熱灼血乾、痛著臍下、亦用大黃桃仁以下瘀血、產後煩亂嘔逆、亦用石膏竹茹白薇以清肝胃之火、產後陰虛下利、亦用白頭翁黃連黃柏、以清熱堅陰、後世學者、不遵先聖範圍、動輒熱藥亂投、使天下產婦受害於醫藥而死於非命者、果誰失其咎耶、先賢徐洄溪曰、產後陰血盡脫、孤陽獨熾、臟腑如焚、經脈如沸、故先聖仲景專以養血消瘀爲主、乃後人反以產後宜溫之偏見、以薑桂爲主藥、夫果陰陽俱脫之症、脈遲畏寒、血水淋漓、面青舌白、薑桂亦非不可用、至於血乾火燥、純現熱症、亦用熱藥、則經枯脈絕、頃刻而斃、更有惡露未盡、身熱氣塞、煩躁不寐、心煩腹痛、皆由敗血爲患、亦用薑桂、助其火而堅其瘀、重則即斃、輕則變成癆瘵、造此者、雖九死不足以蔽其辜、又曰俗謂產後瘀血、得寒則凝、得熱則行、此大謬也、凡瘀血凝結、因寒而凝者、得熱降而解、因熱而凝者、得寒降而解、如桃仁承氣湯、非寒散而何、未聞此湯能凝血也、蓋產後瘀血熱結爲多、熱瘀成塊、更益以熱、則煉成乾血、永無解散之日矣、惟眞屬寒氣所結之瘀、宜用溫散、先賢王孟英曰、新產婦人、陰血盡去、邪熱易侵、粗工不察、動輒生化湯、雖熱象已顯、猶誤信產後宜溫之俗說、而不知因症制方之活法、以致覆杯而斃者比比、又曰、產後熱勢重盛、雖石膏犀角、對症皆是良藥、古人何嘗禁用、先賢張景岳專主溫補、獨論產後其理甚正、其說甚通、謂產後既有表邪、安得不解、既有火邪、安得不清、既有內傷停滯、安得不開通消導、綜觀諸說、參以鄙意、可見藥之溫涼寒熱、總在因時制宜、治病皆然、何獨於產後而殊之、

## 蛇毒治癲癇 蜘蛛能治瘋癲

張爾雲

本埠字林西報、巴黎訪員訊云、由下月起、法人將由阿非利加洲、以鑑籠等、裝運挑選之各種眼鏡蛇毒蜘蛛毒蠅等、至紐約城某醫之化驗室、某醫謂爲毒物能治癲癇、

蒙納勒薩醫士、曾赴非洲、與蛇人及捕蜘蛛者妥商、源源供給所獲之品、頃已抵美、醫士并云、余等不得不先妥籌供給毒蛇之來源、余所用之毒蛇、係取之黑頸、即吐涎之眼鏡蛇、余所用之蛇、經漸乖巧、俟置之於玻璃箱內、而撩撥之、竟不噴唾其毒涎、該蛇已有四歲、或職是之故耳、余與狄摩醫士已同意決定欲得足量之毒液、以爲試驗、非赴非洲籌備供給不可、該醫士又云、余雖未敢決此法必療斯疾、然以是法施治、屢經奏效、減少病人之發癇次數、有每月發四五次者、就治後僅月發一二次、有一人則十九個月并不復發、蒙醫士現正從事試驗、以此法治瘋癲、其見效發展、則未允宣佈、僅云以毒蜘蛛之血清注射、以治瘋癲、醫士現赴紐約、設備化驗室之試驗工作、并籌備助手、繼續施治工作、至九月間、始旋巴黎云、

# 方劑

## 痺厥要方略解（續）

鄭孟華

補益脾胃之上品、久服輕身、蓋以其氣味甘溫、益胃建脾、脾胃一强、上風不入、故有防風之名、若與白朮同用、則完全爲補益之邪、且可濟白朮之壅氣、而使之生氣也、

赤茯苓湯　方見前

（釋義）此亦河間宣明方、用以治薄厥者也、夫薄厥者、由於怒則氣上、而血亦隨之、以致形氣皆絕、形與氣皆絕、非卒倒若尸而何、則此方之用、只可在厥回之後、胸中不和、或吐血衄血時、若在正厥之時、惟用生鐵落煎汁服之、以觀血厥回與不回而已、至於本方之意、以茯苓之赤者、可以引之從氣分下行、其能利小便之功、卽是此種效果、故本方用之爲君、以解氣分已菀之血、卽以之名方也、然茯苓之力有限、而氣血之逆正甚、故復佐以檳榔之善法氣分之血逆、及芎藭之善去血分之氣逆者爲臣、恐其只及中下而不能及上也、故更以桔梗陳皮之善開上焦者佐之、則在上之菀、不難藉芎藭檳榔以去除之、此古人用藥之巧法也、但血菀氣逆、至於厥絕之人、其虛可謂極矣、其火可謂盛矣、故復以人參補其虛、麥冬清其火、以爲善後之策、斯方也、於薄厥已回之後、調濟當推爲第一也、

## 血症方義

鄧可則

□吐血類

十灰散

大薊、小薊、茅根、棕皮、側柏、大黃、丹皮、荷叶、茜草、梔子、各等分、燒存性爲末、鋪地出火氣、童便、酒水隨引、

（義）此十味者、皆屬清火散血之品、大黃尤善降胃、故止吐血最宜、燒之爲灰、則立時可以收束血管、反散血爲止血、故方名爲十灰、吹鼻止衄、刃傷止血、皆取其清散而善止、若血止以後、逕以本方生用、以清火去瘀、且得生生之氣、彌覺可珍、但有實火者宜之、而大黃爲不可少之藥、

白虎湯

石羔一兩、知母五錢、甘草二錢、粳米一撮、水煎服、

（義）陽明熱甚、則胃中津液被灼、何況血隨火升、則胃中焦急可知、本方四味皆甘、甘能緩、緩則焦急解矣、故方名白虎、取其有鎮守山岡之意、蓋胃爲艮土、艮屬於山也、今胃熱至於吐血、山將崩矣、故非本湯、不足以鎮、豈獨金飈四起火氣全消而已哉、至於石羔煅用、則失其甘味之效矣、

理中湯

人參、白朮、乾薑、各等分、煎服、

（義）氣虛則寒、寒則血凝、凝則堅、堅則裂、裂則血出、此寒燥所以吐血也、且血統於中焦、中焦之陽虛、則失其吸力、故吐血症、有宜於溫補中陽者、理中湯、以理中焦而得名、中焦受氣、取汁變化而赤是爲血、人參白朮甘草、善於補中者也、然欲受氣變汁、則全賴乾薑之辛溫迴陽者、得以成其功、是以失血之人、病後欲溫補以生新者、非此不可、而寒燥致氣不固血者、尤宜首先用之、且以乾薑炮成炭、則反化血者爲止血矣、以化爲止、此理中之妙用也、惜乎知者鮮矣

、凡吐血素屬陽虛、審其內無火症者、亟宜用之、

獨參湯

人參二兩、濃煎、細咽、熱睡、

(義) 胃液爲氣所遷依、氣脫血奔者、非增加胃液、不足以挽留欲絕之氣、人參甘微寒而多液、液足則虛炎自斂、血歸其經矣、故獨參湯有救血隨氣脫之功、人參能補五臟之陰液、陰液充足、則浪子有家可回、是以人參能獨勝其任也、

四物湯

當歸四錢、生地四錢、川芎二錢、白芍三錢、

(義) 夫有形者爲物、血在人身爲有形、肝爲藏血之經、肝急則血不內藏、故緩之以甘、當歸生地、味甘緩肝之急也、內不藏、則外不散、故散之以辛、川芎白芍、俱富有散性也、內經云、肝苦急、又曰肝欲散、此方兼治之、故專能調血而以物名也、

失笑散

蒲黃三錢、五靈脂五錢、俱生用爲末、醋調服、

(義) 笑則氣散、氣散則瘀消、此方專消瘀、故取名爲失笑、蒲黃性滑、以去胃瘀、五靈脂氣臊、以散肝瘀、肝胃瘀去、血自生矣、心自開矣、何爲而不失笑、

□嘔血類

大柴胡湯

柴胡三錢、半夏三錢、白芍三錢、黃芩錢半、枳殼二錢、大黃錢半、生薑三錢、大棗三枚、煎服、

(義) 本方四溫四涼、所以爲和解之方、少陽非升提、不足以去其動血之機、故方以柴胡名、若以嘔血而去柴胡之升、則大黃枳殼、盡失其降下之功矣、蓋清氣不升、濁氣終不降、嘔血何由而止乎、

小柴胡湯

柴胡八錢、黃芩三錢、半夏三錢、人參二錢、甘草一錢、生薑二錢、大棗二枚、煎服、

(義) 大柴胡爲升降之劑、小柴胡爲開闔之方、故本方專以柴胡爲轉樞之用、樞紐一轉、則氣從外開、血從內闔、況有人參甘草、以清養其血液乎、故血症而見表不和者、總宜此方加減焉、

當歸蘆薈丸

當歸一兩、胆草一兩、蘆薈五錢、青黛五錢、梔子一兩、黃連一兩、黃柏一兩、黃芩一兩、大黃五錢、木香二錢半、麝香五分、神麯糊丸、姜湯送下、

(義) 肝火之盛者、氣鬱而血菀、上行而不下、本方前九味、全取降火瀉肝之品、更佐木香以開氣鬱、麝香以去血菀、神麯姜湯、乃治肝補脾之義、故火去而氣血平、無損於中也、方取當歸蘆薈名者、當歸有開鬱散菀之能、而蘆薈爲瀉肝降火之主、知此二藥之性、則本方之全豹、皆窺破矣、

左金丸

黃連六錢、吳茱萸一錢、研末爲丸、

(義) 黃連去熱、吳萸去濕、二者皆入肝、肝以濕熱爲用者、奪其用、則肝平矣、名以左金者、是以秋令行於春、則夏之濕熱無由而生、取此意也、

麥門冬湯

麥冬二兩、半夏二錢、人參四錢、甘草四錢、粳米一盞、大棗十二枚、

(義) 麥門冬以清肺、半夏以養胃、合而用之、則水自天降、火逆自止、精自升、衝地氣自下、故金匱云、止逆下氣者、麥門冬湯主之、況方中參米甘棗、尤能從中吸納、使逆者無可逆、而衝者無可衝、凡胃肺虛火上衝者、無論咳嘔皆宜之、

## 專著

# 針灸心得論

許鑑堂

越稽上古野處穴居、衣樹皮而茹菓食、甘淡泊而養天和、絕少情欲之感、希有五運相凌、是以壽命延長、身康體泰、即或六氣爲患、亦不過感冒外邪而已、中古則有衣食住之文化、氣稟漸薄、外感較多、尙罕內傷、後世則驕奢淫佚、七情亂於內、六氣擾於外、一有感觸、即內外相侵、營衛不調、外滯經絡、內困臟腑、若無療治之法、醫藥之方、安得登斯人於壽域、起沉疴於枕端、是以軒岐有靈樞難經之問、扁盧有針灸捷妙之能、僕雖駑駘之質、妄希驥騄之力、曾涉獵於內外各科、喜見一斑、惟於針灸之道、不敢稍有暇晷、晨昏玩索、探幽窮源、猶恐見之不逮、聞所難聞、幸於八法之蘊、流注之妙、得其通經接氣之法、氣領血引之異、若楊繼洲解金針賦之男子之氣早上而晚下、女子氣早下而晚上、午前早而午後爲晚、男女上下、憑腰分之爲難解者、蓋以營氣行於脈中、晝夜五十度而運行周身、衞氣行於脈外、晝行於陽、暮行於陰各二十五度、至平旦而與營氣會於太陰、男女臟腑經絡未嘗不同故也、僕以四末五太、其經絡固無所異、惟身幹之軀、一似無極之生太極、氣血運行上下、即於陰陽交替、不然、何以古云憑腰分之也、僕臆膚見淺識、不得指其實現、然以卅年工苦、究男女背腹之陰陽、隨針時之迎隨補瀉、俾氣血之上下、却無差謬、至如男子經絡、爲大指進撚補而退後瀉、提針熱而插針寒、女子及午後反之者、是午前卯後、太陰生而疾溫、離左酉南、月朔死而速冷之義也、非流注法之陽日陽經左轉、陰日陰經右轉、八法針之驅運氣血、頃刻周到、上下通接、痛止脹消也、他如針中之法、則用燒山火、治頑麻冷痺、透天涼、治肌熱骨蒸、陽中隱陰、治先寒後熱、陰中隱陽、治先熱後寒、子午搗臼、療水蠱膈氣、通氣臥針、愈腿膝走疼、痃癖癥瘕、須用留氣之交、癱瘓瘡癩、必籍抽添之法、若關節阻塞、氣不過者、陽日陽分、則以青龍擺尾、陰日陰經、更用白虎搖頭、蒼龜探穴、取伏藏之正氣、赤鳳迎源、展飛騰之奧義、手之八法、則有揣、爪、搓、彈、搖、循、捫、撚、及其陰陽氣血、又須明其多寡、如厥陰太陽、少氣多血、太陰少陰、少血多氣、先詳多少之宜、次察補瀉之氣、故曰定脚處、取氣血爲主意、下手處、認水木是根基、水木者、補母瀉子之義、取五穴用一穴而必端、取三經、用一經而可正其失也、如肝實、則瀉心經之子、肝虛、即補腎中之母、又如東實南瀉、西虛北補、瀉子補之、各盡其妙、巨刺謬刺、須明其經、至夫雜病則選雜穴、有前後玉龍、通玄指要、席弘賦、經外奇穴等可稽、驗病上下取穴、則有靈樞雜症總論、人病上部、取手陽明經、中部取足太陰、而下部足厥陰也、前膺後背患者、可取足陽明、與足太陽之一二要穴針之、無不愈矣、再如頭面、乃諸陽之會、胸膈二火之地、不宜多灸、背腹陰虛有火者、亦不宜灸、惟四肢最妙、若上體及當骨患者、針宜淺而宜少、下體及肉厚處者、針可深而灸可多也、至於臟腑病、當求章門、氣海、五募、六兪之徵、經絡滯、須明原絡、陽別、二交、八會之妙、及避灸處之四十有九、禁刺處之二十有六、太乙日遊之避刺、九宮尻神之禁針、逐日人神之所在、此皆緊要之關鍵、非血支、血忌、干支等、人神可比、針灸之大略、襪線之臆見、何敢陳諸明達、綠蒙諸君徵集、撥冗呵凍、略述斯言、爲潦草塞責已耳、

# 驗案

丁甘仁余繼鴻先生驗案

■胸痺症續上期

生於朮一錢　硃茯神三錢　穀麥芽各三錢　鮮荷梗一尺　鮮建蘭叶二片　清水豆卷四錢
橘白絡各一錢　穭豆衣錢半　仙半夏錢半　生苡仁二錢　炒杭菊錢半　炒竹葉錢半
鮮藿香佩蘭各二錢　通草八分

九診　脈象漸漸和緩、藏府氣血、日見充旺、病後調養、飲食爲先、藥物次之、書云、胃以納穀爲寶、又云、無毒治病、十去其八、毋使過之、傷其正也、補養身體、最冲和者、莫如飲食、今病邪盡去、正宜飲食緩緩調理、雖有餘下微邪、正足則自去、不必慮也、再與調養脾胃、而化餘邪、

生於朮錢半　橘白絡各一錢　穀麥芽各三錢　鮮荷梗一尺　清水豆卷四錢　生苡仁二錢
佩蘭梗錢半　建蘭叶二片　硃茯神二錢　生淮藥二錢　穭豆衣錢半　炒杭菊錢半
鮮佛手一錢　通草一錢

十診　病邪盡去、飲食頗旺、脈象和緩有神、正氣日見充旺、小便雖長、色帶黃、苔薄膩、餘濕未盡、四日未更衣、因飲食多流質之故、非燥結可比、不足慮也、當此夏令、還宜愼起居、節飲食、靜心調養月餘、可以復元、再宜健運脾胃、而化餘濕、

生於朮錢半　瓜蔞皮三錢　川貝母三錢　鮮佩蘭三錢　清水豆卷四錢　硃茯神三錢
生苡仁三錢　通草一錢　鮮荷梗一尺　橘白絡一錢　生熟穀芽三錢

病全愈返申　（完）

## 常識

# 大可注意藥品之眞僞

崇明張體元

●整理醫藥必先辨藥

醫乃辨症、藥乃治症、藥不道地、則辨症雖確、何能起死回生、是故藥材之眞僞、與民生有密切之關係、與醫生亦有相當之影響、蓋醫生辨症既確、處方又能對症、發藥尤能道地、則藥到病除、民無纏綿床第之災、醫有着手成春之譽、若藥不道地、則醫者雖有千金不換之方、恐不能除癬疥之患、遑云起況痾而救斯民哉、然而社會習慣、病苦之進退、每責醫而不責藥、古時刑律、僅有庸醫殺人之條、而無僞藥致命之戒、於是業藥之徒、放膽作僞、由是民病之纏綿、民生之遭殃、日甚一日矣、夫他物之僞混、總無性命之憂、藥物之珷玞、何異屠夫之刀、然則我人豈可不急急辨之、以利民生哉、

嘗考古時華陀爲醫也、負青囊以儲藥、神農嘗藥也、著本經以濟民、醫而兼藥、藥而兼醫(非叙藥店伙爲醫也)辨症治病、操之一手、既肯作僞以害人而自損名譽、又能辨藥眞僞、以求必效、醫名之雀起、豈徒然哉、後世人事日繁、心計漸工、芸芸衆生、漸爲衣食所迫、乃有韓康之徒、採藥設肆、謀生者羣相尤效、於是醫藥分工、遂釀作僞之漸、然以道德未漓、宅心仁厚猶不欲甘冒不韙、以致味良之利、今者世風日下、人心日險、內有探藥市藥者之作僞、外有圖利製造之夷人、投方之不能如昔靈效、安知非藥品綜劣之故哉、至友郁君言其父執王先生、宿某藥店、夜半聞叩門聲甚急、學徒啓關後、照方配藥、忽又鋸取王先生臥床之牛角帳鈎、蓋以代犀角也、次日探之、服藥者已死矣、同宗某君、常用麻黃以解衞外之邪、不汗則益之、以重兩、病者遂至過汗亡陽而死、蓋前之麻黃僞品也、後之麻黃眞品也、此雖某君之不審病質、妄投重劑以促人命、要亦藥肆中發售僞藥之故也、又考蓯蓉有花蓯蓉草蓯蓉肉蓯蓉之別、均係多汁多肉之品肥嫩易腐、不耐久藏、故用鹽漬以儲之、漂淡而用之、今則肉者未易得、以余所見、草者爲多、而作僞之徒、復以嫩松枝代枯片、漂熟地、以代肉片、用蓯蓉者、亦曾研究耶、別直頸粗而短、且有年輪、有代以長頸細蘆、細滑無輪之石君子者、由是過汗亡陽、神脫氣虛者無救矣、珍珠母本蚌殼也、彼製造羅鈿鈕子所棄餘者、可以利用乎、桑葉以經霜者爲佳、而採取者常在七八月間、能不失其效乎、西洋參涼潤之品也而某洋行以東洋參僞爲之、能無殺人之危乎、(凡此之類不能枚舉)夫古時之採製藥物、須按四時六氣、今乃如此刺謬、不致殺人、已屬天幸、猶能望其致治耶、吾故曰整理醫藥、必先辨藥、蓋識者既多、作僞者自然無技可施焉、

# 放風箏與兒童之關係

芸

## 增進發育

春風吹來、樹兒發綠、草兒發青、魚兒向水面上游泳、鳥兒向天空中飛鳴、春風吹來、快活哉、勃然氣之生、一年之春、二三四月、一生之春、兒童時代、身體如葉、智慧如花、不耐磨折、風吹雨打、加意提攜、果果碩大、所以方春日、和風漾漾、凡爲家長、必須令兒童、於課餘散學後、作郊外之遊、以飽受勃勃之生氣、增進體育之發達、而放風箏之戲、更爲極有利益之舉、其始也、迎風奔走、可以使筋骨發育、其繼也、引頸遠矚、可以使腦部發展、目力增進、胸部發達、呼吸調勻、其終也、比較成績、可以增進藝術之智慧、爭鬥妍麗、可以發展美育之觀念、故區區之兒戲、足以增身體之葉、發育智慧之花、凡爲家長、速提倡呼、

## 消弭疾病

春風吹來、可畏之病魔、亦隨草芽而潛長、兒童之體內、以火氣爲氣多、郊外游戲、換得新鮮空氣、放風箏、眞開心、抬起頭來看、張開嘴來望、一口氣吐出、直把五藏六府火氣全散、一口氣吸進、直把五藏六府火氣全消、火氣散、火氣消、病魔雖利害、不能來纏擾、兒童們、快去放風箏、勿踏農家麥、勿吹管子鳴、麥子踏傷沒飯吃、管子叫起、爺娘要頭疼、春風吹來、樹兒發綠、草兒發青、魚兒向水面游泳、鳥兒向天空飛鳴、春風吹來、快活哉、勃然氣之生、

# 民間治療

## 慈祥室丹方錄驗

### 咽喉腫痛方

燕子泥、雄黃、
二味等分、用燒酒和勻作餅、令患者仰臥、敷於喉外、涎出、口開、再用陳壁土、煎一碗澄清飲之、雙鵝、單鵝、皆有效、如雄黃難猝辦、單用燕子泥、亦可、如無燕子泥、即用粗紙數張、以燒酒侵濕、貼喉外、隨乾隨換、此以熱導熱之義也、百發百中、切勿輕視、

### 咽喉腫痛吹方

熟石羔三錢、砂二錢、焰硝一錢、胆礬一錢、元明粉六分、冰片四分、
右五味、共研細末吹之、

### 咽喉紅痛清火方

蘿白一兩切片、橘子皮一具、
二味煎水頻服、極有效、

### 頭痛方

川芎一錢、茶葉二錢、
水煎服、

### 偏頭痛方

蘿白汁一錢、和冰片少許、昂頭灌入鼻中、左痛灌左、右痛灌右、神效、

### 疔毒方

白菊花葉連根用、搗取自然汁一茶杯、滾酒兌服、用酒煮服亦可、不如生汁爲妙、毒重者宜多服、渣敷患處、留頭不敷、蓋被睡臥、出汗、其毒自散、無論生在何處、氣雖將絕、亦可起死回生、至穩至便至靈、諸方皆不及此、不可遲疑自誤、無葉用根如無即用、鋪中乾菊花四兩、甘草四錢、酒煮溫服亦可、菊花少則不効、

### 紅絲疔方

紫花地丁一兩、白礬三錢、甘草三錢、銀花三兩、煎服、各疔皆效、有人紅絲疔、已走至乳旁、服之立愈、眞神方也、

### 無名腫毒方

此方治一切無名腫毒、無論陰症陽症、初服能益氣和血、解毒托裏、破後能排膿去腐生肌、瘡科始終之聖藥、產後生癰毒者更妙、

大當歸八錢、生黃耆五錢、金銀花五錢、甘草三錢、酒煎濃汁服、服後臥、出汗即愈、

毒在上加、川芎二錢、在中加、桔梗二錢、在下加、牛膝二錢、泄瀉加、蒼朮、白朮各二錢、嘔吐噁心加、陳皮、半夏各二錢、不思飲食加、白朮三錢、陳皮一錢、氣虛加、黨參生芪各五錢、陰症肉白色淡、無論冬夏、加陳皮麻黃各六分、肉桂炮姜各錢半、斷不可妄行加減、排膿加、白芷三錢、欲破加角刺錢半、

### 跌打損傷、急救神效方

當歸五錢、澤瀉五錢、川芎三錢、紅花三錢、桃仁三錢、丹皮三錢、蘇木二錢、酒水各一碗、煎八分服、如頭頂傷加藁本一錢、手傷加、桂枝一錢、腰傷加、杜仲一錢、脅傷加、白芥子一錢、脚傷加、牛膝一錢爲引、雖打死、挖口灌之、即甦、

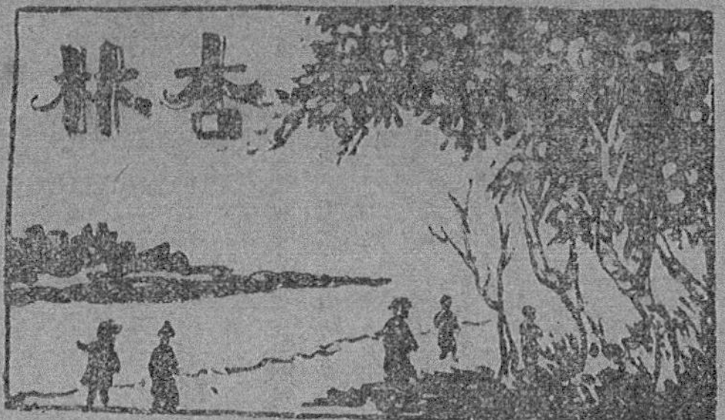


## 歐洲雙奇

海客

(一)歐洲最老的老人、要算是一個土爾其人了、他今年一百五十五歲、在一千九百二十七年間、還娶了一個妻、大享其閨房之福、在他過去的很悠久的歷程上、曾死了十個妻、和二十七個子女不幸的事情、總算經歷得多了、但他精神矍鑠、生趣勃勃、仍像少年一樣、這可算得現代世界的一個奇人了、

(二)加斯柏霍瑟、有歐洲的神秘童子之稱、他能不用天文鏡之助、而在白天看見星光、一顆顆十分明亮、如在夜間一樣、他是巴滕、大公爵的後裔有大位之權、他出世不久、還在嬰孩的時代、被人擄刦了去、禁錮在一間黑暗的室中、前後共十八年、不見一些兒天日的光、幸而沒有像黑谷中的盲魚一般、雙目未曾失明、十八年後、他從黑暗中摸索着出來、重見天日、那地方恰是巴佛利亞的安上班城、與他的故土相去不遠、從此他的兩眼就起了特殊的作用、白天也可看見星光了、

## 人造空氣

雨辰

年到美國發明人造空氣器、命其名曰空氣調變機、紐約洛賽大戲院裝置之、竟奏特殊之成效、據上月份美國科學雜誌云、紐約大學物理學院教授瑟爾發 H H Sheldon 君證明斯項發明、確爲近代最偉大的科學成功、洛賽戲院之空氣、較任何處所爲清潔而有益於健康、此機能改低溫度至任何程度、每一分鐘所鍜鍊之空氣達六萬二千五百立方尺、空氣之經其鍜鍊者、其所含之毒質塵埃、即滌濾淨盡、且其濕度之分量、亦經相當之變調、令吸者感無窮之暢快、故就該院之氣候及空論之清新氣、足與高山之嶺相比擬、就空氣之濕度論、則尤勝前者多多矣、信乎科學乃人類戰勝天然之利器也、此項機器、美國大影戲院泰半裝置、中下等戲院則以價格過昂、不敢嘗試、本埠愛多亞路之京南大戲院、建築全功將竣、聞亦購有一具、藉爲我國戲院界倡云、

## 尿管中銅筆套之類似譚

繡君

尿管容積至狹、任何物質、勢難羼入、迺舟山傅之良君、尿管中竟有一二寸之銅筆套、〔見一月十六日申報本埠新聞〕詎非咄咄怪事、

疇昔關於考據學、亦曾昕夕從事、自患腦病後、不敢問津、覽此銅筆套出尿管中之奇聞、頗欲作一度之考證、奈邇患目疾、蠅頭書殊難逼視、默數曾寓目之書、絕未有此異事、惟二酉叢譚載沙頭鎮一童子、年未十歲、其陰忽長如巨人、能行人道、似與尿管稍有關涉耳、外其無論同於傅君尿管中之奇聞無有、即求其類似者、亦未之前聞也、無已、其述一產銅法子之事乎、

二申野錄云、丁未〔萬歷三十五年〕十二月、吳縣石湖民陳某妻許氏、產夜叉白魚後又妊、過期忽產一胞、破之、乃一秤銀銅法子也、權其重可十兩、背有萬歷二十六年置七字、跡甚分明、二申野錄非僻書、容亦有人憶及者、雖不足爲傅君尿管中異器之確申證、然許氏胞中有銅法子、傅君尿管中有銅筆套、前後三百餘年、同一銅器、遙遙相對、俱可爲亘古未有之奇事奇聞、天下事無獨有偶有如此者、烏得以銅之大小輕重懸殊、而不相提並論乎、爰作尿管銅筆套之類似譚、

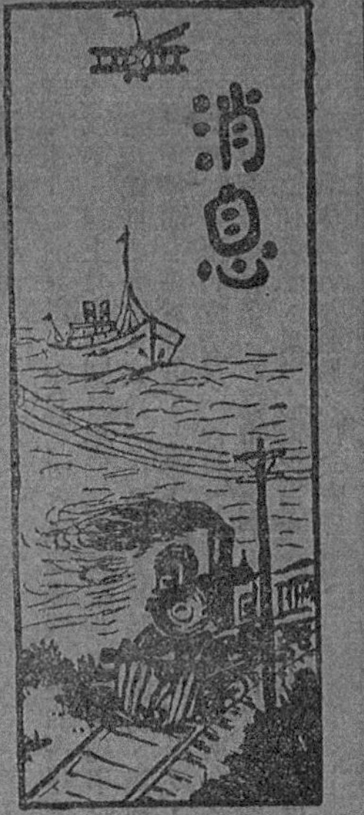


## 漢口中醫公會改組及成立之經過

本會原合武陽夏三處組織公定名爲武漢市市中醫公會後因武漢市政分治本會亦因之改組爲漢口特別市中醫公會以符行政之制在過渡時期先行組織改組織委員會以便結束舊會籌備新會時爲本年八月六日也預定籌備期限爲兩個月籌備完畢遂訂十六月日正式改選十月六日假漢口總商會由改委員召集大會改選是日計到會員三百零六人參加機關以本市黨整委會市黨訓委會總指揮部市政府衛生局等參加團體爲新記聯會漢口總商會總工會律師公會商民協會歆片公會及中山民國各報館等(一)奏樂開會(二)公推臨時主席團計范小村王和安冉雪峯龔村榕楊小川曾子卿趙璞孫七人(三)開會如儀(四)由改組委員會公推曾少達報告籌備經過(五)宣讀宣言(書另見)(六)公推臨時主席龔村榕致開會詞(七)各來賓訓詞(八)推臨時主席王和安答詞(九)通過簡章(簡章另見)(十)選舉計選執委九人、候補三人、監委七人、候補二人計執行委員范小村楊小川曾少達王和安趙璞孫許幕韓熊兩農魏華堂王子春九人候補執委爲馬紫文一人監察委員爲冉雪峯張菘三謝匯東楊彤孫馬壽民王宜和潘鶴青七人候補監委爲胡長三劉嚴平二人(十一)正式委員宣誓就職(時間已晚改訂雙十節日舉行)(十二)奏樂閉會

十月十日在本會禮堂舉行新任執監委員就職典禮(一)搖鈴開會(二)推舉臨時主席姚斌臣紀錄曾少達(三)開會如儀(四)互選主席及常務委員結果范小村三票彼選爲執委會主席楊小川曾少達各二票爲常務委員冉雪峯五票爲監委會主席五)全體委員宣誓就職(六)公推梁子和爲秘書長(七)簽定候補執委(照章候補執委須三人因是日大會候補執委只一人當選其餘皆票數相同照章同票者用抽簽法定之)結果龔村榕王漢臣當選(八)分科——楊小川兼組織科曾少達宣傳科(九)接收移交——改組委員會移交文卷及冊籍款項由常務委員及秘書長分別照收(十)攝影此本會選舉經過之大概情形云云

## 上海市衛生局調驗中醫執照

▣凡第一二屆登記者
▣均須補貼本人照片
▣不受調驗執照作廢

爲令遵事查本局辦理中醫登記先後已屆三次數達二千有餘所發登記執照除第三屆登記之執照發給未久外其餘各屆所發執照亟應調驗以杜流弊而符定章茲定二月一日起至十五日止調驗第一屆登記醫士醫生執照(即民國十七年六月所發)除屆時登報通知外合亟令知仰該會先期轉知各會員依限將執照交由該會彙總送局調驗并各補送本人最近四寸半身相片一張以便補貼執照上之用如不遵章呈驗該項執照即失効用又調驗執照照章概不收費并仰轉知此令

局長胡鴻基一月十四日

中華民國十九年二月二十六日出版

# 上海醫報

Shanghai Medical Weekly

介紹醫藥常識
提倡公共衛生
促進民衆康健
傳達醫藥新聞

## 第五十八期

每逢星期三出版

今日本報一册另售洋五分

上海醫報社編輯及發行

社址上海西門內南石皮弄九十八號

### 定報價目

國內 每年連郵費大洋兩元台灣日本同
國外 每年連郵費大洋三元
半年不定
郵票九五折扣四分以內爲限

中華郵政特准掛號認爲新聞紙類

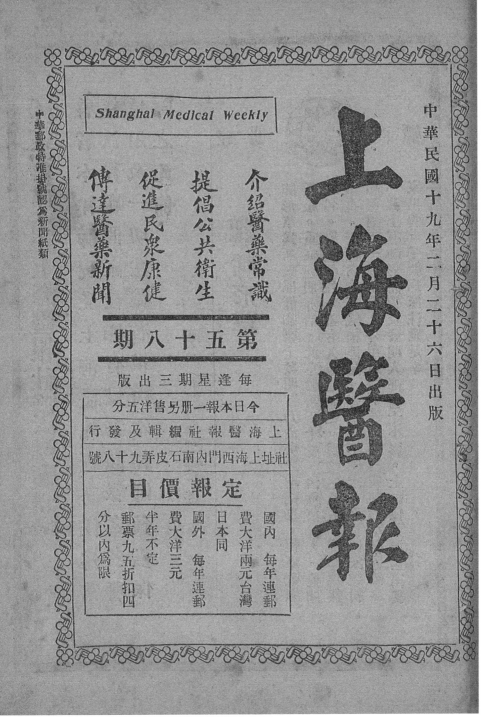

# 陸家鼒律師受任上海醫報社常年法律顧問啓事

啓者本律師現受上海醫報社聘任爲常年法律顧問嗣後如有侵害該報之名譽信用及一切法益者俱由本律師負責保障之此佈

事務所 七浦路順裕里第一家 電話北五七一四號

註册商標

治癆聖藥 肺形草

肺形草爲浙東邵靜卿醫士發明。乃治癆之聖藥也。輕症數服斷根。重症連服亦治。此草發售垂十稔。治愈萬餘人。遐邇馳名。譽遍中外。蓋有久遠之歷史。靈驗之治效。固非偶然事也。所撼者此草栽植匪易。每致供不應求。而投機家遂紛紛影射。一或不愼。每至遺誤病機。請認明肺形草裝置錦盒。盒上有肺形商標及發明人邵醫士小影。上海僅天濟醫室獨家出售。千祈病家注意是幸

上海醫報

第五十八期

目錄





## 常評

### 科學化與腐化

大梁鄭壽冕

試觀中醫之歷史、上古期之本草內難、中古期之傷寒金匱、此種學說、後世之名賢輩出、未有加以否認者、此中醫學理之所以不能認爲腐化者也、徵諸實驗、即軒岐之針灸、施於今日之臨床、仍可着手成春、仲景之方劑、用於今日之患者、亦可藥到病除、此中醫之學術、不可認爲腐化者也、則中醫苟非科學化者、果能有此久遠之歷史乎、若曰、中藥之草根樹皮、遠遜西藥之礦物化學製劑、此西藥房推銷部宣傳員之話柄也、吾友林俠峯、科學專家也、嘗云、科學如能發達至於極度、則社會之物質、即無所謂動物、無所謂礦物、無所謂植物、蓋皆同一原質細胞所構成者也、由此觀之、礦物固能治動物之病、植物亦非不能治動物之病者也、化學製劑固能治病、天然質物、亦非不能治病者也、況中藥之用法、煎製焙炒、又何嘗不可謂爲化學試驗、再觀中藥之治驗、與前人之本草所說者無異、是中藥亦不可認爲腐化者也、總之、西醫所以否認中醫爲科學化者、正中醫之眞正永久科學也、與西醫之過渡科學化者、不同也、（完）

## 學說

### 血症疏證（中）

鄧可則

□咯血症

〔定名〕咯血、爲複名之病症、咯者有物在喉、不咯不出、出於不期然而然、今咯出者爲血、故名咯血、

〔辨似〕咯血、血出小塊、或成血點、不似吐嘔之盈口大塊、咯

血者、一咯即出亦不似咳血者之咳嗽連綿、咯血之血絲、見於成塊之痰中、並不似唾血者之散漫於津涎中也、咯血之勢雖微、而其症則重、

〔經絡〕手少陰、足少陰、足太陽、

〔臟腑〕心臟、腎臟、膀胱腑、

〔主病〕屬腎、亦可簡稱爲腎出血、

〔病機〕腎屬少陰火氣、有虛火、有實火、

〔外因〕風寒之邪、客於太陽膀胱

〔內因〕房勞傷腎、虛火載血而上、

〔不內外因〕飲食停聚、動其中焦之火、

〔病狀〕腎虛者、頭眩夜熱、多見氣短似喘、風寒者、頭痛身常熱、喘而氣促、飲食者、額或痛、午後潮熱、氣閉不通、

〔脈象〕腎虛之脈、兩尺無力、或大或小、風寒之脈、人迎浮盛、或見弦緊、飲食之脈、氣口短促、或反伏濇、

〔治法〕腎虛則精不化氣、氣不化水、火自虛生、煎水爲痰、水不化血、因火而赤、故咯血之症爲重者、是因其血乃精氣隨火上炎、變而爲赤之血、非眞有腎中之血、滲於嗌下之痰內也、治宜速化其氣、使精能生水、水能結精、水氣上蒸、外自歸根、則不治血而血自止、古人有云、咯血忌用逐血藥者、蓋因其血非實血、乃虛火之形也、滑氏加味地黃湯最宜、風寒之邪、搏於肌表、膀胱之氣不化、胞室之血、爲風寒上引、治宜益氣以散風寒、黃芪建中爲當、飲食之邪、積於脾胃、胃氣不營、心房之血、爲穀氣所冲、治宜去食以强心臟、枳實理中可用、此三者、一爲虛火、二爲虛多實少、三爲實多虛少、總之咯血症、非虛不成也、

## ■唾血症

〔定名〕唾血、亦爲複名之病症、唾者垂口吐出、出於自由、不唾亦已、今唾出者爲血、故名唾血、

〔辨似〕吐血與嘔血、血之來也、勢不能已、咯血與咳血、血之出也、喉中必作音、唾血則不然、其來也、可以强而止之、其出也、只有舌音而無喉音也、所出之物、即口液之中、兼帶血絲、或浮散於口液內者也、其症稍輕於咯血、而重於吐嘔、其勢則稍緩、

〔經絡〕足太陰、陽明、手足少陰、足厥陰、

〔臟腑〕脾臟、胃腑、心臟、腎臟、肝臟、

〔主病〕屬脾、稱爲脾出血、亦無不可、

〔病機〕脾屬太陰濕氣、有太過之濕、有不及之濕、

〔外因〕暑濕之邪、傷其心脾之陰、

〔內因〕思慮則心脾兩傷、憂鬱則肝脾俱病、

〔不內外因〕飢飽勞役、脾陽不運、房室不節、腎陽上越、

〔病狀〕暑與濕搏、則熱於中、唇乾口燥、便祕心煩、身熱不清、思慮內傷、則怔忡健忘、睡臥不甯、食少而倦怠、憂鬱之症、則頭眩或痛、內熱口渴、胸脅不舒、脾陽虛者、心戰自汗、肢冷食少、腎陽越者、頭暈嗌乾、五心煩熱也、

〔脈象〕外因之脈、滑實者生、虛實者死、內因之脈、沉細可治、浮滑難醫、脾傷則脈弱、腎傷則脈細數、

〔治法〕解暑祛濕、宜瀉心加味、補心建脾、宜歸脾之方、解肝鬱以逍遙爲法、如肝鬱甚者、須以通爲補、如當歸蘆薈丸之類、脾陽虛者、七珍歸脾皆宜、腎陽虛者、六味養營加減、唾血屬虛者多、故瀉方亦必須兼補也、

## ■咳血症

〔定名〕咳血、亦屬複名、咳者喉中之聲也、得嗽則出矣、此咳

〔辨似〕血者、是咳嗽而見血、故名咳血、不曰嗽者、因咳已見血、則非嗽不得而知、言咳即寓嗽於內、故省文耳、

咳聲在喉、咯聲在口內、唾聲在舌、吐聲在唇、嘔聲則自胃至於口、此爲最易辨者、咳血症之輕重、從食管出者、與嘔吐相埒、從氣管出者、較唾咯尤甚也、

〔經絡〕手太陰、足陽明、十二經皆能致之、以二經爲最要、

〔臟腑〕肺臟、胃腑、他臟雖有此症、必連及此二者、

〔主病〕聚於胃關於肺、故近稱肺出血、而不知有胃出血、

〔病腳〕肺屬太陰濕氣、胃屬陽明燥氣、

〔外因〕形寒、傷風冒寒之類、外感於皮毛者、

〔內因〕七情之火、痰氣之焰、皆能致之、

〔不內外因〕飲食偏冷偏熱之類、內合於胃者、

〔病狀〕外感風寒、先見頭痛、惡寒發熱、咳喘不利、外感暑濕、身熱口渴、小便不利、胸腹煩滿、外感燥火、頭痛鼻乾、咳嗆痰少、咽喉不利、若面目浮腫、咳逆不臥、此外有風水、內有五志之火、若胸背作痛、咳而喘滿、此內有痰火、外有久鬱之寒、心火凝痰、痰如梅核、吞之不下、吐之不出、結於咽下、肝火挾痰、氣滯不快、口苦頭痛、頰赤多怒、痛在兩脅、脾則有寒、有火、脾胃相爲表裏、多痰多血、乃胃出血之類、腎則陰虛、陽虛、肺腎相爲本末、少痰少血、乃肺出血之類、肺痿肺癰、必吐膿血、厚味食積、咳在五更、肺血之來、從氣管而出、胃血之來、從食管而出、胃爲多血之經、故血出多成塊、肺爲多氣之臟、故血出少如絲、骨蒸咳者久咳不止、發熱盜汗、癆蟲咳者、心中微煩、喉中癢甚、面色乍赤乍白、咳甚不知香臭、此二者、久咳所成、

〔脈象〕咳血之脈、平緩微弱易治、弦數急實者難已、

〔治法〕外感各隨本病、風寒散以麻黃、暑濕清以瀉肺、燥火之邪、清燥救肺、風水之症、越婢加味、寒鬱生火、小柴胡加味以清解之、梅核痰氣、豁痰丸增味以開通之、肝火虛者、逍遙加以補品、肝火實者、温胆佐以瀉火、脾寒以六君加味、脾火以逍遙爲法、腎陽虛者、眞武爲宜、腎陰虛者、地黃最妙、吐膿者、當宗金匱之法、食積者當用消食之藥、咳而嗆者、肺之血也、非清肺不可、咳而嗽者、胃之血也、非理胃不可、胃本不咳、咳者胃氣上衝於肺也、肺本無血、血者肺氣下吸於胃也、故胃咳血順而輕、肺咳血逆而重也、然邪束於肺、麻黃即爲止血之藥、邪積於胃、桂枝即爲止咳之劑、若因循不用、勢必轉爲骨蒸癆蟲等咳、雖有長鞭、難及馬腹矣、

（未完）

# 春日養生事宜

葉震

| | |
|---|---|
| 格 | 一年之計在於春 |
| 言 | 一日之計在於晨 |

■（甲）男子類

一 每早宜五時以前起身

〔理由〕難經云、男子生於寅、寅爲五時以前之時、春日宜養其生氣、故每日於寅時起身者、是順其生氣之故也、

二 既起宜戶外散步一小時

〔理由〕春日地氣上升、戶內經過一夜、全屬地氣充實、日方出時、大地天氣下降、所謂極新鮮之空氣也、天氣者清氣、

其代謂爲陽、地氣者濁氣、其代詞爲陰、春宜養陽、故早起作戶外散步者、所以使陽氣滋長也、

三　散步之時宜寬衣解帶

（理由）衣寬則清陽之氣、得灌注於全身、帶解則純潔之氣、得流行於遍體、如此肌膚乃發展、骨節調利、完成生動之機矣、

四　每夜宜九時以後睡眠

（理由）九時以後、屬於亥時、書有陽盡於亥之說、陽盡者是盡於外、而生於內之義、故斯時必需睡眠、以使陽從內生也、且綜計睡眠時間、恰得八小時焉、

五　睡時宜被褥輕暖

（理由）冬日天寒、被褥多重厚、及至交春、每多習而不加察、致使溫度太過、耗泄陽氣、春日易病溫、未始不由此也、小兒尤宜留意、

六　有妻室者宜七日以上行房一次

（理由）七日陽氣來復、氣至則精至、故七日一度房事者、既能調和大體、且無損乎陽精也、

七　每食宜少佐辛味

（理由）辛味如薑椒等類、所以宣發陽氣、使之生長不已、古人云、薑通神明者、蓋陽氣發時、精神自倍也、

八　每日宜食四次以上勿令過飽

（理由）飲至四次以上、是未飽即止、取緩進之意、蓋食次既多、則胃不空乏、食不令飽、則脾不阻滯、春生之氣、易於化而惡鬱遏、此類是也、

九　食品宜取果菜而忌肉類

（理由）生生之氣、莫富於果菜之屬、肉類爲有情、春日與人相似、其生氣未臻完備、殺而食之、全存一團死氣、與春日宜養生之理、全不相應、故春不殺而食者、是避死氣入胃、致身內生生之氣、不得滋助而發育也、

十　飲料宜取果汁而忌酒類

（理由）果汁如葡萄之類、富於養胃而生清氣、若酒性慓悍、使陽氣過旺、不能與陰和、致成赤眼白喉等疾、愼之愼之、

□（乙）女子類

一　每早宜五時以後起身

（理由）女子以陰爲體、不耐陽氣之衝動、故至春日、女子必多病頭眩咽乾等疾者、是其彰明較著者也、五時以後、陽氣已散、故可起身、但起身過遲、則清氣已失、內經云、清者爲陰、清氣既失、陰亦無所生矣、

二　戶外運動宜於午後三時以後行之

（理由）難經有云、女子生於申、三時以後、申之時也、是時、陽氣未盡、陰氣漸生、戶內濁氣正甚、戶外清氣漸起、此種清氣、最利於女子、故斯時作戶外運動、定能使生氣蒸蒸也、

三　運動時宜舒胸放足

（理由）放胸之呼聲雖高、而束胸依然有行之者、夫胸爲氣之府、苟能常使之舒適、固可免去各種氣痛症、若萬不能、必須於此運動時放之、使上下之氣得貫徹、非但可以却病、且於養生有莫大之利益、纏足今固無行之者、即有已纏就者、亦稍事鬆緩其裹足帶矣、惟天足之女子、反着上高跟皮鞋、使全身之血脈、因而流行阻滯、此二種雖有新舊不同、要皆自加刑具而已、若能於運動時、解去足帶、除却革履、使血行如度、自然恢復足之美矣、

四　每夜宜在九時後睡眠

（理由）血歸於肝則臥、亥時氣隨血並入於肝、是時若不睡眠、久則氣與血離、肝臟不能同時收入、延成失眠症、或爲心悸虛汗類、春氣通於肝、春日失調、肝病蜂起、

五臥具宜較男子略厚

〔理由〕女子以陰爲體、以血脈運行爲要、臥具略厚、則溫度充足、血之運行無阻、不致有經事不調之苦、

六 房事亦宜七日以上一行之

〔理由〕陰血七日而一潮、血至則精亦至、故七日而行房一次、無損於陰精、乃樂而不淫之道也、

七 每食宜少佐酸味

〔理由〕酸味如醋類、酸可和陰、而平肝陽、春日肝陽當旺、故必需食酸、以生肝之陰、經云酸生肝是也、酸既能生、故亦爲養生之品、若誤以酸爲斂劑謬矣、

八 每日亦宜少食量多食次

〔理由〕春來日暑方長、陽氣蒸動、易於作飢、故食次增多者、所以使供與求應也、食量減少者、所以防其阻遏氣機也、

九 食品亦宜果菜而忌肉類

〔理由〕果菜非但富生生之氣、且多含養血之功、肉類非但能阻生氣、且易使血液冲淡、漸至成痰、

十 飲料宜少飲酒漿

〔理由〕酒漿之屬、可以行血、但多飲則傷生、惡劣之酒、易於傷肺、皆宜戒之、

# 疾病界之怪物

秦丙乙

## 遺精

在今日疾病界中、其最佔勢力、而最爲普偏者、惟遺精乎、談遺精者、蓋莫不知其可畏、羣目爲戕身之斧、賊命之尤、然安知夫其所由來、消息於社會環境、關係乎家國風俗、有非常人能意料及哉、夫遺精本非病也、年富力强、精室盛滿、血氣過充、偶而遺溢、猶之蓄極則洩、悶極則達、此精滿之徵、又何病焉、迺嘉悅少艾、情竇大開、思想無窮、所欲不遂、相火用事、迫腎精以妄行、而或偏重肉慾、斲喪太過、有如含苞嫩蕊、驟遭摧折、致腎氣失藏、而涓涓不塞、此其遺精、斯爲病矣、蓋嘗論之、本證在二十年前其所佔勢力至狹、初無籍籍之名、於諸病苦中、奚啻滄海一粟、逮近十年間、始駸駸乎其來、繁殖之盛、蔓延之廣、直與物質文明相並駕、時至今日、十人而十、百人而百、青年之不入其漩渦者、殆鳳毛與麟角焉、非青年爲然、壯年及半百外者、頗亦不在少數、豈不駭人聞聽、嘖嘖可怪也哉、於此有說焉、覺此症所及、城市爲多、愈稠密而蔓延愈烈、愈文明而猖獗愈甚、返觀窮鄉僻壤、或山明水秀之地、則殊不多覯、豈地土之使然耶、抑智愚之不齊耶、請更以明趣之比例證之、試聚二少年於此、其一聰明韶秀、生長通都、出一愚蠢樸實、出身農家、則一經攷察、前者多有本症之患、而後者大概無之、此其明證也、夫中國爲禮教之邦、禮教乃道德之大防、概自歐風東漸、凡自命維新者、粗知皮毛、競相效顰、捨其精華、取其糟粕、創爲不經之行、并固有之舊道德而滅絕盡之、就現在社會上情形觀之、名爲進步、其實已一落千丈之後焉、彼舉世譽爲文明之交際也、歌舞也、固何莫非本症之造成者哉、至於醫治、大概如是、即初起多誤在於蹉跎、入後則咎歸乎掣肘、當本病之始、偶一而見、病者固不甚在意、厥後雖次數漸密、明知不容忽視、乃猶格於恥辱、諱莫如深、一方面亦因不痛不癢、無形無色、更何樂而不效金人之三緘、以自取不快哉、長此遷延、蹉跎日久、慾火一任其沸騰、病程坐視其加進、次數由稀而漸增、症勢由輕而轉重、洎乎無夢亦遺、怯象叢至、始皇皇圖治、汲汲在心、然無論如何、歧途縱不誤入、而病之纏綿自若也、此無他、掣肘多耳、蓋患者當本病既深、一方面服藥調治、一方面即宜淸心寡慾、以助藥力之進行、如此則裏修外補、庶足以收事半功倍之效也、乃計不出此、日在調治、日在縱情、背道而馳、尙自懵懵、則病之有加無已、由勞而亡、理之常然、不亦宜

乎、嗚呼、遺精一病、本非大症、初無難治、今乃猖獗跋扈、一至於斯、抑前聖往哲、意料所及耶、還以質之我當世同仁、

## 治梅毒之靈効方

金蘊齋

讀上海醫報第十八號、秦君愼安之梅毒治療觀、意爲現在解放時期、男女防閑、已成爲一種失禮名詞、行見梅毒必將蔓延全國、恐即有滅種之禍、倘望海內同道、急起研究一種無毒質而能治此症之專藥、廣爲傳播閱報迄今、未見同道答復、余於梅毒一症、治驗甚多、屢用屢效、久欲公諸同道不但藥無毒質、專治七十二種梅毒、曁梅毒後服過輕粉發生各種病症、且可保治愈之後、生兒育女、如從未生過梅毒之人一般、不過收效稍緩、誠恐同道不能堅信、不敢宣佈、非敢視爲秘傳、如海內同道肯深信余言、請堅信試用、即知其驗、此藥治梅毒只要兩個星期全愈、謹將用方次第列後、

開首用九龍丹、用熱水服九粒、瀉二三次、去其火毒、如未瀉至二三次、再九粒、　瀉至三次即止服、

再用通仙五寶散

石鍾乳粉三分、劈丹砂二分、琥珀五厘冰片五厘碎珍珠二厘五毫共爲細末、另加飛白麵粉三錢、炒黃、合上藥末作一料、分作十二包、每日清晨用一包、以土茯苓四兩水煎、作十二碗、清晨用土茯苓水一碗、用上藥冲入、攪匀溫服、其餘十一碗不要用五寶散、只將土茯苓水、當茶水一日服盡、不可吃別茶水、日日如此、至十二日服完、一料全愈、如毒重未愈、再照前法服一料無不愈者、但土茯苓水切要多服、不可吃別茶水、如少服土茯苓水、吃了別茶水、就不效、又忌食雞鵝牛肉魚腥發物辣椒生姜酒房事、藥完病愈不忌、此方治七十二種梅毒、併治人生過楊梅綿花天泡等瘡、成一片難以多狀之疾、或楊梅爛瘡見骨、經年不收口、或筋骨疼痛、舉發無時、或遍身生疙瘩不消、或手足皴破出血、或遍身起皮發瘋、好一層又起一層、或赤白癜鵝掌風癬、或皮好骨爛口臭難當、及年久臁瘡不愈、一切頑瘡惡毒及淋症、皆屢驗如神、乃天下古今第一仙丹也、幸堅信寶之、切勿輕視、

如紅腫破爛外用

解毒紫金膏、明淨老松香、礬紅、等分研細末及油調搽油麻蓋住紮緊

## 不注意之危險

袁公才

▲一因便利而成肺病

▲二因財帛而成時疫

▲三因色慾而成怪症

▲四因疎忽而成癮疹

**便利之危險**　如以舌尖潤郵票、及信封口、此種習慣、中西人皆有之、其危險實能殺人於不知不覺之中、其毒最善爛肺、因其膠爲不純潔之粘體、與火酒化合、稍一點唇、即著於口中不散、與口唾下嚥、先粘於肺管之上、因而火酒之毒、亦隨其所粘而肆其威、故每有素體壯實之人而生肺病者、細究其因、多有因此不注意而得之、圖便利者其戒之、

**財帛之危險**　最清潔之人、如以齷齪之鈔幣與之、未有不欣然納之袋中者、此中西人皆如此、在平時固不免傳染病之侵略、若在夏時、時疫發生之際、非但病者身畔之鈔幣足以傳染、即魚行魚鋪中之鈔幣、滿紙腥穢、無非時疫病之發源地、故展轉相傳、時疫蔓延遠近、此種因財帛而釀禍、實人人難免之危險、防免之法、可於接受鈔幣之後、加以鹽洗、而藏鈔幣之件、不可與普通用具同處、庶幾可免、

**色慾之危險** 色慾之危險、人人皆知、並非不注意之事、今之所謂危險、則異乎常談、所謂者何、大凡女子、每日多數須洗滌前陰、而男子則不然、除常沐浴以外、簡無滌前陰之一事、在獨居時、尙在不注意、若於同居之時、仍然隨意取閙、每有不潔之物、灌入女子陰戶、致成種種怪症、余曾聞一老醫言、伊曾治女子、右足陰面、自陰戶至足端、生一行勁之肉椎、上下流走、其痛異常、後用繩緊縛兩端、使之不得流行、然後封之、取出一椎形之肉團、破而視之、內中係一陰毛、蓋由交接時、徒貪一時之慾、而不先加洗滌、致落毛而傳入陰戶而不察也、其危險可謂大矣、

**疎忽之危險** 疎忽人所難免、若因疎忽而致病、則固不勝枚舉、今就考證所得、人所極不注意之事、因而使人痛苦、如中國之一班用毛筆者、每每舉筆之時、先納內口中嚼、非但筆尖失去、不適於用、且筆尖爲毛之鋒、最善穿發、而筆上所含、多屬宿墨、其毒善使血液不得清潔、二者相合、故每使人無故而生癢類如疥瘡、不知由於平時疎忽所致、欲免癢之痛苦者、曷加注意焉、

# 種子之簡便方

公展蘇

不花錢
不吃藥
不爲難
不傷人

世人艱嗣、每每廣求良方、多蓄少女、花錢、吃藥、爲難、傷人、嗣尙未得、苦已隨之、苟欲省此四者、且保可一索得男、則非照余所定之方而常服之不爲功、非但易生、亦聰敏易育、望子者請嘗試之、方知我之不欺也、「方法」每月待女子經盡一二日中、與之交合一次、精泄即已、如此即戒而勿犯、占其下月再來之情形、如得孕固當斷絕、其間有經不即斷者、亦稀少之至、雖有經亦等於無經也、若此則目的已達、即須退藏、並且丟言勿入孕婦之耳、何況再作房事、將來非但生產無險、且所生之子、亦聰明少病也、如其下月仍經行如故、再加上法一行之、、如此行法、多至一年、無不有驗者、若廣置婢妾、縱慾以求嗣、如以癟稻一粒、磨之爲粉、撒於十畝之田、而欲望其發芽、寧非笑談、若余所述、如以一撮實種、播於一方之肥土中、未有不既苗且秀、既秀且實者、古人云寡慾多男、又曰男實女虛、百發皆男、是也、余敢以斯方介紹製造國民之父母、勿惑於邪說而徒受其苦、甚至喪其生命也爲幸、

# 疔瘡之辨別法

黃豆試法是靠不住的

疔之發也無定處、其症最危急、有朝發夕死、有隨發隨死者、有延至一月半月而仍死者、輕者墜脣落節、致成殘廢、良可哀也、夫疔之爲言丁也、如丁釘然、外形雖小、內根實深、多起於藏府中鬱火而發、古有火焰、紫燕、黃鼓、白刃、黑黶、紅絲、暗疔、內疔、羊毛等別、皆因其形而爲名、倘屬不即不離、至於後人更有蛇頭蛇眼等名、反覺失之虛泛矣、火焰疔之爲狀、初生一點紅黃小皰、痛癢麻木、甚則寒熱交作、煩燥舌强、言語疎忽、多生於唇口及手掌指節間、此屬心經所發、紫燕疔之爲狀、初生便作紫皰、次日破流血水、三日後串筋爛骨、甚則目紅甲青、邪視神昏、睡悟驚惕、多生於手足腰肋筋骨之間、此屬肝經所發、黃鼓疔之爲狀、初生黃皰、光亮明潤、四畔紅色根盤圍繞、發即麻癢、或惡心嘔吐、肢體痿疼、寒熱交作、煩渴乾噦、多生於口角腮

顴、眼胞上下、太陽正面之處、此屬脾經所發、白刃疔之爲狀、初起多生白皰、頂硬根突、破流脂血、痛癢兼作、易腐易陷、甚則腮損咽焦、咳吐痰涎、鼻掀氣息、多生於鼻孔、兩手、此屬肺經所發、黑靨疔之爲狀、初生黑斑紫皰、毒串皮膚、漸攻肌肉、頑硬如石、痛徹骨髓、甚則手足青紫、驚悸沉困、倒陷孔深、目睛透露、多生於耳竅牙縫、胸脊腰腎、偏僻之處、此屬腎經所發、以上五者、發於五藏之毒火也、紅絲疔之爲狀、初起形小似瘡、漸發紅絲、上攻手膊及足胯、令人寒熱往來、甚則惡心嘔吐、治遲者、紅絲攻心、常能壞人、多生於手足心及骨節間、此屬大小腸所發、暗疔之爲狀、腋下先堅硬無頭、或陰囊睾丸突兀腫硬如筋頭、令人發寒熱拘急、焮熱腫痛、此屬膽經所發、內疔之爲狀、先發寒熱腹痛、數日間忽然腫起一塊如積者是也、此屬三焦所發、羊毛疔之爲狀、惡寒發熱、狀如傷寒、但前後心有紅點、有如疹形、視其斑點、色紫黑者爲老、色淡紅者爲嫩、此屬膀胱所發、以上四者、發於六府之毒火也、至於各種疔症、均屬於胃府先受其毒而發、胃爲多氣多血之府、故疔之發也、氣血俱病、是以痛而且作麻癢、不似他瘡之起、多在血分作痛也、辨別疔瘡之要訣、首即在問其作麻癢與否、次即辨其部位形色若何、無不的當也、若世俗所傳吃黃豆、以有豆腥氣者非疔、無豆腥氣者是疔、此說實屬不確、余已數見虛疔者、試以黃豆而知腥氣、致疎忽而釀大禍、蓋疔瘡之忌口、緊於他瘡十倍、凡椒、酒、鷄、魚、海味、鵝肉、猪首、辛辣、生冷等物、氣怒、房勞、諸香、並及服孝、經婦、鷄犬等項、均在禁忌之例、偶一犯之、必致反覆也、若在他瘡、則不若此之緊矣、故在起時辨之不明、遺誤實不淺焉、願患者醫者、同注意焉、

# 銀翹散能發白喉之疑問

胡昌年

鄙人與曹某共研岐黃、旁參西說、數年以來、雖未敢懸壺問世、然親朋之中、因亦時相周旋也、某日、曹某病、其症象爲頭痛身熱自汗口渴午後熱甚、診其脈、細數略浮、余曰、脈證互參、其病溫乎、治宜辛涼輕清之劑庶可矣、曹曰、余已擬一方、請君斟酌可否耳、言已出方、余視之、銀翹散也、惟分量比例不同、方如后、

銀花兩錢　荊芥二錢　頭豉三錢　連翹二錢　桔梗七分
竹叶二錢　薄荷五分　生蒡五分　生草五分

余曰、據現證、服此似無妨也、翌日、忽以電話召余、至其家、謂服藥後、熱退身爽、惟喉間微痛、取鏡照之、滿喉紅腫、而中現白點無數、君盍爲我設法治療、余見其白點雖有、幸尚未腐、遂斷爲白喉無疑、竊思惲鐵樵氏之治白喉、輒用仲聖之麻杏石甘湯、而余此時殊未敢用、乃立養陰清肺湯、並用吹藥錫類散、數劑而愈、按余與曹某此症、得一疑問、即誤服銀翹散後、能發白喉乎、況曹某初症、用銀翹散實不可算爲誤服、或曰、曹某本欲發白喉、非銀翹散促成之、此說或有理、惟其症初起、殊不類發

白喉也、此則奇矣、年不敏、敢筆而出之以就教於吾同道焉、務祈同道弗吝賜教幸甚感甚、

# 論肺

居醴泉

肺為羣臟之長、居最高之部位、狀如華蓋、質亦嬌嫩、主持諸氣、屬金而畏火、為人身之主宰官、統系於五臟六腑、分佈於四肢百骸、息息相應、各有自然之作用、故肺氣充足之人、不論男女、精神健爽、行動敏捷、雖有外感之來、足以抗拒不納、蓋肺無病而全體俱獲康健矣、惟我世人、若不研究衛生之道、則肺病最易發生、或外因六淫之邪相侵、內因七情之氣相忤、肺為所戕、火動痰升、咳嗽從茲作矣、然有因風、因寒、因火、因痰、因鬱、因燥、因虛、因實、其原不一、風寒者、汗之發之、火者、清之降之、痰者、豁之、導之、鬱者、開之、燥者、潤之、虛者、補之、實者、瀉之、務令胃氣和平、不使火邪乘剋、嗽當自止、倘治之不早、是釀成巨症之媒介、不特此也、或風勢內蘊、積久不洩、濕痰結滯、積久不化、肺癰、肺癆、氣喘、哮喘等症、均由此而生、平時既不講清養之法、臨時又難得治療之方、其不至蹈生命於危險者、幾望、況肺病為患、較他症尤為難治、而其流傳性之分播、更覺非常迅速、蓋一家之中、有一人患肺病、而一家均有至極險之隱機伏焉、傳染性速、防之匪易、務在平時研究生理衛生兩學術、庶免此虞、若不先事預防、恐不能常享康健無病之幸福、衛生家祈各注意、並盼海內博者參教焉、

# 中西醫士診斷之死懸殊

孔壠陳任揚

民國十三年、夏、吾鄉有項姓者、年六十餘、患關隔症、因其鄰居、多奉耶穌教、故信從西醫為尤甚、及病日劇、央其內弟梅某、送之往潯、就診于九江活水醫院、院主為西人斐某、時梅亦年逾花甲矣、有宿疾、如呃逆噎氣狀、聞西醫之新穎、亦附帶就治、及斐診視二人、謂項祗服藥水、十日可痊、謂梅胃已生瘡、為胃肚炎、兩星期外、當吐血死、彼二人者、始則敬信若神明、繼以居院數日、效驗毫無、別無他法、驟生驚疑、竟出院歸、歸後、項即來街、就診于余、余診得項人脈結、皮膚甲錯、舌上無津、（西醫金石之品刦奪太過所致）囑其勿藥、停當後事、病將不利于春、項果以次年仲春、溘然長逝、不食新矣、而梅姓者、出院數日、以訟事牽連、返往城市、過冒溽暑、適患赤痢、梅墜痛萬分、疑西醫之計或準、殆血不從上吐、而由下泄耶、急歸、夜半就診于余、并詳述其與姊丈項某往潯之經過、余嘗診其脈、察其情、處方不外調氣養血苦辛通降之法、乃梅自揣死裏求生、耐心服藥、一日三劑、翌日更方、亦三劑、不惟赤痢徒愈、即十八年前之呃逆、（因有苦辛在、）亦頓除矣、今越六載、梅竟康強無恙、步履雍容、吁以斐醫之來我國、若蕪湖、若天津、若北平、若九江、詎曰不然、而診斷之下、謂死者可生謂生者必死、何中西判別之懸殊、竟如是耶、姑述之以告當世之輕率好奇者、我非有意矜功、更非有意居心詆外也、

# 方劑

## 血症方義（續）

鄧可則

桃仁承氣湯

桃仁五錢、大黃二錢、芒硝三錢、桂枝二錢、

（義）桃仁以破瘀爲君、大黃以行瘀爲臣、一破一行、究從何出、出路有二、惟溺與便、故佐以芒硝、使瘀從大便出、使以桂枝、使瘀從小便出、此方以行氣君以破瘀、故得本名、

■咯血類

滑氏加味地黃湯

生地八錢、山藥四錢、山萸四錢、丹皮三錢、茯苓三錢、澤瀉三錢、麥冬三錢、五味二錢、煎成下靈丹砂四錢、

（義）肺爲水之上源、上源無水、則下流告竭、因而虛炎上浮、凝不化之水爲痰爲血、本方清肺以發上源之水、安腎以納虛浮之火、非尋常加減可比也、

黃蓍建中湯

黃蓍、桂枝、芍藥、甘草、紅棗、生薑、飴糖、煎服、

（義）黃蓍爲補虛散風之藥、加於小建中湯中、則黃蓍得芍藥之助、更能宣泄血分之風矣、夫風從八方來、中建則八方皆不能侵、古人取名之義、至深且遠、豈曰徒補而已哉、

枳實理中湯

即前理中方加枳實

（義）理中以化血爲止、心脾之劑也、加入枳實、則不但能消食積、且可清理心脾之瘀滯焉、

■唾血類

瀉心湯

酒炒大黃二錢、黃連三錢、黃芩四錢、煎服、

（義）心生血而主火、火升則血動、火瀉則血靜、宜也、本方瀉心、即所以瀉火而靜血也、故凡失血症、由心火上升者、均宜此方主之、若暑邪必入心、暑爲火邪故也、因暑而唾血、此方爲的劑、即兼濕邪、亦無不可、蓋大黃非但瀉心火、且善去脾濕、凡經脈肌膚、上下臟腑、氣逐於血分中者、大黃之性、無不達之也、若只認爲瀉劑誤矣、

歸脾湯

白朮三錢、黃蓍三錢、茯神三錢、人參三錢、遠志錢半、木香一錢、炙草二錢、棗仁三錢、當歸三錢、桂圓肉五枚、

（義）心主生血、脾主統血、而脾爲心之子、毋子同病、則血失生統、故本方用補子益母之法、大劑建脾之中、佐以導心火而入脾土、名之曰歸、是寓中央之德崇、則四方自歸之意者也、

逍遙散

柴胡三錢、當歸四錢、白芍三錢、白朮三錢、雲苓三錢、甘草錢半、薄荷一錢、煨薑三錢、

（義）欝者火之志也、不逍遙則火欝矣、火生於肝而藏於脾、故治欝者必從肝脾、柴胡薄荷、散肝經欝火於外、當歸煨薑、從而生之、白芍雲苓、散脾經欝火於內、白朮甘草、繼以藏之、則已欝者散、而未欝者得以生藏、若之何、其不逍遙乎、

七珍散

人參二錢、白朮二錢、雲芥二錢、甘草一錢、黃蓍錢半、山藥二錢、粟米二錢、

（義）方全屬養胃建脾、佐以收濇血管、後人之門面方、故其名亦屬虛泛、然果由脾虛而胃液上脫、以致唾血者、則此方亦有殊功也、但不可泛用以殺人耳、

六味地黃湯

熟地黃八錢、山藥四錢、山萸四錢、丹皮三錢、茯苓三錢、澤瀉三錢、

（義）本方爲行水之劑、腎爲水臟、水行則胃安、故有滋補腎臟之說、若以蜜爲丸、久服反使脾陽失運、愼之、

養營湯

人參三錢、炙黃蓍三錢、白朮三錢、甘草錢半、當歸三錢、熟地四錢、五味子一錢、遠志一錢、桂心一錢、陳皮二錢、白芍三錢、雲苓三錢、大棗三枚、生薑三片、

（義）內經云、營出於中焦、此方養中焦、故名養營、中焦受氣、取汁、變化而赤、是爲血、本方參苓朮甘黃芪生薑、所以授中焦以氣也、當歸白芍、熟地大棗、所以益中焦以汁也、桂心陳皮、從氣化、五味遠志、從味變、妙用若此、血生而營出矣、營養而血安矣、

▲咳血類

麻黃湯

麻黃、桂枝、杏仁、甘草、

（義）風寒外束、則毛皮肌肉、盡爲邪踞、胃氣不能達於肌肉、則內返爲熱、肺氣不能達於皮毛、則內返爲燥、燥熱之邪上衝、則喘咳而血出、故用麻黃以引肺氣達於皮毛、即以杏仁解其巳成之燥、用桂枝以引胃氣達於肌肉、即以甘草清其巳成之熱、病去則正安、氣行則血順矣、然此法自仲景而下、幾成絕學、宜乎今日肺病之多也、

人參瀉肺湯

人參三錢、黃芩三錢、梔子三錢、枳殼二錢、甘草一錢、連翹一錢、杏仁二錢、桔梗二錢、桑皮三錢、大黃一錢酒炒薄荷一錢、

（義）肺以一金居二火之上、故肺最易虛、名之曰瀉、是瀉其客體之火、而非瀉主體也、黃芩大黃、以瀉胃火、隨以枳桔順其胃氣、梔子連翹以瀉心火、繼以薄荷散其心氣、氣有餘便是火、桑皮杏仁、所以降氣、火氣壯便食氣、人參甘草、所以熄火、本方爲補氣瀉火之法、暑傷氣、濕生火、暑爲心邪、濕爲胃邪、故並治之、

清燥救肺湯

人參一錢、甘草一錢、黃芝蔴一錢、煆石羔、阿膠一錢、杏仁一錢、麥冬二錢、炙枇杷葉片、桑葉三錢、

（義）肺氣依胃液而生、火燥之盛、耗氣竭液、則肺無生路矣、故本方用大劑增胃液之品、以救隨絕之肺、液足則燥清矣、

越婢湯

麻黃、石羔、甘草、生薑、大棗、

（義）陰使爲婢、陽在外、陰之使也、風從外搏、陽不能禦、水從內生、陽不能化、陽氣失責、陰爲之病、故本方全取辛甘發散、以促現陽氣復其爲陰使之責、故曰越婢者、其意深矣、

豁痰丸

當歸三錢、知母二錢、天花粉三錢、白前根三錢、麥冬三錢、枳殼一錢、杏仁三錢、瓜蔞霜三錢、荊竹瀝三錢、桔梗二錢、射干三錢、雲苓三錢、石斛三錢、甘草一錢、爲末、薑汁糊爲丸、

## 專著

# 癆瘵論

章孤鶴

大凡男子之癆起於傷精、女子之癆起於經閉、童兒之癆得於母胎、未有不因氣體虛弱、勞傷心腎而得之、以心主血、腎主精、精竭血燥、氣衰火旺、蒸痃日久、則癆生焉、(內因)嗜慾無節、起居不時、七情六慾之火、時動於中、飲食勞倦之過、屢傷乎體、漸而至於眞水枯竭、陰火上炎、而發蒸蒸之躁熱也、(外候)睡中盜汗、午後發熱、煩躁咳嗽、倦怠無力、飲食少進、痰涎帶血、咯唾吐衄、肌肉削瘦、(蒸分上下)「蒸上」則見喘咳痰血、唇焦面紅、耳鳴目眩、肺痿肺癰、「蒸中」則見腹肋脹痛、四肢倦怠、多食而肌、善食而瘦、「蒸下」則見遺精淋濁、泄瀉燥結、腰痛脚痠、陰莖自强、(癆有陰陽)陽病口乾舌瘡、喉痛聲啞、嗜滋味、五心煩疼、小便黃赤、大便燥結、陰病胃逆惡心、飲食難化、痰涎白色、四肢懈惰、小便常多、大便溏泄、又有嗽痰、仰臥不得者、必陰陽俱病也、(五臟傳變)凡陰病陽病、日久皆能傳變、男子自腎傳心肺肝脾、女子自心傳肺肝脾腎、五臟復傳六腑而死、亦有始終只傳一經者、有專着心腎不傳者、大要以脈爲症驗也、(五臟形症)如精滑腿痠、腰背拘急、邪在腎也、驚悸不寐、自汗心煩、邪在心也、嗽痰咳血、皮枯聲嘶、邪在肺也、脅痛善怒、頸項結核、邪在肝也、泄瀉食少、腹脹嗜臥、邪在脾也、(病宜靜養)經曰靜則神藏躁則消亡、欲延生者、心神宜恬靜而無躁擾、飲食宜中適而無過傷、風寒暑濕之宜避、行立坐臥之有常、絕慾以養精、內觀以養神、毋勞怒以耗氣、則眞陰之水自克、五內之火常熄、而疾安可期、惟其嗜慾無節、使神散而精竭、血涸而氣亡、發熱不休、形骸骨立、則難爲力矣、(死候)大抵虛癆之病、兩顴赤者、死、喉啞失音者死、大肉脫盡者死、泄瀉不食者死、一邊眠者死、溺濁精脫者死、面目黧黑者死、下部忽發癰腫者死、病後復患痔漏者死、參芪不受補者死、喉痛不能藥者死、(脈法)癆脈或弦或大、大而無力爲陽虛、甚則脈細、弦而無力爲陰虛、甚則脈數、又大者易治、血氣未衰、可斂而正也、弦者難治、血已耗、滋補殊難也、尺脈洪大、爲陰衰火旺、左脈微細、右脈勁緊、爲正虛邪盛必死、如脈細而數、濡而散者、皆在不治、男子久病、氣口脈弱則死、强則生、女子久病、人迎脈强則生、弱則死、(治法)萬病莫難於治癆、若不究其源本、或投以大寒之藥、或療以大熱之劑、殊不知大寒則愈虛中、大熱則愈竭其內、滋陰降火、是澄其源也、消痰和血、是急其流也、向後勢窮力竭、莫可如何、惟壯水丸以塡陰、異功散以培脾、庶不失中和正治也、(脾腎分治)夫人之虛、不屬於氣、即屬於血、五臟六腑、莫能外焉、以水爲萬化之源、無形之本、土爲萬物之母、有象之基、二臟安和、一身皆治、故救腎者、必本乎陰血、血主濡之、血屬陰、主下降、虛則上升、當斂而抑、救脾若、必本乎陽氣、氣主照之、氣爲陽、主上升、虛則下陷、當升而舉、故邵氏曰、死生之機、升降而已、(脾腎合治)孫眞人云、補腎不若補脾、許學士云、補腎不如補脾、以二臟爲生人之根蒂、有相贊之功能、故脾安則土能生金、金爲水源、水安其位、不挾肝上泛而凌土、故脾安則腎愈安也、設以甘寒補腎、其人減食、又恐不利於脾、以辛溫扶脾、其人陰傷、又恐愈耗其水、兩者並衡而較重於脾者、以脾土上交於心、下交於腎故也(肺脾審治)如扶脾保肺、兩不可缺、然脾喜溫燥、

# 常識

## 藥療指南

徐冠南

▲五氣偏勝則成病
▲風熱濕燥寒是也
▲救其偏者賴乎藥
▲温涼寒熱平是也

(甲)治風門

夫風屬邪氣、善行而數變、故爲百病之長、而治療必須知其轉變、其初來、自外而至、鬱過表分之陽氣、是以治風必先行氣、開表(子)風入久、則鬱而成熱、由熱生痰、是以治風繼用祛風化痰、(丑)熱極則燥、耗津竭液、是以治風末必用清熱潤燥之藥也、(寅)至於各經之治風藥、(卯)乃臨症時、引經之必須、所以剿其結穴也、

(子)行氣開表藥

羌活、「苦甘辛平微温」、獨活、「苦甘辛平微温」、防風、「甘辛温」、細辛、「辛温」、升麻、「甘苦辛平微寒」、麻黄、「苦甘温」、白芷、「辛温」、藁本、「辛苦温、天麻、「辛甘平」、秦艽、「苦辛平微温」、威靈仙、「苦温」、倉耳子、「苦甘温」、蔓荊子、「苦辛微温」、牡荊子、「苦温」、牛蒡子、「辛苦平」、紫蘇、「辛甘温」、薄荷、「辛苦涼」、荆芥、「辛苦温」、

(丑)祛風化痰藥

天南星、「苦辛平」、何首烏、「甘苦微温」、白附子、「甘辛温」、皂莢、「辛鹹温」、藜蘆、「辛苦寒」、瓜蔕、「苦寒」、蟬蛻、「鹹甘寒」、蠍、「甘辛」、白僵蠶、「鹹辛平」、白花蛇、「甘鹹温」、牛黄、「苦平涼」、虎骨、「辛微温」、

(寅)清熱潤燥藥

菊花、「苦甘平」、蜜蒙花、「甘平」、蒺藜子、「苦辛微寒」、青葙子、「苦微寒」、木賊、「甘微苦」、白薇、「苦鹹平寒」、女萎、「甘平」、巴戟天、「辛甘微温」、天竺黄、「甘寒」、五加皮、「辛苦微寒」

(卯)主治各經風藥

心、「細辛」、肝、「川芎」、脾、「升麻」、肺、「防風」、腎、「獨活」、胃「升麻」、大腸、「白芷」小腸、「藁本」、三焦、「黄芪」、膀胱、「羌活」、

以上諸藥、發散風寒、升散鬱火、兼治表濕之劑、

(乙)治熱門

夫熱氣散漫、不越三焦、能探得其原、則自不招焚如、是以上焦熱、有清上之品、(子)中焦熱、有清中之品、(丑)下焦熱、有清下之品、(寅)散在諸經、或氣分、或血分、則有各經主藥、(卯)其有熱從内起、則當究其分際、(辰)總不離以寒治熱而已、若熱不得散漫、則又成鬱火、法宜用風門藥以散之、所謂火鬱發之是也、蓋熱者火之氣也、熱甚則燥、又當參閱燥門、

(子)治上焦熱藥

黄芩、「苦平寒」、梔子、「苦寒」、沙參、「苦甘微寒」玄參、「苦鹹微寒」、前胡、「苦微寒」、青黛、「鹹甘寒」、山豆根、「甘寒」、百部根、「甘苦微寒」、桑白皮、「甘辛温」、丹參、「苦微寒」、白前、「甘辛微寒」、桔梗、「苦微温」、

(丑)治中焦熱藥

黄連、「苦寒」、胡黄連、「苦平」、連翹、「苦平微寒」、葛根、「甘平」香薷、「辛微温」、石斛、「甘平」、滑石、「甘寒」、石膏、「辛甘微寒」、玄明粉、「辛甘寒」、茵陳蒿、「苦辛平微寒」、大黄、「苦寒」、芒硝、「辛鹹寒、」犀角、「甘辛鹹寒」、羚羊角、「鹹苦寒」

(未完)

# 民間治療

## 大德生主人驗方

小引

宜豐黃炯匡

炯匡十有五歲、初習瘍科、便以傳方爲本願、見有祕而不傳者、心竊非之、是故凡余所學所聞、得有眞實效驗之雜方、靡不廣爲傳告、或聚談之暇、或講學之餘、恒肅敬講詳、既告且勸、冀人人得知、以廣利濟、是亦方便之一端、而非敢謟善行也、奈我國人之心性、對於不費財力、不關切已或急要者、每不注意、任爾舌蔽唇焦、其如隨聽隨失何、雖然、吾之心願終不能因此而灰、伏思凡事之能垂久傳遠者、惟筆墨乃能具此宏力、此余之不揣譾陋而有傳方效驗錄之輯者、實本諸此、第傳方實效驗者爲本、苟擇焉不精、必滋流弊、故非余見眞聞確者不錄、或近於怪異、或有傷物命、或藥物可貴、或遠地難覓者、概不錄取、原以求實際而能普其益者爲準、所以方次必忝證以堅其信、加按以明其義、俾尋方應急者、不費財力而可釋疾苦於俄頃、何快如之、

□氣痛神方

桔梗三錢、防風三錢、烏梅一錢、高良姜一錢、吳萸一錢、猪牙皂三分、白茅根一兩、（潔白有節形小味甘者佳）河水煎頓服、

（證）丙子產後患心胃氣痛、百方無效、始猶顚倒床席、髮散汗淋、繼則奄奄一息、勢已垂危、舉家束手、嗣蒙萬春堂傳用此方、且云此乃神授、百發百中、於是依分煎灌、覆碗即止、二劑全愈、後凡遇有氣痛者、無論何種、凡百藥不效者、予以此方、無不立止、縱有病因複雜、服之或不能全愈者、然危急時、但得此藥入口、即可救其危、而挫其鋒、然後再用他藥圖治、庶不致束手待斃、

（按）氣痛症多因氣血不暢、雖有蟲注氣血悸食飲冷熱九種之名、要皆鬱陋不達所致、是方之妙、妙在重用開提肺氣之桔梗、升發肝氣之防風、甘寒入心胃清血達下之茅根、俾肺氣一舒則辛金之清氣得升、庚金之濁氣得降、木氣一達、鬱陷乃開、洒血乃化、血分之邪熱清、則心胃之結氣散、升降得遂、亦即通之之義也、通則不痛、確有至理、然又以苦熱泄厥氣於胸中之吳萸、辛熱煖脾胃治心胃氣痛有特殊之良薑、協恭治理、又以酸溫治蟲之烏梅、以順曲直之木性、更少用辛溫走竄之牙皂爲使、通經透絡、導引諸藥、直達病所、使邪氣無隙可藏、運用之妙、斯爲神矣、

□胞衣不下驗方

芡實葉一大片水煎服立下、如將此葉扯作三四塊、胞衣即裂爲三四塊下、扯作五六塊、胞衣即裂爲五六塊下、奇妙無比、靈驗驚人、一云如無芡實葉荷葉亦可、但未試過、

（證）此方家君友人口傳、嘗覓藏在家、以應人便、有李姓婦、生產胞衣不下、已三日、方藥紛投、毫無效驗、腹脹胸飽、心悶神昏、勢極危急、家君聞知、即以此葉數服、服下片刻腹痛一陣、胞衣隨下、果裂如菱葉數塊、自此傳聞頗廣、凡東南隅有產婦胞衣不下、百藥無靈、來吾家取葉一服即下者、數千餘家、甲辰夏、佃戶鄧某、水牛生犢、胞衣不下、腹脹垂地、喘息不食、牛醫束手、告乞吾家、家君曰、有是有之、但恐不能治畜、鄧曰人畜雖異、胎產則同、不過須倍用耳、家君曰是有理也、即以三片與之、扯作十餘塊、煎水一大斗、灌下、不一時牛徐蹲伏、下血塊及破胞衣滿地、腹消進食、日而健、

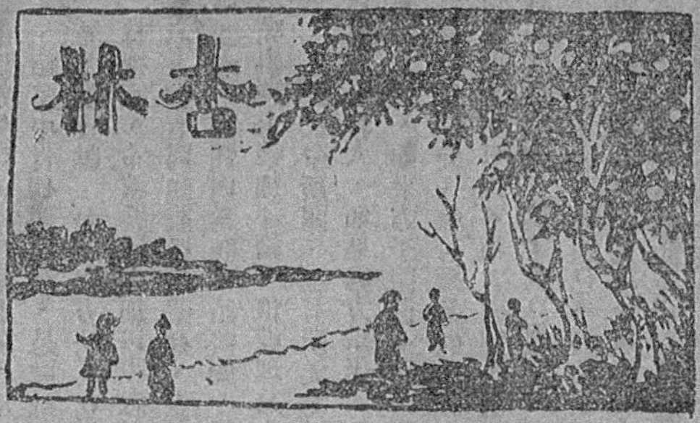


## 科學將能製造生命

▲赫爾博士之表示

一月二十日紐約訊、服務於標準局聲學試驗所之物理學家包爾赫爾博士在此間演說云科學進步漸能解決生命之謎、不久、生命將可以在實驗室裏製造、

這位物理學家宣布一九二九這個年頭、對於「生命底秘密」的發見、比之別的年頭、更顯出長足的進步、赫爾博士說、

生命的本源只是物理的和化學的作用、我們將要把其中的奧秘探討出來、我們將要知道生命的製造法、和現在知道煤炭燃燒作用一樣的明曉並且要知道如何來製造、建造生命底基礎——原形質、

就已往的兩百年來科學上的成就看來、我不相信有所謂不可能的事情、我以爲現時的科學已達到解決生命之謎的可能程度、我們已經能够用人工製很多在體中作用的化合物了、

## 英國奇怪之女旅行家

惠生

▲行囊之中有蚊兩袋

英國塞萊城愛比沙地方、有一威廉女士、常按期出發、週遊英倫及蘇格蘭一島、女士年事甚少、所攜行囊、殊覺奇特、蓋每次遊歷、除應用各物外、必帶蚊蟲兩袋、在不知原因者見之、恒目女士爲世界上最奇怪之旅行家也、女士所以備此可異之行囊、亦自有故、英國在數年前、有多數人民、均患腦病、據醫士驗查、症象甚凶、不易療治、不過患者苟與瘴氣接觸、則十九可恢復康健、自此說傳佈之後、結果殊堪驚人、英國衞生部、且特創一蚊蟲園於愛比沙市、先使其接近患有瘴氣者、俾得吸收血中黴菌、然後移用於腦病者之體、經蚊之傳送、一轉移間、居然告厥成功、可不煩針藥之力也、應用蚊蟲治病方法、亦至新奇、蚊藏於袋、上具紗蓋、蚊處其中、無可飛逸、惟得近人體、即可在紗眼中吸飲血液、用時將蚊袋置諸病人大股上、雖屬險症、常能轉輕、女士每抵一城、必往病院、蓋藉遊以治疾者也、旅行時其袋常置於空氣清冷之處、故蚊能久存不死云、

## 嚼食瓦礫之女丐

退甘

近日泰縣城內、忽來一女丐、操阜甯口音、面黧暗、約在四旬年紀、每日沿街穿巷、哀呼乞化、人苟靳而弗與、則云、我能嚼食瓦片、隨取牆角瓦礫納口而嚼食之、其聲酥酥、如食茶食肆中之脆餅然、觀者詫異不置、輒解囊施以銅元三五枚不等、此事余曾目擊、究不和其齒何以若是之銳利也、

## 雌猫產長蛇

蝶盦

奇胎怪產、本林時有記載、俱足爲生理學家之研究、日昨得族兄自家鄉來書言、粤東番禺縣屬之深井村、有農戶陳二牛者、家畜貓數頭、（用以捕拏鼠、中有一雌貓毛色雪白、豐美可愛、且克盡厥職、故陳常飼之以魚蝦、已數年於茲矣、近數月來、該貓有孕、腹大異常、至上月二十四日、該貓忽狂嗚、陳知爲臨盆也、視之、所產者非小貓、乃一粗如中指、長達七尺之蛇也、蠕蠕而動、陳爲之駭然、鄉里爭往觀、該村市立小學教員、黃正儀君、願以五元之代價易之以作標本、陳不允、謂貓產蛇於家不祥、非置之死地、不足以絕其禍根、卒將貓與蛇一併擊死於階、其迷信殊可哂第以一小小母貓、竟能產七尺蛇長、亦一奇事也、

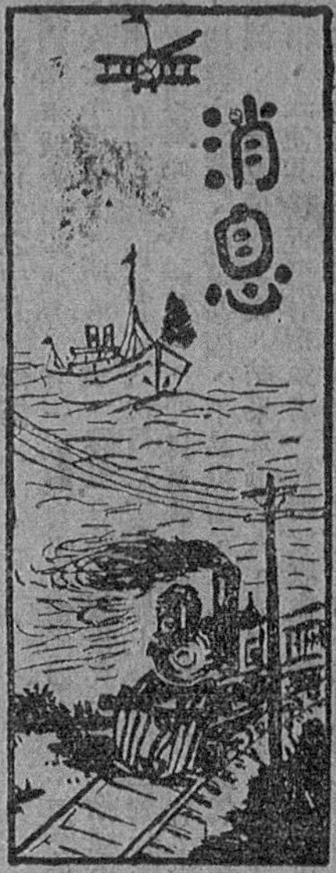


# 對醫界團體的貢獻

嚴獨鶴

嚴獨鶴先生、主政新聞報快活林有年、聲望素隆、一發議論、類多中肯切要之語、是誠社會之指導師也、此篇於吾醫藥界多所貢獻、而所議方法、在目下情勢而論、權屬至要、故特持載、希望吾同志加以注意、 編者

近來滬上常有因誤服醫生藥劑、至於送命、因而以「庸醫殺人」提起訴訟者、我們因爲既不諳醫藥、又不悉內容、對於此等案件、很不願事實上輕加評論、但就理論上說、就原則上說、却認爲此等事、也是民命所關、很有研究的價值、

我以爲庸醫殺人、如果處方用藥、確乎是荒謬萬分的、在醫生自有應得之咎、如果方子開得不錯、藥也用得不謬、而是病者方面、自身發生劇變、無可療治的、在醫生自然也不肯輕受寃枉、這是情事顯著、可以不煩言而解決的、不過進一步說、庸醫殺人、應該防制於事先、到了人已殺了、再來懲治庸醫、老實說、也祇是一種出氣主義、死者已不可復活了、

要防制庸醫殺人、須先討論庸醫殺人的根原、歷觀報載庸醫殺人的案件、一大半自然是醫生胡亂用藥、貽害病家、罪無可恕、一小半却也要怪病家自己太不愼重、太沒有常識、病家當然不諳醫理、但對於醫生所發的言論、假令過於荒唐、醫生所開的藥方、或殺所施的療治方法、假令過於離奇、就應該加以考慮、即令自己不懂、亦何妨另找別人來商酌一下子、以免誤事、像以前報紙所紀、有人生肺病、而醫生的藥方上、亂用虎狼藥至數十味之多、都完全不是治肺的藥、病家也竟會照服、又如有人病在面部、而醫生忽然主張剖腹、病家也竟會任他開割、諸如此類、不但是醫生奇怪、病家也太糊塗了、

講到這裏、我們就知道防制庸醫殺人、還望正當的醫界團體、(不問是西醫是中醫)出來負些責任、所謂負責任、倒不在乎發生問題以後、再來審察藥劑、判斷是非、非在平日、想出些妥善的方法來、取締那些毫無學識胆大心粗的江湖醫生、使之無從殺人、同時又須廣布刊物、將種種衛生常識、醫學常識、儘量的宣傳、儘量的灌輸於一般社會、俾免有不知輕重不明利害的病家、爲庸醫所誤、如能照這個辦法、共同努力、積極進行、雖不能說庸醫殺人之弊、得以盡免、總比較的可以減少些、中西醫界、都不乏明達之士、對於我的貢獻、不知能否注意、

# 汕頭市商人總會藥業分會電

(上略)國醫國藥有數千年之歷史悠久之經驗關係農工商學生計年來疊受衛生當局之摧殘若中醫學校改稱傳習一不入敎育系統中醫院勒令改稱醫室禁止中醫兼用西械西藥近更不顧商情頒佈管理藥商規則無異磨滅中醫藥於無形所經全國醫藥團體總聯合會聲請窒礙均未邀准現全國醫藥團體總聯合會推舉代表赴京請願敝會代表嶺東全體藥界一致擁護請願代表外理合電呈鈞座俯賜採納以予維持醫藥前途實深利賴云云、

中華民國十九年三月五日出版

# 上海醫報

～春季時令病專號～

Shanghai Medical Weekly

介紹醫藥常識
提倡公共衛生
促進民衆康健
傳達醫藥新聞

第五十九期

每逢星期三出版

今日本報一冊另售洋五分

上海醫報社編輯及發行

社址上海西門內南石皮弄九十八號

## 定報價目

國內每年連郵費大洋兩元
台灣日本同
國外每年連郵費大洋三元
半年不定
郵票九五折扣四分以內爲限

中華郵政特准掛號認爲新聞紙類

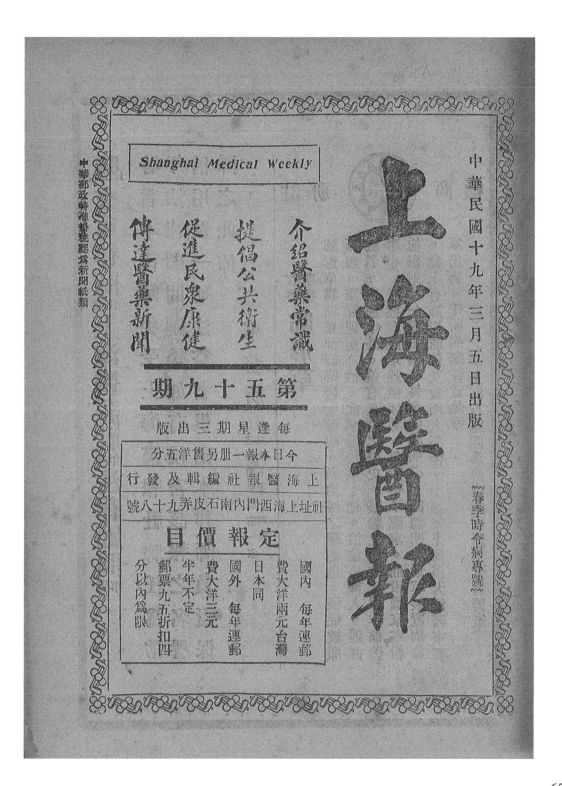

上海醫報

第五十八期

目錄





## 常評

### 醫者勿懷嫉妒

李健顧

醫者爲人治病、但求藥能對證、病之速愈而已、奚有嫉妒之心乎、觀近世之醫、妒心殊甚、例如病者先延甲醫、服藥無效、改延乙醫、治愈、甲醫當忍心折伏、查覈乙醫之治法、處用何方、竟能獲效之速、以爲研究之基礎、而不此之求、反起嫉妒、暗中誹謗乙醫、此中國醫學之所以不能進步也、今日我國人之習西醫者、多懷此種妒心、其不肯用心研究中醫之奥妙、乃專具一片妒心、毁謗中醫、不遺餘力、其存心卽爲壟斷牟利計、推銷西藥計、獨不知西醫所不能治之病、被我中醫治愈者、比比皆是、彼爲西醫者、不知悉心研究、專以嫉妒爲務、是誠何心哉、惟願我中醫同志、勿懷嫉妒、急宜同舟共濟、博採驗方、則吾國醫之前途、其庶幾乎、

## 春季時令病專號

## 學說

### 傷風與温病

陳耀宗

▲傷風邪自外入
▲温病邪自内出

（一）其最要之分別處

▲傷風先見表症

▲温病先見裏症

■傷風

〔望〕而色多青、舌上苔薄、鼻出清涕、唇牙潤澤、

〔聞〕聲音重濁、咳嗽痰清稀、

〔問〕有汗、惡風、鼻塞、口不渴、

〔切〕身熱、脈浮緩、

■温病

〔望〕面色多赤、舌上苔黃、鼻乾無涕、牙唇不澤、

〔聞〕聲音散漫、咳嗽痰結塊、

〔問〕或有汗、或無汗、不惡風寒、鼻不塞、口中渴、

〔切〕身熱重按亦然、脈象不定、

■理由

〔望〕風邪自表而裏、先搏於皮毛、故皮毛之血先瘀、所以面色多青、温邪自裏而表、先散於肌肉、故肌肉之血先瘀、所以面色多赤、青為在皮毛之象、赤為在肌肉之象也、風邪先在經絡、未入胃府、故舌上不即生苔、温病先從臟腑外泄、胃府先受其蒸、故舌上見黃苔也、苔者胃氣上熏而成者也、風邪自外內襲、呼出之氣、遇外襲之風、即凝而為水液、致鼻中流清涕、若温病則由內侵外、水氣暗耗、鼻出之氣、全無水液內含、致鼻中非但無涕、且苦乾也、風邪先在衛分、故津不傷而唇齒如常、温病先在營分、故津先傷而唇齒乾燥也、

〔聞〕風邪能使肺氣閉塞、會厭強硬、故聲音重濁、温邪能使肺氣開泄、會厭軟弱、故聲音散漫也、風邪欲入、肺氣阻之、肺氣所以保護一身之外層、故風自外來、先與肺搏、以致咳嗽、痰出清稀者、肺內部無病也、温邪欲出、肺當其衝、肺氣所以清肅一身之內部、故温自內起、先與肺敵、亦以致咳嗽、痰結小塊者、肺內部先病也、

〔問〕風邪在表而喜蒸動、故必自汗、温邪在裏外達、温之輕者、陰液未大傷、能自作汗、若温之重者、陰液大傷、不能作汗矣、故其汗或有或無也、風邪裏無病、故覺有風在外、温邪外未病、故不覺有所惡也、鼻為肺氣出入之門戶、裏邪外來之故鼻塞、温邪內衛之故鼻不塞也、口之渴者、風有熱也、風邪未入於裏、故先不口渴、若温病則先從內起、故必先口渴也、

〔切〕風邪搏其表、則體內之熱度不得外泄、鬱於皮毛之分而成發熱、然邪在外、故熱亦在表　温邪由寒久化熱、自裏達表、故其發熱　表面雖微、重按更甚也、風邪祇在表、故脈浮、温病則自內出、乘何經之空虛、即從何經外達、故其脈無一定也、以上四者、乃診病之最要關鍵、而百病之分別、無不因之也、閱者宜記之、

# 風為百病之長

虞公

風能生萬物

亦能害萬物

如水能浮舟

亦能覆舟也

夫風者、春之氣也、故生萬物者、是此風也、又風者、蟲之動也、故害萬物者、亦此風也、人為萬物之一也、其生於風、害於風、自當與萬物相同也、春日之風、固足以發生萬物、木之欣欣、草之青青、無一非春風吹之而生、然食根之蝥、及食節之賊、未常不因春風而動、故風字從虫、良有以也、中醫謂風為百病之

長、而西醫謂病皆生於虫、其說雖深淺不同、然其理則一也、不過風爲氣化之名詞、而虫則指定形體、此中之所以深而理圓、治病多高人一籌也、夫百病不外外感與內傷、外感者、風寒暑濕燥火、內傷者肝心脾肺腎也、風之所以爲百病之長、其說有二義、一爲縱、一爲橫、所謂縱義者、風爲東方春氣、春爲四時之長、凡病首發於春、故風爲百病之長者、是因春長於四時之義也、所謂橫義者、外感之邪、皆可兼風、如風寒、風熱、風濕、風燥、風火之類、內傷之邪、亦易兼風、如肝風、脾風、血虛生風、熱極生風、痰熱生風之類、故風爲百病之長者、是固外感內傷皆必兼風之義也、要言之、無論縱義橫義、皆認風爲害人之氣、此內經所謂賊風是也、故人能適寒溫、則外風不侵、調喜怒、則內風不熱、雖有蟲不能汚流水而蠹運樞也、是以善養生者、在避風如避矢石、而不善養生者、徒從事於殺蟲、如揚湯以止沸、未知其謬者也、

# 傷風切要治療

沈靜珠

初宜辛溫
中宜辛平
末宜辛涼

## ■先敍大法■

傷風四時皆有、而以春爲正爲多、其症咳嗽鼻塞聲重是也、其治法不外先散其肺氣、以辛藥爲主、然辛藥之中、亦有溫涼平三者之宜與不宜、未可一概而論、若傷風不用辛散者、未有不轉成他症、尤易致肺病、即中醫成語之所謂傷風不愈便成癆是也、故欲愈傷風者、非先用辛不可也、今特將古人所傳之心法、述其切要之大略、分初中末三者之治、庶幾盡人皆知傷風之治療、而不致誤入岐途矣、於初時、即宜用中末法、或至末、尚宜用中初法者、是變化在於人、而實在對症發藥耳、不可拘於常法也、

## ■初宜溫法■

春日之風、離冬令未遠、猶帶寒氣、故初春傷風、類多兼夾症、其症頭痛身疼、發熱惡風、咳嗽鼻塞、聲重或嘔者是也、法宜辛溫之劑、如桂枝湯、定風餅子之類、

桂枝湯、桂枝、芍藥、甘草、生姜、大棗、

定風餅子、川烏、南星、川芎、乾薑、甘草、半夏、天麻、白茯苓、薑汁爲丸、硃砂爲衣、

## ■中宜平法■

春至中時、寒時漸盡、溫氣方盛、故此時之傷風、無不兼帶溫性、其症頭痛目昏、涕唾稠粘、鼻塞聲重、發熱脘悶、或出癮疹是也、法宜辛平之劑、如川芎茶調散、消風散之類、

川芎茶調散、薄荷、川芎、甘草、細辛、防風、白芷、荊芥爲末、茶清調下、

消風散、天麻、防風、細辛、薄荷、川芎、甘草、白芷、煉蜜爲丸、硃砂爲衣、

## ■末宜涼法■

春末交夏已近、是時天氣漸暖、風中全無寒氣、故此時病傷風症者、其症又略有不同矣、頭痛而昏眩、咳嗽而痰涎壅滯、鼻塞聲重而口乾燥、熱爲壯熱、疼爲煩疼者是也、法宜辛涼之劑、如葱白散、羌活丸之類、

葱白散、川芎、蒼朮、白朮、麻黃、甘草、石膏、乾葛、生薑葱白、

羌活丸、羌活、菊花、麻黃、川芎、防風、石膏、前胡、黃芩、細辛、甘草、枳殼、白茯苓、蔓荊子、糊丸、硃砂爲衣、

# 春風之爲病（附治例）

張麟耆

頭爲陽位
風爲陽邪
頭面之病
非風不成

**頭痛**

（太陽症）頭痛、惡風、脈浮緊、
宜川芎、羗活、獨活、麻黄之類、
（少陽症）頭痛、往來寒熱、脈弦細、
宜柴胡、黄芩之類、
（陽明症）頭痛、自汗、發熱、惡寒、脈浮緩長實、
宜升麻、葛根、石膏、白芷之類、
（太陰症）頭痛、有痰、體重、或腹痛、脈沉緩、
宜蒼朮、半夏、南星之類、
（少陰症）頭痛、寒氣厥逆、四肢冷、脈沉細、
宜麻黄、附子、細辛之類、
（厥陰症）頭痛、吐痰沫、厥冷、脈浮緩、
宜吳茱萸、人參、生薑、大棗之類、
（氣虛症）頭痛、面白之人、全部頭暈痛、
宜人參、黄芪、南星、生地之類、
（血虛症）頭痛、面蒼黑之人、痛自魚尾上攻、
宜當歸、川芎、酒芩、細辛之類、
（濕痰症）形肥之人、
宜半夏、蒼朮之類、
（火熱症）形瘦之人
宜酒芩、防風之類、
（偏痛症）頭痛偏於半邊
宜菊花、石膏、川芎、細茶、香附子之類、

**眉痛**

（眉眶痛）痛在眉眶、外有風、內有痰、
宜酒芩、白芷之類、
（眉骨痛）痛在眉骨、外有風、內有熱、
宜羗活、防風、甘草、酒芩之類、

**眼痛**

（虛痛症）眼目昏暗、常見黑花、多有冷淚、
宜枸杞、蓯蓉、菊花、當歸、生地之類、
（實痛症）眼目赤腫、羞明怕風、淚出澁痛、
宜川芎、菊花、荆芥、薄荷、蟬衣之類、
（虛實症）眼目昏花、羞明怕風、逆順生翳、
宜蜜蒙花、甘菊花、蒺藜、車前子之類、

**耳聾**

（左耳聾）忿怒過度、動其少陽、膽火從左起故也、
宜龍膽草、當歸、蘆薈、梔子、木香之類、
（右耳聾）色慾過度、動其太陽、膀胱火從右起故也、
宜熟地、萸肉、山藥、丹皮、茯苓之類、
（左右聾）醇酒厚味過度、動其陽明、胃火從中起故也、
宜大黄、防風、赤芍、薄荷、川芎、芒硝之類、

**鼻病**

（鼻塞症）［一］偶感風寒、鼻塞聲重、或流清涕、
宜荆芥、桔梗、大力子、生薑之類、
［二］腦有鬱熱、遇寒即鼻塞、不時舉發、
宜川芎、石羔、防風、連翹、黄芩、赤芍之類、
（鼻淵症）鼻流濁涕不止、或氣息不通、或不聞香臭、
宜辛夷、蒼耳、白芷、薄荷、川芎、升麻、黄芩、麥冬之類、
（酒皶症）鼻生紫赤刺、形如癮疹、甚則滿面皆是、
宜半夏、茯苓、當歸、白芷、升麻、葛根、大棗、芍藥、陳皮、甘草之類、
外用川芎、藁本、細辛、白芷、甘草、石羔細末、每日洗面敷少時去之、

（瘜肉症）鼻內生肉塊、窒塞不通、甚或作痛、
宜鬱金、杏仁、神麯、查肉之類、
外用麥芫搗爛塞鼻中、

**牙齒**

（風火症）牙齦腫脹、痛而不休、甚則出膿、
宜防風、石羔、羌活、連翹之類、
外用白芷、川芎、盆硝、細辛、青黛、薄荷爲末、擦腫處、

（虛火症）牙齦虛腫、疼痛時發、或動搖、或出血、
宜生地、川芎、荆芥、天麻、當歸、地骨皮之類、
外用梧桐淚、川芎、細辛、生地、青鹽、熟寒水石爲末、塗患處、

（疳蝕症）口舌牙齦生瘡、色白而腐、或如點或成片、其速者、能立時使牙全落、爲走馬牙疳症、
宜外用、黃柏、藜蘆、石羔、銅青、膽礬、射香、龍骨、火焙存性爲末、每用五分、擦於患處、

**口舌**

（虛風症）口舌生瘡、不大臭穢、久而不愈、
宜元參、天冬、麥冬之類、

（實風症）口舌生瘡、臭穢不可近、得之新起者、
宜防風、黃芩、枳殼、甘草之類、
外用細辛、黃柏炒、爲末、滲之、

# 春溫治法四要

馬志瑛

▲一宜散
▲二宜瀉
▲三宜清
▲四宜補

（散之取義）散之取義有二、（一）使新邪得解、（二）使伏邪得透

春溫之病、大半由於伏邪、而亦必由小半之新邪以引動之、故春溫之初步、必須用散法也、

（散之症候）散之症候、固不外乎表、而春溫宜散之症、則多有裏症介乎其中、其症發熱而不惡寒、且必口渴、脈來右大者是也、夫口渴與右大、在雜症爲裏症、而在溫病、則爲由裏出表之症、因春溫必有伏氣故也、

（散之湯藥）溫病並不忌散、忌者辛溫耳、若以辛涼散之、固可立竿見影也、蓋辛味可以透解、而涼性可以清溫、並行不悖、無足忌者也、春溫散劑、莫妙於麻杏石甘湯、而連翹散、桑菊飲、亦爲時方中之最有效者、在初步時、若散之得法、自然伏溫得透、新感得解、能消弭大患於無形、有何焦頭爛額之有、其有服上湯而熱反甚者、若非寒熱兼夾、即屬伏氣得透之佳兆也、

（瀉之取義）瀉之取義亦二、（一）瀉其無形、使從清道而去、（二）瀉其有形、使從濁道而去、春溫由濁道而出於清道、故瀉之一法、乃其最要之治法也、

（瀉之症候）瀉之症候、不外胃家實、實者正虛而邪實、故宜急瀉其邪、方能安其正、春溫之起、先由正虛而邪伏、至其發也、邪已臻其極、若先投散法而不愈、則邪之虛餒已去、內部全存實熱、胃爲萬病之歸納、故實結於胃也、其症肌表大寒、口渴引飲、身汗大出、脈來洪滑者、溫邪甚於清道也、脈來軟實者、溫邪甚於濁道也、甚於清道者、渴而大飲、甚至欲沸湯、甚於濁道者、大便不行、甚至下利清水、

（瀉之湯藥）瀉其無形者、白虎湯、最爲相宜、瀉其有形者、承氣湯、乃是的方、白虎所以引邪出於清道、承氣所以遵邪出於濁道也、

（清之取義）清之取義、介乎散與瀉之間、所以治攻之不可、遂

之不及之症也、春温之邪、一半內伏、一半外透、最易渾蔽於中每每有散之而在內之邪仍起、瀉之而在外之邪又結、或已由散而復起於中、已由瀉而纔結於內、是以須用清法、乃春温症、獨有之治也、

〔清之症候〕春温之宜清者、即邪之在表裏之間、上下之中、乃心胞絡之部也、其症若黃邊紅而譫語神昏、脈亦模糊者是也、夫譫語在傷寒、當屬於胃、而在春温、則屬之於胞絡者、因傷寒之邪聚而後譫語成、故必待入於胃、春温之邪散而後譫語發、故必待離於胃也、

〔清之湯藥〕清之爲劑、即脫胎於和解、故一方之中、必一面能瀉裏、一面能散外、上可以去其浮越之焰、下可以泄其伏藏之火、而須在從中以治之、清宮湯、清絡湯、至寶丹、牛黃丸等方、是其治也、

〔補之取義〕補之取義、亦不外二、(一)補正以救邪之實、(二)補正以清邪之餘、春温之來源、由於冬不藏精、及冬傷於寒、其爲正虛而邪盛可知、故正虛之極者、非補不足以救之、此補法之宜於上半場者也、若邪氣已退、正氣更傷、非補不足以淨之、此補法之宜於下半場者也、總之補法、當以下半場用者爲多、

〔補之症候〕補之症候、不外乎虛、大熱之後、氣陰必傷、大便不通、或自下利、或初起時、焦灼咳嗆、汗多脈大、凡此等等、皆屬正氣不足之候、

〔補之湯藥〕陰脈亡而大便不通者、復脈湯爲宜、氣不固而大便自利者、三甲湯可取、清燥救肺、初起肺陰傷者、不妨審用、人參白虎、初起胃津乏者、最爲要藥、温爲陽邪、總以補陰爲的也、

# 訂正 小兒春日外治法

余亦仁

▲四時亦宜

## 疎表法

小兒發熱、不拘風寒飲食、時行痘疹、並宜用之、法以葱一握、擣爛取汁、少加麻油在內和勻、指蘸葱油摩運兒之五心頭面項背諸處、每處摩擦十數轉、運畢以厚衣裹之、蒙其頭面、略疎微汗、不可令其大汗、此法最能疎通腠理、宣行經絡、使邪外出、不致久羈榮衛臟腑、而又不傷正氣、誠良法也、

## 清理法

小兒發熱至三日、邪入於內、或乳食停滯、內成鬱熱、大小便閉、此爲內熱、法以雞蛋一枚、去黃取清、以碗盛之、入麻油約與蛋清等、再入雄黃細末一錢、攪極勻、復以婦女亂髮一團蘸染蛋清、於小兒胸口拍之、天寒以煖水烘之、切不可冷用、自胸口拍至臍輪止、須拍半時之久、仍以頭髮敷於胸口、以布紮之、以炷香久、取下不用、一切諸熱、皆能退去、蓋蛋清能滋陰退熱、麻油雄黃、拔毒涼肌故也、此身有熱者用之、倘身無熱、惟啼哭焦煩、志不安者、不必用蛋清、專以麻油雄黃亂髮拍之、仍敷胸口、即時安臥、此法多救危險之症、功難罄述、勿輕視之、

## 解煩法

凡小兒實熱之症、及麻疹毒盛熱極、其候面赤口渴、五心煩熱啼哭焦擾、身熱如火、上氣喘急、揚手擲足、一時藥不能及、用菉豆粉一匙、以雞子清調勻、略塗兒之胃口、及兩掌心、復以釀酒小麯十數枚、研爛、熱酒和作二餅、貼兩足心、布紮之、少頃、其熱散於四肢、心內清涼、不復啼擾、

## 開閉法

凡小兒昏沉不醒、藥不能入、甚至大炙、亦不知痛、蓋因痰塞於

包絡、截其清明之隧道也、原非死候、法用生菖蒲、生艾葉、生
姜、生葱、各一握、共入石臼內、擣如泥、以麻油好醋、同前此
味炒熱、布包之、從頭頂胸背四肢、乘熱而轉慰之、其痰一豁、
倏然而醒、此方不特小兒、凡閉皆效、

引痰法

凡小兒咳嗽、上氣喘急、有升無降、喉中如曳鋸、須引之下、行法
用生白礬一兩研末、麵粉少許、好醋調和、分作二餅、貼兩足心
、用布包之、一宿其痰自下、

又煖痰法

凡小兒胸有寒痰、不時昏絕、醒則吐出如菉豆粉、濃厚而帶青色
、此寒極之痰、前法皆不能化、惟以生附子一枚、生姜一兩、搗
爛炒熱、布包熨背心、及胸前、熨完、將棗附共捻成一餅、貼於
胃口、良久其痰自開、

納氣法

凡小兒虛脫大症、上氣喘急、眞氣浮散、不得歸元、諸藥罔效、用
吳茱萸五分、胡椒七粒、五倍子一錢、研極細末、酒和作餅、封
肚臍、以帶縶之、其氣自順、

通脈法

凡小兒忽爾手足厥冷、此蓋表邪閉其經絡、或風痰阻其營衛、又
或大病之後、陽不佈散於四肢、速用生姜煨熱搗碎半酒杯、略入
麻油調勻、以指醮姜油、摩兒手足、往下搓挪揉捩、以通其經絡
、俟其熱回、以紙拭去之、凡小兒指紋滯濇、推之不動、急以此
法推豁之、不論陰陽虛實、皆有神效、

# 血症疏症（吐衄篇下）

鄧可則

☐衄血類

☐鼻衄

（定名） 此複名之病症也、衄爲清竅出血之謂、傷寒論衄、多單指鼻出血而言、此以與耳目等衄有別、故加一鼻字以分之

（辨似） 鼻衄、血從鼻出、不知不覺而來、若吐血等類、皆從口出、其來路全不相同也、且衄從經絡出、症較輕焉、

（經絡） 鼻根上接太陽經脈、鼻孔下接陽明經脈、

（臟腑） 鼻爲肺之竅、內通於肺、

（主病） 屬於肺、

（病機） 屬於燥、

（外因） 溫病誤於溫表、傷寒失於汗解、秋燥之邪未經清泄、

（內因） 肝陽素旺、大怒氣逆、

（不內外因） 醉飽過度、努力太過、

（病狀） 目昏黃者必衄、溫熱身熱、頭昏痛氣喘、傷寒皮毛洒淅、頭痛無汗、秋燥鼻乾口渴、目眩發熱、肝陽旺者、不時暴發、怒火甚者、因怒而起、醉飽過度、則額熱脘痛、努力太過、則面赤喘嗽、

（脈象） 溫熱脈滑數、傷寒脈浮緊、秋燥脈細數、肝旺則弦而虛、怒火則弦而實、醉飽之脈多滑實、勞傷之脈多虛而細也、衄家之脈、大者爲病甚、洪者爲危候矣、

（治法） 人參瀉肺、可救溫熱之壞、麻黃參芍、可解傷寒之餘、五汁爲除燥之方、止衄乃清肝之劑、怒則氣逆、黃連瀉心爲宜、飽則胃盛、調胃承氣最當、當歸補血、勞傷之所宜服、而獨參附子、乃血脫所當急進也、

☐目衄

（定名） 此亦屬複名症、衄義已見於前、因從目竅出、故得此名、

（辨似） 血從淚竅出、自與鼻衄之出於鼻者不同、

（經絡） 陽明之脈、繞絡於目、太陽脈絡於大眼角、少陽脈絡於小眼角

〔臟腑〕肝開竅於目、故內通於肝、
〔主病〕屬於肝、
〔病機〕屬於風、
〔外因〕風火上升、
〔內因〕怒逆氣鬱、
〔不內外因〕哭泣過甚、
〔病狀〕風火上升者、風則大眥赤肉內結、甚滲血點、火則小眥淚筋長出、流血不多、怒逆氣鬱、則耳鳴口苦、胸脅刺痛、哭泣過甚、則發熱口渴、鼻乾便結、所謂淚盡繼之以血也、
〔脈象〕外因脈必浮、內因脈必沉、不內外因脈必濇也、
〔治法〕風宜散太陽、防風通聖爲宜、火宜解少陽、小柴胡湯爲先、地骨皮散、逍遙散、解逆舒鬱之的劑、犀角地黃湯、通脾瀉胃湯、清潤陽明之要方也、

## ◻耳衄

〔定名〕此亦複名、以耳中衄出血、故得此名、
〔辨似〕耳衄、是耳中一時出血、與耳停耳痔等、遷延多日者不同、
〔經絡〕手太陽之脈貫於耳、手少陽之脈入耳、足少陽之脈繞耳前後、
〔臟腑〕腎開竅於耳、故內通於腎、
〔主病〕屬於腎、
〔病機〕屬於火、
〔外因〕瘟疫邪甚於三焦、濕火邪甚於小腸、
〔內因〕躁怒火逆於肝膽、
〔不內外因〕挖傷出血、不在此例
〔病狀〕甚於三焦、則身熱不清、甚於小腸、則小便赤濇、逆於肝膽、則脅痛便祕、
〔脈象〕瘟疫之脈無定、濕火之脈濡數、若內因之脈、則非沉即弦矣、
〔治法〕三焦宜柴胡蓮梅散、小腸宜導赤散、肝甚則龍胆瀉肝爲宜、以其善泄火逆也、胆甚則小柴胡湯加減、以其善解燥怒之氣也　（完）

# 治瘰癧之奇異效方（方）

瘰癧一症、俗名鼠瘡、江南名曰癧子筋、爲慢性毒、患之者、頭消、頭潰、頭收口、遷延歲月、使人漸漸成癆、誠苦痛之症也、余在鹽城時、曾以此詢諸該地名醫、彼傳我一方、云已醫治多人皆靈驗、法用餐魚、取平口者、（尖口不用）、大者一二條、小者三五條、連腸雜打碎、加洋糖少許、同搗極爛如稀糊、取以罨、瘡上、未成者即消、已成者即潰、已潰者即收口、凡患此者、必須每日敷之、聽其自潰自斂、最爲神速、最爲穩妥、余得此方、後遇有患此者、隨傳以此方、果神效無比、因不揣無文、錄登報端、以告海內同胞、廣爲流傳焉、

# 方劑

## 春溫要方新解

李石農

□散類□

### 麻杏石甘湯

麻黃四錢、杏仁三錢、石羔八錢、生甘草二錢、

（解）麻黃之辛溫、究不敵石羔之甘寒、故二者並用、乃辛涼發散之劑也、夫麻黃所以透邪、然非杏仁之順利而降以助之、不足以透內伏之邪也、石羔所以除熱、然非甘草之和而緩者、以監之、不足以除鬱化之熱也、此方四者不可少缺、故仲景直名之曰麻杏石甘湯、以示人以不可遺其一也、至於分量、用者宜酌擬病情、及各地之方宜爲要、不可拘於呆法焉、本方之扼要、在於利肺而和胃、故於治溫之外、又爲咳嗽氣逆之要方、蓋咳嗽氣逆乃肺胃不得通利調和之所致者也、

### 銀翹散

連翹、銀花各一兩、桔梗、薄荷各六錢、竹葉、芥穗各四錢、甘草、豆豉各五錢、生蒡子六錢、右杵爲散、每服六錢、鮮蘆根湯煎、香氣大出、即取服、勿過煮、過煮則味厚而失散力矣、

（解）本方之主、取連翹之輕、味辛而能散、銀花之香、味甘而能緩、一以透邪於外、一以和中於內、則散者得和、無所不散、和者得散、無所不和、此二味之所以名其方也、且此二味、皆屬涼性、故爲溫病散劑之最有效者也、至於其餘各味、無非取其輕散而辛涼耳、是以儘可加減也、

### 桑菊飲

杏仁二錢、連翹一錢半、薄荷八分、桑葉二分、苦桔梗二錢、黃菊花一錢、甘草八分、蘆根二錢水二盃、煮一盃

（解）桑葉散而輕、菊花和而平、二味之取意、同乎銀翹、但銀翹之力較大、而桑菊之力稍小、本方全在輕開肺氣、故以桑菊之經霜、得秋氣之全者、以入肺爲君也、故方亦以之爲名焉、杏仁桔梗、行氣於上下、薄荷連翹、散邪於內外、甘草蘆根所以和胃以透溫邪也、此方亦重在和順肺胃、蓋溫邪之出路必經肺胃也、

□瀉類□

### 白虎湯

石膏八錢、知母二錢、生甘草錢半、白粳米四錢、

（解）白虎乃去胃熱之方、從清道以瀉者也、石羔雖不類、然體質甚輕、故能瀉熱於清道、使熱無形而退、夫瀉者、以水去穢之意、白虎之力、能立去胃中無形之穢、故亦得謂之爲瀉、若但以通大便爲瀉、是未明虛補實瀉之眞理、取狹而捨廣也、白虎者、金之神也肺胃同屬於金、本方善瀉肺胃之溫邪、以保其從革之令，故方名白虎也，

### 大承氣湯

大黃四錢酒洗、厚朴三錢、枳實三錢、芒硝三錢、

去芒硝減朴實、名小承氣、

去朴實、加甘草、名調胃承氣、

（解）三種承氣、總不離於大黃、處以味厚之故、善走濁道、是以能入胃而瀉有形之溫邪也、世人只知大黃爲瀉、而不知大黃、乃和胃之藥、今之西醫、又只知大黃爲和胃之藥、而又不知大黃善走濁道、瀉其有形也、仲景名方爲承氣者、是明明示人以此方、並非通大便．乃在瀉其胃氣而已、瀉而不傷其正、且能有俾於正、故名之曰承、此全在大黃之功、故三種

承氣均用之、所以使胃氣能下降、胃液能上升也、胃氣下降、則燥屎可通、胃液上升、則旁流立止、大黃眞善能爲瀉者也、至於朴實甘草等、所以佐其上升降之力耳、善用方者自知之、溫病有下至五六次者、正所以全其胃氣也、

□清類□

**清宮湯**

元參心三錢、蓮子心五分、竹葉捲心三錢、連心麥冬三錢、蓮翹心二錢、犀角尖二錢磨冲、

（解）清宮名者、以其能清心主之宮城故也、溫者火之本氣、心爲火之藏、同氣相求、故溫邪之在發而未透之時最易犯心藏、心之外、有胞絡以護之、故先病及胞絡、清宮湯之治、是邪已入胞絡之內、勢有凌心之危、熱甚神漸昏、故以心入心、以瀉心中之將逼之邪、重用犀尖一味、以透重圍而散已逆之溫、此本方之吃緊處也、若減去透散之味、而徒以心瀉心火、未有不反作煩者、用時方者、宜究及之、

**清絡湯**

羚羊角三錢、川貝母二錢、連心麥冬四錢、知母二錢、石斛二錢、青蒿二錢、花粉二錢、

（解）清其胞絡、故曰清絡、此方所治、爲溫邪雖無凌心之勢、而實有燎原之險、大熱不除、陰液漸耗、痰結於胞絡、故本方專以清肺胃爲主、蓋肺中熱散、則胞絡上無熱蒸、胃中熱瀉、則胞絡下無熱薰、上下俱清、中心得安矣、本方前三味、專爲散肺以清絡、後四味、專爲瀉胃以清絡、合之爲化痰養陰之的劑也、

**至寶丹**

犀角一兩鎊、硃砂一兩飛、琥珀一兩研、玳瑁一兩鎊牛黃五錢、麝香五錢、以安息重湯燉化、和諸藥爲一百丸蠟護、

（解）本方全取入心透邪之品、而忝以牛黃之瀉熱者爲劑、斯邪入心者已深、爲溫邪過伏不出之要方、名之以至寶者、因內多珍品也、

**安宮牛黃丸**

牛黃、鬱金、犀角、黃連、硃砂各一兩、梅片二錢、麝香一錢半、降眞五錢、山梔一兩、雄黃一兩、黃芩一兩、煉蜜爲丸、每丸一錢、金箔爲衣、蠟護、

（解）本方用意、在專清胞絡內之邪、故主牛黃、而名安宮也、諸香所以取其透散伏邪、諸黃所以取其清瀉逆火、相與成功者也、蓋透而不瀉、則邪無去路、瀉而不透、則藥不到病所也、此與至寶丹、取意相同、而此方所治、略淺一層

□補類□

**復脈湯**（溫病去姜桂）

炙甘草、乾生地、生白芍各六錢、連心麥冬五錢、阿膠火麻、仁各三錢、

（解）本方在傷寒、爲治虛而脈結代、故以復脈名之、而必用薑桂之辛以通之、若在溫病、則全需滋陰增液、故無須反佐也、

**三甲湯**

生牡蠣八錢、生鱉甲四錢、生龜板四錢、

（解）介類之屬、所以能潛陽者、以其滋陰之力大、陰液一足、則氣有所依、氣固則陽不亢也、

**清燥救肺湯**

霜桑葉三錢、石羔二錢半、生甘草一錢、黑芝麻三錢、人參七分、麥冬一錢半、杏仁一錢、阿膠一錢、炙枇杷葉一錢、

（解）此喻氏之方、所以治秋燥、若春溫之肺陰乾燥、甚至嗆咳出血者、此方正爲對治也、然用者須審愼、勿養虎遺害焉、

# 醫案

沙市中醫研究會監委長鄧久香

■冬溫

去臘鄙人治九十鋪接路巷口一徐姓婦人、生產一二日、陡患冬溫症、先請西醫李星階診治、三日連打九針、不特無效、病日加劇、遂至溫邪內閉、熱壅三焦、故肢掣瘈瘲、痰潮神昏、據李醫云、此痰既降不下去、卽無法診治、不如早辦後事爲妙、病家聞言、惶恐萬狀、連夜請鄙人診視、診其脈數、望其面赤、神昏如醉、抽掣不安、此乃溫邪閉入心胞絡中、何可以祛痰爲要、熱清則痰自定、西醫言不可治、我包以一藥見功、隨用安宮牛黃丸一粒、服之則神清氣爽、抽掣自宣、次日服診、用清絡宣竅藥、內加去瘀之品、二三劑竟收全功、若聽西醫、不竟坐以待斃乎、

■心痛

廢歷今正又治一李姓婦人住張家巷下遠鎮宮隔壁、年五十一歲、初三日夜、陡患心氣痛、一痛卽暈死、四肢冰冷、當請西醫唐某診治、平素相得不便指名、連打三針、毫無效驗、隨卽告退、令買棺木、不得已仍請鄙人、診其脈左部不現、右部脈細微欲絕、望其面青、苔白而滑、手足亦青至節、余云此乃厥心痛、係寒邪直犯心藏之故、症雖危險、尚可療治、隨用茯神四逆湯、此仿費明雄先生治法、一劑止痛、二劑卽占勿藥矣、

## 專著

# 癆瘵論(續)

章孤鶴

肺喜清潤、保肺則礙脾、補脾則礙肺、惟燥熱而甚、能食不瀉者、潤肺爲先、而補脾之藥、亦不可緩、倘虛羸而甚、食少瀉多、雖喘嗽不甯、但宜補脾、而清潤之品、則宜戒矣、以脾有生肺之能、肺無扶脾之方、故補脾之法、尤要於保肺也、(治宜甘温)虛者必補以人參之甘温、此陽生陰長、血脫益氣之義也、自好古肺熱傷肺、節齋服參必死之說、即定後人眼目、甘用苦寒、喜行清潤、直至上嘔下瀉、猶不悔悟、不知肺脈實者、上焦伏熱、非參所宜、肺脈虛者、金氣大傷、非參不保、前哲有言曰、土旺而金生、勿拘拘於保肺、水壯而火熄、毋汲汲于清心、信夫、(治禁苦寒)近見治癆、每遇四物加知柏、不知四物皆陰、行秋冬之令、非所以生萬物者也、且血藥常滯、非痰多食少者所宜、血藥常潤、久用必致滑腸、况知柏苦寒、能瀉實火、名曰滋陰、其實燥而損血、名曰降火、其實苦先入心、久而增氣、反能助火、至于敗胃、所不待言也、(用藥)心虛主以歸脾湯、脾虛主以補中益氣湯、肺虛主以生脈散、肝虛主以逍遙散、腎虛主以地黃湯、隨症加減、若肺脾兼病、主以清甯膏、肝腎俱虛、主以生熟地黃湯、心腎俱虛、主以人參養榮湯、氣血俱虛、主以八珍湯、陰陽俱虛、主以十補丸、脾腎俱虛者、滋腎之中、佐以砂仁沉香、壯脾之中、主以五味肉桂、隨時治法可耳、(又有風癆)風癆者、初起原因、咳嗽屬肺、肺主呼吸、常吸取空中風寒及瘵菌、傳染易、治療難、久則風邪傳裏、耗氣損血、瘠漸變成癆、在表令人自汗、裏令人內熱、在肺咳嗽、在肝吐血、在脾體瘦、在腎泄精、此症在靈樞、漢唐以來、俱未論及、後世醫工、認爲內傷積損、輒投峻補、閉住風邪、內熱愈熾、以致不治、惟羅謙甫主以秦艽鱉甲散、吳黍黃集紫前梅連散、二公可謂發前人所未發矣、(又有鬱癆)童男少女、孀婦師尼、思想不得、氣結於中、氣結於中、血流於內、阻住經脈、關要之地、氣血不得流通、精神無以生長、氣阻則精陽爲熱而骨蒸、血阻則精陰爲寒而倦怠、初起宜逍遙散合生地黃湯、久則舊血不去、新血不生、氣澀血枯、變爲乾血癆症、肌膚甲錯、面目黧黑、咳嗽困倦、遍身黃腫、月事不行、宜消其瘀血、神應湯主之、此即仲景䗪蟲丸、百癆丸、二方變化而來、世人遇五癆羸瘦、用滋陰而不動、坐以待斃、烏足知仲景妙用哉、但大肉已脫、大便自利者、又當禁用、(傳癆)癆瘵既久、其氣必傷、傷則不能運化精微、痰瘀稽留、而變幻生蟲、在肝爲毛虫、食人筋膜、在心爲羽虫、食人血脈、在脾爲果蟲、食人肌肉、在肺爲介蟲、食人膚膏、在腎爲鱗蟲、食人骨髓、其症蒸熱咳嗽、胸悶背痛、兩目不明、四肢無力、腰膝痠痛、臥不能寐、或面色脫白、或兩頰時紅、常懷憂鬱、第是病源、雖分五藏見症、然皆統歸於肺、(統稱肺癆)若蟲蝕肺系、咯血吐痰、喉瘡聲啞、思食無厭、皮枯毛落、患至於此、良可悲憫、但是蟲之所居、必藏深處、藥之所過、僅在中流、蟲得氣而避之、安能攻取、所謂膏肓之內、針藥所不及也、考古書、亦無一定之救濟、嗟我華文、不講衛生、徒知咳嗽、無關緊要、躭誤生命、不知凡幾、深爲太息、鄙意癆瘵治法、患者、須先滅斃癆菌、由大腸驅下、斷絕其根、然後用藥隨臟腑見症、補虛扶元之劑、務要屏棄一切、不近女色、調飲食、愼風寒、息嗔怒、靜養調補、自然生在機徐轉、復其天和、非旦夕奏效、皆自養之功也、

# 藥物

## 石斛之研究

章次公

原植物　本草綱目曰、石斛叢生石上、其根糾結甚繁、乾則自軟、其莖葉皆兩色、乾則黃色、開紅花、節上自生根鬚、人亦折下以砂石栽之或以物、盛掛屋下、頻澆以水、經年不死、俗稱爲千年潤、處處有之、以蜀中者爲勝、

產地　霍山產者最勝、川產次之、

主治　本經味甘平、主和中除痺、下氣、補五藏、虛勞羸瘠、强陰、久服厚腸胃、輕身延年、

別錄無毒、益精補內絕不足、平胃、長肌肉、逐皮膚邪熱疿氣、脚膝疼冷痺弱、

本草從新甘淡微鹹、微寒、平胃氣、除虛熱、安神定驚、療風痺脚弱、自汗發熱、囊濕餘瀝、長于清胃除熱、唯胃腎有虛熱者宜之、虛而無火者、不得混用、

光澤如金釵、股短中實、味甘者良、

本草便讀、除陽明之虛熱、味甘鹹以微寒、悅胃厚腸、肺腎并清陰受益、金釵乾霍、方所宜產力難齊、鮮者治病除邪、每相宜於時證、川者氣輕味薄、究功用之平常、

方劑名稱　鮮石斛、金釵石斛、川石斛、耳環石斛、鉄皮石斛、霍山石斛、綠毛楓斛、木斛、

近世應用、生津液、除煩渴、

用量　鮮者搗汁兩許、乾者錢半至六錢、

禁忌　甘涼滋膩、脾胃虛弱者忌之、——是蘇醫的禁忌、

古方　鹿茸大補湯——治男子婦人諸虛不足、

白茯苓（去皮）、鹿茸製、杜仲（剉炒去絲）、當歸（酒浸）、內蓯蓉（酒浸焙）、黃芪（炙各二兩）、石斛（剉酒浸蒸）、白朮（煨）五味子、附子（炮）

用法　右列齊品浸酒焙之備用、

用量　每次五分乃至一錢五分——錄和漢藥物六六一頁、

時方　葉天士醫案——脈左數右緩弱、陽根未固、陰液漸涸、舌赤微渴、喘促自利、溲數、晡刻自熱、神煩囈語、夫溫邪久伏少陰、古人立法、主以育陰祛熱、但今見症、陰分固有伏邪、眞陽亦不肯收納、擬做劉河間濁藥輕投、不爲上焦熱阻、下焦根蒂自固、斯其煩躁熱蒸漸緩、

熟地炭、茯苓、淡蓯蓉、遠志炭、川石斛、五味子、

前代記載　本經續疏……要之、石斛自是補劑、然其調處陰陽、交睽上下、有扶危定傾之概、遂不得但目爲補劑、故施之于外感凡火痺打中、氣結於上、陰伏於下者、尤見收功莫測、以意消息而用之也可、

近人研究　曹拙巢先生曰、石斛之用、全在滋養胃陰、除此別無他用、無奈世之庸俗、以之生津退熱、溫病初起、遭此抑遏、邪無從出、動釀白痞、陽明府病、火鬱於內、清之攻之、宜迅宜竣、甘涼清滋、於事何補、此葉桂吳瑭、所以爲仲景罪人也、

（未完）

# 常識

## 藥療指南（續）

徐冠南

（寅）治下焦熱藥

黃柏、「苦辛微寒」、柴胡、「苦平微寒」、龍膽草、「苦澁大寒」、防已、「辛苦平寒」、車前子、「甘鹹寒」、地膚子、「苦寒」、石葦、「苦甘平微寒」、通草、「辛甘平」、地楡、「苦甘酸微寒」、苦參、「苦寒」、秦皮、「苦寒」、文蛤、「鹹平」、龜版、「鹹甘平」、鱉甲、「鹹平」、

（卯）治各經熱藥

心、「氣分麥冬」、「血分黃連」、肝、「氣分柴胡」、「血氣黃芩」、脾、「氣分白芍」、「血分大黃」、肺、「氣分石膏」、「血分梔子」、腎、「氣分玄參」、「血分黃柏」、膽、「氣分黃連」、「血分柴胡」胃、「氣分葛根」、「血分大黃」、三焦、「氣分連翹」、「血分地骨皮」、膀胱、「氣分滑石」、「血分黃柏」、大腸、「氣分連翹」、「血分大黃」、小腸、「氣分赤苓」、「血分木通」、包絡、「氣分麥冬」、「血分丹皮」、

（辰）治骨肉分勞瘵發熱藥

心、「氣分生地黃」、「血分黃連」、肝、「氣分當歸」、「血分柴胡」、脾、「氣分芍藥、「血分木瓜」、肺、「氣分石膏」、「血分桑白皮」、腎、「氣分知母」、「血分生地黃」、膽、「氣分柴胡」、「血分瓜蔞」、胃、「氣分石膏」、「血分芒硝」、大腸、「氣分芒硝」、「血分大黃」、小腸、「氣分赤苓」、「血分木通」、三焦、「氣分石膏」、「血分竹葉」、膀胱、「氣分滑石」、「血分澤瀉」、

以上諸藥、治上中下三焦內熱、兼治濕熱之劑、

（丙）治濕門

濕之所以生、先由於氣虛、故補氣以除濕、所以治其本（子）氣虛則不能運化水穀、故調中消導以去濕、所以治其中（丑）水穀不運則濕從中生、故利大小便以利濕、所以治其標（寅）若濕從外侵者、則宜用風門藥、以微汗散之、此乃風能勝濕之義、至於濕與寒同氣、又當叅閱治寒門、而濕之流行諸經、更當分經考其主治之引藥謞（卯）

（子）補氣除濕藥

黃芪、「甘微温」、人參、「甘微寒」、甘草、「甘平」、白朮、「苦甘辛温」、茯苓、「甘淡平」、山藥、「甘温平」

（丑）調中消導藥、

蒼朮、「苦甘辛温」、半夏、「辛微苦平」、橘皮、「辛苦温」、靑皮、「苦辛寒」、枳殼、「苦酸辛微寒」、枳實、「苦酸寒」、厚朴、「苦辛温」、射干、「苦辛涼」、旋覆花、「鹹甘温」、大腹皮、「辛微温」、白扁豆、「甘微温」、大麥芽、「鹹甘温」、神麯、「甘辛温」、查肉、「酸甘温」、三稜、「苦辛平」、蓬莪朮、「苦辛温」、阿魏、「辛平熱」、使君子、「甘温」、薏苡仁、「甘微寒」、罌粟殼、「甘平性澁」

（寅）行濕利大小便藥、

猪苓、「甘苦淡平」、澤瀉、「甘鹹寒」、瞿麥、「苦辛寒」、紫草、「苦寒」、木瓜、「酸温」、赤小豆、「辛甘平」、百合、「甘平」、葶藶、「辛苦寒」、牽牛子、「苦寒」、大戟、「苦甘寒」、芫花、「辛苦温」、甘遂「苦甘寒」海藻、「苦鹹寒」、昆布、「鹹寒」、

（卯）治各經濕藥

心、「赤苓」、肝、「川芎」、脾「白朮」、肺「桑白皮」、腎「澤瀉」、胃、「蒼朮」、小腸、「車前子」、三焦、「陳皮」、膀胱、「茵陳」、大腸、「秦艽」、心包絡、「茗」、

以上諸藥、治標本中三氣內濕、兼補氣調氣之劑、

## 民間治療

# 大德生主人驗方

宜豐黃炯臣

（按）此物俗名雞頭菱、又名雞婆蓮、生池澤中、盛夏葉大如蓋、貼生水面、色青紫多小刺、採取懸掛有風無日之處、乾後重紙包藏、但易生蛀、須勤檢查、胞衣不下、最能瘀血滲滿、上竄冲胸、窒塞氣道、多有致命之虞、芡實葉甘苦微寒、其色青紫、能入血分逐瘀行水、、葉多刺故能破裂胞衣、荷葉雖云可用、但葉上無刺、其功效恐不能如芡實葉之信而有徵、

■兩目暴腫方

鹽醃鴨蛋整個水煮熟、破作兩片、由痛者自己乘熱罨於目眶、由輕及重、冷則再易、　此方治腎虛受熱、兩目暴腫劇痛、苦不可當者、用之立即止痛消腫、眞良方也、

（證）余弱冠腎虛、常患腰痛、一晚誤遷毒膏炒斑蝥蜈蚣等藥、毒烟冲目、至夜半睡夢中、忽然左目脹痛、醒後益劇、上下胞暴腫焮紅、目珠如有粗砂磨擦、珠淚滾下、其痛之慘、瞬息難受、次晨右目亦然、合家驚惶、醫巫並至、雜沓紛紜、神藥罔效、至黃昏時、有隣嫗傳以此方、先是余因痛甚、常自以手護目、惟恐人用手探視也、忽聞要蛋罨、異常畏懼、以爲脹痛已極、即鴻毛之輕、亦不敢稍容相近、豈敢以片蛋相壓乎及一試用、比蛋之熱氣接目、其愉快不可以言語形容、愈近愈好、直至壓於目上、不惟不覺其重、不畏其熱、反嫌熱度不高、又恐即時取下、更易用之、應手而效、洵可謂仙丹、不足喻其靈矣、

（按）鴨蛋清熱、用鹽傳醃、鹹能入腎、黃泥解毒、合成清熱瀉火、妙在一鼓熱氣、迎而奪之、拔引毒火、此即從治之義、且鹽泥與蛋同化、三物相須相得、以成清熱解毒之功、其用甚簡、厥功甚大、毋以物微而忽之、

■小兒疳積方

老南瓜根切洗晒乾、酒炒黃色、每用兩許、豬肝二兩、羊肝更妙、釘入柑刺七支、同南瓜根砂鍋煮熟、食肝與湯、數次即愈矣、

（證）芝姪三歲患疳積、兩目翳障遮滿、腹鼓如甕、青筋布滿、骨瘦如柴、治經半載、日加沉重、後遇女醫、傳以此方、製服三次、居然見功、再數其病如失、

（按）南瓜色黃赤、味甘入心脾胃、有益土補中之功、驗方載毆傷眼珠、用南瓜瓤敷之即愈、可見有治眼之功能、凡小兒疳積、多由恣食傷脾、或生冷傷肺、厚味燥肝、糖餞生蟲、土困則不能生金、金傷則治節不行、肝燥則血愈涸、木氣不達、鬱生風蟲、胃艮土肝巽木、艮上而巽下、於病爲蠱、柑刺色青味辛苦、功能潰堅殺蟲、妙用豬羊肝、取肝能入肝之義、且熟之則氣香、香以引蟲、蟲食之而後柑刺之功乃彰、此誘而殺之之法也、然又以補中益土之南瓜根主帥、其間勦匪安良、王師有制、洵可傳也、

■婦人乳痛方

瓜蔞一個、揀大整個連子與殼、乳香、沒藥各三錢、黃酒二碗、砂鍋煮爛、將酒分二三次服、其渣分二次搗敷患處、過宿即消、凡婦人乳痛、不論乳癰乳岩乳核、內外吹乳、初起焮腫疼痛者、用此方治之無不立愈、即已潰者亦效、

（未完）

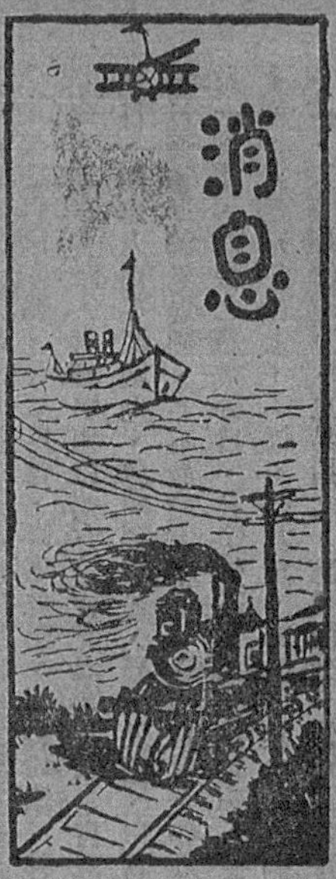


## 完全免費贈送凍瘡特效藥

■增益本埠讀者的權利

凍瘡說起來、是不足生死人的局部微恙、但是微恙雖是微恙、影響人們的生活、却是很大、健全的手足、患了凍瘡、非但不能够移動操作、還要日夜不斷地發生奇痛劇痒、比殘廢還要難過、幷且入春后的凍瘡、容易潰爛、不容易收口、儘有天天販市上出售的凍瘡藥、而凍瘡的存在、還是由春入夏、這並不是凍瘡沒有特治的藥、凍瘡是很單純的疾患、比凍瘡十倍百倍複雜的病、尚有覆杯立愈的特效藥、實在是人們以爲凍瘡是小毛病、既是小毛病、高明的醫家、就不屑去研究他的病理及治療、於是他的特效藥就不容易發見、何雲鶴醫士、爲了他雖是一種無關生命的時病、不過既屬時病、不論大小、都要有一個妥當立愈的治法、因此研究有時、創製一種凍瘡特效藥、能够很王道的立愈一切已爛未爛凍瘡、現在不敢自祕、公開贈送各界、本定千份爲限、逾數不送、爲增益本報讀者權利起見、凡本埠讀者持本期本報一份、在國歷三月底前、至閘北寶山路西寶興路逢源坊八號何醫士診所內、不問額滿與否、皆憑報贈送凍瘡特效藥一料、足愈患者二人、惟外埠及函索、則不應、茲將該藥的主治功用特點、摘錄於下、

主治　凍瘡不論已爛的未爛的、新患的、久患的、皆有立愈不發的特效、

功用　能够立止、不可移動、不能忍耐的劇痛、能够立止、無法制止的奇痒、能够在三日天內立效最固頑、不易收口的凍瘡潰爛、不再復發、

特點　不論已爛未爛、敷上此藥、就不覺痛、

## 上海市衛生局第四屆中醫記訊

■第一日審查結果

□及格者

曹神農　程潤之　王素卷　陳岳峯　張博學　王劍賓　孫允中
李　榮　孫耀庭　黃德堅　張松山　崔秀華　俞蓉齋　陳有常
翁景宗　張廣仁　陳柏年　施叔岩　鄭世良　孫伯玉　温碧泉
儲又勝　徐　織　瞿璧奇　楊忠信　趙師鼎　陳艦輪　馮芝友
馮善粱　張善雲　吳濟生　林幼山　孫海仙　金翼然　張起民
曹半帆　范新孚　高仰山　黃克歐　黃孚富　張亞歧　李琴香
程退濟　醫生執照施成甫

□口頭問答者

潘伯熊　鄭耀南　蔣志成　孟月亮　胡金榮　周仲賢　王寄元
朱淡如　劉遜庵　張省三　趙九湘　鄒維椿　俞立生　廣景照

□臨症實驗者

陸鑄英　李俊良　曹開榜　孫祥麟　張耀峯　張幼蘭

□筆試者

王鴻基　淩輔仁　花長春　孫根泉　何佳雨　馮連湘　驗照張志良

中華郵政特准掛號認爲新聞紙類

Shanghai Medical Weekly

# 上海醫報

中華民國十九年三月十二日出版

介紹醫藥常識
提倡公共衛生
促進民衆康健
傳達醫藥新聞

第六十期

每逢星期三出版

今日本報一冊另售洋五分

上海醫報社編輯及發行

社址上海西門內南石皮弄九十八號

## 定報價目

國內 每年連郵費大洋兩元台灣日本同
國外 每年連郵費大洋三元
半年不定
郵票九五折扣四分以內爲限

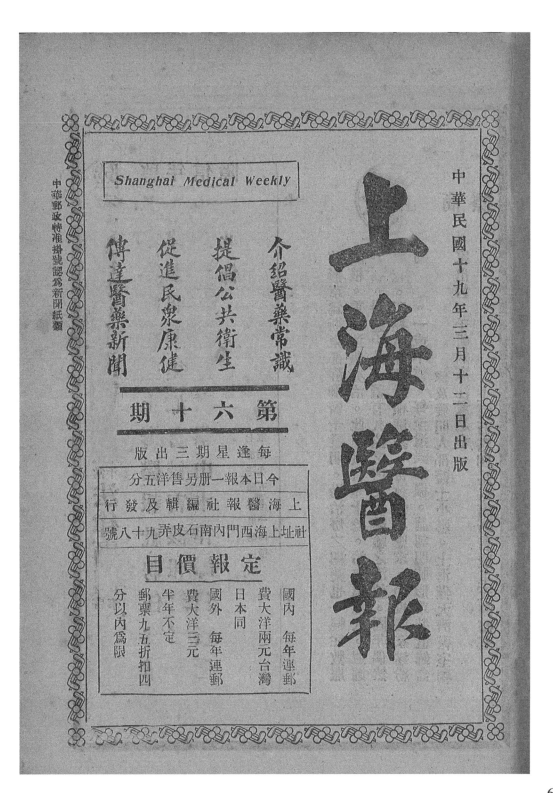

## 陸家鼐律師受任上海醫報社常年法律顧問啓事

啓者本律師現受上海醫報社聘任爲常年法律顧問嗣後如有侵害該報之名譽信用及一切法益者俱由本律師負責保障之此佈

事務所 七浦路順裕里第一家 電話北五七一四號

---

註册商標

肺形商標

## 治癆聖藥 肺形草

肺形草爲浙東邵靜卿醫士發明。乃治癆之聖藥也。輕症數服斷根。重症連服亦治。此草發售垂十稔。治愈萬餘人。遐邇馳名。譽遍中外。蓋有久遠之歷史。靈驗之治效。固非偶然事也。所憾者此草栽植匪易。每致供不應求。而投機家遂紛紛影射。一或不慎。每至遺誤病機。請認明肺形草裝置錦盒。盒上有肺形商標及發明人邵醫士小影。上海僅天濟醫室獨家出售。千祈病家注意是幸

上海石路四馬路南新普慶里天濟醫室

上海醫報

第十六期

目錄





## 常評

### 讀羅君記李西醫治病事感言

蘊華

提倡西醫、廢止中醫之聲浪、澎湃奔騰於社會矣、蓋以西醫之科學實驗爲有據、中醫之理想氣化不可恃也、然如羅君記李西醫事、其治法之離奇、誠有妙不可以醬油者、豈卽所謂科學實驗乎、李某個人之學術、誠不必言、亦不足言、溯前而論、孫總理之肝癌、張南通之濕溫、胡景翼之紅絲疔・批見各報、中醫討研、尙非爲必死之症、而西醫偏倒易其名、愈弄愈糟、直至不可收捨而後已、是亦科學實驗之謂也、梁任公之割腎、卒免危險、中醫陸君之功也、是非理想氣化之謂乎、然平心而論、科學氣化、各有專長、有非科學不足按實施治者、有非氣化不足施治無形者、是皆宜參助補益之、不宜偏廢、也故吾望今後之中西醫、捐除門戶、各取所長、互相證合、精造於上妙之境、同爲救生命、世界生命、庶有繫焉、

## 學說

### 氣鬱成癆之須知

陳百年

已成……調養
將成……治療
未成……預防

□調養須知

夫癆者、最惡之病也、時下謂爲肺病是也、癆病已成、如卵之已煮熟、不易改易、若談治療法、是臨渴掘井者也、故癆病已成之

後、當用調養法、一以潛移其病、一以培補其元、如大敵當前、速增我師旅也、此凡病皆然、而於內傷之癆症爲最宜、若氣鬱成癆者、尤當從事於調養、

鬱癆已成之症候、肌膚甲錯、面目黧黑、咳嗽囑倦、遍身黃腫、月事不行等症是也、

鬱癆調養之方法、鬱癆者、因氣鬱而血結也、故其調養法、仍宜首先調達其氣、繼以培其血、每早宜稍運動、使氣血流通、早起宜飲牛乳一杯、以養血益氣、早餐宜用紅棗粥、或雞蛋糕、紅棗可以和血、而雞蛋足以補氣、早餐以後、宜靜坐於空氣充足之處、莫妙於樹葉稀舒之林陰中、可得極調勻之太陽光、樹中生氣、足以養血、而太陽光、可以補氣、午飯宜佐以柔滑類之菜蔬、使腸胃之氣、不致停結、則周身之血氣、自然順就、午後宜作消遣及有趣之事、使氣鬱漸散、但不宜多坐、入夜宜少食、仍以牛乳爲佳、間日常用鹽水浸身而洗浴之、使血結自解、蓋牛乳有行血之功、而鹽水有開結之能、若照此法常行之、甚於服補瀉亂投之藥、且可收食養療之之效也、

□治療須知

病之將成、即須治療、所謂治未病者、即使治病於未成也、病之未成者、乃病之將成耳、余故分爲將成之期、此時服藥、最爲吃要、乃生死之關頭也、氣鬱成癆者、方其將成未成之際、大可用治療法以轉移之、此定例也、治鬱所以療癆、此亦定法也、鬱癆將成之症候、精神不振、中脘不暢、骨蒸發熱、倦怠嗜臥、睡中汗出、咳嗽喘惡、形體漸削等症是也、

鬱癆治療之方法、鬱甚則氣滯、氣滯則血不流、外而經絡阻滯、內而臟腑閉塞、全身之治節失司、故見肺氣不利作咳之症、不可誤作肺病醫、當用疏肝開鬱之法、若治療不得其法、則氣血由阻滯而至於乾結、鬱癆之症成矣、鬱癆者、俗名乾血癆是也、方其將成之際、一有上之症候、當用逍遙散、繼用地黃丸、久則用神應丸、先行其氣、繼和其血、末逐其瘀、則經絡調暢、臟腑俱通、若此治法、鬱癆而不愈者、必其人之不善於後步調養、及初步之預防法也、故中步之治療、是在於醫者、而病者之所注意、則在初後二步、時時預防、時時調養、不必强分三期、自然無須醫者之治療、病即勿藥有喜矣、但治療之法、亦宜明瞭、庶不致誤於庸醫之手焉、

□預防須知

履霜則堅冰至、事宜未雨而綢繆、是以古之養生者、風寒不侵於外、喜怒不動於中、此預防百病之上策也、若鬱癆症、心地光明者、決無此症發生、預防鬱癆、於法亦非極難也、

鬱癆未成之症候、未成者、固無症候之可言、然亦有病之幾先兆、且有一定之患者、所謂童男少女、孀婦師尼、所欲不遂、氣結於中者是也、

鬱癆預防之方法、預防者、積穀防飢、是積極預防也、徙薪防火、是消極之預防也、鬱癆之預防法、亦不外二者、打破障礙、遂其所欲、是積極之法也、暢開胸襟、觀達一切、是消積之法也、童男少女、宜以積極爲事、而以消極爲理、師尼孀婦、宜以消極爲事、而以積極爲理、總以能解去其鬱鬱者爲上策焉、

# 利小便竟治經年目病

鄭孟華

余自十歲時、即患目、幾失明、爲一老醫治愈、至念歲時、又患目赤、時余已就師讀醫籍、因先服師方、無効、又就專門眼醫、亦無効、復就十歲時、醫愈余目之老醫診、服藥又無效、外障日生、視物惟知黑白、蓋已頻於失明之危矣、後忽憶及車前子可以

明目、是因其利小便也、小便日利、則火自下行、乃自用荆芥六分、薄荷四分、菊花八分、木賊四分、車前子三錢、於午飯後將藥貯於壺中、以開水泡、飲畢再加以水、每日午後、約飲水六磅（每磅十二兩）、服後小便先黃後淸、服至十餘日、目翳全淸、赤脈早退、於是復見天日、乃得重事舊業、後讀張子和先生書、見其於病目經驗條下、有利小便、能去肝經風熱之說、方知古人已早言之、惜乎世之操術者、讀書不多、徒以黃連瀉火、地黃滋水、或以防風散風、杞子平肝、以爲盡治目之能事、甚則用惡烈之藥外治、刀圭之器外施、目不致失明不已、皆由未知利小便之一法耳、夫小便之出、必從肝腎下濾、經膀胱而出、苟多飲利小便之劑、則肝腎之體日經水濾、虛火自不能上炎、而膀胱之氣下行不息、風火自不能上盛、是以目病自愈、此不治風火、不補肝腎、而於利小便之中、自能去風火而補肝腎也、子和所云、能去肝經風熱、是言尙未充足也、余願世之病目者、如果日久不愈、不妨以余法試之但須戒酒肉魚腥、及辛辣葱韭等、更於服藥之外、常居於光線充足之地、及以菊花、草决明、各多量、裝於枕中枕之、方中藥味、分量不須加重、蓋在上者、非輕劑不到也、如赤芍、蟬衣、桑葉等、均可隨症加入、但黃連、地黃等、不可亂投、小水以多爲妙、勿畏其煩而不服、更勿因其簡而忽視之、定可使雲翳潛消焉、

# 血症疏證（吐衄篇）

鄧可則

□齒衄症

〔定名〕齒衄、齒之縫微細而淸、其出血也、雖亦由口出、但不從嗌道、故不屬吐類、而屬衄類、衄者從脈溢出血者是也、以血從齒內之絡道溢出、故複其病名曰齒衄、

〔辯似〕與齒衄相似者、爲舌衄、舌衄自舌出、齒衄則從齒出也、

〔經絡〕足陽明胃、足少陰腎、

〔臟腑〕胃腑、腎臟、

〔主病〕屬胃、

〔病機〕胃陽明燥氣、燥火同氣、故屬於火、有虛火、有實火、

〔外因〕傷寒邪甚於陽明、温病熱刼其胃陰、

〔內因〕腎虛火旺、上盛下虛、

〔不內外因〕硬物傷其牙床、酒熱留於齒縫、

〔病狀〕邪甚於陽明者、口渴齦腫、身熱脈洪數、熱刼其胃陰者、口燥齦糜、身熱脈細數、腎虛火旺、則齒舒而夜臥血出、上盛下虛、則頭眩而牙齦作痛、硬物傷者、齒或脫落、酒熱甚者、面多酒刺、

〔脈象〕洪數則邪實、細數則正虛、上旺則尺旺、下虛則尺弱、脈如平人、乃屬硬傷、脈來不勻、乃屬酒氣、

〔治法〕陽明實、則宜通脾瀉胃、胃陰虛、則宜甘露玉女、六味地黃、腎虛可以瀉火、若下虛而火不歸元者、加桂以引之、外傷者、宜用外治、酒熱者、當取解毒、

□舌血症

〔定名〕舌衄、血自舌出、故名舌衄、此亦複名病症也、

〔辨似〕舌血自舌上或舌尖或舌根血涔然滲出、與齒衄之出自牙齦牙縫者不同、苦與吐血、更不相同、吐類自嗌道出、衄則不從嗌道出也、

〔經絡〕手少陰、足陽明、足厥陰、

〔臟腑〕心臟、胃腑、肝臟、

〔主病〕屬心、

〔病機〕心爲火之藏、有兼胃火、有兼肝火、

〔外因〕温熱、暑熱、邪客於少陰與陽明、

〔內因〕氣鬱於肝、傷其心體、腎虛於下、心腎不交、

〔不內外因〕飲食所傷、胃火上薰、勞倦所待、肝虛氣溢、

〔病狀〕熱邪盛於少陰者、舌腫而脹、甚於陽明者、口渴發熱、鬱於肝者、血自舌根下滲出、虛於腎者、血自舌尖頭而溢、胃火上薰、則舌上見血、勞倦過甚、則舌下見血、

〔脈象〕外因則脈大、內因則脈小、胃火則脈實、肝虛則脈虛、

〔治法〕瀉心導赤、所以泄少陰之邪、竹葉石羔、所以祛陽明之熱、肝熱甚者、龍胆蘆薈之屬、腎氣虛者、茯神地黃之類、玉燭所以瀉實、四物所以補虛也、

## ▣逆經症

〔定名〕經者、婦女之經水也、經水以下行爲順、今逆而上行、故名逆經、亦稱倒經、此屬簡稱之症名、蓋取義爲經行上逆之意也、

〔辨似〕逆經之症、血或從吐出、或從衄出、或吐衄並出、但與上述吐衄、完全不同、蓋上述之吐症、是從臟腑中來、衄症、是從經絡中來、若逆經之吐血、則從奇經中來、其源出於衝任、故雜症之吐衄、血出無定時、逆經之吐衄、血出有定時、雜症之吐衄、少有並行者、逆經之吐衄、多有並行者、雜症之吐衄、有九竅俱出者、逆經之吐衄、無九竅俱出者、雜症之吐衄、月事仍來、逆經之吐衄、月事不來、雜症之吐衄、先瘀而後鮮、逆經之吐衄、先鮮而後瘀、雜症之吐衄、少腹不痛者多、逆經之吐衄、少腹作痛者多、雜症之吐衄、先有咳逆、逆經之吐衄、後有咳逆、種種之分辨、難以枚舉焉、

〔經絡〕衝脈、任脈、

〔臟腑〕衝任二脈、起於厥陰、而麗於陽明、厥陰屬肝、陽明屬胃、

〔主病〕衝任爲奇經八脈之二、故稱爲奇經之病、

〔病機〕衝任與厥陰之風、陽明之燥相合、風燥二氣有寒有熱、風燥之體、有虛有實、

〔外因〕風寒之邪、客於胞中、燥火之邪、逆於血室、皆由經水來時不慎、或當風臥、或過受熱、皆可致此、

〔內因〕思想不遂、則肝氣鬱、鬱則衝任之氣不達、

〔不內外因〕飲食寒冷、則胃氣凝、凝則衝任之氣不行、

〔病狀〕風寒之邪、陰中掣痛、少腹惡寒、血從口出者多、燥火之邪、頭眩頰赤、咽喉不利、血從鼻出者多、思想不遂者、骨蒸肌熱、面色枯白、兩顴發赤、懶於飲食、皮乾消瘦、咳嗽喘息、血亦從鼻出者多、飲食寒冷者、少腹結塊、小便徽難、渴而不飲、面色萎黃、食入則脹、咳嗽痰凝、血從口出者多、

〔脈象〕逆經之脈、多弦細而數、或大而濇、尺脈不足、寸脈有餘、風寒脈緊、燥火脈數、思則魚際脈弦、食則趺陽脈結、

〔治法〕溫經理中、所以散寒、玉女麥冬、所以清火、寒散則逆平、火清則逆止、歸脾柴胡、疎肝而兼補虛、生化逐瘀、和胃而兼去實、虛得補、則逆者安、實得去、則逆者除、此皆逆經、探本尋源之治、若概用吐衄套藥、有如隔靴抓癢、未有不輕者致重、重爲致死、皆由不明逆經之來路、蓋經之所以不下行、必由下流瘀塞所致、故切忌用吐衄套藥、再瘀塞其上也、上下均塞、未有不殆者、是以於吐衄篇後、特舉逆經之症、以辨明之、願世之有愛護婦女之責者、共注意焉、

# 妙想天開不可思議之治療法

沙市四維君子

治病無往而不虧 李姓西醫之事實

◉豈自號科學化之西醫！而如是乎？

◉此等不學無術之魯漢！亦醫病乎？

吾國國醫向有醫者意也之一說、近世西醫目爲不合科學之談、排斥不遺餘力、然考之籍載、謂宋徽宗食冰患瀉、用理中湯不効、他醫詢得其情、乃於原方加冰煎服而獲痊、葉天士治婦人難產、適逢立秋、梧桐葉落、乃以梧葉服之而遂生、其他如徐靈胎用人參塊而治下虛上實之喘促、錢冠仙用苦胆汁而治肝葉倒豎之失明、諸如此類、無不假理想而獲効、是又未可一概抹煞也、但此雖屬理想、而按之科學、亦未嘗背乎原理、從未見吾沙西醫有妙想天開不可思議之治療法、請一申言之、蓋沙市上達川江、下通武漢、水陸交通、爲南北樞紐、光復後、商場日增繁盛、而科學西醫、日漸產生、其堂煌勢焰、固非吾國醫望其項背、想其治療之學、必有高於國醫者、殊不料適得其反、而遺誤之特殊、猶有不可勝言者、有李子厚者、營錢商、住三府街、頗豐裕、適伊內子、去秋產後患頭遽暈眩、立則欲倒、日惟長臥、初延國醫鄧久香先生治之、謂其產血過多、氣隨血脫、以致腦海不足、頭爲之暈、目爲之眩、非大補氣血不可、爲書滋血益氣之劑與之、甫一劑、即有漸愈之狀、殊伊岳家聞之、弗問病象若何、即偕一西醫李其姓、日生其名者、去視、謂係患腦貧血、因心房之血低落、故不能上達於腦、然非施用手術不可、其術係將產婦倒豎、倚於床壁、用紮圍墊、旁倩人扶、謂如此治療、血必上營頭部而暈眩自止、然吾國通俗、產後平臥、尚且不可、何況術施倒置、駭人聽聞、其家屬當然不從其治、奈岳家惑於西醫、力主其說、謂非此不能速愈、於是依法治之、未半小時、產婦即氣喘咳嗆、汗量大泄、覺頭部劇暈、欲落、呼號不任、始乃放下、甫就平臥、而產婦內部之血、已從口鼻衄湧而來、移時竟溘然長逝、嗚呼死者含寃、病家無訴、此不能不爲國人不諳醫藥常識專嗜新奇者而抱無涯之痛也、此其一、

又南洋煙草公司、(住絲線街)某經理之公子、年三齡、仲春患感、發熱惡寒、惡風、初服中藥未應、亦未增其病、伊即改弦更張、延西醫李日生、診治謂是孩係受最濃厚冷空氣、拂鬱於表、宜用熱水袋運胸法、方可收効、奈屬小孩、不能施其技、宜易特別治法、遂命用大銅壺一把、貯水令滿、再於小孩臥室內、置小煤炭爐一個、將銅壺放於爐上、壺嘴再接以五六尺長之鑌鐵管、達於小孩被內、并令小孩裸體而臥、即將爐火煽熾、使水沸、蒸氣從鑌鐵管達於被中、薰蒸一時、汗量外泄、可以立愈、該經理炫於西說之新奇、欣然從之、未一小時而小孩作喘、俄又作燥煩、家人忙揭被視之、而遍身作紅、有如火烙、兩膊於背側、均起紅皰、大可盈杯、方知治誤、乃轉請吾友趙松山治、蓋趙君、[illegible]究祝由科、及臨見狀危險、力辭不治、家屬敦請再三、不得已乃畫符水洒、以慰其意、至後亦未復請趙君、其愈與否、固不能知、然以鄙見揆之、即或治愈、則亦爲焦頭爛額之客也、」綜此二症觀之、夫產後頭暈、在吾國診斷上、症有瘀血上冲、血虛氣脫之不同、治有攻瘀補血益氣之各異、小孩感症、亦不過適其寒溫、疏其腠理、即不遽愈、亦不致死、乃西醫粗率、遂視人同機械、任其措施、蓋血之流行、惟隨其氣之自然升降、氣之所至、則血亦無不至焉、其爲病也、亦不過視其寒者溫之、熱者清之、充鬱者順之、降之、不及者、興之奮之、順其自然療解、斷無有蹻蹶造作之理、亦從未有腦患貧血、將病者倒豎而血則得營於腦也、如果血由倒豎而即得上行、若將人放下、豈不血又仍轉而下降耶、果如此、則非長倒豎其人不可、質之同道、誠堪噴飯、至於小孩肌膚脆弱、沸水紅爐、何克當此、慘無人道之治療、未識出自

何藉、衣冠禽獸、尙以科學自豪、奈何國人猶不知其謬妄而嗜其新奇、寧不悲夫、

# 西醫妄用針術之殺人

沙市四維君子

曹君、曉予、先籍武昌人、寄籍沙市、住關帝巷街、年卅齡、堅於嗣、數產俱殤、幸前年、又生一子、眉目清秀、頗靈活、甚愛之、然而體不甚豐、常患痰、發則喉如水雞聲、甚憂懼、近年乃與余友李生之善、日過從、頗相洽、而李君精國醫、性豪放不較錙銖、曹遂將其子寄彼作義子、半因迷信而祛關殺、半因有疾、格外關心、果有疾、診即愈、心甚慰、不意客冬十月、其疾復發、治懨朝、尙如故、李君因關係獨子、義切友朋、誠恐有誤、乃邀余會診、脈則浮數、苔白溲黃、微熱肢冷、無汗噪啼、可懼者喉間痰鳴、有如抽鋸、不能就臥、乃觀李君方、係杏蘇加減、一服雖未退、然亦未加疾、李謂本意欲用麻杏、因彼畏麻黃如虎、故遷就而用上方、余曰、此明係寒束皮毛、痰熱阻於喉間、若非用辛開、無以驅其寒、非用清降、無以肅其肺、是麻杏較有力也、遂與金匱厚朴麻黃湯、其方係「麻黃四分、甘草五分、杏朴半夏各錢半、生石膏三錢、姜汁數滴、令熱服取汗、至次日無音、入暮余將往訪、忽聞是子已死於午後、余始而疑、繼而悔、疑者此疾無死法、藥亦當、何至死、死又何速、悔者、以此症此藥、倘至僨事、是醫眞不易為、但終不釋然、故又至次日、訪過李君、方知鑄成大錯、由於彼之求速故、蓋余所用麻辛、彼終畏服、留與小酒杯、見是夜猶啼、彼遂疑方不對、故不再與、次日又延李君商、謂有薦西醫者、言効而速、質君可否、李君見彼疑、不敢爭、言我與四維君診斷俱同、技止此、既不効、延他醫固宜、但西醫雖好、我是局外、不敢讚成、惟君意、彼曰、君精醫、中西無二理、西醫至、君代告其狀、使彼有據、庶無誤、李君礙於情、因首肯、果延側近西醫魚目其名者診之、乃言熱度百有零、如再進、必生腦炎、將來變成痙攣、則不可治、幸猶淺、倘可圖、但非打針不可、問何藥、曰昔有海羅英、現有渥母納丁、比較則納丁為最善、因無五作用、其効可知、曰、其作用能麻痺神經、鎮靜肺攣、不過一時、其痰下行、再施以藥、立見愈、曹聞雖欣慰、但見李君未置可否、又頗疑、奈其婦、欲速愈、信之堅、遂復西說、果一針而藥用其半、術畢、西醫剛返、而痰喘加倍、倘謂西藥猛、固有此現象、不之疑、未及一鐘、而痰息、孩則昏沈如臥矣、猶謂麻痺之故、收効果速、俄聞喉聲氣急、掙扎不開、始疑、揭被視之、見目瞪手厥、乃大駭、又速彼醫治、謂無恐、速上電、一面灌以蓖痲油、一時滿屋囂塵、醫持電搖、婦持藥灌、幾至迷目、不意電方上、藥將反、而孩之知覺已無、氣已絕矣、其婦頓然失聲、而西醫尚在手搖電器、口稱無恐無恐、及聞婦哭、始知已死、手挽電索而惶恐莫名、幸李君、未去、不願彰人過、一面慰其婦、一面敷演其醫、代為送出、得不受辱、至此始知致死之情、非余藥咎、疑團方釋、曹君以半世經營、幸得一子、其痰又非不可治、乃不轉瞬間、為西醫一針之下立見亟亡數世之延喪於彼手、西醫之罪尚可逭乎、夫醫無論中西、俱職司性命、兢兢業業猶恐有誤豈有不辨老幼、不察盛衰而便施針藥者、蓋西藥之猛施諸大人、尚宜慎審、而甫齡之孺子、其慎又當何如耶、乃彼西醫素以科學自豪、而竟鹵莽如此、吾不能不為西醫咎而為曹君悲也、故敘始末公之報端、以昭告於國人其後延醫者、庶其慎之、

# 蟲病怪象之一班

袁公才

壁上之石灰
地上之土泥
泡餘之茶葉
未燒之木炭
皆成美味之食品

**理由**　上列各症、每每生於小兒之時、染此症者、於法不易成人、因藏府爲蟲侵蝕太過也、間有成人得之、終必因此而黃瘦、其致病之因、總由雜食生冷、甘肥油膩、聚濕生熱、久而化蟲、其因肺氣而生者、則喜啖壁灰、其因脾氣而生者、則喜啖泥土、其因心氣而生者、則喜啖茶葉、其因腎氣而生者、則喜啖木炭、諸蟲之生、皆由肝臟之風氣以動之、蟲動則胃開、胃開則欲啖其所喜之異物、以維其生活、故得此種症者、一日不得其所喜之物、則一日不歡也、石灰之味辛、故肺虛而生蟲者喜之、辛能生肺也、泥土之味甘、故脾虛而生蟲者喜之、甘能生脾也、茶葉之味苦、故心虛而生蟲者喜之、苦能生心也、木炭之味鹹、故腎虛而生蟲者喜之、鹹能生腎也、

**治法**　怪症之原因、既由於蟲、而蟲之生、又由於濕熱、故其治法、當以去溼熱之積聚爲要、而去溼熱之積者、又當以行氣爲第一要義、氣行則溼熱行、溼熱行則蟲亦行矣、今特搜得古之祕方一道、俾得斯症者、得離苦海焉、

青皮、陳皮、三稜、莪朮、香附、檳榔、藿香(各一錢)、益智(五分)、官桂(四分)、桔梗(八分)、大黃(一錢五分)、甘草(三分)、水煎露一宿、五更空心溫服、不得須少飲食、不然則藥力淺蟲不行矣、

# 濕溫不宜用承氣之淺見

沈大時

濕之爲病也、必於春夏之交、地氣上升之際、此時焉、天多陰雨、而地多潮溼、人在氣交之中、氣體壯實者、不易侵入、若稍涉虛者、溼濁始漸着裏、蘊於中焦、脾胃受困、或襲經絡肌膝而成痿痺、蓄中州而成痞滿、阻下焦濇小溲而成臌脹、種種病端、不可枚舉、此但以濕溫發熱而大便不解略言之、蓋濕之爲邪、氤氳粘膩、內積中土、脾胃受戕、蘊久發熱、脾失運化之權、胃失下降之職、此時失治、則脾胃愈傷、而邪勢愈甚、如雲霧彌漫、清陽因而失展、上蒸侮肺、肅降不行、氣失宣化、遂致大便不解、而小溲不行、下不通而邪無以出、故現胸脘痞悶、腹中微痛、泛泛作噁、熱勢盛熾、心神恍惚、寤寐難安、以此觀之、則宜通大小便而邪得宣洩、用承氣湯之無謂矣、然細究此症、不宜用承氣、因口雖渴而不多飲、舌苔中黃白相雜、而尖紅不刺、脈雖洪數、而重按無力、標本合參、脈證互察、宜以輕宣肺鬱爲君、如杏仁前胡鬱金蘇子等、蓋氣化則溼邪俱化、藿香佩蘭陳皮半夏厚樸蒼朮(渴甚者不宜加入)等、芳香化濁、豁痰快膈、健脾理溼爲臣、枳殼香附以開大腸之氣閉爲佐、赤苓澤瀉滑石通草等以達下焦濕閉而通小溲爲使、冀其肺氣得宣、而脾陽得健、大腸之氣閉得通、安慮乎大便之不解、而熱象之不退也、余遇是症、輒用是法、屢驗不爽、若誤用攻逐投以承氣、則禍不淺矣、蓋承氣者宜於傷寒之陽明病、大便燥結、舌燥脈實、津液內耗、故以大黃苦寒盪滌熱結、芒硝之入陰破堅、枳實達下而通幽門、厚樸滑利以瀉滿、然兼他經而未成陽明之的候、則不可用矣、仲聖未嘗不諄諄乎早戒於前、治溫病亦然、若非真正實熱蘊痼、氣血兩結、舌不黃燥而尖紅不刺、口渴不多飲者、不可妄用、鞠通亦未嘗不兢兢言明於後、何庸醫之不察脈證若何、全不顧望聞問切爲何事、一見大便不解、妄施攻逐、舍本就標、脾胃得攻伐而益傷、溼邪得苦寒陰劑而益甚、肺氣亦因而窒塞、安能望其獲救乎、

# 方劑

## 血症方義（續）

鄧可則

（義）痰至於凝、非豁不克、然痰之凝、肺胃之火有以成之、故純取潤肺潤平者、以爲豁痰之妙法焉、

溫膽湯

半夏三錢、雲苓三錢、陳皮二錢、甘草錢半、竹茹三錢、枳殼錢半、煎服、

（義）膽以火爲體、以寒爲用、故本方以二陳加枳殼、所以助其體以發其用、加竹茹、所以益其用以平其體、膽體易溫、故本方雖有竹茹、不足害其爲溫也、膽與肝爲表裏、膽溫則肝火熄矣、

六君子湯

人參三錢、白朮三錢、茯苓三錢、甘草一錢、半夏二錢、陳皮二錢、

（義）氣爲血之帥、而水爲氣之母、人參能生水精、故補氣、白朮能散清水精、故斋氣、茯苓能使氣化爲水、故生氣、甘草能使水漸化爲氣、故調氣、此四君之功也、然氣水相合、血生於中、其有脾之升降失司、不能下取胃液、上散於肺者、勢必水與氣仍不能化合、故加陳皮、以助其升、半夏以助其降、如龍下吸江海之水而散於天空、則雨澤降矣、陳夏之功、亦猶斯也、

眞武湯

白朮三錢、茯苓三錢、白芍三錢、生薑三錢、炮附子三錢、

（義）腎爲水臟、腎陽足、則水自潤下、腎陽虛、則水自泛溢、故用附子以補腎陽、所以鎮水、白芍生薑、去其已泛之水、白朮茯苓、壯其未傷之陽、則水安其居、如得眞武之守矣

人參瀉肺湯

人參、黃芩、梔子、杏仁、桑皮、各三錢、枳殼、桔梗、各二錢、甘草、連翹、酒軍、薄荷、各一錢、

（義）本方既瀉肺、何以又用人參、蓋肺本淸虛、無物可瀉今因邪熱客之、以致於絡傷衂血、故用數味涼散之品、以瀉去肺部絡道中之熱、用人參以補其已傷之絡、且可駕諸藥使之得力一致外瀉絡道之熱、而不致內攻於臟腑、凡邪熱上甚、以致動血者、皆可取法、勿謂內無旨症套藥而忽之

麻黃參芍湯

麻黃、炙草、五味子、各一錢、人參、白芍、桂枝、黃芪、當歸、麥冬、各三錢、

（義）衂家本忌發汗、本方之用麻黃、是意在散寒、故佐之以人參、以補其爲寒所傷之絡道、濟之以芍藥、使麻黃散外而不傷內、人參安內而不碍外、則表解裏和、血自止矣、至於餘藥、亦不此三者之意、故方以三藥名之、以示衂家之用汗法、凡血症之由於外寒激之者、皆可取法焉、

五汁飲

梨汁、葧薺汁、鮮蘆根汁、麥冬汁、藕汁、（或用蔗漿）

（義）燥甚則津液不能外潤絡脈、以致乾枯而崩裂、故本方取五果之汁、均富有外行之性、頓服之、既可解在內之燥、且可潤在外之絡、涼能不滯者也、

止衂散

生地、五錢、白芍、炙黃芪、赤苓、當歸、各三錢、阿膠、二錢、

（義）衄血從絡爲陽氣之所營、所謂陽絡則血外溢、血外溢則衄血成、故本方於諸清涼滋陰和陽藥中、佐以黃芪茯苓、一以引陽氣外行、一以引陽氣內行、陽氣得內外調暢、則絡之傷、自然恢復、此本方所以名爲止衄、而爲和陽之要方、若以黃芪爲補陽謬矣、

**大黃黃連瀉心湯**

大黃二兩、黃連一兩、

（義）心爲火臟、故瀉火即是瀉心、心爲生血之臟、故瀉心即是瀉血、血之所以逆者、由於火之逆也、故用瀉火之劑、以止其未逆之血、無血之已逆者必有瘀、故用瀉火之劑、以去其已逆之瘀、凡由火逆而迫血者、當推此方爲首、

**調胃承氣湯**

酒軍四兩、芒硝半斤、炙甘草二兩、

（義）胃爲氣血之源、故諸病以有胃氣者生、胃實則氣張氣若虛則氣餒者常也、若其實者爲邪實、則氣將有不能受納之虞氣既不能受納、血未有不溢者、故用諸行氣藥、以調和胃氣即以安胃經之血也、此去實所以强中之意、

**當歸補血湯**

黃芪一兩、當歸五錢、

（義）當歸者、使氣由外而內、故名以當歸、氣既由外而內、則血之外溢者、自亦隨之而內、然徒使內而不外、血將何以周轉於全體、故更用黃芪善於由內而外、且外而不溢者以協助之、則血之散失者自斂、而血之不化者生矣、故曰補血湯、世之以黃芪爲補氣者、可以省矣、凡脾虛不能攝血而生血者當以此爲的

**□目衄類**

**防風通聖散**

大黃錢半、芒硝、防風、炒梔子、白芍、當歸、石膏、滑石、黃芩、白朮各三錢、荊芥、桔梗各二錢、麻黃、連翹、川芎甘草、薄荷各一錢、

（義）防風所以通其表、大黃所以通其裏、風之爲邪、善行數變、無處不到、故本方通表通裏、無所不通、故名通聖、以無所不通之藥、方可治無所不到之風、故凡因風而頭目生病、胸腹不和者、均可以本方治之、但風未至於甚者、宜酌用之、未塞而通、通者反塞矣、

**地骨皮散**

地骨皮、生地黃、當歸、白芍、丹皮各三錢、川芎一錢、

（義）方以地骨皮、是以地骨皮爲君藥也、地骨皮、能散筋中之熱、肝主筋、是能清肝絡中之邪熱也、血之外溢、至於因肝之邪熱上傷其絡道而得、故非用此不爲功、若治目衄、倘其一部分之主治耳、其餘羣藥、無非和血清肝之品、所以佐其成功者也、

**犀角地黃湯**

犀角錢半、生地黃五錢、白芍、丹皮各三錢、

（義）犀角爲水精、地黃爲土精、血爲水之氣、爲土之液、土爲胃之體、水爲胃之液、胃中熱甚、傷其體液、則血失其母、因而上參、故用一味之精氣以補之、更以白芍丹皮之善於瀉血分之熱者以安和之、此本方所以清胃之要劑也、

**通脾瀉胃湯**

黃柏、元參、防風、知母、炒梔子、石羔、充蔚子各三錢、大黃一錢、

（義）目爲五藏六府之精、而脾胃爲五藏六府之母、故目之有病、當首究脾胃、風也濕也、皆先入脾胃之邪也、風爲脾胃之對敵、濕爲脾胃之自困、風與濕交結於脾胃、則化熱而上升於目珠、是以本方、用防風以散風、大黃以除濕、更以羣藥之清熱者以治其已化之熱、名之爲通瀉者、通其未化瀉其已結也、脾胃一順、則藏府皆順、何致有上逆於目之患乎

# 藥物

## 石斛之研究（續）

章次公

孫鳳翔曰、鮮石斛煎服、味已極淡、乾者無論金釵石斛、市中皆用熱砂湯黃發空、質如黍苗、雖煎百沸、亦無氣味、且礙之不碎、亦不能入丸散、耳環石斛、極細小、尤爲無用、

編者按

自神農本經直至明代、皆視石斛爲滋腎益陰之藥、無用之爲退熱者、自葉天士倡伏氣温病之說、羣以麻桂能傷陰刼津、必生津清温、乃爲正治、于斯石斛遂爲温病之退熱藥、夫温病正當體温亢盛、吾人不用石羔知母、以堵絕温之來路、乃以此滋原之石斛、膠阻其邪、熱雖稍殺、然而纏綿時日、劬成勞瘵、甚則致死、不甯惟是、尋常之風温咳嗆、蘇醫一見口渴痰厚、誤用石斛、造成肺炎、吾人遇之屢矣、嗚呼非彌天浩刼也哉、

蘇醫一見舌尖紅舌無胎、乃委用石斛、抑知温病初起、据此而用石斛、百用愈多而舌愈絳者、白瘖未必定係釀成、然温病無用石斛必要、可斷言也、

然則石斛我人將如何而用之、曰熱性病退後、津液未復、此可用之、陰虛之喉症可用之、病人藏無他病、口乾便用、所謂胃液不足者、可用之、總之、石斛爲滋養强壯藥、退熱藥、（完）

## 薤白解

祁陽謝安之

薤白爲菜類尋常之食品、用之利竅宣陽、泄滯活血、頗奏奇効、敝縣諸醫棄之不用、甚可惜也、考仲景方用薤白者四、一爲括蔞薤白白酒湯、二爲括蔞薤白半夏湯、三爲枳實薤白桂枝湯、四爲四逆散、泄利下重者、以薤白煮水調散服之、觀上四方、其氣味効能可想而知、但仲景對於胸痺、甚有發明所謂胸痺之病喘息欬唾、胸背痛、短氣、寸口脈沉而遲、關上小緊數、又曰、胸痺不得臥、心痛徹背胸中氣塞、心下痞氣、氣結在胸、胸滿脅下逆搶心、無不以薤白配合枳實厚朴桂枝括蔞白酒半夏等藥、以通穢濁之氣、以散陰寒之結、心胸之氣、得以調和、周身之血得以環轉、獨四逆散用之治泄利下重者、阻鬱於下、故加薤白以通之、是從治之法、不可以其阻結而用攻下、惟錢氏對於四逆散之加味、疑爲未必皆出於仲景、柯氏疑爲叔和編輯之誤、恐二賢想像如是、實未試用但鄙人累見胸痺及下重等症、按法煮服薤白、無不奏効也、本經主治金瘡之敗、輕身不饑、耐老、辛苦温無毒、似韭而藥闊黃帝云薤不可共牛肉作羹、食之成瘕又俗謂生用能引涕唾、杜甫薤詩云衰年關膈冷、味暖並無憂、可見辛温而散胸膈中之結氣、又陶弘景謂仙方、王孟英謂辛温散結、定痛寬胸止帶安胎活血、治痢等症及服食家皆須之、張石頑謂諸瘡中風寒水腫、生搗敷之、能吐胃中痰食、虫積屢驗、金匱救卒死、搗汁灌鼻中効、薤藥治肺氣喘急喻嘉言葉天士輩、讚其宣陽疏滯而不傷胃氣亦爲中風門左宜右有之提品、此外如王肯堂治產後胸中煩熱氣逆之薤白湯、沈金鰲治嘔吐老人冷痢之薤白粥、王孟英治霍亂之獨行方、張文仲治傷寒下利如爛肉汁、赤滯伏氣腹痛之豉薤湯、（即仲景梔子豉湯加薤白一兩）儀禮士相見禮曰、蔥薤之屬食之止臥、韓雄詩薤葉照人呈夏簟魏文帝塘上行、念君常苦悲、夜夜不能寐、莫以魚肉賤、棄捐蔥與薤、說文、薤鴻薈也、因薤似韭故功用相類、總之薤白辛通滑利、上能開胸痺下能泄大腸氣滯、實肺與陽明藥也、然多食發熱神昏目暗能發宿疾、無滯者亦當禁用、俗謂補虛之說、尤是塗說、深望醫界同志、勿以尋常菜疏之品、或因價賤、不足以治大病、棄之不用、並望吾縣醫家及病家、萬勿誤認薤字爲韭字以致物品功用各殊、如起而研究、藥理昭然、病證亦特効、則幸甚矣、

## 常識

### 藥療指南（續）

徐冠南

（丁）治燥門

燥雖有外因、然總由血虛生熱、熱則生燥、是以宜解熱生津、以救其標（子）滋血潤燥、以濟其本、夫燥由熱來、故又當參閱治熱之法、而於治各經之藥、亦所富知者也（寅）

（子）、解熱生津藥

天門冬、「苦甘寒」、麥門冬、「甘苦微寒」、知母、「苦辛寒」、貝母「苦辛平」、括蔞根、「苦寒」枇杷葉、「苦平」五味子、「酸温」、地骨皮、「苦寒」、蘭草、「辛甘平」、梅實、「酸平」馬兜鈴、「苦寒」、款冬花、「辛甘温」、紫菀、「苦辛温」、阿膠、「甘辛平」、訶梨勒「苦酸温」、淡竹瀝、「甘辛寒」、遠志、苦温、菖蒲、「辛苦温」、酸棗仁、「酸平」、牡丹皮、「苦寒」

（丑）滋血潤燥藥

生地、「甘苦寒」、熟地黃、「甘苦平」、當歸、「辛温」、芎藭、「甘辛温」、芍藥「苦微寒」、麻子仁、「甘平」、杏核仁、「甘苦温」、桃核仁、「甘苦平」、紅花、「辛甘苦温」、蜀葵花、「甘寒」郁李仁、「酸苦平」、蘇方木、「甘鹹「酸平」、枳實、「苦酸鹹寒」、柏實、甘辛平」蒲黃、「甘平」、牛膝「苦酸平」、枸杞、「苦寒」肉從蓉、「甘酸鹹微寒」、瑣陽、「甘鹹温」、鹿茸、「苦辛温」、

（寅）治各經燥藥

心、「麥門冬」、肝、「當歸」、脾、「麻仁」、肺、「杏仁」、腎、「柏子仁」、大腸、「硝石」、小腸、「茴香」、三焦、「山藥」、膀胱、「茴香」、心包絡、桃仁」、

以上諸藥、治中下三焦標本之燥、兼補血和血之劑

（戊）治寒門

治寒者、必以熱、而寒有外襲之寒、其治在上焦（子）內生之寒、其治在中焦、（丑）腎氣不足之寒、其治在下焦（寅）而寒邪之入於各經、尤必加引經藥以使之、（卯）至於寒之兼風、宜用風藥以汗之、寒易就濕、宜參濕門以求之、

（子）治上焦寒藥、

附子、「辛甘熱」、烏頭、「辛甘温」生薑、「辛甘微温」、桂枝、「辛温」、

（丑）治中焦寒藥、

乾薑、「辛熱」、肉桂、（甘辛熱）、高良薑、「辛苦温」、白豆蔻、「辛温」、草荳蔻、「辛温」、肉荳蔻、「苦辛温」莎草根、「苦、平」、縮砂仁、「辛苦温」、益智子、「辛温」、藿香、「辛微温」、丁香、「辛温」、巴豆、「辛温」蜀椒、「辛温」、胡椒、「辛温」、艾葉、「苦微温」、韭子、「辛温」、白芥子、「辛温」、萊菔子、「辛平」、木香、「鹹辛平」、沉香、「辛温」、常山、「辛苦温」、檳榔、「辛苦温」、紫眞檀「苦辛寒」、草菓、「辛温」、延胡索、「辛苦温」、鬱金、「辛苦寒」、薑黃、「辛苦寒」、五靈脂、「辛平」、

（寅）治下焦寒藥、

菟絲子、「辛苦温」、山茱萸、「酸微温」、茴香子、「辛平」、吳茱萸、「辛苦熱」、補脂、「苦辛温」、杜仲、「苦甘温」、萆薢、「苦甘平」、烏藥、「辛温」、

（卯）治各經寒藥、

心、「氣分肉桂心」、「血分當歸」、肝、「氣分吳茱萸」、「血分當歸」、脾「同肝經」、肺、「氣分麻黃」、「血分乾薑」、腎、「氣分細辛」、「血分附子」、膽、氣分生薑、「血分川芎」、大腸、「氣分白芷」、「血分秦艽、小腸、」

氣分茴香、「血分玄胡」、三焦、「氣分附子、「血分川芎」、膀胱、「氣分麻黄」、「血分桂枝」、包絡心、「氣分附子」、「血分川芎」、

以上諸藥、治上中下三焦內寒、兼治寒濕之劑、

右五品藥性、乃治風熱濕燥寒五氣切要之劑、除治風門通用以外、治熱門宜與治燥門兼用、治濕門宜與治寒門兼用、熱燥屬陽、寒濕屬陰故也、蓋瘦人血虛多熱燥、肥人氣虛多寒濕、宜仔細分類治之、又藥有寒熱溫涼平平和之氣、辛甘淡苦鹹酸之味、升降浮沉之性、宣通補瀉之能、夫所謂以辛散之者、謂散其表裏怫鬱也、以甘緩之者、謂緩其大熱大寒也、以淡滲之者、謂滲其各濕、利其小便是也、

（未完）

## 食逆症之應急法

前人

食後呃逆
最爲難忍
服藥不及
當用外治

(一)暫時忍止呼吸、輕打背部、

(二)以紙捻子入鼻孔、使發噴嚏、

(三)以指頭强塞耳孔、吞冷水一杯、

(四)作深吸氣、食逆來時、即停止、

(五)使之驚愕、或令之追思、

(六)十分運動、後洗浴、

(七)目揚上視屋樑、行數步即止、

(八)用熱水濯其足、即以冷水沃之、

## 牙痛症之應急法

前人

諺云　牙痛不是病　痛煞無人問

(一)牙痛之症、大都由於齲蝕而成、故治法宜將鑷子挾消毒棉花、揩拭齲齒內涎液、然後另用棉花一小塊、浸入薄荷油、或二十倍臭藥水中、取塗擦患處、更用溫湯十分含漱、日可三次、

(二)用桃枝向陽者七枚、上裹棉花一點、醮以菜油、用火先燃着一枚、待火正烊急吹熄、就患處蝕跡上烙之、一連七枚、立時止痛、一日可烙二次、

(三)開酸醋一杯、入石碱少許、待其化時取以漱口、或點患處、以溫水漱去、

(四)用雄黄末五成、調麻油十成、漱齲齒、亦能立時止痛、

## 鼻衄之應急法

前人

▲衂症雖無大礙
▲然發時甚可驚
▲若不善爲應急
▲亦能因此暈絕

(一)輕症、只須作深呼吸、即止、

(二)榨取柚橙之汁、吸引入鼻孔中、即止

(三)以手巾透冷水、壓迫鼻之外部、依出血邊側臥、若欲手巾更冷却、則用冰水加醋最妙、

(四)用指頭大綿球、塞入孔中、止血後五點鐘乃拔去、

(五)側頭摒息、滴冷水三數滴入耳中、立愈、滴法、左孔出血者、則滴右耳、右孔出血者、則滴左耳、

(六)重症、血從口中淌出、急用男子尿壺向火上烘之使汽蒸騰、令患者嗅之、立可止血、

(七)將兩手舉起、使過於頭、亦能立止、

(八)用線紮手中指第二骨節灣曲之處、即止、左流紮右、右流紮左、雙流雙紮、極効、

(九)用細生地、塞鼻、片刻即止、

平日不食冷物、則食逆可免、

平日小便、咬緊牙關、則終身無牙患

平日勿過勞、勿貪熱、勿食辛辣、則鼻衄之病自不發

# 民間治療

## 大德生主人驗方（續）

黃炯匡

又方淡竹葉根一把（似麥冬而稍瘠硬）黃酒煮服、渣搗敷患處、屢用屢效、

（證）前方家君得友人所傳、以之治愈戚族諸患乳病婦人、十有餘家、無不應驗如響、後方乃叔祖考文公所得、凡東北隅婦人患乳病者、多有向之取藥、均各效驗彰彰、

（按）乳房屬胃、有內吹外吹乳疽乳癰乳岩乳中結核之殊、內吹由於鬱熱結成、外吹由於肝胃氣濁、更兼子吮乳睡、鼻孔涼氣襲入、與熱乳凝結而成、又有不因胎產、而因肝胃溼熱結成乳毒、如上述等名、總緣氣血壅滯而成、前方即金鑑神效括蔞散、去甘草當歸、查括蔞實、味甘微苦、入肺胃、開胸膈之痺結、去痰濁、滌痰涎、有治乳癰瘡瘍之特效、故以爲君、乳香沒藥、辛溫香竄、能舒經活血消腫止痛、故以之爲臣、黃酒活血、上助藥行、相助而成消散之功、此乃先哲經驗之方、故功茲偉、余謂若久病血衰毒重者、仍宜加入當歸甘草、後方淡竹葉、甘寒入足太陽陽明經、利水去溼泄熱除煩、根專下行、有下氣消腫、導溼熱由小便而出之能力、若乳病由於溼熱壅滯而成者、以之獨當其任、故亦能建奇功效也、

□疽瘡服方

金銀花、白菊花、各一兩、蒲公英、紫花地丁各五錢、冬葵子三錢、白礬一錢、河水煎頓服、凡疽疔初起、不論發於何處、皆能治之、即令病勢垂危、咽喉腫塞、只要灌得藥下、就可得救、

（證）此方係羅戚所傳、據云、得自張姓醫生祖代秘傳、功效屢著、曾親見張姓婦人頸部患疽、頭痛如斗、咽喉脹塞、已不能進藥、至夜半來羅宅乞方、依分濃煎、撬開牙關、徐徐灌下、且灌且消、次日霍然、後余手治愈李戚患眉疽者二人、友人患唇疽者一、均賴此方之功、嘗普傳於人、藥到病除、眞實不虛、

（按）疽者、沮也、原因毒氣凝結、阻障氣血、不得暢行、故患處麻木漫腫、外科惟疽瘡最烈、故爲禍亦最烈、治之失當、鮮不敗事、此方重用破毒消腫之品、金銀花甘寒入肺、清熱解毒、蒲公英甘平入脾胃、消腫化熱清毒、白菊花甘苦入肺腎心肝、息風火溼熱、紫花地丁辛苦而寒、入心肝肺、專消腫毒、以上四味、皆治癰疽疔瘡之特效、故以之爲君、冬葵子甘寒潤滑利竅、通營衞、利二便、消水腫、用之爲佐、導毒下行、俾有出路、白礬酸鹹而寒、墜濁解毒、蠟礬丸用之以護心、使毒氣不致攻入、斯邪之濁者下行而解除、正之清者自可上行而無礙、余謂此方不僅治疽有莫大之效、即發背癰疔初起、亦可與服、惟陰症不宜、

□金瘡妙方

頭水苧蔴葉（採取嫩者不拘多少）陳石灰（礦灰亦可）二味和合入臼內杵爛、以融和如人家做成米團樣、如過灼則加苧葉、過溼則加石灰、必要杵得黏膩爲度、然後取出搓成扁團、盛竹籃中、懸掛有風無日處陰乾、乾後研成細末、絹篩、篩過入瓷瓶蜜封、無論刀傷跌傷、以及瓦石等物打傷、即用此藥多量、隨血敷上、用布兜扎、鬆緊合宜、立刻止血住痛、並不須換藥、一次即可收功、數日生肌合口、瘡口之藥、聽其

自落、並無疤痕、縱令所傷重大、瘡口深闊、血流不止、人事不知、儘可信恃此藥、不必他求、只須內服參湯、以防暈脫、此方不費一錢、功用極大、好善者宜多製應急、亦方便之一也、須教受傷者謹防傷風、

(證)此方叔祖考文公傳余嘗修合送人、不取分文、曾記東門橫街口、有賣菜漆張二人相打、一蔡某從旁勸解、張兇暴、高鶩竹槓、力劈漆某、誤傷蔡左額、立時昏仆街心、血溢不止、傷口廣二寸、闊五分、深五分、觀者環集、共斥張、非嘗經地保驗明、即請瘍科醫治、索費四十緡、張貧無措、幾扭送官、余聞知、即以此藥敷上、用布扎住、立時血止、片刻神清、扶杖歸家、靜養數日、即獲安全、自是傳聞頗廣、凡用此藥治愈者、不勝枚舉、余更在勸人修合、其靈驗勝於地方萬萬、己巳冬余遷荷溪、有李姓甲乙口角、甲兇慘、乘乙不覺、猝用組茶樹劈傷乙後腦左角昏暈仆地、紫血迸流、刑事釀成、余即力保醫治、央人共阻搆訟、居然賴此藥之功、息禍於頃刻、誠仙方也、無如不值一錢之物、每不惹、人注意、必也一藥須費重貲、則人人珍之信之、且人人喜贊揚之、無怪營業家之祕而不傳也、吁沉疴起、惡俗不可醫、可勝嘆哉、

(按)石灰溫性烈、陳久者則無火毒、能堅物散血定痛生肌、止金瘡血、以其善於殺菌毒滅微生物也、苧葉甘寒散熱消瘀、能治赤遊丹毒、癰疽發背、金瘡折傷、有止血易痂之能、一礦一植、相須益彰、故治新傷只須一敷即愈、無勞洗滌易換之煩、又毫無痛苦、藥物易得、手續簡單、世人胡不樂用之、

## ▣風溼脚方

鮮穿山甲肉煮食、又以皮下膏脂熬搽患處用甲片搔痒、凡風溼脚瘡發爛、常流脂液、百藥不効者、用此方治之、無不神驗、

(證)梅寶招[illegible]性好漁、年逾古稀、兩腿連脚患風溼爛瘡、奇痒欲抓、抓後發熱腫痛、滲流毒水、皮色光赤、發熱不能穿襪、百方洗搽、日見加劇、腿脚爛無空隙、色如敗牛肉、毒水淋漓不絕、艱難萬狀、後遇蕭全正捉一活穿山甲、或云可治風溼爛瘡、梅即取其膏脂熬搽患處以甲搔痒且食其肉、不數日已愈過半、廿日全愈、

(按)性好取魚之人、必嗜魚、魚能熱中動濕生風、且游泳溪河、下多受溼、溼熱蘊積、久必成毒、腥氣入肺、肺主皮毛、故瘡毒走皮、溼則下先受之、故患在兩腿脚、穿山甲一名鯪鯉是亦魚類、性鹹寒善竄、耑絡、達病所、治風溼冷痺、消腫潰癰、止痛排膿、爲風癘瘡科要藥、以其食蟻螻亦以毒攻毒以類之義也、余謂凡風溼淫爛之症、不必定食其肉、搽其油、只須用其甲加息風除溼之品、仍以穿山甲爲君、(在何部即取何部之甲)酥炙研篩細末、猪膏調搽、當必生效、

## ▣皮膚癮疹方(俗名出風)

杜鵑花根、去浮皮剉一二兩、清酒煮服、熱症生用、寒症炒黃色用、凡患隱疹者、三服斷根、

(證)內子患腹痛、用當歸生薑羊肉湯治愈、因過服、致血分受熱、以故皮膚常患隱疹、劇痒欲抓、抓後頭目昏暈、纏綿三載、諸藥不効、後有相士廖某、萬載人、傳用此方、服三四次、從此斷根、傳之他人、無不靈驗、

(按)杜鵑花俗名盆山紅、春季發華色紅如血、單瓣蕊作蟲鬚狀、性平味酸微甘、清明節小兒喜採食之、得春生發陳蕃秀之氣故能入心肝脾、活血去瘀、宣風達木、通經絡、調營衛、根能治崩帶、去風溼、得酒性上行心肺、疏散肌膚不暢之血液、使之循經就絡、則疹自消、風自息、婦人尤宜、

(未完)

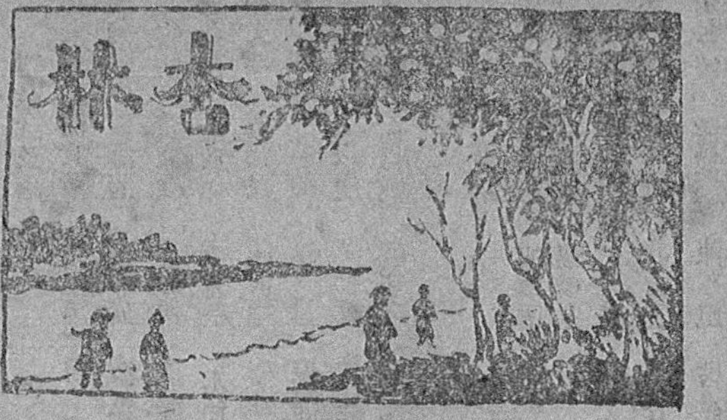


## 醫室中之笑

（醫生）腥氣不要吃、
（病者）記好日仔、今日是星期幾、
（醫生）風吸不得、
（病者）這幾天、是吃的素、

二

（醫生）明朝藥水瓶帶來、
（病者）我是老三、不是阿四、
（病者）病要緊罷、
（醫生）瓶是乾淨的、不消浸得、

三

（醫生）原方帶來罷、
（病者）我是做厨子、不做油坊、
（醫生）原來你是初次、

四

（醫生）你這病、快好啦、
（病者）我沒有快活過、
（醫生）保你明朝就快活了、
（病者）那不是病又要加重嗎、

## 山寺治療記

胡唯誠

◻深山無藥舖
◻竟獲不謝方

余去春、在句容之寶華山、作數日之遊、山有慧居寺、首都之名刹也、寺僧知余諳醫術、會有某僧病喉痛、叩余以方、余因連日天氣亢燥、乃取久大之清鹽、（此鹽余常用以擦牙、每出必攜）、一撮、命其用少許、化水漱喉、另用佛前點燈之燈心草三尺、命其煎服、兩進而愈、又一僧、病身熱泄瀉、且不納食、已數日矣、亦問余以醫法、奈因該山水料因天熱、不甚清潔、知係溼濁中阻之故、乃至寺外、覓得車前草一顆、命其取供佛之線香三支、同煎服之、一投即愈此二方、皆因山中無購藥處、故以寺中所有之香燈以治之、在彼時、固不足爲異、然自今思之、忽覺城市之醫、開方動即十餘味、東拉西扯者、不知於無藥處、將何以濟之、因述所經以告世人用藥只求當、無須求多也、

## 懶醫生虛驚記

芸

懶醫生、粗通醫理、好爲人治病而不計値、一日友人邀爲某女士診、疾頗篤、懶醫生以友人之交誼故、每日往診、漸有起色、一日循例往、及門聞有哭聲、疑病已不救、廢然返、及夜病家復來請、懶醫生大駭意謂病家將有不利於己、顧頻日往診、未取其資、亦決無不休之理、乃辭以病重請更醫、而請者則堅謂病已大減、倘乞憐而救之、懶醫生大窘、姑隨之往、然心中有如小鹿、忐忑不安、及至病家、則病者果已神清氣爽、不似昔之昏沉、心乃漸安、然哭聲之所從來、究不知所自、又不便詢問、只懷疑而出、越日、女母亦請附診、云宿有羊癇之肝風症、發時哭笑不休、昔發最劇、至此方知昨日之虛驚、乃此老嫗嚇人耳、反思不覺啞然失笑、諺云羊耳風好避債、而今者竟嚇退醫王、可謂羊耳風、別開生面之新記錄矣反

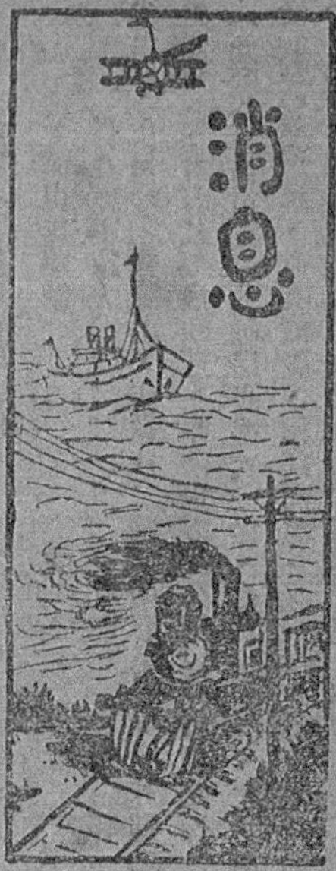


## 上海市衛生局中醫登記

□免試及格者

鄒文凱　倪宜禮　臧惠生　周　斌　馬善達　馬伯生　沈元龍
周鼎歧　周海濤　周仲英　淒鳳超　劉海峯　施作均　黃啓恩
呂振醌　黃元慶　鄭靜侯　詹海春　費幼檣　許鏡明　唐景韓
周兆白　陸秋坪　季秉垒　朱仲初　陳松齡　李紹培　石偕雲
郤文浦　賈治民　陳濤齡　欒滄元　程季騶　姚少山　孫鏡陽
袁壽鵬　吳鼎鼎　陳　毅　倪靜芳　景如霞　郭鼎傑　沈鷺凡
丁成萱　張以鴻　郭嗣音　徐純孫　徐庭舫　趙渭仙　甘巽之
丁量伯　徐肖圃　嚴仲文　翁佩川　何嶽生　張致澄　葉致中
張萬選　吳達候

□醫生及格者

周溥慈　陳寶珍　陳奉梧　陸吳保英　金筱雲　陳立芳　龔一明
孫濟光　莊踰彬　楊榮堂

□口頭答問者

張湫波　許翔萱　許子雲　尹貯秋　崔仲雲　金榮生　沈韶聲
余默敏　熊鏡湖　陳正風　啓鳳亭　邱錦雲　陸文署

## 上海市衛生局四屆中登記訊

□筆試者

施溥之　顧明　臨症實驗者　徐採謨

□第三四日審查結果

□及格者

吳柔嘉　高馨山　高鳳崗　丘人雄　辜占梅　林鼎宏　王柏年
廖朝榮　林喜雲　蘇建置　周志栩　徐青萍　周　倬　胡志銘
施　恩　陳伯森　劉恩農　林厚之　宣景遠　施知足　黃鉄山
曹寶山　鄒春舫　徐小泉　劉雲程　董繼梅　陳子安　朱逸隱
曹省三　李漢因　楊博仁　陸耀熙　凌濟量　翁梧村　秦樹鎏
俞步卿　劉記雲　楊漢中　馮伯賢　周國年　張懋森　徐柏生
單秩之　胡善盧　陳祖縕　龔健證　吳成章　嚴又陵　沈順宣
楊子鈞　張子良　王富齡　李卓英　朱詠樸　陳天鴻　鄒濟康
秦抱存　王祝唐　唐伯川　徐良濟　周紹蘭　趙友如　韓　典
秦樹蕃　趙濟良　楊舜麟　倪國楨　李如孫　倪國鑫　雷人鐸
甄達仁　程性天　王祝華　徐仲和　沈燮堂　陳書村　徐忠瑾
楊敬軒　彭　怡　張又良　吳振保　吳頌莪　何嘉濟　許弁靈
夏義伍　蔡健人　林保康　李萬春　方仲甫　李玉盛　夏畹九
陳科熙　惲道周　郁冠英　金殿卿　何宗培　朱念祖　郭伯涵
劉正平　嚴以平　李仲會　彭博九　裘作漢　洪澤民　馮拯民
管軼凡　李隱塵　陳繼慈　張滌塵　王澤人　李周俊才　王志苑
沈薈蒼　蔣薈民　余亦仁　李怡庵　劉瑤栽　高玉峯　陸洪鈞
湯日新　韋白仙　李沛蒼　黃振歧　李少梅　黃秉銓　王定策
彭建東　李紀常

□醫生執照者

蔣少雲　湯秀林　施良臣　凌稼農　韋隱依　鄧雪明

中華民國十九年三月十九日出版

# 上海醫報

Shanghai Medical Weekly

介紹醫藥常識
提倡公共衛生
促進民衆康健
傳達醫藥新聞

第六十一期

每逢星期三出版

今日本報一冊另售洋五分

上海醫報社編輯及發行

社址上海西門內南石皮弄九十八號

## 定報價目

國內 每年連郵費大洋兩元台灣日本同
國外 每年連郵費大洋三元
半年不定
郵票九五折扣四分以內爲限

中華郵政特准掛號認爲新聞紙類

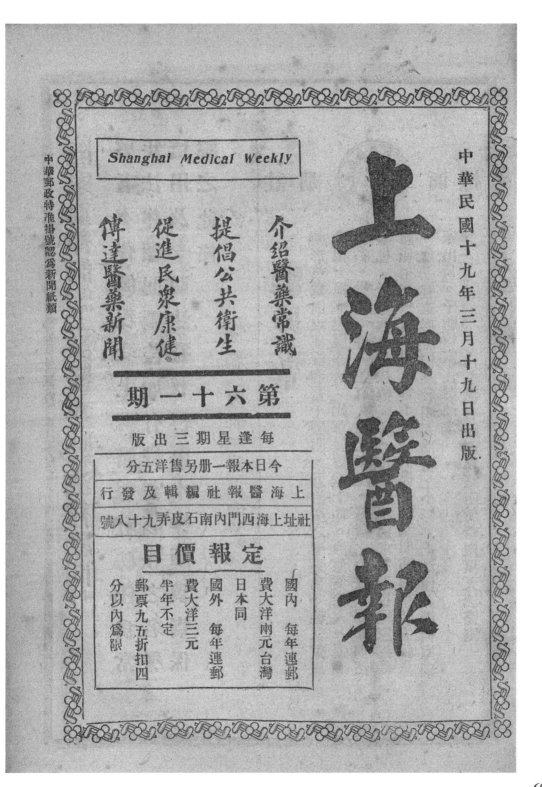

# 上海醫報

第六十一期

目錄

常評
學說



方劑
專著
驗案
常識
民間治療
杏林
消息





## 常評

### 滬市藥業罷工

稚圃

□造成西醫之利機

上海藥業職工因爭求失業安插問題、演成罷工風潮、連今已是三次、雙方尙未有一圓滿解決、其內情如何、吾人且不必問、但長此以往、不免斲傷自己元氣、造成他人之利機耳、西醫摧殘中醫、已至於極、雖中醫百計爭持、然西醫侵掠野心、終未稍紓、其拗折醫會之名稱、雜誌之反宣傳、仍舊行其積極、而本市病人、每日數達數萬、雖仰西醫藥有人、終不及仰中醫藥之衆甚、中藥一日罷業、即一日失數萬病人之憑依、病者求速愈計，自不得不捐其所信、而轉求所不信、夫滬市流行症、在西醫藥亦能治愈者、病既能愈、且以常感中藥罷業、致病中輟之苦痛、由漸而深、無形中移其信仰於西醫藥、至能否凡病皆治、病者固不及知、於是中醫藥事業日衰、所謂不打自倒、西醫藥基礎堅、收利溥矣、故吾望該業勞資、速爲猛省、力謀善法、以圖永逸而保遠利計、如病者之外邪已甚、尚自戕而不謀內保、吾不知其所可也、

## 學說

### 疝與小腸氣

陳幼功

□疝有七種
▲均屬肝病
□若小腸氣
▲其病不同

□疝之種類

**寒疝** 其症囊冷、結硬如石、陰莖不舉、或莖痛引睾丸、得於坐臥濕地、或冬月涉水、或冒雨雪、或勞碌熱極、坐臥磚石、或風冷處、使內過勞、宜以溫藥散之、久而不愈者無子、

**水疝** 其症腎囊腫痛、陰汗時出、或腫如水晶、或發痒而搔流黃水、或小腹按之作水聲、得於飲水醉酒、使內過勞、汗出而遇風寒濕之氣、聚於囊中、故水多令人爲卒疝、宜以除濕藥利之、有漏鍼去水者、人多不得其法焉、

**筋疝** 其症陰囊腫脹、或潰或痛、或筋宿裹急、或挺縱不收、或莖中痛、痛極則痒、或白物如精、隨溲而下流、久而得於房室勞傷、及房術丹藥、積鬱不散所致、宜以解毒藥以清之、

**血疝** 其症狀如黃瓜、在少腹兩旁、橫骨之端、俗名便毒、或睾丸偏大、陰分作痛、甚則血溢氣聚、流入脬囊、結成癰腫、膿少血多、得於熱天勞動之後、及醉飽之後、入房使內、或撲損積怒、血流隧道所致、宜以和血藥以消之、

**氣疝** 其症上連腎區、下及陰囊、遇恚怒悲哀、則氣滯之而脹、脹罷則散、或勞役坐馬、摩擊睾丸、致令腫脹、此肝氣拂鬱所致、宜以散風藥舒之、小兒每患此、俗名偏氣、得於父年已老、或少年多病、陰痿精怯、強力入房、因而有子、此胎中病也、不易治、惟灸藥賓穴可消、

**狐疝** 其症狀如仰瓦在小腹、立則出囊而腫脹而疼痛、臥則歸腹而悶苦皆消、上下無定、狐則晝出穴而溺、夜則入穴而不溺、此症出入往來、與狐相似也、由於脾氣下陷所致、宜升陽藥以流通之、今人用帶鉤鉗者是也、

**㿗疝** 其症陰囊腫硬、如升如斗、不痛不癢者是也、得之地氣卑濕所生、故江淮之間、湫塘之處、多感此病、宜以導濕藥利之、女子陰戶突出、雖亦此類、乃熱不禁固也、不可便謂虛寒、而燥之澁之補之、且亦不名疝、而名瘕、經云任脈爲病、男子內結七疝、女子帶下瘕聚是也、宜以苦下之、以苦堅之、

□氣之種類

**小腸氣** 其症臍旁鈞痛、連及腰脊、

**膀胱氣** 其症小腹腫脹而溺澁、手按則有聲、

**腎氣脹** 其症臍下繞身、撮急引痛、或連膀內、

□不同之要點

**外症** 疝之起、必睾丸先痛、次連小腹、次攻胸脅、乃自下而上者也、氣之起、必腹中先痛、次及睾丸、或竟有睾丸不痛者、乃自上而下者也、疝者其形聚、氣者其形散、疝者兼氣、氣不能兼疝、疝之兼氣者、氣疝是也、氣若兼疝、則亦成疝矣、

**內因** 疝雖七種、總不離乎肝、蓋環陰氣而上入少腹者、是厥陰肝經也、夫肝腎皆屬於下、與衝任督相附、然靈樞經言足厥陰肝經病、則有遺溺癃閉狐疝、若腎與膀胱小腸三經、則不言疝、是受疝之處、乃肝之部分也明矣、氣之病、五臟六府皆有、而在下焦者、則有肝腎小腸膀胱、肝之氣病、則爲氣疝、若小腸膀胱與腎、則雖有間接便肝臟成疝之權、而無直接成疝之能力、故俗以疝爲小腸氣者、是誤以小便屬小腸、而即以小便器所生之病爲小腸氣也、

**治法** 疝之爲義、山也、山爲有餘之地氣、故治疝、當以去有餘爲是、且肝喜達之也、至於氣病、則爲空虛之體、故有用

中国近现代中医药期刊续编·第一辑

溫補之法者、蓋氣得溫補、則自然流通矣、是二病之治法不同、大要如此也。

## 治傷食用焦之必要

胡唯誠

中說傷食　是脾不消磨
西說傷食　是脺液不足
中西二說　是名異實同

夫食物入於胃、必賴脾以消磨、故脾健者、食雖多不傷、脾不健者、食雖少亦傷、此中醫之對於消化器、獨以建運脾臟爲最要者也、若西說之對於消化器、雖分別口胃膽脺等項、然亦以脺液勝過各種液體、其消化力最强、不知此即中說之脾臟也、西說只知脺液之功用、能消化澱粉、脂肪、蛋白等質、然脺液之所由生、及病時之將助法、則未免膈膜、故其治傷食症、徒知用刺激劑、而不得其要法也、中說則以氣化之理、用氣化之名詞、曰脾生於土、土生於火、故火餘之物必成炭、炭棄於地、則成土、因此之故、對於傷食症、不必用刺激劑、轉傷其胃液、祗以焦類治之、自然消化、焦者火之氣、炭之體、所以補土以益脾、助其消磨者也、且用焦之法、又有極奥妙而極平常之例、即所傷者、果爲澱粉類、即以澱粉類燒焦炭、入於調和藥中治之、果爲脂肪類、即以脂肪類燒焦炭、入於調和藥中治之、若爲蛋白質、即以蛋白質類燒焦炭、入於調和藥中、如此治傷食、雖遠至數年之傷食症、無不可告成功、外觀似乎奥妙、於理則實平常、蓋爲澱粉類所傷者、是脾中臟液、缺少消化澱粉質之能力、故用澱粉質燒成焦炭以治之、則脾得此種火之餘氣、即將其缺少之能力生長、並非澱粉之焦炭、能自消澱粉也、脂肪、蛋白質之類、亦猶斯也、故以焦治傷食之理、對於中說氣化之理、固爲必要、即合於西說脺液之理、亦無不通、蓋脺液之能消化各種、並非一種之能力所致、故每有能消化澱粉、而不能消化脂肪、是其液中之要素、有所缺乏、故雖以壓迫之法、不能濟事、必以此種要素補益之、方能成其不能消化之功、是以焦味之於脾、實爲一種補虛之法、而非瀉實之義、世之治傷食者、每不知此、良可惜也、

## 肝氣類似的各症

鄭孟華

(一)傷寒
(二)傷風
(三)中風
(四)瘧疾
(五)霍亂

### 肝氣類傷寒之證象

傷寒論云、或已發熱、或未發熱、必惡寒、體痛嘔逆、脈陰陽俱緊者、名曰傷寒、此傷寒之一定證象也、不知肝氣之症、亦有似此者、蓋肝氣者、氣鬱傷肝、或氣怒傷肝、肝之本體受傷、則其臟氣不和也、肝爲厥陰、與少陽膽相爲表裏、爲陰陽之樞紐、且肝主一身之筋、故肝氣病、其臟氣不能外達、不克與少陽之氣相偕、故外症惡寒、是內之陰氣不達、與傷寒之外寒、鬱其陽者不同、肝之氣既不外達、則一身之筋失和、故亦體痛、其痛也、由於筋之失和、與傷寒之邪、外束其形軀、致痛者不同、肝之臟氣既不能外達、勢必從內部上衝、故亦必嘔逆、其逆也、由於自下衝上、與傷寒之邪、阻遏其上而自逆者又不同、肝氣既不外達、則樞紐自不通和、是以脈陰陽亦俱緊、其緊也、由於內不通於外、與傷寒之外不通於內者則更不相同矣、凡此等肝氣病、由於氣鬱傷肝者、往往現此類傷寒症、但其惡寒、不似傷寒之全日不休、體痛、不似傷寒之束縛難忍、嘔逆、不似傷寒之得嘔更覺不快、脈緊、不似傷寒之浮起、種種自有不同、萬勿誤認、傷寒首宜辛溫、而肝氣則首宜清

解之也、

## 肝氣類傷寒之證象

傷風症者、惡風發熱、頭痛咳嗽、脈緩自汗是也、肝氣之症、亦有似之者、不可不察也、夫肝者風之臟也、其化氣爲火、今因肝氣拂逆而生病、則肝之氣內甚、肝氣甚則風甚、一身不耐內外二風、故見風則惡、其惡風也、由於內風已甚、不耐外風相加、與傷風之舒其表氣、使不禁風者不同、風甚則火起、內風一動、則肝火自生、熱者火之焰、故內有火而外則發熱、其發熱也、由於內火之外形、與傷風之磨擦陽氣而發熱者不同、風火俱起、則風邪引火、入於最高之地而頭痛作、其痛也、由於風自下引火而上、與傷風之邪、自高而下壓於巔者不同、火自肝發、是在下焦、火性炎上、其病必在上焦、上焦惟肺最惡火、故肺得火之薰灼則咳、加之火能導風、風入於肺、則肺葉扇動、是以既咳且嗽矣、其咳也、由於火焰自上招風、與傷風之外鬱其肺氣、致肺氣自動作咳者不同、內之風火既動、則血爲風吹、氣被火燒、氣血俱憊、故脈亦有見緩者、肝氣至於脈見緩象、乃肝氣達於極點、風火太甚之症、其爲緩也、由於氣血不勝風火、故反現此象、與傷風之舒其在外之氣、故脈亦因之縱緩者大不相同、至於自汗症、由於肝之風火太旺、則樞紐開而不闔、肝血不能內守、則外泄爲汗液、肺氣不能外固、則使汗液自出、此自汗之由於風火自內蒸動、與傷風之自外開泄者尤爲不同者也、凡此等類傷風之肝氣症、由於氣惄而得者、往往有之、其所以別之者、惡風發熱、有時稍解、頭痛爲內甚外快咳嗽自下而上、脈緩則不兼浮、自汗、則不淅然者、是也、且傷風有鼻塞聲重等症、若肝氣病、則無有也、故傷風宜散外、而肝氣則宜清內、傷風甚則汗之、而肝氣甚則下之、其治法不可混、況傷風不須補、而在肝氣則可補乎、

（未完）

## 救中鴉片瑪琲砒霜者

亞瀛

**木棉花四錢 煅灰開水冲**

毒劑之中、以上三項爲最厲、遲則不易救藥、而歷來所傳之效方、多手續麻煩、不便於救急、或有効有不効者、茲特以東京所傳之經驗方、敬登報端、以告同胞、海內不乏仁人、祈留意此方、常備木棉於家、以救自殺以上三種毒劑者、亦上天好生之德、且爲愛民族之主義也、

攷木棉花、幹頗高大、冬落葉、春開花、大如杯、色鮮紅、花瓣落後、即生棉、與棉花相似、惟粗鬆不暖耳、花與葉、則酷似木蘭、產於西南數省、以廣西一帶沿邊爲最、製方之法、用木棉花之棉四錢、火上煅爲灰、開水冲服、其効甚速、

## 血症疏證（汗下篇）

鄧可則

汗從皮毛出
下從二便出
皮毛屬陽分
二便屬陰分
婦女月經症
不屬於汗下
凡此三種病
分症亦若干

### □汗血類

#### □汗血症

〔定名〕汗血、爲複名之病症、汗是水液由毛皮而出者、其出也

、無有立時之痛苦、今汗出不是水液而爲血液、故曰血汗也、

〔經絡〕手太陰肺、手少陰心、足陽明胃、

〔臟腑〕肺臟、心臟、胃腑、

〔主病〕屬心、汗爲之液也、

〔病機〕屬火、有虛火、有實火、

〔外因〕傷寒溫熱、邪甚於陽明、或鬱於太陰、

〔內因〕血虛火甚、肝旺迫血妄行、

〔不內外因〕勞倦過度、氣虛不能攝血、

〔病狀〕壯熱自汗不已、因而血從汗出者、此陽明之邪甚於肌肉也、咳而喘汗不已、因而血從汗出者、此太陰之邪鬱於皮毛也、血虛者、內熱骨蒸、氣虛者、外寒皮緩、骨蒸則睡後盜汗、皮緩則醒亦自汗、

〔脈象〕陽明脈多洪、太陰脈必數、血虛則脈細、氣虛則脈濡、

〔治法〕汗血本屬源、故古人有奪血者毋汗、奪汗者毋血之戒、夫汗爲水液從陽分出者、血乃水液從陰分出者、陰陽本爲互根者也、故邪甚於陽、激動其陰、則成外因之汗血、犀角地黃湯、所以和陽明之陰分、人參清肺湯、所以和太陰之陰分也、邪甚於陰、自出於陽、則成內因之汗血、涼血地黃、當歸蘆薈、所以和陰而清陰分之邪也、陽分過虛、陰自失守、則爲不內外因所致之汗血症也、當歸補血、石灰扑法、所以固陽而安陰者也、

■血箭症

〔定名〕此爲象形而簡稱之病名、因皮毛不拘何部、毛孔之中、流出一條血來、有似箭之射出、故得此名、

〔辨似〕汗血是散漫的、是由周身汗孔淌出來的、血箭是整個的、是由一支脈管裂出來的、故其狀有如香水機之打香水狀也、

〔經絡〕手少陰、手太陰、

〔臟腑〕心臟、肺臟、

〔主病〕屬心、心主血脈之故、

〔病機〕屬火、心爲火臟之故、

〔外因〕暑邪入心、則心火甚、燥邪客肺、則肺火甚、

〔內因〕腎水不足、則心火奔溢無歸、

〔不內外因〕努力不勻、則血流專注一處、

〔病狀〕身熱喘渴、得於夏月、此傷暑之症也、頭痛咳逆、得於秋月、此傷燥之症也、腎水不足者、其人昏憒、努力不勻者、患處作痛是也、

〔脈象〕暑則脈虛、燥則脈濇、腎水不足、則尺脈弱而寸脈旺、努力不勻、則人迎小而氣口大、

〔治法〕涼血地黃、所以清心火、瀉白散、所以清肺火、十全大補湯、用肉桂以導心火入腎、花蕊石散、用花蕊以散瘀血歸經、

■血痣

〔定名〕血痣、此屬複名、痣是皮膚病、一粒久生不退、今因痣中有血出、故名血痣、

〔辨似〕血箭是陡然而生、患處無形、血痣是久有外形、血水長流、

〔經絡〕足厥陰經、

〔臟腑〕肝臟、

〔主病〕屬肝、

〔病機〕屬火、肝木內寄相火也、

〔外因〕血流行失度時、外遇風寒搏之、

〔內因〕怒火出於肝經、鬱血凝聚而成、

〔不內外因〕 痣形漸大、誤觸破之、
〔病狀〕 初起與普通痣相似、日漸漲大、觸破則血水長流、
〔脈象〕 脈多弦細而數、
〔治法〕 先服丹梔逍遙散、以宣其外鬱之風寒、繼服涼血地黃湯、以清其血內之火、已破者、用花蕊石散糝之、以止血去瘀、血止後、用田螺散枯其痣、再用生肌藥收口、未破者、鬱金三稜磨醋擦、或以眞琥珀擦之、日久自消、

■瘡血

〔定名〕 此簡稱之病名、瘡有大小、有陰陽、有散漫及整個、然其總名爲瘡、血有單血出、有單膿者、有膿血俱出者、膿爲血所化、故簡名爲血、
〔辨似〕 血痣、是由漸而來、其結處甚小、且無膿出、瘡則一起即腫痛、多至七八日、必有膿血出、其不出者、刺破則出矣、
〔經絡〕 各隨部位而定、
〔臟腑〕 心臟、胃腑、
〔主病〕 屬心、諸痛癢瘡、皆屬心火是也、
〔病機〕 屬火、
〔外因〕 寒凝、熱結、風腫、濕鬱、
〔內因〕 心由思慮則氣血併結、肝由鬱怒則氣血併亂、
〔不內外因〕 醕酒厚味、熱聚於胃、拂於肌肉、經云高粱之變、足生大丁是也、
〔病狀〕 初起一粒、如粟如麻、或高腫、或痞硬、或初起有頭、或膿熱無頭、由漸而大、身發寒熱、及至膿成、則寒熱自退、惟痛難安臥、膿出之後、則身體安和、此瘡症之大而順者如此、若小者、或不發寒熱、若重者、或膿成仍有寒熱、膿出之後、漸次膿盡、肌肉漸生、腐肉自脫、至於收口、或有結痂、或不結痂、此瘡科之大略病狀次序如此、
〔脈象〕 未潰脈實、已潰脈虛、是其常也、瘡血之脈、多見數象者宜也、
〔治法〕 外因宜隨六氣以散之、內因宜順七情而舒之、不內外因者、宜調其脾胃以理之、總宜分初中末三法以治之、初起者未潰、宜散其血、仙方活命飲、加減治之、外用消腫藥以退散之、中者宜潰、宜透其膿、托裹消毒散、加減治之、外用烏金膏以化解之、末者潰後、宜補其氣、內補黃芪湯、加減治之、外用海浮散以提補之、此皆略舉治法、以明內外血症之異同、若欲求其詳、當就專科典籍、

# 討論金匱杏子湯

楊野鶴

金匱一書、水氣病中有云、水之爲病、脈沉小、屬少陰、浮者爲風水、發其汗即已、脈沉者、宜麻黃附子湯、浮者宜杏子湯、麻黃附子湯、已明著於篇、而杏子湯獨闕、陳氏修園註補之、然補之者、不獨修園已也、如徐忠可、及張隱庵、、張令韶、程郊倩程扶生五家、皆以爲即麻杏甘石湯、獨修園之子元犀答客問、謂即麻黃杏仁甘草三味、而無石膏、與醫宗金鑑所載合蒙、嘗取此兩方、參互而深思之、夫傷寒之麻杏甘石湯、所以治汗喘之症也、義主療邪乘於肺、而清皮毛之熱、故用石膏、金匱杏子湯、所以治風水之症也、義主痰風伏於肺、而溫皮毛之水、故止可用麻杏甘草、而不用石膏、二症二方、雖均屬肺主皮毛範圍內、惟一清一溫、判然兩途、斷未可混爲一談、又况醫宗金鑑書經御定、豈有於經方忽然少去一味之理、更豈有彼症須止汗、故加甘寒之石膏、此症須發汗、故不加甘寒之石膏、不能隨症立方之理、再

者醫宗金鑑書中有訂正傷寒十七卷、訂正金匱要略註八卷、麻杏甘石湯與杏子湯之析爲兩方、正見其辨訂精審處也、不學竊以醫宗金鑑方爲宜、

## 針科起源說

萬有成

蓋上古文化未開、人民生活、幾等牲畜、故民病七情內傷者少、六淫外感者多、然六淫侵人、係有餘之症、始傷皮膚、經絡可以熨爛、按摩針刺、導引去之、非比七情內傷臟腑情血、須藥劑酸收、甘緩、厚味、塡納臟眞不可、是以針刺治其外、傷經絡之病、藥劑治其內傷臟腑之疾、二者不可缺一者也、諺云中醫十二科、而針刺爲首、然非針刺治病易于藥物、而藥物治病乃不及針刺、而非藥物不能治之病、而針刺獨能治之也、原係上古人民、生活簡單、一切日用器典、尙不能完全、何况藥物、是以首創針刺、便于採取、而又切當時人民之病也、內經論針、諸多云刺、然刺爲乃卒然之解、彼以有鋒之石、對于病經、擊刺俞穴、抉壅導滯、使外來者、仍從外出、所謂表而出之之意、其無提按補虛之法可知、不然何以有形脫、血失、新產、脈奪、諸虛、不可針刺之訓戒哉、其有云針者、乃後人誤謂針有迎隨補瀉之用、有倒陰回陽之功、遂以鐵製針、細如毫毛、添註經文、僞托名義、傳與後學、是以外臺不言針而祇云灸者、其先我之見也、

## 書育子良方後

唐宗一

植物之生、由於種子、動物之生、亦無不然、此所以女子之卵珠與男子之精細胞、（亦名精虫）同爲成胎之原素也、其有不孕者、必女子之卵䃿缺乏、或男子之精虫欠於健全之故、此可斷言者也、然而卵珠之所以缺乏、精虫之所以失健、則有複雜之原因在焉、如男子患睾丸炎白濁淋等皆足妨碍生育之可能、而恣飮過量、房事無節、尤爲普通無子之大原因也、欲救此弊、端賴淸心寡慾、以養其眞、設尋花問柳、醉飽無常、未有不損其眞而斬其嗣者也、至於不孕之關於女子者、亦有數端焉、如經事不正常者、肝氣過鬱者腎腺衰弱者、後天失調者、血液乾枯者、帶下淋漓者、凡此種種、皆須按本調治、經失常者調其經、肝鬱者舒其肝、腎弱者補其腎、後天不足者、調其脾胃、血枯者煦之養之、帶下者淸之理之、再辨其寒熱虛實以爲治、則麟蘭之夢、自可不遠矣、何如世人不究其因、徒信單方、執無稽之空談、求熊羆之大願、舍本逐末、何其愚哉、至是方之理、其誰君文中已言之矣、無煩余之喋喋也、

## 口臭之治療

蘇公展

牙粉與牙膏以及口香糖皆不能除根請試以此法

人生以交際爲一要義、而交際之時、當以言談爲最要、苟於言談之時、口臭四溢、能不令人憎惡、且口臭之人、總由心氣不足、胃液不淸所致、故罹口臭者、非獨不能之於交際場中、且亦於自身有莫大之危險、是以宜速治愈、但世之治此症者、多不求醫、每以牙粉牙膏口香糖等爲治標之法、終以不能除根爲憾、余前曾患此症、後以目多病故、常服桑葉菊花之類、並戒食韭蒜臭惡等物、因此口臭亦除、乃知口臭之症治、當用淸瀉脾胃之藥、而以勿耗心氣爲主、如桑菊之屬、全爲淸瀉脾胃溼熱藥、而韭蒜臭惡等物、時下目爲强心劑者、不知其非但助脾胃之溼熱、且實爲耗散心氣之毒物、如火能令油發光、而實爲耗油之主也、故凡病口臭者、當於每早服淡鹽水一杯、以淸瀉脾胃、漱口時用白丑細末

擦牙、每食戒韭蒜葱等、飯食之後、少用菊花點茶尤妙、如此行之、不須十日、當可除根、但不可稍愈之後間斷前法、以自取無效、一年不犯臭惡、當一年不發、終身不犯、當終身不發也

## 大便下膿血之治驗

李健頤

平潭山利鄉李某、患大便下血證、諸凡桃花散、側柏葉湯、當歸赤小豆湯、黃土湯等、徧嘗殆盡、均乏效果、至去年六月間、病忽增劇、膿血雜下、小腹時痛、厥急後重、一見腹痛而大便即急、急欲下或膿血齊出、或先便後血、或先血後膿、四肢衰瘦、面色萎黃、體倦心跳、再服歸脾湯、人參養榮湯、仍無效、改用西藥、症反重篤、不得已買舟赴省、再入閩中最著名之博愛西醫院、經該院西醫連治月餘、匪特無效、且日增日重、黔驢之技、技只此耳、無如回潭、仍服中藥、以爲死馬當作活馬醫、有同鄉某者、知余研究醫學、遂爲介紹、余與棉黃耆一兩滑石一兩五錢、花芷石三錢、杭白芍五錢、初服一劑、頗覺舒暢、乃連服十餘劑、竟爾收功、然則中藥之能直接治愈此病、而且奏效之速者、試問西醫有此藥乎、吁、今之爲西醫者、不謀中西醫並轡聯鑣之美、乃具反唇岐視之異、詬言亂語、攻擊中醫、是誠何心哉、

## 異哉西醫之診治

秦丙乙

值茲新舊交訌之會、我中醫方自驚風駭濤中、安然而往、小子何人、敢公然誘毀、自取報復之嫌、特骨鯁在喉、一吐爲快、爰不得不表而出之、聊供讀者諸君一歎爾、嘗謂西醫於疾病之診治、有二大缺點、深足以影響其前途焉、二缺點何、寒暑表與冰罨法是也、寒暑表用之於診、百病咸需、冰罨法施之於治、溫熱攸賴、一診一治、可謂誤盡蒼生、夫寒暑表所以測熱度者也、又安得而非難、殊不知揆之現狀、中醫之認爲有寒熱者、西醫每目爲無、中醫之診爲無寒熱者、西醫常斷爲有、一則還之於脈、一則驗之於器、各執其說、言之鑿鑿、病家醫家、深致不解焉、夫有有無無、豈容紊雜、黑白可以混淆、有無詎能兩可哉、吾嘗反覆思之、始恍然知其癥結所在、良以寒熱表者、僅足以知浮表之熱度耳、人之病變無常、有裏寒外熱、有外寒裏熱、有眞寒假熱、有假熱眞寒、種種式式、不一而足、在中醫經籍、明文具載、辨晰靡遺、望問聞切、四診綦細、自非不學無術之人、病情尚有遁形乎、乃以一機械式之寒暑表、而欲測知其眞相、宜乎其不濟矣、此中西診斷之所以常背道而馳也、若夫冰罨、則尤荒謬絕倫、稍有常識者、固罔不嗤之以鼻也、偏有好奇之輩、甘供犧牲、不惜趨之若鶩、誠大惑而不可解矣、今夫頭痛之病、至輕之症也、其症有虛有實、實爲邪實、虛是本虛、虛者姑無論已、若實證之頭痛、無非乃風邪爲患、治之之道、不外辛散一途、然風有風寒風熱之殊、卽辛亦有辛溫辛涼之異、風寒頭痛、治之以辛溫、風熱頭痛、治之以辛涼、其實辛溫辛涼、散邪則一、蓋殊途而同歸也、乃西醫竟概以冰罨施之、他置弗論、卽此唯一外邪、試問何由而出、一時縱較覺淸爽、恐轉瞬立斃矣、他如溫熱諸病、彼亦習用冰罨、而結果之爲害正同、噫、削趾適屨、何其不明事理之如此耶、或曰、西醫用冰罨、亦有行之獲効者、則又何也、曰、此必倖中耳、蓋病有壯熱實熱、必待大寒而始愈者、如中醫之白虎湯證、及竹葉石膏湯證是也、以冰罨寒施之此等病症、宜所應手、効如桴鼓也、惟究居少數耳、上述二端、特其犖犖大者、他如忌口避風諸問題、尤多可議之處、當另爲文以論之、總之、西醫診治之學、在在顯其幼稚、在彼猶詡以科學自鳴、多其不澈底耳、孫總理患肝氣而剖腹、梁任公以尿血而割腎、而西醫之診治、固如是也、

## 方劑

### 血症方義（續）

鄧可則

□齒衄類

甘露飲

天門冬、麥門冬、生地黃、熟地黃、黃芩、石斛、茵蔯、各三錢、枳殼、甘草各一錢、枇杷葉二片去毛包、

（義）甘爲味之最美、露爲氣之最精、胃陰爲性命之元、後天之本、故胃陰不足者、非以最精最美之氣味若甘露者、不足以滋之、二冬甘草、所以從氣分以滋胃陰、二地石斛所以從血分滋胃陰、然滋陰而不解其邪熱、則等於助邪、故更用黃芩茵蔯、從血分方面以解其熱、枳殼枇杷、從氣分方面以解其熱也、

玉女煎

熟地五錢、石膏、知母、麥冬、牛膝各三錢、

（義）此治胃之經熱、氣分邪甚、氣病及血、故以石膏解其經熱、而以知母麥冬、清其氣分而養胃陰、以牛膝除其血熱、而以大劑熟地、清其血分而養胃陰、胃陰足而邪熱解、則衝任和而胞宮安、有如玉女之胞宮不損矣、

齒衄外治法

以醋漱口、血見酸則斂也、以十灰散糝之、血見黑則止也、

解毒湯

黃連、黃芩、黃柏、焦梔各等分、

（義）酒之爲物、性熱而有毒、所謂慓悍之氣是也、故純用止寒之品、一以清熱、熱清則毒解、一以堅陰、陰堅則血止、凡因毒而出血者、均宜於此、况焦梔一味、尤善止血、因梔子能清血分、而焦黑則能止血也、

□舌衄類

竹葉石膏湯

淡竹葉、生石膏各五錢、麥冬、生姜、各三錢、人參、半夏各二錢、甘草一錢、粳米四錢、

（義）胃火不降、則陽明之熱升、津液不散、則陰分之血出、故本方用竹葉石羔、以清陽明之熱、（麥冬半夏）、以降胃火、用生姜甘草、以散胃中津液、人參粳米、以固陰血、夫半夏、生薑、俗人皆知爲血症忌藥、而於此方、則爲一升一降、使水精四佈、水佈則火消、火消則血安、此本方之所以爲神妙者也、故佈置得宜、忌藥即是是神方、佈置不得宜、神方亦爲忌藥也、

### 稀痘方選驗

小引　今年歲值午年、天花流行、甚至年近花甲者、仍做小兒之勾當、古人謂子午卯酉年、天花必盛行、果然也、今特選一稀痘方、庶使未出者、發時可輕減、已出者、痘重可冀輕、痘逆可轉順焉、

生菉豆、生黑豆、生黑大豆、金銀花、生甘草、水煎服、

此即古之三豆飲、爲痘症始終可服之藥、藥極簡易、性極和平、無論貧富、皆可普遍、易辦易服、無過此也、更加銀花甘草、以解時行之瘟毒、蓋三豆能入腎而解先天之毒、合之一方、固爲萬當、凡未出痘者、曷進服之、

此方宜連服三帖爲一劑、分量視兒之大小爲定、

## 專著

# 血症論

章鶴孤

血者水穀之精氣也、飲食入胃、取汁變化、生于脾、總統于心、藏于肝、宣布于肺、施泄于腎、和調五臟、洒陳六腑、其入于脈也、源源而來、灌溉一身、目得血而能視、耳得血而能聽、手得血而能攝、掌得血而能握、足得血而能步、臟得血而能液、腑得血而能氣、是以出入升降之道、濡潤宣通者、皆血之使然也、生化旺、則諸經由此而長養、衰耗竭、則百脈由此而空虛、

（內因）

天地之道、陽常有餘、陰常不足、故人身精血、難成而易虧、女子二七而經行、七七而經斷、男子二八而精通、八八而精竭、可見陰氣之成、止供三十年之運用、已先虧矣、況人之情慾無涯、喜怒不節、起居不時、飲食自倍、營血亂行、內停則爲畜血、外溢則爲滲血、

（外候）

妄行于上則吐衄、衰涸于內則虛勞、流滲于下則便血、熱蓄膀胱則溺血、滲入腸間爲痔血、陰虛陽搏爲崩中、濕熱瘀積爲血痢、熱極腐化爲膿血、火極似水、色紫黑、熱勝于陰、爲瘡瘍、濕滯于血、爲癮疹、熱極沸騰、爲發斑、蓄在上、令人喜忘、蓄在下、令人如狂、墮恐跌仆、則瘀惡凝結、內滯痰汚、則癥瘕積塊、

（血分經來）

從肺而溢于鼻者爲衄、從胃而逆于口者爲吐、從腎而夾于唾若衄爲咯從咯嗽而來于肺者爲咳、又痰涎血、出于脾、牙宣出于腎、舌爲出于心、肌衄出于心肺、胭血出膀胱、

（血分輕重）

大概血病于內、瘀則易治、乾則難醫、血走于外、下流爲順、上溢爲逆、凡血症身無潮熱者輕、有潮熱者重、如九竅出血、而兼熱身不能臥者死、惟婦人產後、瘀血妄行、九竅出血、有用逐瘀藥之而生者、不可遽斷其必死、若無故卒然暴厥、九竅出血者死、久病之人、忽然上下見血亦死、所謂陽絡傷則血外溢、陰絡傷則血內溢也、

（血症脈法）

脈者血之府也、注于脈、少則濇、盛則滑、充則實、衰則虛、虛甚則微細、此其常也、若失血而脈反洪大中空者、即爲芤脈、蓋陰血既虧、陽無所依、浮散於外、故見此象、所以產後失血後、恒得上大之脈、設不明辨、誤用寒涼則謬、故褚氏曰、諸症失血、皆見上脈、隨其上下、以驗所出、又尺脈滑而疾者、亦爲血虛、肝脈弦而緊、症兼脅痛者、有瘀血、大凡失血脈、滑小沉弱者生、實大急數者死、

（總治）

血症有四、曰虛、曰瘀、曰熱、曰寒、治血之法有五、曰補、曰下、曰破、曰涼、曰溫、是人血虛者、其症朝涼暮熱、手足心熱、皮膚乾澀、甲錯唇白、女子月事、前後不調、脈細無力、法宜補之、血瘀者、其症在上、則煩躁、漱水不嚥、在下則如狂譫語、若黃舌紅、小腹滿、小便通利、大便黑而少、法宜下之、在女子則經停腹痛、產後小腹脹痛、手不可按、法宜破之、血熱者、其症吐衄咳咯溺血、午後發熱、女子月事、先期而來、脈弦而數、法宜涼之、血寒者、其症麻木疲軟、皮膚不澤、手足清冷、心怕寒、腹有塊痛、得熱則止、在女子則月事後期而痛、

## 醫案

### 婦人瘀血成形治驗案

梅縣中醫學校教員候宴瓊

民四癸丑年、有葉姓婦、年三十八、經停五月、飲食如常、面靑體瘦、臍下有核如覆杯狀、時作微痛、以爲有孕、余診其脈、細而遲濇、斷爲氣血兩虛、瘀結包宮之病、非胎孕也決無孕已五月、脈僅二至而腹不漲大者、時門人古慕陶在前問曰、然則瘀結而成內癥乎、予曰非也、若是內癥、則脈數而有熱象、或發寒熱如瘧狀、嚼生豆而香、今驗無是證、故非內癥、於是擬、補血調血之劑、細黨參六分、北耆四分、當歸五分、川芎三分白朮三分附子二分、桂枝一分半、炙草二分、牛膝二分、益母草三分、川厚朴一分半、酒煎一劑分二服、越日復診、據云昨夜前陰一物、色白如雞卵狀、其端尖有一系、長寸許、經血亦隨之而通、其夫問曰、該物究是胎否、予曰非胎、胎必有包衣、且胎經三月、、而五體已具、况今五月之久、仍塊然一物、又無包衣、故非胎耳、乃瘀血成形、醫書謂血龜也、幸已通出、若積久漸大而不能出、殆有性命之虞、其夫欣然頌德、卽將原方去牛膝、加黑羌桃仁、酒煎連服四劑、瘀淨身安、隨用大補之劑以善其後、明年復生一子、安然無恙、

### 久年盜汗治驗案

前人

溫曉山君、梅縣金盤人、民國丙辰秋、就診于余、據云自六歲時卽患盜汗症、今年已、四十歲、此三十四年之中、未嘗一宿無汗、經治中西醫師不知凡幾、不惟服藥無靈、且病隨進、今則甚至睡輒如流、自夜至旦、必更衣二次、早晨則頭暈口燥、迨飯後方能安適、診其六脈、細而虛數、斷爲陰虛火盛、其氣分之水、爲血分之火蒸動、乘睡洩出而爲盜汗也、乃擬用熟地芍藥味子、滋腎養陰而斂氣、川連小麥牡蠣淸心治火以潛陽、方中熟地五分、芍藥四分、五味子八分川連一分小麥二分、牡蠣八分、水煎服一劑、越日來寓叩謝曰、眞神方也、一劑藥而三十四年之盜汗竟止矣、遂將本方加冬虫草一分半、令連服十餘劑、其早晨頭暈口燥等症、亦從漸而愈、溫君去年由南洋旋里、曾對予言、嗣後在南洋仍發二次、將本方服之、亦一劑而愈云、

# 常識

## 藥療指南(續)

徐冠南

以苦泄之者、謂泄其上升之火也、以酸收之者、謂收其耗散之氣也、以鹹軟之者、謂軟其燥結之大熱也、又春氣温而宜凉、夏氣熱而宜寒、秋氣凉而宜温、冬氣寒而宜熱、此四時之大法也、病在上而宜升、病在下而宜降病在外而宜浮、病在內而宜沉、此治療之至要也、故曰、升降浮沉則順之、寒熱温凉則逆之、是也、今舉此要者、欲人按病察方、按方察藥、俾藥性與病情相對、坦坦然無疑、慨然服下、則藥無不效、病無不瘳者矣、且庸醫虎狼之方、牛頭不對馬面之藥、亦庶幾知所避忌、而不致自喪其生命焉、

## 食物性治摘要

凌华残

孔子云，未達不取嘗。藥既如此，食物亦然！

植物之部

粳米、味甘、性溫、養胃和脾、除濕止瀉、晚米更良、

秈米、性味與粳米相同

糯米、味甘、性溫、煖脾胃、止虛寒濕痢、斂自汗、縮小便發痘漿、多食壅氣、病人小兒最忌、雜內類食之、易生寸白虫、孕婦尤不宜、米泔止煩渴、解毒、消鴨肉、

稷米、味甘、性寒、和胃益脾、涼血解暑、

黍米、味甘、性溫、補中益氣、不可多食、

赤黍、味甘、微寒、下氣退熱、止嘔吐咳嗽多食難化、

黃粱、味甘、性平、和中、止霍亂瀉痢、除煩熱、利小水、去風、除滿、

高粱、味甘、性平、開胃調中、即玉蜀黍、

白粱、味甘、微寒、和中益氣、止煩渴、去腸熱、煖筋骨、

青粱味甘、微寒、補中益氣、治熱中、止瀉痢、堵遺精、

稗米、甘苦、微寒、宣脾益氣、能殺虫、

菰米、味甘性涼、滑膩香脆、和腸胃、除煩滿

粟米、味鹹、微寒、入腎、解小麥毒益丹田、開腸胃、利水、止痢、調反胃、胃寒者忌、與杏仁同食則吐瀉、

陳倉米、甘鹹、微涼、調胃止瀉、下氣解渴、開胃進食、忌與馬肉同食、

秫米、味甘、微寒、利大腸、治漆瘡、脚氣寒熱、胃不和、臥不安、多食動風益氣、

薛草子米、性平、補虛、溫腸胃、止嘔逆、宜久食、

大麥、甘鹹、性涼、調中益氣、寬胸膈膨脹、止瀉痢、

小麥、味甘、性涼、養心益肝、斂肝止血、除煩渴、令女易孕、浮者、益胃氣、止盜汗、去骨蒸虛熱、

麵、味甘、性溫、補虛養氣、澤肌膚厚腸胃、但能壅氣、助濕生痰、陳者良、得醋可制其毒、忌石膏、

蕎麥、味甘、性寒、降氣寬腸、去滓滯、療白濁淋帶濁痢、氣盛有濕熱者為宜、虛寒人忌服、不可同魚肉食、服蠻礬丸者、誤食令腹痛致死、多食動風、落眉髮、

穬麥、味甘、微寒、補中除熱、動風氣、

薏苡米、味甘、性寒、健脾養胃、清熱去風濕、消水腫、除筋骨邪氣、孕婦忌食、

芡實、味甘、性平、健脾益胃、固精、縮小便、多食不易消化、嬰兒食之不長、老人服之有益、

胡麻仁、味甘、性平、補中益氣、滋水去風、兼能利濕、初服利大腸、久服則否、即黑芝麻、

白芝麻、味甘、性平、和血潤腸、散風氣、泄瀉者勿服、

火麻仁、味甘、性平、潤五臟、和大腸、去熱淋、通乳汁、勿多食使氣不固、

黑大豆、味甘、性平、去風散熱、利水下氣、活血解毒、

黃大豆、味甘、性平、和中下氣、能解痘毒、

豌豆、味甘、性平、益中氣、調營衛、解毒除熱、利水通乳、

刀豆、味甘、性平、溫中下氣、利腸胃、補腎元、刀豆子燒、存性研末、治呃逆白湯調服二錢即止、

**菉豆** 味甘、性寒、清腸胃熱毒、治一切癰腫、止渴、解毒、

**蠶豆** 味甘、性溫、能下一切金類誤吞入腹、同韭菜食尤佳、

**豆芽** 各隨豆之性、以爲優劣、多食發疥動氣、

**白豆** 味甘、性平、通胃利腸、活血調經、即飯豆中之白小、豆

**豇豆** 味甘、性平、安胃養腎、解渴除吐、水腫者忌服、

**豆腐** 味甘鹹、性微寒、有小毒、瀉胃火、治痢熱、久服生寒動氣、幷生瘡疥、頭風、服萊菔或杏仁湯可解、腐皮性同豆腐、除班痘翳曚、

**豆醬** 味鹹、性寒、解腎熱邪、及諸食物毒氣、治蛇虫蜂蠆犬咬湯火諸傷、手指掣痛、用醬和蜜、溫熱侵之、砒霜蠱毒、亦可灌救、大便不通、用醬油灌入孔中、飛虫入耳、滴入耳中、小兒不可多食、生痰動氣、陳久者佳、

**扁豆** 性平、和中下氣、解酒消暑、患瘧者忌食、

**韭菜** 、味辛微酸、性溫、解肉肺毒、下氣散血、利水除癖、多食昏神損目、酒後尤忌、同蜜食成癥、經霜者不可食、五月忌食、近根白者、益陽溫中、下氣止泄、煖腰膝花與子功同、多食動風、芽又名韭黃、食之滯氣、食韭口臭者、噉糖可解、黑棗亦妙、

**薤** 味辛苦、性溫滑、除風、助陽、去水、利濕、安胎、催生、赤白帶下、作羹食良、骨哽在咽、食之即下、同蜜搗塗、湯火傷甚効、忌與牛肉同食、有火亦不宜、

**葱** 味辛、性溫、根鬚性平、解百藥毒、殺一切水族類毒、利五臟、達肌表通關節、利二便、散風濕痲痺脚氣、安胎通乳、多食損氣動風、落鬚髮、同棗食令膽脹、和蜜食令腸斷、服地黃及常山者、亦幷忌之、

**大蒜** 味辛性溫、開胃建脾、宣竅辟惡、散寒去濕、解暑散飲、消腫敗毒、破堅殺蟲、多食生痰動火、亦忌與蜜同食、

**胡荽** 味辛性溫、香竄內通心脾小腸、外行腠理四肢、散風寒、除邪氣、痘瘡不齊、煎酒噴之即出、多食令人嗌又名芫荽、目翳不退、搓塞鼻即除、常食發狐腋臭孕婦亦不宜食、

**芹菜** 有旱芹水芹二種、旱者辛多於苦、去寒濕、故治赤白帶下、及五種黃病、水者苦多於辛、清濕熱、故治癰腫春夏之交、旱者有虺毒、水者防龍精、勿食爲宜、

**芥菜** 味辛、微熱、開肺胃痰氣閉塞、久食發痔、昏目便血芥子治皮裏膜外之痰、

病從口入

# 民間治療

## 大德生主人驗方

宜豐　黃炯匡

### □湯火傷方

金櫻葉不拘多少焙乾研末、絲瓜莖中流汁、調融、用鵝翎刷患處、無論湯泡火灼、敷之立即消炎止痛、乾則加、不可層疊蓋敷、不可剔剝、數日則生肌長肉、然後將藥潤透、輕輕剔去、保無疤痕、眞絕妙好方也、

(證)此方係荷溪李㳟所傳、黃智煥妻及李占元孫女幼時、俱被湯泡所傷甚闊、潰爛不堪、百方罔効、俱用此方治愈、己己冬、余弟治樸右足被開水泡傷、糜爛已極、日夜號叫、諸友奔走覓方、從無一驗、後經余寄以此方、頃刻止痛、數日收功、庚午二月、邱姓小孩、弄書向火、燒灼頭面及左手、十分沉重、亦用此方救痊、

(按)絲瓜一名天羅、俗名魚子、甘涼淸熱、解毒息風、止血消腫化痰、本草云、湯火傷搗其葉敷之卽愈、今取其莖中之流汁、得天然甘寒淸泌之性最全、以之治火毒、尤爲合宜、金櫻子味酸性濇、熟則甘溫、入手陽明大腸足厥陰肝經、能斂腸止泄、固精斷遺、其葉四季長靑、富含脂液、味酸入肝、息風長肉、凡湯火傷肌、火毒入血、血球脹裂、毒氣迸攻、以致焮痛腫爛、此方用絲瓜汁解毒、又以金櫻葉息風助潤燥、相輔建功、所以百發百中、功効卓著、若有婆心收貯濟人者、功德無量、

### □小便不通方

金銀花、土茯苓、烏藥、甘草梢、各等分、長流水煎服、極效、

(證)修廷翁幼子患癃閉、滴點不通、諸醫診療、如水濺石、後一樵叟、傳用此方、一服即通、此胡君和甫在億中和藥店與余談者、談時適蔡善友往診、蔡有如小便不通症、過此亦即入坐、聽畢乃去、俄而蔡先五持方購藥、卽此四味、余等共笑善友之敏於襲方、捷於試藥也、次日詢之先五、據云、家兒患小便不通之症已數日矣、苦楚異常、檢查醫方、皆無應驗、延醫三人、皆罔効、昨服善友方、一劑卽通、不意平淡無奇之藥、反能見功若是、誠不可解、余等笑應之、

(按)金銀花甘寒入脾肺經、能解毒除脹、土茯苓甘淡入胃肝經、長於去濕、能解梅毒、利關節、烏藥辛溫入脾肺胃、能破瘀泄濕止痛消脹、甘草梢味甘、瀉火解毒緩急、梢止莖痛淋濁、四味合爲解毒消脹達下之功、詳查方書、未見以此方治小便不通者、然則此方何以靈驗若是乎、此必上列二症、皆因慾火內鬱、久而成毒、溜於下焦、故始則小便淋痛、繼則癃閉不通、襲用通利諸方、執而不化、宜皆無効、今以解毒導下之劑、方能中肯、故有桴鼓之效、若以之普治小便之症、恐不能有如是之應驗、但藥性平和、卽令無功、然亦無害、試用嘗亦無妨、

## 瘡凍的簡易治法

(一)未潰的、初時覺得發癢紅腫、就把紅辣椒水來、天天洗浸、就是溫開水淋洗、只要不間斷、也是有効的、這法子用於天氣將冷的前更妙、

(二)已潰的、初時潰爛、沒有幾天的、用牛油臘燭塗在爛處、把油紙包好、外加棉花紮緊、不消幾天、就可收功長好、但是潰已久、起了肚口、那此法這用了、

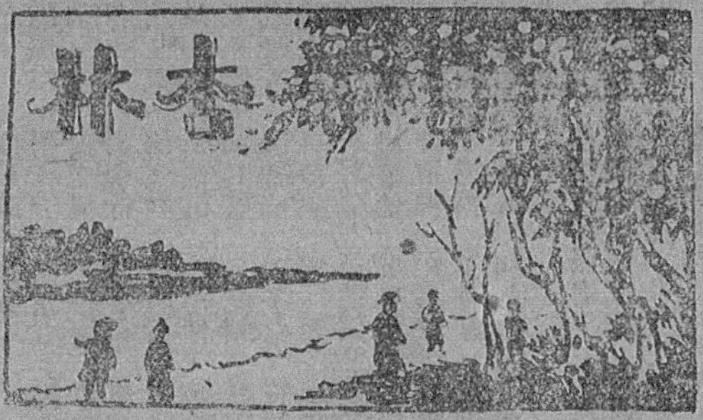


## 文虎徵射

虞山老人

| | |
|---|---|
| 牧童無薪 | 射藥名一 |
| 東京倫敦 | 仝上 |
| 抱牌位做親 | 仝上 |
| 得地復失 | 仝上 |
| 神農 | 仝上 |
| 癱疽復發 | 仝上 |
| 天中 | 仝上 |
| 凱旋 | 仝上 |
| 五月望日 | 仝上 |
| 一斗 | 仝上 |
| 初遊申江 | 仝上 |
| 守客不至 | 射病名一 |

迷底於六十三期露佈

## 子母珠

良

昨赴友人宴、座有楊君者、談及其邑、(宜興)東鄉某氏、獲得子母珠、一事、頗足述記、因錄以餉閱者、(以下楊君自述)吾邑東鄉、有某姓者、家中僅主婦與媳二人、堂上停有棺柩一具、鄉俗每日中午、例須靈前設奠、惟撤饌時、所供羹飯、輒有減少、其後、甚至點滴不留、杯盤狼籍、主婦遂疑養媳所為、督責備至、媳力辯、莫能白、中心忿恨、疑必為貓犬所食、乃於設供時、隱身門後、可覘其異、俄頃、忽見西牆有一大蜈蚣、蜿蜒而下、瑟瑟有聲、身約長四尺、驟見之駭而欲奔、續見其直至案上、就食羹飯、并見其口中、吐一物於案上、閃灼有光、固精圓一珠也、因復鎮定、直前攫取而奔、蜈蚣亦含食而逐於後、追至門外、為鄰右所見、羣起而撲殺之、拋棄於河、媳得懷珠脫險、後主婦聞之、始釋前疑、然媳初亦未嘗以得珠事語人、但於晚間睡時、出為一玩而已、顧每出珠、輒見光芒照耀滿室、益奇而祕之、因藏之衣袋、人固未嘗知也、一日、媳赴河干淘米見近岸水面、浮起數珠顆、且聚而不散、媳喜極、盡收獲之、蓋其袋內所貯珠、即蜈蚣體內之母珠、蜈蚣既委棄於河、軀體腐化、羣珠得脫體而出、既遇母珠、自相遇合、媳攜羣珠以歸、告之主婦、皆為驚喜不置云、

## 黑利水之殺母案

(如真)

頃閱某西報載、英人力巧苦彼得、殺母一案、頗饒興趣、茲譯其大略如次、想為讀者所樂聞焉、

■侍母、力巧苦彼得者、英國駐黑副領事之孫也、其父幼時與一法國少女戀好、結褵於黑利水、遂產力巧自其父於一千九百〇八年死後、家庭生活、均由力巧獨力負擔、而侍奉其母、尤為恭誠、

■絕症、今歲五月、其母生巨癰、力巧為之百般醫療、奈已生成絕症、回天乏術、所進藥石、均屬罔効、其母備嘗一切手術之痛苦、而其結果、乃仍有一線痊愈之希望、困頓床第、呻吟哀號、遂使力巧於計窮力盡之時、忽起殺母之念、意謂殘生早了、可以免去垂死之許多痛苦也、

■輿論、此事出後、英法仕女、莫不注意、輿論紛紛、而力巧則處之泰然、毅然投案、並聲明殺母之理由、純為免去其母臨死之病苦、並不與私人有任何關係、同時外界太半表示同情、投函撫慰者、無算、

■結果、審訊之日、旁聽者無數、問官亦以其情有可原、判決五年有期徒刑而此一件驚天動地之殺母案、告一結束、

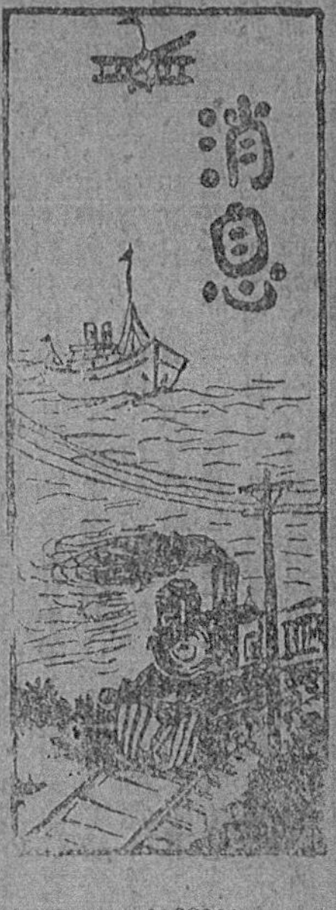


# 上海市衛生局中醫四屆登記訊

第五六日審查結果

□免試及格者

趙耀宗　蔡桂香　湯紹亭　楊春和　陳正心　奚道生　陳亞蘭
劉一峯　張文渭　沈魯達　曹衡洲　曹鳳洲　曹岐洲　管雲樓
曹瀛洲　閔劍青　楊彥和　周容川　奚昇初　周振岐　般立人
馬叔眉　沈輝庭　秦丙乙　陳平齋　陸先覺　楊濬然　胡樹百
陸潤之　張繩田　徐梓材　謝承啓　周紹邠　王孟圓　岑冠華
陳嘉賢　胡君賢　朱光禎　葉秉仁　金金山　姚汝元　王菊芬
鄭丹芳　黃智濤　王子棠　符鑑清　蔡杏蓀　包劍夫　明潔塵
施克疆　蔣傳生　陸　聲　陸文卿　謝玉夫　楊中丹　巢幹卿
童麗生　鍾好生　高靜波　夏鑫壽　鄭子良　夏柳橋　周岳民
鄒翼貽　姚春浦　吳智安　成建章　錢濟平　韓魯卿　于思元
張鴻書　莊博淵　陸振華　施樂君　梁棟臣　張子堂　徐竹安
高蔚臣　丁濟萬　王維鏞　王世民　載詠花　潘家麟　凌耀軫
方筱軒　于運江　楊如春　金澤民　趙伯淵　方思林　周少文
朱允秋

□醫生執照者

楊永凝　呂嵩樵　洪像春　夏慶達　鄭春芳　陳霖園　宋靜芳
楊雪梅　苑黃月英

□口頭問答

陸裕圃　徐少堂　周方亭　陶家署　金伯平　徐宰承　徐杵祥
朱亦照　趙子剛　范嵩泉　徐少卿　王亦庭　張景庵　王復祥
周致銘　涂濟黃　宓介清　王錦江　張祖芳　李幼林　高秀甫
陳耐修　汪永發　許錫圭　鄒祥卿　張壽臣　陳李金珊

□臨症實驗者

譚澀杳　湯德甫　朱秋樵　楊濟平　武化南

□筆試者

朱逢康　李東山　張訓仁　唐一珪

# 衛生部提倡國產藥材

▲覓地種植萆麻子

衛生部於提倡國產藥材、不遺餘方、近以西藥中用途廣、成效易見者、如萆麻子油、本為吾國出產、奈以不知精製、不合藥用、現擬在曉莊購地、自行種植、并以科學方法、加以精製、以供藥用、日前已呈請行政院核示、茲錄呈文如下、「竊維吾國國產藥物、品種極繁、徒以泥於本草、不事研究、迄倘保持其天然原始狀況、挽近德美英日等國羣致力於中藥之研究、所取原料、應用科學方法、製成新藥、如「以勿突」「油沒奴下」之製自麻黃當歸等、多用發明、吾國利權外溢損失不貲、自應於醫藥研究、國產前途、特別加以注意、茲為設法提倡挽回利權起見、擬擇其用途最廣成效易見者、如萆麻子一種、先於本京郊外曉莊附近地方、購地八十畝、選種試植、計需開植種種各費、共約五千三百零四元、果職部成立之初、事務較簡、職員額數亦較少、一切開支無不力求撙節、所餘經費、并即專款存儲、現已積有成數、此項試種萆麻子費用、擬請即在經費節餘項下照數動撥、并不呈請款、所有動撥銀數、并擬俟至年度終了、再行專案呈報以昭核實、而重公帑、是否有當、理合、具概算書、具文呈請鑒核訓示施行、」(日日社)、

中華民國十九年三月廿六日出版

# 上海醫報

Shanghai Medical Weekly

介紹醫藥常識
提倡公共衛生
促進民衆康健
傳達醫藥新聞

第六十二期

每逢星期三出版

今日本報一冊另售洋五分

上海醫報社編輯及發行

社址上海西門內南石皮弄九十八號

## 定報價目

國內 每年連郵費大洋兩元台灣日本同
國外 每年連郵費大洋三元
半年不定
郵票九五折扣四分以內爲限

中華郵政特准掛號認爲新聞紙類

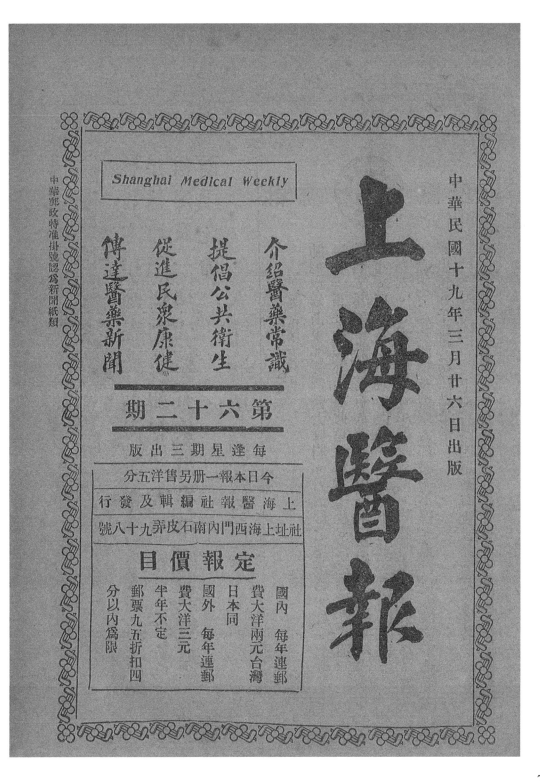

上海醫報
第六十二期

目錄





## 常評

### 三一七

稚圓

三月十七日爲全國醫藥總會之成立日其事業之偉大凡屬醫藥同志固不可不以三一七三字深切紀念也〇醫藥總會之成立其宗旨蓋爲促進醫藥團結力量兼爲西醫藥外侮聲中作抵禦之壁壘成立以來固已諸績並進對敵亦略佔優勝然所謂促進則仍在初步所謂團結則仍在紛岐錯亂中所謂外敵則依然怒目弛張奮臂思逞是利尙未進害尙未除至醫校醫院之普及此舉尤爲積極凡屬醫界同志正當磨心礪志刻意經營以謀澈底而邀最後之勝利也嗟乎欲得優美之勝利胥賴此三一七成立之總會以領導之命重責要故醫藥同志其緊念毋忘三一七

## 學說

### 痘瘡治療要略

袁公才

□痘瘡之治療
□不外五時期
□更分險逆順
□此之謂要領

第一時期　發熱

痘瘡發熱、亦如外感、似傷寒而惡寒不甚、似溫病而嘔逆獨加、中指獨冷、耳尻不熱、如此者、當爲出痘之候、

發熱順症

身熱慾揚而不灼手、氣息平和而不焦喘、二便如常、面容不改、飲食香、睡眠安、腰腹不痛、三日而後見點、或不時驚悸者、

順症治法

宜調解散

前胡、人參（黨參亦可）、紫蘇葉、乾葛、半夏姜汁製、茯苓

、(各三分)、枳殼、陳皮、甘草、桔梗、(各二分)、
右㕮咀、姜棗煎、微熱服、(按)、分字、當作份字解、

發熱逆症
身熱不揚、面無血色、精神少而倦怠、大便溏而不納、腹先痛後止、此皆屬虛症、或身熱焦灼而氣粗、譫言妄語而煩燥、胸滿氣逆、腹膨便祕、此皆屬實症、

逆症治法
羌活、獨活、柴胡、人參、川芎、枳殼、茯苓(各三分)、前胡、桔梗、天麻、地骨皮、炙甘草(各一分半)
加麻黃、薄荷、葱白煎服、汗後尚熱、宜服此去麻黃加紫草、如已見三五點、加紫陳皮赤芍、使熱退瘄出亦輕、更調辰砂末半錢、以制胎毒、

實症宜升麻葛根湯加味
川升麻、甘草、白芍藥、(各一錢)、葛根(一錢半)、山查、大力子、(各三錢)、麻黃八分、石膏三錢、
右㕮咀作一服、水一盞半、煎八分溫服、

發熱險症
面靑搖頭、吐食戴眼、肌膚焦燥、口氣穢惡、腹脹而喘急、聲閉而音啞、未滿三日、點來隱隱便溺赤澁、狂妄不安、

險症治法
涼膈散
大黃、朴硝、甘草、梔子仁、黃芩、薄荷葉各一兩、連翹四兩、
右爲末、每服二錢、竹葉五片、蜜少許．水一盞、煎六分溫服、

發熱死症
發熱一日、遍身即出紅點、稠密如蠶種、摸過不碍手者死、腹中大痛、腰如被杖、及至報痘乾燥、而仍痛尤不止者死、頭面一片、紅如塗胭脂者、六日後死、用紅紙撚、蘸麻油點照心頭皮肉裏若有一塊、或週身皆有成塊紅者、八九日復死、

第二時期　見點

發熱三日、而後見點、此痘瘄之常也、故又名爲報痘、

見點順症
頭面稀少、胸前背後皆無、根窠紅潤、頂尖碍手、如珠光澤、如粟綻實、神情安穩、二便調和、

順症治法
化毒湯
紫草茸一錢、升麻、炙甘草各五分
右以粳米五十粒、同煎服

見點逆症
白頭如痞、紅點如丹、頭尖皮薄、根窠不紅、出不甚快、大便泄利、

逆症治法
紫草木香湯
紫草、木香、茯苓、白朮各三分、炙甘草一分、入糯米煎服、

見點險症
一齊擁出、鮮紅繁密、瘄色慘暗、毛焦皮燥、眼胞唇內多者名曰避痘、舌喉胸背密者名曰悶痘、

陰症治法
犀角消毒散
犀角、炙甘草、各一兩、炒牛蒡子、四兩、荊芥穗、二兩、防風、半兩、查肉、酒黃芩、酒洗紫草、各一兩半、
右爲末、煎糯米湯調服二錢、食後臨臥、日服三次

見點死症

一煩燥不甯、腰腹痛不止、口氣大臭、出是紫點者死、二色白皮薄而光、根窠全無紅色、或根帶一線紅、三五日卽漲形如荳豆大、此痘决不能貫漿、只成一包清水、擦破卽死、三全不起頂、有如湯泡者、十日後、痒塌而死、四紅斑如綿紋者死、遍身如蛇皮者死、五黑斑如痣狀、肌肉成塊黑者、卽時死、六山根一粒痘見、餘處不出者死、

第三時期　起脹

見點三日、而後漸次起脹、又曰齊點、此時咽喉早痛、脅腋下多生塊、是痘瘡之常也、痘以手足心俱見者、是齊出矣、

起脹順症、

逐漸起脹、根窠紅綻、頂肥滿、光潤澤、身體微溫、飲食如常、是漿有易成之兆也

順症治法

無須用藥、或用前化毒湯、以清其毒

起脹逆症

隱而不易起、涼而不微熱、皮薄而亮、根脚不紅、或泄瀉、或微痒、此皆不易行漿、不起不振者、

逆症治法

加味四聖散

紫草、木通、黃耆、川芎、木香、甘草（減半）、（餘各等分）

右爲末、水煎服、加糯米百粒、大便閉者加枳殼

起脹險症

熱勢過甚、痘色紫黑、壅而不起、或致乾枯、肉巳腫起、而巳虛浮、痘倘不起、甚致退伏者

險症治法

消毒散

牛蒡子（炒六兩）、荆芥穗一兩、炙甘草二兩、防風、升麻各一兩半、

右㕮咀、每服二錢、水二盞煎服、熱甚加連翹黃芩、咽痛加桔梗生草、大便閉者加紫草、

起脹死症

痘頂陷下、有如針孔、紫黑者死、根脚不起、頭面皮肉紅腫如瓜之狀者死、腰腹或痛或止、遍身如蚊跡蚤斑、全不起者死、伏陷不起、腹中膨脹、不能飲食、氣促神昏者死、遍身黑陷、悶亂不寧、神昏氣潰者死、根窠紫色、乾燥不潤、全然不起發者死、

# 血症疏證（汗下篇）

鄧可則

□創血

〔定名〕此因事實而爲名、刀創出血、故曰創血、

〔辨似〕瘡血是無因而自生、創血是有因而外來、

〔經絡〕無一定之可言、當視所傷處而定、凡傷在三陽經者易巳、傷在三陰經者難愈、

〔臟腑〕皮毛屬肺臟、肌肉屬胃府、

〔主病〕亦無主病之可言、

〔病機〕屬於風、血去則風至也、

〔外因〕有破後傷風者、有風寒、有風熱、

〔內因〕不屬於內因、

〔不內外因〕此症爲不內外因之整箇的病、

〔病狀〕初起無非出血、日久則成瘡膿、血出過多、有心煩發熱口渴者、破後傷風、則發熱頭痛、牙關緊閉、吐痰抽掣、角弓反張、以無汗者爲風寒、有汗者爲風熱、

〔脈象〕凡創血者、其脈必芤、

〔治法〕初起急宜止血、桃花散頗爲宜、成瘡仍宜破瘀、花蕊石

散最妙、血出多者、非補氣不可、聖愈湯之類是也、破傷風者、宜和血爲佳、寒則佐以溫經、小柴胡加減治之、熱則佐以清絡、四物湯加減治之是也、

## □下血類

### □便血

〔病名〕便血、此简稱之病名、病者大便、即大便下血是也、

〔經絡〕手陽明、手太陰、足陽明、足太陰、

〔臟腑〕大腸腑、肺臟、胃府、脾臟、

〔主病〕屬於大腸、

〔病機〕屬於燥、大腸爲燥金故也、

〔外因〕風邪入於大腸、則爲腸風便血、

〔內因〕脾虛不能攝血、則爲先便而後血、

〔不內外因〕飲酒食肉、熱遺肺胃、傳於大腸、則爲臟毒便血、

〔病狀〕肛門不腫痛、先血而後便、其血清者、腸風症也、肛門腫脹、先血而後便、其血濁者、臟毒症也、先便後血、名爲陰結下血是也、

〔脈象〕風則脈浮、毒則脈弦、中不足者、則脈濡遲、

〔治法〕腸風者、風爲陽邪、最易化火、火靖則血寧、槐角丸之法也、臟毒者、毒爲陰邪、濕熱所聚、毒解則血止、清胃散之類也、陰結下血者、陽氣下陷、中宮不守、安和其陽、則陰結除、黃土湯之意深矣、

### □便膿

〔定名〕便膿、此爲症之敘述、而非病名、今因瘀血症有關、故假借用之、便膿者、症之便膿血者也、

〔辨似〕便膿者、大便所出是膿、赤血中夾白血是也、若便血、則所下不兼白色、

〔經絡〕手太陽、陽明、足陽明、少陰、厥陰、

〔臟腑〕小腸腑、大腸腑、胃腑、腎臟、肝臟、

〔主病〕屬大小二腸、

〔病機〕屬於火

〔外因〕暑濕之邪、入於腸胃、則爲痢而便膿血

〔內因〕心思不遂、火移小腸、鬱怒傷肝、血結少腹、則爲內癰便血、

〔不內外因〕痢之起也、多由於飲食、癰之成也、多由於勞傷、

〔病狀〕內癰便膿者、有所謂少腹癰、小腸癰、脊癰、肝癰等名、其實總屬下焦、因部分不同而異名、膿均由轂道而出、初起脹而隱痛、甚則痛如刀錐、其口必渴者是也、痢疾便膿者、初起欲大便、而肛門重墜、欲便不得、

〔脈象〕內癰則脈沉而滑數、痢疾則脈浮弦濇、

〔治法〕癰之未成、少腹脹滿而刺痛、口中作渴、宜消其癰、丹皮湯爲古之良方、如已成癰、當排其膿、赤豆湯爲宜、潰而膿盡、當補其虛、八珍湯爲佳、此皆秘法、不待刀圭者也、痢之初起、裏急後重、通則不痛、過則不滯、通聖散得通之法最宜、通而不愈、調解爲先、氣調則血和、表解則裏和、挽舟法得調之法最妙、通調不愈則氣虛不升、補氣爲宜、人參之類是也、補而不愈、則血液不固、澀血爲上、石脂之類是也

### □尿血

〔定名〕尿血、此因症爲名、尿者小便之俗名、尿本爲水、今乃成血、故得此名、

〔辨似〕尿血從前陰出、便血從後陰出、道各不同也、若婦女尿血、與月經亦大不同、尿血由溺出而痛、月經自然滿下而不痛、

〔經絡〕足太陽、陽明、足厥陰、少陰、手太陽、少陰、

〔臟腑〕膀胱腑、胃腑、肝臟、腎臟、小腸腑、心臟、

〔主病〕屬於膀胱、

〔病機〕屬於熱、

〔外因〕傷寒之邪、由太陽、陽明、傳入於府、結於下焦、

〔內因〕、心火遺於小腸、肝熱移於血室、動其心者非憂即思、動其肝者、非鬱卽怒也、

〔不內外因〕房勞過度、則腎傷、飲酒無度、則肺傷、

〔病狀〕外因之症、身有熱寒、口渴腹滿、小便不利、溺血疼痛、內因之症、淋祕刺痛、小便不通、由於心者、虛煩不眠、或昏睡不醒、舌咽作痛、口苦耳聾、或寒熱往來、腎傷則血水長流而不痛、肺傷則氣逆痰咳而口渴、

〔脈象〕尿血之脈、左寸多數、或尺部浮弦

〔治法〕桃仁承氣、可治外因、導赤瀉肝、可治內因、腎傷則宜、燒裩散、肺傷則宜清肺湯、

# 肝氣類似的各症（續）

鄭孟華

**肝氣類中風之症象**　凡中風之症、必卒倒不知人、及手足抽掣、今肝氣症、亦有類此者、此肝臟之本病、鬱與怒、皆可得之、蓋肝者、風木之臟、肝之本體受傷、則肝之內風自動、肝爲藏血之地、肝風自動、則血隨風旋、上入於巔、則腦筋不克內通於心神、故卒然昏倒、與外中於風、搏於太陽之經、使腦筋束閼、心神不得外通者、其昏倒外候相似、內因完全不同也、故中風病之昏倒、知覺完全失去、或半日、或一日、仍然恢復、既復之後、多不再發、此外來之病、去不復來故也、若肝氣昏倒、則知覺並不全失、只以氣塞於中之故、一時口不能言耳、故舉發症時、此內生之病、去而復來也、肝主一身之筋、肝體受傷、至於風動、則全身之筋應之而震、與中風之外邪、束搏其血脈、致筋失縱緩之當、其抽掣外形相似、其內因、亦復不同、外中以筋之縱緩失常、其傷有在一部分者、故愈後多有手足之一部分不能恢復、此外來之病、中於局部也、肝氣以筋失養而抽掣、氣平則血行、故稍愈卽止、止後全身痿憊、然不久卽恢復如常、此內起之病、病在全體也、此一宜散外、一宜補內、臨症者、宜細察之、

**肝氣類瘧疾之症象**　夫瘧者、寒熱往來之病也、其發也有定時、今肝氣之症、亦有類斯者、其病多起善鬱之人、鬱則肝氣不舒、肝不舒、則膽不和、膽不和、則少陽不利、少陽不利、則寒熱往來、故瘧者少陽之病、而似瘧之症、亦不離於少陽也、瘧之來、由於濕停於內、風傷於外、內外交病、以半表半裏爲陣線、少陽適居其地、故瘧爲少陽病也、內之濕勝則寒起、外之風勝則熱作、得汗則風濕暫透、故瘧得汗則休也、若類瘧之症、由於氣鬱於肝、則肝之陰氣不外行、在外之陽、求陰不得、則寒起、膽之陽氣欲內入、而肝氣鬱而不與之和、則陰不偕陽而熱作、然其寒熱也、不甚於外、且無由汗而解之症象、所以然者、外感與內傷不同耳、外感者、外必有物內入、故汗則排物於外、內傷者、內只氣血不和、故無須汗以排泄也、

**肝氣類霍亂之症象**　上吐下瀉、名曰霍亂、肝氣病、何以能類之、不知易怒之人、肝之暴氣、易於衝動脾胃、胃被衝則吐、脾被衝則瀉、且霍亂之症多腹痛、而肝氣之病、尤必腹痛、霍亂爲寒熱之邪、擾亂於中而成、其來也霍然而起、故名霍亂、若肝氣之類似者、則吐瀉之物、不似寒霍亂之清澈、又不似熱霍亂之臭穢、且吐瀉漸起、霍亂則因吐瀉而傷中、故發則數日不和、而肝氣則因吐瀉而條達、故發則立時快利、霍亂不易犯而危、肝氣則常發而安、此皆由病及脾胃而得、霍亂因中餒而起、肝氣因中實而成、蓋中不餒者、外邪不易侵也、中不實者

、內病不能達也、故類似霍亂之肝氣爲肝氣症中脾胃最强、最易治者、但久發則中土憊、又爲最難治之症矣、

# 傷寒……熱入血室說

紹興徐雲階

□熱邪傳經有男子婦女之異
□病因診斷有治愈自愈之別

▲血室就是衝脈

先聖仲景曰、傷寒熱入血室、何以明之、室者屋室也、謂可以停止之處、人身之血室者、榮血停止之所、經脈留會之處、卽衝脈是也、衝脈者奇經八脈之一脈也、起於腎下、出於氣街、並足陽明夾臍、上行胸中而散、爲十二經脈之海、王冰曰、衝爲血海、諸經之血、朝會於此、男子則運行生精、女子則上爲乳汁、下爲月水、內經云、任脈通、太衝脈盛、月事以時下者是也、由是觀之、衝脈即是血室可知矣、

▲熱邪傳入男女各異

傷寒之邪、婦人則隨經而入、男子由陽明而傳、以衝脈與少陰之絡起於腎、故女子感邪於太陽、隨經便得而入衝之經、並足陽明、惟男子須由陽明內熱、方得而入也、衝脈得熱、血必妄行、在男子則下血譫語、爲熱入血室、婦人傷寒、太陽陽明病、經水適來與適斷者、皆以經氣所處、宮室下闢、邪得乘處而入、針經有言曰、邪氣不得其虛、不能獨傷人者是矣、

▲症狀及治愈之療法自愈之診斷

先聖仲景曰、婦人熱入血室、有須治而愈者、有不須治而愈者、又各不同也、又曰、婦人中風發熱惡寒、經水適來、得之七八日、熱除脈遲身涼、胸脅下滿如結胸譫語者、此爲熱入血室、當刺期門、女科準繩云、邪氣傳入經絡、與正氣相搏、上下流行、遇經水適來適斷、邪即乘虛入於血室、血爲邪所追、上入肝經、肝經受邪則譫語而見鬼、今邪逐血、併歸於肝經、聚於膻中、結於乳下、故手觸之則痛、非藥可及、故當刺期門也、隨其時經水適斷者、亦爲熱入血室、其血必結、故便如瘧狀、發作有時、宜小柴胡湯主之、二者是須治而愈者是也、婦人傷寒發熱、經水適來、晝日明了、暮則譫語、如見鬼狀者、此爲熱入血室、無犯胃氣及上二焦、必能自愈、不須治而愈者也、譫語爲病邪之甚者、何以須治而愈耶、因胸脅滿如結胸譫語者、是邪留結於胸脅也、必刺期門、隨其實而瀉之、寒熱如瘧、發作有時者、是血結不行、須小柴胡湯散之、二者既有留邪、必須治之可也、若發熱經水適來、晝日明了、暮則譫語、此則經水既來、以裏無留邪、但不妄犯、熱隨血散必自愈矣、經曰血自下、下者愈、故無犯胃氣及上二焦、必能自愈、所謂妄犯者、謂恐以譫語爲陽明內實、攻之則犯其胃氣也、此無胸脅之邪留結、恐刺期門犯中焦也、此無血結、恐與小柴胡湯則犯上焦也、小柴胡湯爲解散之劑、則動衛氣、用出上焦、動衛氣是犯上焦也、刺期門動榮氣、榮出中焦、動榮氣是犯中焦也、脈經有言曰、無犯胃氣及上二焦、豈謂藥而不謂針耶、此其是歟、

# 婦女……生育

體質之寒熱
生育之遲早
有莫大關係

李健頤

女子之發育、隨地方之寒熱爲先後故熱帶之女子、發育最早、其性覺亦早、生育隨之而早矣、寒帶之女子、發育𢿙遲、其性覺係遲、生育亦隨之而遲矣、然不特生熱帶寒帶、與生育遲早之關係、亦即女子體質之寒熱、其關係尤屬大焉、觀夫肥胖豐厚之女、素屬寒體、寒盛則衝任二脈阻滯不長、寒滯不長、任脈不通、任脈

不通、則卵巢之卵子、不能發育、卵不發育、則心理之知覺爲遲、所以生育亦遲、而肌瘦如柴之女、素屬熱體、熱氣和煦、則衝任脈溫煖、血氣和、任脈通、任脈通、則卵巢之卵子、易以成熟、卵珠成熟、則心理之知覺爲早、所以生育亦早、此自然之理也、然則寒性者、宜多服溫藥、以却其寒、使溫和體質、平均溫度、則遲者可轉爲早、而其熱性者、雖然生育早、亦須多服清涼之藥、使血室清淨、血不生毒、則所生之兒、必得强壯英秀者、且無胎毒之後患也、誠矣哉體質之寒熱、與生育、有關係也、

## 嫖妓的觀念

平潭李健顧

男女至二八之齡、任脈通、天癸滿、夫任脈如導火線、天癸如火藥料、火線一烘、而火藥即發、然火線烘之、是藉外火之爲引、火線即可烘矣、益男女雖至發育之齡、任脈通、天癸滿、如不受外因之誘動、亦不致發生意外之登徒子也、然外因之引動、及如火線之受火也、二八之齡、任脈通、天癸溢、即能發生心性之感動、如潛龍伏虎然、一觸外因、即激動內慾、然外因者何、如或受淫朋之引誘、或聽淫詞之激勸、或見冶容女子之觸感、以致引起心性之念、淫慾之感、此即外因者也、遂至淫火熾甚、渾身烘熱、故不得不入於嫖妓之途、既入嫖妓之門、則其性遷心往如癡如狂、甚且不顧終身之失德、不謀一生之生業、遂成一個廢人矣、此種之人、不特有害身體、且國家人種之發達、亦可受傷影響也、如鄙友某者、年當十八歲時、日夜沉溺於花街、朝夕柔戀於柳巷、廢食忘餐、綢繆永夜、殆成爲廢人也、幸至二十歲、心好岐黃、喜讀本草心專志堅、邪念盡消、而後漸歸於正途、吁某者、苟非求學之心切、而嫖妓之觀念、奚可解除乎、古人深知色慾害人、有損身體、有敗道德、乃無法以制止之、故以萬惡淫爲首之罪以加之、

## 論發汗徵義

黃策臣

醫謂麻黃爲發汗之峻品、又謂桂枝無汗能發、有汗能止、問其發汗之理由、皆莫能對、予細揣傷寒論文、見方下註云、溫覆令微似汗、恍然有悟、便知發汗全在溫被覆、又藥可汗、不觀傷寒勞復條下、服梔子豉湯、溫覆令微似汗則愈、噫、梔子豉非汗品也、溫覆尚汗、况麻桂乎、若不溫覆、雖服麻桂亦無汗矣、請申言之、予二十歲、初學醫時、有鄉人背癰初起、請一不文的外科、用麻黃粟殼乳香當歸各半兩、今煎服、予此時亦疑爲峻劑、當大汗不止、誰知越日毒消痛止、並未得汗自後數十年、歷試不爽、難更樸數、何以故、經云、汗以天地之雨名之、汗即水也、人身之津液也、凡欲發汗、須用生津之品、滋其汗源、佐以清輕之藥、引液上行、輸精皮毛、故經云、清陽發腠理、又云、氣薄則發泄、但寒風外襲、玄府緻密、猶不得汗、雖用溫覆、禦其寒風、固其熱氣毛孔蒸開、汗乃出也、經所謂開鬼門是也、若在天暑風煖之時、玄府常開、汗常自出、不但須溫覆、間有外感升散之劑、亦宜少用、經曰、天暑地熱、經水沸騰是也、此爲覆汗之秘訣、明者以爲然否耶、

## 羚羊角價昂問題

孫連茹

□爲貧民方面着想

□非討論代品不可

草根樹皮飛潛甲角之能治病有效、固彼等特金石礦物之醫師所怪異者也、夫彼等所具之器械精且良矣、一莖一葉、能剖析毫芒而別之、爲某質某素所成、但衷考其實、亦祇備學理而已、於實用何裨、譬如桂枝一物、派之入芳香性類、爲一種酥酸及發揮油所成、然試取酥酸及發揮油和合、能成爲桂枝否乎、能具桂枝之力

否、又如石羔硫酸與石灰化合、取工作所餘而含有硫酸石灰者服用、便一無應驗、（上見湯本求眞漢方解說下見張錫純石羔論）是可知中藥之構造、一物有一物之長、而化驗之爲末乎、雖然、竹葉茅根地龍蠶蛭、俯拾即是、幾與空氣之賫貴有用、而有取之無禁、用之不竭之妙、進而麥味遠蒲、已費價値、再進至參鹿犀羚、則物價大貴而特貴矣、徐洄溪謂吃人參足破人產、想爾時僅參價高昂、餘物尙平也、使生今日、而一見犀羚、則當咋舌而作廢犀羚之論矣、今試獨取羚羊言之、現代之羚羊、價値月增年加、刻下每兩已計一百七八十元之譜、較近日暴漲之金市一大倍、實可驚人、年來天災人禍、連綿相繼、米珠薪桂、平民生活艱難、饭米時恐不濟、况其他乎、一或有疾病之必須用羚羊者、如補益肝腎錢乙之羚羊丸、中蠱腹堅如石、面目青黃小便淋澀、太平聖惠之羚羊散、青翳內障、眼內痛澀、勞倦如昏、頭暈腦痛、證治準繩之羚羊湯、圓翳內障、不痛不癢、龍木論之羚羊飲、其何力以堪之、且奸商刁惡、祇圖厚利、不顧人情、竟有以僞貨混售、危害生命、甚可慽也、但揆厥由來、良因出產日稀所致耳、若不從速補救、十年後、我恐羚愈少、其價更有不堪想矣、夫羚羊異獸、既不可求天多生、又未可豢養得之、殊難積極補救、不得已、惟有消極補救、用他物以他羚羊、删煩就簡、玆特立表於后、

| | | | |
|---|---|---|---|
| 肅肝 | 丹皮　山梔 | 瀉肝熱 | 黃連　龍胆草 |
| 祛風 | 桑葉　甘菊　天麻　夕利　蔓荊 | 散惡血 | 當歸　赤芍 |
| 舒筋 | 勾勾　木瓜　苡米　伸筋草 | 解諸毒 | 連喬　銀花　甘草 |
| 宣肺 | 牛蒡　蟬衣　蘆根 | 洩肺氣 | 杏仁　象貝　橘紅 |

夫以西藥代中藥、以原質代藥物、固不可、以中藥數品以代一品、固無不可也、以上幾則、代羚羊大致已備、若能觸類傍通、救苦救難、功德無量、不無小補云、

# 赤痢兼血危證治驗

西山樊子康

吾山明灣朱君鴻生、寓居消夏灣親戚家、於十月廿二日得痢疾重症、邀余診之、見證痢下色赤、膠凍粘膩、腹痛裏急後重、滯而不下、身體發熱、胸脘痞悶、胃氣上逆、泛嘔頻作、所嘔皆是清水、有時乾嘔無物、脈至弦勁、苔膩質絳、口渴引飲、其人素稟陰虛體弱、經曰、下痢身熱者死、詧核證情、非常危急、投劑用仲聖白頭翁湯加減、白頭翁、姜川連、木香、鮮石斛、檳榔查炭、炒銀花、廣藿香、滑石新會皮、黑梔澤瀉、另用枳實導滯丸三錢、服二劑後滯下較爽、所下兼鮮肉頗多、粘膩依然、腹痛頻頻、便時必作乾噁、身熱不退、胸悶不除、脈至弦勁而數、舌上乾絳無津、口渴時飲、知其陰液耗傷已極、而熱毒之邪深入營分也、乃急用西洋參、鮮石斛、香連丸、鮮生地、白頭翁、炒銀花、地榆炭、檳榔查炭、焦梔子、米炒麥冬、麩炒枳殼、新會皮、佛手生白芍、另用駐車丸三錢、腹痛漸和、身熱亦退、痢下得減然喉間起有白點、且有呃逆頻作、脈轉細數、舌絳無津、知其病邪雖退、脾腎大傷、胃陰告竭、深慮虛脫、改用野於朮、霍金石斛、香連丸、白頭翁、北秦皮、生杭芍、炒銀花、地榆炭、鮮生地、扁豆衣、米炒麥冬、廣陳皮、生粉草、陳倉米、因胸悶未除、未能驟進黨參、此方出入服數劑後、下痢得稀而血止、粥飲漸進、喉間白腐全退、舌已淡而光、邊漸有津、乃仍以前方去地榆鮮生地、加入炒懷山藥、採芸麯各三錢、連服四五劑、下痢全愈、惟眞陰虧乏、脾失健運、胃納漸展、然食後脹、乃以養陰培土運

脾醒胃法、調理而愈、

（男少康按）病雖在初冬、推其原由、尙是夏秋間積受暑熱深伏晚發而爲痢也、况體素陰虛、而又便血、則其陰血愈傷、症情復見白㾦呃逆、乃痢疾之敗象畢露、危險極矣、得以挽回、亦幸矣哉、

## 金匱論肺痿與肺癰

秦丙乙

肺痿之病、從何得之、或從汗出、或從嘔吐、或從消渴、或從便難、重亡津液、肺虛且熱、如草木之痿而不榮也、

肺痿之病、從何得之、得之於風熱蓄積不解、診其脈微而數、微則爲風、數則爲熱、風傷皮毛、熱傷血脈、熱之所過、血爲凝滯、蓄結癰膿、始萌可救、膿成則死、

肺痿與肺癰、其證皆口吐濁唾涎沫而欬、惟肺癰口中燥、胸中痛、吐膿、此其所以異耳、

肺痿之脈、數而且虛、肺癰之脈、初起亦微數、症成則數而滑實矣、凡肺痿不渴不欬、便數尿遺者、此爲肺中虛冷、不能制下、治以甘草干姜湯、

肺癰初起、喘不得臥、治以葶藶大棗瀉肺湯、及其既成、吐膿如米粥者、桔梗湯主之、

## 梅毒問題

記者

德梅毒專家霍夫門氏、演講梅毒問題、霍氏於一九零五年、曾與蕭丁博士共同發明梅毒原菌、且歷任著名大學教授、此次爲霍氏應日本大阪醫學會之約、便道來華、故能聞其宏論也、霍氏對梅毒問題、分爲二大項、以爲討論、一梅毒是否能完全治療、二先天遺傳、茲先講第一問題、梅毒在初期、概能治療、歷時既久、頗非易易、治梅毒之主要藥品、首推六〇六、以此注入血管殺死梅毒菌、惟不可間斷、且所用之成分、須因各人之體格而異、若欲知射六〇六後、何以能知梅毒已愈、試驗之法有四、一自已覺得毫無痛苦、二醫生驗不出有梅毒、三用X光線照之、四女子有無流毒、法國福爾尼博士謂梅毒之愈、如人之安眠然、人眠必醒、梅毒愈後必發、易言之即梅毒永無治愈之日、實則不然、梅毒之有無、或以血清法應驗之、或以腦脊髓反應法試之、均無不可、惟與其用血清反應法、毋寧用腦脊髓反應法之爲愈、蓋有時血液中無梅毒菌矣、然神經系中或仍有梅毒菌、故非試腦脊髓反應不可、若試驗結果、果屬無梅毒菌、則猶須留心四五年、否則恐仍有復發之虞、次講第二問題、有人謂小孩之有梅毒者、非由其父精虫之梅毒菌、即由其母卵子之有梅毒菌故、然徵諸事實、則大謬不然、據多數之醫學家報告、小孩受胎在五月前者、總找不到梅毒症、從此可知父精虫母卵子遺傳不確矣、如父精虫與母卵子而果能遺傳於其子女、則決無治療之人矣、霍氏末附講產後梅毒治療、小孩既落地後、可有二法試其有無梅毒、一由於臍帶上之檢查、一由於X光線之照驗、若仍有懷疑時、則不妨注射少量之六〇六於孩身、亦無妨其健康云、

方劑

# 痘瘡要方釋意

袁公才

調解散

方見前

（釋）夫痘者、發於先天之毒、而實由於五臟之氣內動、風寒邪外引、有以成之、故本方，調其內動之氣、解其外引之邪、因名爲調解、方中前胡人參、所以調其內、紫蘇乾葛、所以解其外、夏陳苓草枳桔、能調於內外之間、故雖用參、而不嫌其補、雖用葛、而不惡其升也

人參羌活散

方見前

（釋）痘瘡既由於五臟之氣而透出、故其臟氣不足者、外之風寒、益搏而不令透、故本方用人參以補五藏、用羌以透風寒、全方之意、卽在於斯、故方以二物爲名、使人不難於顧名思義、而得其要領也、方中獨活柴胡等、所以佐羌活以透外、川芎炙甘等、所以佐人參以補內、補其內則痘毒外透、透其外則臟氣內固、此本方並行不勃之由也、

升麻葛根湯、方見前

（釋）人之臟氣內盛、則風寒到此、便易化熱、熱甚則痘亦毒甚、毒甚則壅、故本方用升麻以清其熱、用葛根以去其壅，甘草白芍以和其臟氣、麻黃石羔以解其熱邪、查肉牛蒡以透其壅毒此本方之面面週到處也、然其得力處、則在二味君藥、故方以二味名之、但今之用此二味者鮮矣、不知二味非但有清熱去壅之功、且富有化毒之能力、善用方者，當知之、

涼膈散

方見前

（釋）痢瘡以邪正和平爲順、不和平則爲逆、若邪過甚爲險、邪甚則正欲亡、故非急去其邪、不可安其正、此本方之所以能救險痢於發熱之初也、本方之硝黃、所以去在裏之邪甚、而甘草梔仁蜂蜜、卽以清之、以安臟氣、薄荷連翹、所以去在表之邪、而黃芩竹葉、卽以解之、以散外毒、膈處中下之分、表裏之間、本方能和表裏而透上下、故以涼膈名之也、

化毒湯

（釋）痘瘡既發於先天之毒、故其既已見點、或已起脹、則痘之症象、已不待證明而知、其用藥、自以化毒爲開宗要義、若化毒之法、仍不外三項、一爲透解其外、使毒從皮而化、一爲清泄其中、使毒從腑道而化、一爲安和其裏、使毒從臟氣而化、故本方用升麻以透其外、紫草以清其中、炙甘草以安其裏、三味皆善於化毒、而又適合三項之法、故合之爲方、而逕名之曰化毒也、然三味雖富於化毒、而未免有三分峙立之勢、故更益以粳米、既善和中、又善透散者、從中拉攏之、則本方之功用立見矣

紫草木香湯

方見前

（釋）臟氣不足、則痘瘡逆、然痘瘡至於見點、痘之毒亦甚矣、故透其腑氣、所以安其臟氣也本方用紫草以清透腑氣、用木香以溫透腑氣、一溫一清、則痘毒透而臟腑和、蓋藥之溫者宜於臟而不宜腑、清者宜於腑而不宜於臟、故本方以一溫一清者、從臟透腑、以挽其逆、而卽以二物名湯也、更加以白朮茯苓炙草糯米、助臟透邪、則毒無可留之餘地矣、

## 專著

### 血證論（續）

章孤鶴

脈細而緩、法宜溫之、又吐衄便血、久而不止、因血不能附氣、失於歸經者、當溫脾腎二經、脾虛不統攝者、用薑附以溫中焦、腎虛不歸經者、用桂附以溫命門、皆溫之之法也、

（調氣）

氣血者、同出而異名也、故血隨氣行、氣行則行、氣止則止、氣溫則滑、氣寒則凝、凡涼血必先清氣、氣涼出血自歸經、活血必先順氣、氣降而血自下行、溫血必先溫氣、氣煖而血自運動、養血必先養氣、氣旺而血自滋生、

（血虛補氣）

陽生則陰長、血脫則益氣、凡上下血溢、大出不止者、宜甘補之品、急補元陽、蓋血病每以胃藥收功、胃氣一復、其血自止、昧者不知調理脾胃之法、概用滋陰、致食少瀉多、皆地黃純陰泥膈之故也、

（血氣所本）

脾爲後天之本、三陰之首也、脾氣健、則元氣旺而陰自固、腎爲先天之本、三陰之蒂也、腎水足、則龍火潛而陰亦甯、故血症有脾虛者、當補脾以統其血、有腎虛者、當壯水以制其陽、有腎中陽虛者、當益火以引其歸、能于三法而尋繹、其謂攝血門一道、思過半矣、

（血症用藥）

當法以四物湯爲主、血瘀、加桃仁紅花蘇木丹皮、血滯、加玄胡索香附蒲黃牛膝、血溢、加藕節柏葉小薊汁童便茅花京墨汁、血崩、加續斷荊芥薑阿膠艾葉、便血、加地榆槐角阿膠、血痛在肢節、加乳香沒藥、在心腹、加蒲黃五靈脂、血虛、加枸杞蓯蓉、血燥、加乳酪蜂蜜、血熱、加天冬生地、血寒、加乾薑肉桂、活血、加韭汁牛膝、養血、加丹參秦艽、其間審擇採用、以爲佐使、存乎其人、至於君主之方、當邊虛實、大法實熱者、犀角地黃湯、虛熱者、四生丸生地黃散、虛寒者、建中理中湯、細而分之、血症肝虛者、逍遙散、肺虛者麥冬飲子、腎虛者、地黃湯、心虛者、歸脾湯、脾虛者、異功散、若再進而五臟兼病者、又當推而互之、腎虛而肺家有火者、地黃湯加麥冬山梔貝母沙參、腎虛而肺氣衰耗者、地黃湯加麥冬五味、肺脈虛甚者、再加人參、腎虛而下焦寒冷者、地黃湯加肉桂五味、脾虛而下陷者、補中益氣湯、脾虛而榮衞兩弱者、人參養榮湯、脾腎兩虛、上焦有熱者、清甯膏、脾腎兩虛、下焦陰寒者、八味丸、脾腎兩虛、中下二焦俱寒者、理中湯加肉桂補骨脂、夫血症而用炮薑肉桂附子理中建中八味者、因外有假熱、內有眞寒、孤陽浮露、血不能藏、故用溫劑以吸血歸元、乃變病變法也、

# 藥物

## 磁石之眞僞

李健願

本經云、「磁石色黑、能吸鐵者眞、火煅醋淬、碾末用、考閩中各縣藥肆所用磁石、質結而堅、重而實、杵之不易碎、色比代赭石而微黑、又不能吸鐵、此正與書中所說、迥然不同、余因之大惑不解、查詢藥業之老神者、據云、如用醋煅過、則無吸鐵之能力、雖然、余猶在懷疑中、一日遊於福淸之名山、(卽石竹山、)見有人在山麓下開石、余向前覻之、見所開之石、如磁石相髣髴、問之、答曰、此磁石也、卽取賣與藥肆爲藥、余試取一塊於鐵上、坦然不動、然此係未經醋煅、奈何無吸鐵之能、想必是假、觀用者、頗其有效、然亦不敢確斷爲僞、質之海內同道、代爲硏究、但眞磁石到底有無吸鐵之能、醋淬之後、果能失其吸鐵之力否、幷且此石是不是眞者、不吝賜教、以助硏究、

## 芒硝之片段

黃策臣

芒硝者、上有芒茅能消化積結、所以名也本經謂芒硝能化七十二種石、况食物雖成積結、堅非石比、所以一服便能腐化而下也、加以瓣膜黏結之宜佐大黃、氣不下降、宜佐枳究、若僅以芒硝化之、亦不能下矣、亦有腸胃壘實壓緊、食物不下、雖用升柴升而捉之、腸得寬鬆而食自下、又非芒硝所能瀉矣、芒硝之寒、同於大黃、而一滑一瀉有異也、芒硝之化、同於巴霜、而一寒一熱有異也、三物同是瀉藥、而功用懸殊、假醫爲名者、未必能知此義也、

附芒硝單方

小兒多生痞積、爲其陽氣微、腐化穀食之力淺、故前醫謂小兒爲稚陽是也、可知小兒初生、宜飲乳汁、堅硬之物、切不可服、若稍大之兒、喜食雜物、及斷乳食飯者、每月用芒硝和砂糖調粥服一兩次、兒易長成、食量大開、且免痞疾之患、此予得心應手之方、經驗甚多、並非虛語、

## 血症不宜用特製阿膠

陳任揚

考古阿膠之製、其原質、不外伏流水也、黑驢皮也、其功用、不外滋陰降火也、淸肺潤燥也、凝固血液也、而用途、尤而關于血症爲最盛、後世法之、無所更變、乃近十年、欺心射利之徒、皮與水均不計也、膠加葠者茸桂之屬、巧立福壽財喜等名、沽價旣高、害人匪淺、以壯實人血症服之、葠著不但藏垢納汚、且犯以實益實之戒、若虛火人血症服之、茸桂奚能揚湯止沸、反將以火助火之燎、予年來施治、有獲于心、曾遍告地方同業、兼誡病家、今以讀章次公之阿膠研究一欄、故而發之、質諸同好、以爲然否、

即此阿膠一端、可想見藥物道地一語、不但謹防假冒、恐劣代優、即有特別滲雜、仍增罪戾、醫藥病家、詎可忽之、

## 常識

# 食物性治摘要（續）

淩半殘

菠菜　味辛、性涼、利腸胃、補熱毒、癰疽酒毒咸宜、脚軟腰痛不利、

苦菜　味苦、性寒、解胃腸熱毒、治五臟邪氣、胃虛及孕婦忌食、又名苦苣、

蔓青　味苦、性溫、利五臟、開胃口、令人肥健、多食動風氣、子可榨油、勿常食、

萊菔　味辛甘、性微溫、解豆腐毒、消麵食積、生食散血寬膈、解酒消穀、化痰利氣、多食動氣、生姜可解、痘疹及目病人忌食、易生翳故也、汁消麵積、寬膨脹、莖葉性溫、利膈下氣、又名蘿蔔、

胡蘿蔔　味甘淡、性微溫、下氣、補中、利腸胃、安五臟、子可作食料、莖可作薪、

諸葛菜　味苦辛、性微溫、解疫癘、散溫熱、

白苣　味苦、性寒、似萵苣、葉有白毛、折有白汁、開胸利膈、通腸滑胃、胃寒及產後人忌之、

萵苣　味苦、性寒、有微毒、通經絡、利水道、解毒、殺蟲、凡因濕熱而胸膈墳脹、眼目昏花者皆可治、乳汁不通、煎酒服之、百虫入耳者、擣汁灌之、多食則昏目、子能治陰腫下血、通乳利水、

莧菜　味甘性寒滑、通利腸胃、除血痔毒、多食動氣、與鱉同食生鱉癥、子治肝經風熱上攻、眼目赤痛生翳、

莙薘菜　味苦甘、性寒滑、有小毒、夏月煮粥、解熱、止痢、虛寒者勿服、

葵菜　味甘、性寒、導積滯、除客熱、痢血淋滑產宜、黍米鯉魚相忌、即冬莧、

芥蘭　味甘辛、性涼、寬胸解酒、耗氣血、發疥瘡、

薺菜　味甘、性溫、利肝氣、和五臟

枸杞苗　味甘苦、性寒、解麵毒、除風熱、明目、消毒、

甘菊苗　味甘苦、性涼、生熟皆可食、明目養肝、去翳膜、

蔞蒿　味甘辛、性平、解河豚毒、開胃利膈、去濕痺、發疥痢、

苜蓿　味甘淡、性涼、安中、去胃熱、利大小腸、不宜多食、冷氣入骨、

蓴菜　味甘、性溫、解百藥毒、解渴止嘔、下氣利水、多食損胃傷齒、落髮發痔、

苦芙　味苦、性寒、下氣解熱、治漆瘡及丹毒、洗痔甚效、

焊菜　味辛、性溫、去冷氣、化痰癖、治心腹痛、

紫苑　味辛苦、性溫、瀉肺熱、治虛痼、除咳嗽、止吐衄、

百合　味甘淡、性微寒、清肺和胃、斂氣安神、新咳嗽勿服、

蒲公英　味甘苦、性寒、通結氣、利腸胃

香椿苗　味甘、性平、和胃、消風、多食昏神、忌同麵肉食、食之中滿、

紫菜　味甘鹹、性寒、除痰熱結核、去風濕脚氣、利咽喉胸膈、冷積腹痛者、食之吐涎沫、飲熱醋可解、

草決明　味甘、性涼、清心明目、治頭風眩暈、春採爲蔬、

鹿葱　味甘、性涼、治小便赤澀，身體煩熱、解酒、除黃、利膈、清熱、即萱草、又名金針、

龍鬚菜　味甘、性寒、利小便、去內熱、治癭結、化痰核、有冷氣人勿食、

薇　味甘、性寒、調久、利腸胃、名又髮菜、

# 小兒斷乳宜早之故

胡唯誠

▲父母之愛子女

▲往往不早斷乳
▲愛之其實害之
▲肥兒反成瘦兒

**正當斷乳之時期**　小兒初生、以乳爲食、此天然之理、非人力所強、蓋初生無牙、不便咀嚼食物、且亦無咀嚼之氣力、故惟有吮乳、方可維其生命、且不煩消化器之震動、是以小兒無乳吮者、必不易養活、雖有各種代乳品、終究須震動各消化器、小兒氣力薄弱、每每因不能消化而生病、因是愛子女者、必使小兒得飽吮乳汁而後已、雖然人生總宜以穀氣爲資養、脾胃得穀氣、方能永保其强健、故小兒至出牙之時、能知咀嚼食物、即宜斷乳、否則反使脾胃失其消化之作用、漸至於不復强健、因此小兒及乳母之實地驗之、小兒正當斷乳之時期、當在初生後之第三十六星期至第四十星期爲止、過期再不停、必有左列之病症發現、願爲父母者注意之、

**斷乳過期之病症**　小兒過期不斷乳者、其病症當分兩種原因（甲）單吮一母之乳者（乙）雜吮數母之乳者、

（甲）單吮一母之乳者、乳母至四十星期以外、無不月經復行、甚至又有孕矣、故吮此種乳者、又分爲二種原因、

（一）無孕者之乳、乳母月經復行、尙未復孕、此等乳汁、全是一團肝火、所以然者、生產之後、乳汁出者、乃衝任之氣入於胃經、賴肝火之升發而成、蓋乳汁之成分、當分三種、一種爲胃液、一種爲肝火、一種爲衝任之水氣、最足以營養小兒者、厥惟衝任之水氣、若至月經復行、則衝任之水氣下行、不復與肝之火氣上蒸、則乳中之成分、只賸二種、一爲胃液、一爲肝火、胃液所以助消化、肝火所以助發育、然無營養之資料、有如釜中無米、徒存薪窖、未有不化釜爲灰、故小兒吮此已失營養料之乳者、勢必日見瘦削、面目發青、漸至瘠咳、骨蒸發熱、有似大人之癆瘵症、此皆由於此過期之乳、其中胃液消其肌肉、肝火蒸其氣血有以致之也、

（二）有孕者之乳、乳母至於有孕、小兒尙吮其乳者、非但使胎中之兒不易長成、而此種乳汁、以之喂小兒、更屬危險之極、因此等乳汁之成分、非但缺少衝任之水、並且缺少胃液、蓋有孕之婦、衝任之水氣、全爲養胎之作用、而胃液亦因缺乏水潤而減少、觀有孕之婦、必飲食不香者是、胃液減少、所以不克消化飲食、而此乳汁、從何而出乎、只賸一團火液而已、故小兒吮此乳汁者、有如喂以火酒、所以小兒必食物難消、面黃目青、便溏而綠、夜不安睡、此皆火氣內甚、肝强脾弱、由於吮此有孕之乳而成者也、

（乙）雜吮數母之乳者、更換乳母、爲愛子女者所必犯之病、然在想未斷乳以前、對於小兒已屬不利、若在應斷乳以後、則其能危害於小兒、亦有兩大原因、

（一）乳母之乳已及三十六星期者、其爲病症、當與甲條同、

（二）乳母之乳未及三十六星期者、乳汁未至於缺乏水氣、應無生病之理、然小兒至應斷乳之時、母乳自然缺少、水氣自然不上承、此天功之巧也、今乃强以人事、另易乳汁充足之乳母、雖其乳之成分未改、然兒之腸胃已變、且齒牙已出、氣力已長、應以穀食爲資養、乳汁雖濃、反使脾胃日困、如機輪已成、而不使之轉、勢必至於樞軸不靈、欲轉不得、應斷乳而不斷乳、其弊亦猶是、蓋乳汁有自行消化之能力、無須再煩脾胃、而乳汁有促進發育之能力、能使脾胃日厚、脾胃日處於安養之地、勢必因而膨脹、故每有小兒形體虛浮肚腹脹大、面色不華、足步無力、問其飲食、則尙未斷乳、問其乳之濃淡、則固壯婦之新乳、不知人生非可賴乳而長活者、小兒應當斷乳、即須斷之爲宜、此固順天然者也、否則病症蜂起矣、

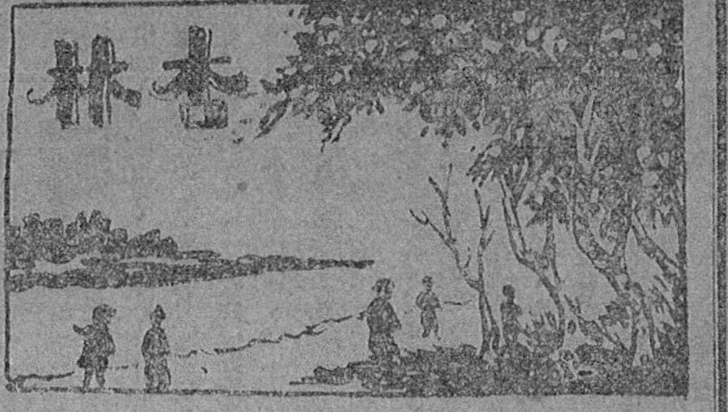


## 怪胎記

士燕

▲貓首人身

自來胎產之怪異者、往往匪夷所思、難于解釋、各家筆記所載、指不勝屈、九畝地高家弄某紅木作主婁某氏懷胎十月、忽於前日誕生一貓首人身之怪孩、額綻雙角、眸作碧色、貌極猙獰、氏一見之下、驚恐暈厥者數次、主人權而棄之廁所、聞者蟻集、咸以一視爲快、氏之妹、居近鄰、亦身懷八月之胎、聞變趨詢、本擬慰藉其姊氏、詎覩斯怪物、驚仆墜胎、一蹶不起、佛家所謂寃孼、殆有前定也、其然豈其然乎、

## 食人草

譚觀成

廣東境內多山、崇巒峻嶺、不亞西蜀、且地近熱帶、惡禽猛獸、奇樹異草、所見獨多、北江居粵之中部、有滑水山者、綿亙百數十里、爲華南最險要之山也、素爲匪盜所踞、作爲巢穴、以是人絕跡、山中樹木叢生、落葉積達六七尺高、造就蛇虺禽獸之安樂蹤窩、邇者、我粵厲行肅清股匪、各地次第規復、該山亦已宣告肅清、並派有第一旅部駐紮、以資鎮護、當局並獎勵附近鄉民、入山佃獵、客有自該地來者言、山中近發現一種食人草、草色靑綠、高與人齊、蓋幹粗巨、有某鄉人偶近之、竟被此草捲纏、其力甚猛、使人無法掙脫、約一炊黍間、骨肉均漸化作灰燼云云、天地生物、無奇不有、吾人或常見草類之具有奇異性能、含羞草、食牛肉草捕蠅草等外、今更有所謂食人草者、尤足駭人聽聞也、特錄之以供植物學家之研究、

## 人工種植珍珠之傳說

黃影呆

▲日本珠寶大王之成功史

沿日本之海岸、有一海灣、其中每年所產之牡蠣、盈千纍萬、漁人盪舟其間、日夜工作、爲主人謀利、經七年之久、辛苦工作、始可得獲明珠、主人米奇馬多（譯音）西人嘗稱之謂珠寶大王、其初渠嘗苦心研究、歷時多年、始得一神秘之方法、乃得發掘此無價之寶藏、如以米奇馬多之採珠方法而言、則亦頗爲離奇、魚目並不混珠、數年以前、米氏用人工方法、所種之珍珠、當其第一次收獲之時、運往巴黎銷售、巴黎爲世界各國珠寶集中之處、自日本之人工珍珠抵法後、市場之上、魚目混珠、不免受其擾亂、且曾引起一訴訟之事、然其後經法庭之判決、則謂日本之人工珠並非假造、儘可與天然珠同樣銷售、因形式方面、彼此完全相同也、當米奇馬多年幼之時、乃一豪華子弟也、住居於部白（譯音）鎮上、曾一度經商、而該鎮則爲著名產珠區域、惟漁人、採珠方法、頗爲愚笨、米氏見之、不免感慨系之也、於是此年幼之米奇馬多、即始研究改良採珠之法、然其初渠亦並未知珍珠一物、能用人工種植也、直至一八九零年、東京舉行珠寶展覽會、而米氏亦有產珠之牡蠣若干、加入展覽、在會中得科學家多人、言及種珠之法、於是米氏始有種珠之動機、自二十三歲時、即開始進行、其間雖因經濟之不足而屢遭失敗、然米氏爲人、具有百折不回之精神、終於得踐成功之路也、

根據中國傳說、米氏種珠之法、即根據中國古時之傳說、謂珍珠一物、可由人種植、其第一步方法、即在產生牟圓形之珍珠、此種半圓形之人工珠、米氏嘗於一八九四年公開展覽、此後又經十年之久、苦心研究、然仍不十分圓正也、其時造珠之法、雖未成功、而世界各國、巳均知珍珠之能用人工種植矣、又經十年、始告成功、於是米氏始將人工種植之珍珠、運往歐洲市場銷售、此六十年前之流浪子弟、遂成日本唯一之富翁矣、擁有珠田十處、面積有四一、、○○○英畝之廣、每年所產牡蠣、則有三百萬之多、米氏爲人、樣藹可親、有人前往參親、則必導往產珠之地、滔滔爲客述其成功之歷史、

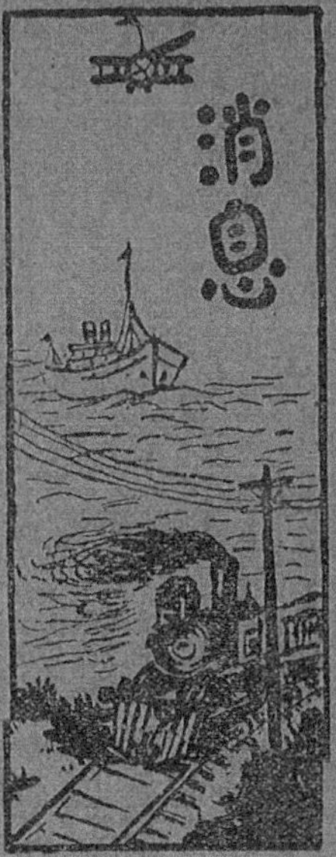


# 三一七怎樣紀念

漢口市中醫公會曾少達君演說三一七紀念日是我們中醫死而復蘇的個悲壯沈痛的紀念日、現在已經一週年了、想起去年那位醉心西醫的先生、異想天開的、在國府會議席上霹靂一聲、提出廢止中醫案、不惜斷送中醫於死地、至今思之、不寒猶慄、誠所謂「天地之大無奇不有」西醫之良否、姑置勿論、試問西醫西藥能否於最短期間、普及經濟落後的全中國呢、能否使全國民衆在西醫西藥、未普及以前、不生疾疫呢、我看這事實上、完全不可能的、如有疾疫、只好坐以待斃、廢止中醫的提案、是直接摧殘中醫、間接摧殘民族、再而談到中藥問題、如中醫廢止、中藥亦無所用、在此提倡國貨、抵制經濟侵略的當兒、對於國貨務須力圖整理與改造、以期與世界、並駕齊驅、方合抵制經濟侵略原則、況且中藥施治、數千年來卓有成效、又爲我國一大宗收入、欲棄之而另購泊來品的西藥、致利權外溢、加重經濟壓迫、不異替帝國主義者、作走狗而摧殘民生、

去年今日是醫界同志、拚命的與摧殘者作殊死戰爭、生存的一天、也可以說是公理戰勝强權的一天、在這偉大紀念日中、我們應該如何的歡呼鼓舞、共慶天日之重逢啊、但是回頭一想、每年今日僅僅只做個空空洞洞的紀念儀式、是不能成功的、還是要團結精神、努力奮鬥的來的「整理國故再造文明」把中醫的基礎、建築一個堅堅固固、制止同樣的摧殘者再發生、那末、我們必須要注意下列幾點、

一嚴密組織、凡是一個團體、如果沒有嚴密組織、終久必歸於失敗和淘汰、我們中醫去年之所以被摧殘的、也就是這個道理、幸而全國同志應付得法、據理力爭才免於滅亡、假使以後仍不努力、求振作、求上進、嚴密的團結起來、研究學理抵禦外侮、聽其江河日下、那就是自掘墳墓、只有死路一大條了、

二普及教育、教育是發展學術的原動力、我們中醫屈指、雖有五千多年的歷史、但學醫者終屬自學、苦於沒有相當的學習和研究機關、這五千多年裏面、登峯造極的博雅賢豪、固不乏人、然終限於最少數、天才特異之士、總覺醫界人材鳳毛麟角、我們欲普及醫學、首先就要普及醫學、教育培植眞眞的醫學人材、來發揚而光大之庶免國粹沉淪、

三嚴格考試、考試是拔取眞材唯一的方法、現在考試權已經獨立了、中醫能否營業、亦完全取決於考試、可謂法至善而意至美矣、但是考試是要嚴格的、絕對不許營私舞弊徇情愛面、以防止不學無術者、濫竽其間勁輒殺人、致魚目混珠貽人口實、與人以攻擊之資、這是我們應該特別注意的、

總上幾點、我已認爲保存與發揚、中醫天經地義的條件、只要我們大家一心一德、矢愼矢勇努力做去、最後的勝利、必歸我們、孫總理曾經說道、「最後的成功、歸於最後的努力者、」同志們不要畏怯、不要鬆懈、繼續「三一七」奮鬥的精神、戰勝一切、使數千年來、中醫光榮、燦爛的旗幟、永遠飄揚於靑天白日之下、這樣紀念才有價値、這樣才算我們紀念「三一七」的眞意義了、

中華民國十九年四月二日出版

# 上海醫報

Shanghai Medical Weekly

介紹醫藥常識
提倡公共衛生
促進民衆康健
傳達醫藥新聞

第六十三期

每逢星期三出版

今日本報一冊另售洋五分

上海醫報社編輯及發行

社址上海西門內南石皮弄九十八號

## 定報價目

國內每年連郵費大洋兩元台灣日本同

國外每年連郵費大洋三元

半年不定

郵票九五折扣四分以內爲限

中華郵政特准掛號認爲新聞紙類

# 陸家鼐律師受任上海醫報社常年法律顧問啓事

啓者本律師現受上海醫報社聘任爲常年法律顧問嗣後如有侵害該報之名譽信用及一切法益者俱由本律師負責保障之此佈

事務所 七浦路順裕里第一家 電話北五七一四號

註册商標

治癆聖藥 **肺形草**

肺形草爲浙東邵靜卿醫士發明。乃治癆之聖藥也。輕症數服斷根。重症連服亦治。此草發售垂十稔。治愈萬餘人。遐邇馳名。譽遍中外。蓋有久遠之歷史。靈驗之治效。固非偶然事也。所憾者此草栽植匪易。每致供不應求。而投機家遂紛紛影射。一或不慎。每至遺誤病機。請認明肺形草裝置錦盒。盒上有肺形商標及發明人邵醫士小影。上海僅天濟醫室獨家出售。千祈病家注意是幸

上海石路四馬路南新普慶里天濟醫室

# 上海醫報

第六十三期


目錄





## 常評

### 醫與國

蘊華

一國有一國之國粹、中醫爲國粹之一部也、國之强在於民、醫爲輔救民命之一道也、吾中醫歷效數千年、意至理精、有非率意所能曉、卽吾國之粹也、數千年無量數生命、賴以維持、精神賴以健康、卽醫學之輔救也、然則時至今日、何以受西醫之攻訐、而不能阨辭以對、東方病夫之榮稱、何獨厚加於我、此殆未能洞澈先輩精微、而以新識證合也、學浮識淺、輕於問世、未足輔救民命也、乃後人之欠學、非術之不善耳、是不能闡揚國粹、輔救民命、其爲弱國則一、先總理云、使中國原有學術、發揚而光大之、其見遠其旨深矣、然則如今日之西醫、舍已從人、執科學一部、作自戕利器、其居心又不可解、豈卽强民强國之善策乎、

## 學說

### 脚氣概論

秦丙乙

弁言

蘇子瞻有云，天下之患、最不可爲者、名爲治平無事、而其實有不測之憂、今夫脚氣之爲病、亦何獨而不然、良以本症初起、不過足部呈浮腫之狀態、步履之間、漸感不便、至起居飲食、一如平昔、初無特殊之處、是以患者對之、每易疎忽、逮淹纏日久、蹉跎失治、局部之問題、一變而影響及於全身、其勢雖緩、多至不救、世之枉命於其中者、可勝數哉、不佞有鑒於斯、爰有此篇之草、聊抒一二、藉貢讀者、倘希海內明達、不吝賜正、則幸甚矣、

一、名稱

脚氣、近世之俗名也、內經名爲蹶跛、亦稱痺厥痿厥、昌黎韓愈祭十二郎文、中有比得軟脚病往往而劇、……江南之人、常常有之、未始以爲憂、……等詞、是可知脚氣之流行、於唐爲甚、大概兩晉之間、已有發生、(觀王燾之集自知、)特唐以前既不數見、而稱謂各異、更無從考索耳、

二、原因

脚氣爲水溼病之重症、其原因之單純、尙稱不雜、然漫言水溼、水濕之來、半由飲食、半亦由起居也、韓氏所謂江南之人、常常有之云者、是即起居之關係也、大江以南、地氣卑溼、生臨斯土者、年久月深、潮溼之氣、浸漬薰蒸、乃於不知不覺間、襲入足脛、而成此症、然江南之人、不勝其繁、或病或不病、何也、曰、江南地卑溼重、斯固然矣、然百里不同風、千里不同俗、有高下之不齊、有輕重之互異、更有稟體素强、足以抗拒之而有餘、即來亦不難逐之使出、而不令成病者、固未可以一概論也、或曰、世有居處高爽、無潮溼可言、驟患此病、則又何也、曰、此其人雖不因於起居、仍未脫乎水溼也、患者必或因房勞衝冒霜露、或因大病後多犯雨雪、斷未有平地之風波也、或又曰、北方之人、所處宜不卑矣、水溼宜不重矣、然而脚氣之患、初未嘗絕無僅有也、何哉、曰、此卽所謂飲食之關係矣、北人所飲所食、率係湩乳酪漿、多溼之品、其仍足以下流足脛也明矣、且飲食方面、尙不僅北人爲然焉、近世西方學者、認食米爲造成本症之利器、正非不經之談、其說謂食米悉經機製、而盡去其麩皮、不知所去之原料、實含多量之滋養質、(西說謂維他命、)而食米具助溼之性、全賴此原質以勝之、攷諸本草、麩皮實有袪溼逐水之功、則西說固未盡無稽、而確有見地也、且揆之實際、苟令患者日以陳米糙米爲食、的有奏效可能、則更信而有徵矣、要之、本症原因、在起居方面、則爲地土之關係、在飲食方面、則有食米等種種習用習見之物、亦無可諱

三、證象

足部浮腫、步履維艱、此本症初起之概況也、自足至膝、筋脈攣急、麻痺、疼痛、枯痿瘦削、不便行走、此乾脚氣之證象也、筋脈弛縱、浮腫光亮、重手按下、窅然即起、此溼脚氣之證象也、以上所述、皆屬脚氣本證、外此有各種兼證、每與本證合見者甚多、如初起有發熱惡寒頭痛嘔吐等症、甚則腹痛昏瞀、譫語狂亂者、與傷寒初無二致、惟足部爲可別耳、有口渴煩悶便結溺赤足熱如火者、此蓋寒溼風溼溼熱之所由分也

四、變證

前論脚氣有乾溼兩種、然而乾溼之中、又有急性慢性之別、慢性之脚氣症、雖遷延日久、無任何危險、但能珍攝有方、戒酒飲、居高處、常令足部溫暖、行動隨時留意、即不服藥、亦有延至一年半載而旋發旋愈者、惟症屬急性、則初起一經失治、或其人素體腿熱、五六日之後、其腫逐漸上行、由足脛而小腿而膝蓋、而大腿而兩股、以至腹脹胸悶、臍下築然動氣、泛惡煩渴、氣逆喘急、鼻扇齒焦、險象環呈、所謂脚氣衝心、即其證也、此乃脚氣病之最劇症候、雖在少數、勢綦危篤、故脚氣不爲人所注意、而衝心則咸知嚴重焉、

五、診斷

脚氣屬風者、其苔白滑、其脈浮弦、屬寒者、舌苔白潤、脈象沉緊、屬溼者、舌苔白膩、脈形濡細、此其大概也、然脚氣水溼爲病、故其苔脈、必現溼象、惟溼中有兼症、故苔脈多兼象耳、至衝心之症、則舌以黃糙爲宜、脈以沈數有力爲順、舍此或黑或焦、偏浮偏促、均爲凶候、

六、治法

（一）湯液　治脚氣開宗明義、自當以袪溼爲主、然徒事袪溼、仍難足恃、旁敲側擊、因事制宜、斯用藥用兵之所以輒相貫合也、因症之兼風也、而制袪風之劑焉、識症之兼寒也、而定温散之治焉、實者發汗逐瘀、不任姑息、虛者攻邪之中、須知迴護、乾脚氣調氣舒筋、養血亦不可或緩、溼脚氣疏風利溼、通絡更在所必需、若夫衝心重症、則納氣鎮陽、引火歸元、經有明訓、治備專方、惟症勢至此、危難已極、十全其四、亦云幸矣、總之、世間病症、治之不難、所難者說明其所以治之之道耳、蓋病變無常、不容概論、以一成不變之定方、而治朝秦暮楚之活病、縱令儀秦復起、亦無以錯綜而備論之矣、所謂大匠誨人、能以人規矩、不能使人巧、神而明之、存乎其人、醫之爲道、如是而已、

（二）外治　脚氣症外治之法、至爲繁賾、多不勝書、擇其有實驗者、約得數則、

（一）杉木節煎湯温洗

（二）用鹽炒熱熨足部隨冷隨換

（三）大田螺搗爛敷

（四）鳳仙花枸杞葉共搗汁煎湯薰洗

衝心症、用白礬一兩、酸漿水一大碗、煎湯浸、

惟以上諸法、施於初起、或症勢較輕之脚氣、則每有效、此亦不不可不知也、

## 七、方劑

自來脚氣方劑、多不勝億、就其普通者、則有下述若干則、

甲、初起通治方

（一）鷄鳴散　（蘇葉　茱萸　桔梗　木瓜　陳皮　檳榔　生姜）

煎湯、去滓、五更雞鳴時冷服、

（一）加減檳榔湯　（檳榔　蘇葉　甘草）

上述兩方、前者治本症初起較重者、後者治較輕者、

乙、寒勝

（一）金匱烏頭湯　烏頭　黃芪　麻黃　芍藥　甘草

（一）酒浸牛膝丸　牛膝　附子　蜀椒　虎脛骨

丙風溼相兼

（一）薏苡仁酒　苡仁　海桐皮　牛膝　五加皮　獨活　防風　杜仲　熟地　白朮

（一）牛膝湯　牛膝　羌活　川芎　五加皮　苡仁　海桐皮　杜仲　生地　甘草

（一）獨活寄生湯　獨活　桑寄生　杜仲　牛膝　細辛　秦艽　肉桂　茯苓　防風　川芎　人參　熟地　當歸　白芍　甘草

（一）木瓜丸　木瓜　熟地　當歸　白芍　蓯蓉　續斷　牛膝　烏頭　牽牛　陳皮

（一）輕症　蘇子降氣湯合五苓散加減　五苓散（桂枝　白朮　茯苓　豬苓　澤瀉）蘇子降氣湯（蘇子　半夏　前胡　厚朴　沉香　當歸　陳皮　甘草　姜）

（一）重症　八味丸（肉桂　附子　熟地　山萸　茯苓　丹皮　澤瀉）

千金半夏湯（半夏　桂心　附子　蜀椒　人參　細辛　干姜）

## 八、丹方

諺云、丹方一味、氣煞名醫、民間治療之價值、於此可見一斑、脚氣之症、世俗每利用鱧魚一尾、重約六七兩、剖去腸雜、以填上紹酒、及大蒜四兩、共煮爛熟、不加鹽醬、逕行淡服、或佐膳、或充饑、均無不可、並有即日遄返故里、謂一得家鄉水土、其病若失、此法似甚神秘、屢試輒驗、

## 九、衛生

起居方面　(一)宜擇高爽乾燥之地、睡室勿在樓下、(一)宜多受陽光、(一)足部常令運動、暇時散步曠野、以二十分鐘爲至少限度、愼弗呆坐呆立、失於行動、

飲食方面　(一)少飲茶水、(一)少食瓜果、(一)宜食牛乳、麩皮、葱、韭、橘皮、花生、等食物、(一)禁食羊肉、牛肉、鷄、鴨、鯉魚、酒、蒜、菘菜、蝦鮮等各種食品、

精神方面　(一)節慾絕房　(一)戒惱怒鬱悶

## 十、善後

脚氣愈後、首以節慾爲要旨、蓋本症病原、無不歸之於腎、若愈後遑慾不節、即可立成舊疾、次則保護足部、常令不感風寒、雖炎暑之日、最好仍裹以薄棉、並須運動得宜、不過劇烈、不太閒逸、隨時留意、毋或偶忘、至羊肉蝦鴿等助陽食物、均在永忌之列、一有大意、便易召禍、

## 十一、結論

自來論脚氣之專書、在我國尚不多覯、且世人目爲輕淺、每不易喚起其注意、而東土人士、頗致力於此症、專書著述、指不勝屈、遠紹前哲、旁參新說、研究所得、初非泛泛、良以彼邦三島之國、地瀕大海、溼氣尤甚、故本症之流行特盛、而邦人之注意彌殷、蓋亦地勢之使然也、我華族特性、素稱顢頇、對此慢性之劇症、類皆渾渾噩噩、不甚知覺、大江以南、如滬粵等區、本症之潛勢力、固不爲不厚也、至其原因所在、已備論之於上文、然竊更有不能已於言者焉、夫脚氣一病、北方萬不及南方之多、原江南民風閒逸、人物脆薄、習於高倘、慣作淡泊茶坊長坐、酒肆清談、弱不禁風、浮而無實、既無登山越嶺之勞、更鮮騎驅馳騁之好、錦衣玉食、安富尊榮、飽煖思淫、風雅自文、揆茲種種、實非矯枉、是則脚氣之於南方、與其謂土地之關係、曷若責人事之結果耶、狂言妄論、高明者其有以語我來、(完)

# 腦膜炎論

張皇舫

查腦膜炎症爲、西醫發明之名詞、中醫謂之痙病、余以爲非完全痙病、而實溫病也、其原因爲去冬當寒反溫、今春寒熱失時、以致內蘊之溫熱、受風寒之逼迫、故而上下關格、表裏不通、其來勢凶猛、死亡極多、小兒氣體薄弱爲尤甚焉、此病即內經所謂冬不藏精、春必病溫是也、現在滬地盛行此症、傳染迅速、各大醫家均有經說、幷擬湯方、以資治療、衛生當局曾已製定方案、先事預防、鄙人因之頗增識力、其病之現象、爲發熱惡寒、頭劇痛、大熱而腫、發赤、項強、溺黃、胸悶、舌苔初白後黃、甚至神不清、手足抽搐、各醫家治療均以內熱過甚、而用清潤之品、惟是此項病症、有燥熱濕熱之分、有宿食滯氣之別、而其表受風寒則一也、蓋先蘊熱於內、後感風寒於外、外寒遏其內熱、不得外瀉、故成此病、若不召外感、內之溫熱猶得外瀉、不致搆成此病、治法辛溫發汗、以散外寒、苦寒以清內熱、乾燥作渴者、加滋潤之品、痰多不渴者、加利濕化痰之味、氣滯胸滿者、行氣理肺之品不可少、舌黃胸悶有宿食者、消導爲攻裏之妙劑、如此辦法、庶幾表裏攝清、自當痊可、蓋治病不外表裏、受自表者瀉之於汗孔、得自裏者瀉之於二便、至內之潤燥與推蕩、視其病象以施治、不過爲一種輔助品而已、而分清表裏、實爲治疫之最大關鍵、至此症得一二日後、表寒亦從內熱感化、則儮熱無寒、而發汗之辛溫又不能不變通而用辛凉也、鄙人對於各種時疫病症、稍具經驗、前曾著有濕溫論、刊報披露、濕溫與腦膜炎雖屬不盡相同、然亦

無大出入、故診治此症確有把握、茲不揣譾陋、用將腦膜炎受病之原因與患病之現象及診治之方治、約略貢獻於上、

# 男子熱入心包婦人熱入血室

鄭鴻翔

▲胞脈血室同一物
▲熱入有男女之分
▲根據經文推求
▲自無絲毫差誤

男子熱入心包、婦人熱入血室、同一熱也、何以男子熱入心包、而婦人能熱入血室、夫男子亦有血室、婦人亦有心包、又何以男子能熱入心包、而不能熱入血室、婦人能熱入血室、而不能熱入心包、此皆可研究之處、不可不細察也、考男子之心包、與婦人之血室、以實際論之、心與包宜分立、心爲心、包爲包、心居膻中、包居少腹之中、包即血海、血室即血海、兩者相同也、內經名包中曰即衝脈、所謂血海是也、爲營血停留之所、經血集聚之處、又云、男子藏精、女子藏血、故又爲精室、亦名氣海、乃呼吸之根、爲先天腎氣後天胃血交會之所、凡十二經之氣血此皆受之、營養週身、所以爲五臟六腑經脈之海也、在臍下少腹之內、膀胱直腸之間、以婦人論、即爲血室、

總、男子之熱入心包、即熱入血海衝脈、經云、衝脈起於少腹之內胞中、挾臍左右上行、並足陽明之脈、至胸中而散、又云、胞脈繫於心、血海有熱、則熱由衝脈手厥陰經上繫於心、心爲君主之官、神明出焉、又主血、受熱薰蒸、影響不寧、則血液耗傷、心又與大腦通、大腦主智覺、心熱則大腦亦熱、故神明內亂、智識昏糊、閉塞絡脈、而爲譫語等症、實際其熱仍在血海、惟影響及心、故男子之熱入心包、與婦人之熱入血室、同一例也、

# 白濁約言

秦內乙

濁者、溺竅中流出之渾濁液汁也、症分有毒無毒、而無毒之中、又有濕熱下注、敗精瘀腐二種、

甲、有毒

妓之爲物、送往迎來、因生活之關係、爲環境所壓迫、獻媚呈淫、那管生張熟魏、頻弛時縱、奚如暮楚朝秦、彼異鄉孤客、烏巷少年、或嗟遊子之思、或感無聊之苦、尋花問柳、藉慰羈旅之愁、贈芍采蘭、慣作狎邪之舉、一經蜜語、果見摯意之纏綿、偶爾留髡、但覺眞情之繾綣、流連忘返、、逮夫年久月深、毒蟲竭縱擒野戰之辛勤、神魂齊飛、盡雲雨巫山之快美逮夫年久月深、毒虫留戀、凝假而刺痛黏腐、凝假而混液續出、而症亦隨之俱成矣、

乙、無毒

(一)濕熱下注　素體多濕多痰、平日嗜進肥甘、或醉酒行房、酒濕內襲、於是薄而成熱、挾便而出、色白如泔、宛如粉糊、

(二)敗精瘀腐、登徒好色、逈異常人、往往交合時、不任自然、矯揉造作、忍精不洩、以求取快、於是腐精留戀、而成濁症、如眼眵之膠滯、如瘡膿之稠黏、或則刺痛不堪、或則封口牢固、其痛苦爲何如耶、

赤白之變

濁之一症、無論其爲有毒無毒、濕與熱二者、均爲不可避免之事、凡濕勝於熱者、則爲白濁、熱勝於濕者、則爲赤濁、

湯液調治

有毒白濁、宜九龍丹、(乳香、木香、沒藥、巴豆、孩兒茶、血竭、)或二子消毒散、(皂角肥、皂子、豬牙皂莢、銀花、土茯苓、白殭蠶、蟬衣、牛膝、杏仁、荆芥、防風、豬脂、)一方兼服萆薢分清飲、(萆薢、

石菖蒲、益智仁、烏藥、甘草梢、）濕熱下注、宜苓朮二陳煎、（白朮、豬苓、赤苓、半夏、陳皮、澤瀉、甘草、）敗精瘀腐、宜虎杖散、（虎杖、麝香、）或龍膽、車前、白朮、澤瀉、木通、滑石之類、赤濁宜加味清心飲、（人參、麥冬、白朮、遠志、菖蒲、陳皮、澤瀉、石蓮肉、益智仁、車前、甘草、燈芯、）此方不效、則宜從事於溫固下元、大概治濁之道、初起總以利水爲主、入後始可溫補、失之毫釐、便將差以千里也、可不慎之又慎乎、

## 清氣在下則生飧泄濁氣在上則生䐜脹

余亦仁

寒氣下凝、故生濁陰、熱氣上散、故生清陽、是故天位乎上、陽天也、是以清陽積於上、地位乎下、陰、地也、濁陰積於下、清陽在上、則上竅通明、腠理發泄、四肢强健、濁陰在下、則下竅通利、「五臟調和、六府運化、」蓋清濁各居其守、」則身體日健矣、經云、清氣在下、則生飧泄、濁氣在上、則生䐜脹、旨哉是言也、蓋人身之陰陽、互爲消長、陽偏盛則陰虛、陰偏盛則陽虛、此一定之理、脾主升清、清陽不升而下降、則太陰病而見飧泄矣、胃主降濁、濁陰不降而上升、」則陽明病而見䐜脹矣、」然則治之奈何、曰太陰爲病、水瀉者五苓散主之、寒甚者理中湯主之、四逆湯亦主之、陽明爲病、輕者脾約麻仁丸主之、重者三承氣湯亦主之、然則何以辨之、曰太陰爲病、脈必遲緩、陽明爲病、脈必洪數、可以得其安頜矣、

## 濕溫之淹纏問題

秦丙乙

醫家有割股之心、縱非實有其事、而職責所在、苟屬含生負氣之倫、未有不竭智盡忠、以冀霍然應手、此人同此心、而心同此理者也、獨溫之爲病、四時皆有、其性淹纏、起伏靡常、以言日候、就一任自然、不變不延者言之、已至少恆在二旬以外、尤以以春溫濕溫爲甚、其他誤入歧途、雖累月經年、亦在所多有、古人所謂剝繭抽蕉、纏繞不清、是說庶幾近之、惟病之頑固既如此、而用藥治療、又祇可按步就班、循序以進、隨症之進退爲升降、決不容別出心裁、踰越常規、而爲間道捷徑之圖也、是以治此病、往往三次四次、迄無小效、或輕輕重重、捉摸不定、有如霖雨淋淋、乍霽乍闇、幾似所進藥餌、未嘗入口、其有服藥後病即去其大半者、必其所用之法、不循定例、如早投寒涼等是、雖見效一時、入後反致加劇、急進與穩健、其相去固甚遠也、治之既久、醫者見其不效、不免麻煩思去、辭以另請高明、其實病勢如此、亦屬無可如何、即病家亦必疑慮叢集、放棄其信任之心、而多事更易、況病延日久、症勢轉凶、勢必凌雜無序、亂其方寸、戚友之引荐、中西之雜投、悉將不旋踵而來、而病誠危矣、惟此乃漸積使然、倘有可原之處焉、彼毫無智識之病家、躁急無恆、始大意、終慌張、罹危亡而遭慘變、若輩不耐久病、不知自慎、惟咎醫之不良、藥之不效、即得見小效、亦每因不慎於飲食起居之間、而動生掣肘、甚或功虧一簣、空費心思、又皆比比然也、再如病本淺輕、乃病家無知、乍張乍李、既中又西、而不死於病、而死於醫、醫家至此、明知有不死之把握、其如病家之倒行逆施何、力不從心、行與願違、爲醫之難、誠戛戛乎其難矣、且坐視其死、有可救之道而莫之救、此尤可爲痛惜者也、抑又思之、溫病屬傷寒之一、初無特異之處、日期縱然多延、遲早究痊愈有日、病勢即屬小凶、未始遽無法可想、然而經病家之如此倒行逆施、日之不延者亦延、勢之不危者亦危矣、亦何怪之有哉、噫

、温之爲病所以爲醫家所疾首、病家所蹙頞、其在斯乎、其在斯乎、

## 傷寒一得

謝安之

仲景傷寒一書、各科病理治療、無不咸備、其散法有麻桂大小青龍、攻法有三承氣大柴胡、吐法有瓜蒂梔豉三物白散、清法有白虎白頭翁湯、温法有理中四逆輩、和法有小柴胡四逆散烏梅丸、補法有建中理中、固法有赤石脂禹餘粮湯桃花湯、因法有寒因熱用、諸瀉心湯及黃連湯、熱因寒用、白通加猪胆汁湯、至雜證治法、尤覺神奇、六經經症、皆有府症、在經宜汗、在府宜下、此仲景遵內經中陽溜經、中陽溜府之義也、

凡病每有眞假、眞者易知而易治、假者難辨而難療、如傷寒熱深厥亦深之證、偶誤治之、爲害匪淺、須知初病便厥者、爲直中寒厥、五六日熱除而厥者、爲傳經熱厥、若察其目皆赤、鼻孔乾、耳聾或鳴、若黑或燥、大便燥結、或下利極臭、小便黃赤、或短濇而痛、但見數症、不必悉具、當作熱厥治之、

傷寒傳經、一日太陽、二日陽明、至六日厥陰、有謂日字係曰字之誤、一曰太陽、二曰陽明、至六曰厥陰、此說似通、但六經相傳之順序、非一日一傳經也、

仲景之書、誤字甚多、故吳鞠通有不能起仲景於九泉而問之一語、傷寒論曰、胃中有燥屎五六枚此非胃中、乃腸中也不然、胃爲水穀之海、安得有燥屎哉、

眞武湯是救裏寒亡陽之失、急於回陽者、加附子湯是救表寒漏風之失急於温經者、

## 三焦有名無形

子青

古今之論三焦者、代有其人、而於難經、『有名而無形』之說、議論更極紛紛、即此有形無形之間、不知廢却吾國醫、幾何精神若干筆墨、而仍衆口囂囂、莫衷一是、使後學無所適從、子青不才、見狹而學陋、敢以一得之愚、貢醜於有道之前、是否有當、伏望名哲敎正焉、

難經一書、闡內經之義而益詳之、爲學者之敎料、審證之規臬、何獨於三焦之說、渺茫如是、既曰『三焦有名而無形』又曰「三焦亦是一府」豈秦越人作於後、而忘於前耶、不然、何自相矛盾也、吾料越人、斷不以齟齬之言、形諸竹簡、遺後人之褒貶、蓋詮譯者、恒推敲于章句之間、未能於無字中深思而求其意耳、不觀二十五難曰「心主與三焦爲表裏俱名而無形」心主、心包也、然則心主亦如三焦之無形乎、越人既不知三焦之有形抑不知心主之有形乎、心包之體、不同於五臟、三焦之體不同於五府、故曰無形、無形者、對有形而言、心包配五臟、不同臟之形體也、三焦配五府異、於五府之形體也、越人所云、此之謂耶、

夫府、猶府庫也、秉受納之機能、化有形之物質、五腑之中若胆胃、大小腸膀胱皆受有形之物獨三焦無之、如膽囊貯胆汁、胃與小腸貯運米穀、大腸出納渣滓、膀胱貯尿、惟三焦無有形之物可受、故曰「三焦有名而無形」夫如是、其謂無形者非無形體之謂也、乃不貯有形之物質、耳因其不受有形之物質、謂之無形、不亦可乎、蓋三焦有气化之功用、而不受有形體之物質傳化作用也、故三十五難曰「肺合大腸、大腸者傳道之府、心合小腸、小腸者、受盛之府、肝合胆、胆者、淸潔之府、脾合胃、胃者水穀之府、腎合膀胱、膀胱者津液之府也、」此靈樞本輸篇之文、越人亦從而述之、然此五臟五府中、獨心主三焦不之例、豈心主三焦無功用耶、要知有形體之功用、與气化之功用不併、從此知矣、

夫古人多迷信于仁悲、解剖實驗、不若今人十一也、既無光電學以顯微、故于論人身藏府之形狀、多語焉而不詳、不若論氣化之理、頭頭是道、吾故曰、古人略于生理解剖則有之、謂越人不知三焦之有形、豈非以蠡測之耶、則古書語多簡奧、必待後人詮釋而始明、釋之者意有所偶、則論者不的、讀之者泥于章句、則疑竇頻生、讀古人書、能不于意外求之耶、

## 方劑

# 班疹要方新解

鄭孟華

### 化班湯

人參、石羔、甘草、知母、
一方、有粳米
一方、無人參、有粳米、鹿角、玄參、

（釋義）此乃仲景之白虎湯、隨宜加減之也、不名白虎、而曰化班者、是示人用仲景方之神妙、並示人以班之所屬也、蓋惡舊喜新、人情之所同也、今以班毒蘊於陽明、非白虎不足以化之、假使逕曰白虎湯主之、人必訕爲守舊、不知進化之夢話、豈有古方、而能醫今病乎、故改名爲化班湯、以其主治而爲名、則凡遇班毒者、不期然而然、知用白虎湯化裁矣、白虎退熱生津之猛劑、爲清解肌肉間溫毒之祖方、班爲溫邪、或由失汗、鬱於肌肉而不得達、或由失下、蘊於脾胃而不得泄、白虎湯之甘草石羔、可以達肌肉內鬱之溫邪、知母粳米、可以泄脾胃內蘊之溫邪、夫溫而至於發班、臟除受傷可知、故或加人參、甘寒解毒、能保臟陰者爲輔、或加犀角、玄參、鹹苦滋陰、寒涼化毒者爲佐、一則甘寒以清胃、從氣分外達也、一則鹹苦以清脾、從血分內泄也、二方用意各不同、斯在臨症者、加以考慮、並可從此方、或加麻黃、以治表分不透之班毒、或佐硝黃、以治裏部不泄之班毒、匠心在人、不可謂古無此方、今不能妄作、亦不可謂古有此方、今不能適用、須知仲景之方、隨宜加減、應變無窮、豈獨化班之於白虎而已哉、

（按）三因之玄參升麻湯、活人之陽毒升麻湯、梔子仁湯等方、皆是取意於此、一面宣泄肌肉、一面清理脾胃、各隨其證、而選藥稍異、其爲治外感發班則一、蓋善用方者、取方之意、不善用方者、取方之藥也、玆於此等湯、不復另釋、

### 大建中湯

黃芪、當歸、桂心、芍藥、人參、甘草、半夏、附子、姜棗、

（釋義）此仲景黃芪建中湯、加入人參當歸半夏附子、故以大名之、是仍不失仲景意也、夫建中者、建中焦、中焦者、脾胃之部也、外感之班、既不離於脾胃、則內傷之班、自亦不離乎脾胃、故以建中湯主之、脾胃內傷、何以致班、脾胃主中焦、爲氣血之發源地、脾胃一傷、則氣不運血、血凝於肌肉則成班、此由血凝氣滯而成、與外感之氣騰血沸而成者、迴然不同、故彼則宜清泄、以止騰沸之來路、而此即宜溫運、以通凝滯之去路、當歸、桂心、芍藥、入脾以益血中之氣、黃芪、人參、甘草、入胃以行氣中之血、更加半夏、以除肌肉已凝之血、附子、以通肌肉已滯之氣、姜棗既可和胃建脾、復可聯絡芍參芪等、助半夏附子以去已成之病、而使附子半夏、更助歸芍參芪等以全未傷之正、促現其建中之功、故建中以功用而得名、而此大建中、更有不可磨滅之功、其功歸誰、當屬於附子半夏之能除其外、姜棗之能調和於中也、不然者、徒集補氣和血諸品、終不能見功於一時也、

（按）內傷致班、總亦不離乎因虛邪湊、故此方用附子半夏、其用意深矣、若夫調中等湯、或治虛寒、或治濕熱、總不離乎此方補脾胃以行氣血之意、讀者請玩索焉、玆亦不另擇

鼠粘子湯

鼠粘子、荆芥穗、甘草、防風、

（釋義）此方以鼠粘子之辛平、補中除風傷者爲君、故以之名方也、鼠粘子、原名惡實、今世皆稱爲牛蒡子、妙用能利小便、痧疹之發、無非風傷於中、中虛不運水濕、以致風濕阻於血分、外現於皮毛而成痧、鼠粘子爲補中除風傷之要藥、故以之爲君、更以荆芥之能破結去瘀而能除濕者爲臣、甘草之能和中祛邪解毒者爲佐、此三者、一能除風、一能除濕、一能解毒、對於痧疹之治、可謂面面俱到、然三者性皆緩和、取扶正除邪之功、痧疹輕者、原可一藥而愈、不必借助他藥、若其外感之風過甚者、即勢非藉防風之能去大風惡風者、不足以去邪以安正也、故使之以防風、而後能游刃有餘也、從此而類推之、若其風非寒風、不宜於防風之辛溫者、儘可減去防風、審其爲溫、使之以香豉、焦梔、審其爲熱、使之、以連翹、薄荷、審其爲暑、使之以藿香、荷葉、審其爲濕、使之以蒼朮、滑石、審其爲燥、使之以桑葉、菊花、此六淫外來之風、無不可主此方、加以報使之味、以盡治痧疹之神妙、即內傷之癮疹、亦可從此方、加以丹皮、赤芍當歸、丹參之類、以和血而去內風、斯鼠粘、荆芥、甘草、乃治疹之主要劑、而鼠粘尤能和內解外、爲疹症之必需品、故以此名方、良有以也、

防風通聖散

防風、川芎、當歸、赤芍、連翹、薄荷、麻黃、大黃、芒硝、桔梗、石羔、黃芩、白朮、山梔、荆芥、滑石、甘草、姜棗、

（釋）此方取意以名方、通聖者、以其外通經絡、內通臟腑、爲宣通劑中之聖、故又名雙解、言能表裏之邪、均可因通而解、此方溫涼並用、汗散同行、乃河間自製方、其用意全在去熱着想、防風等以去熱於外、大黃等以去熱於內、實熱既去、恐虛熱又起、故復以當歸等、防虛熱之外生、白朮、防虛熱之內生、簡要言之、安內攘外而已、其用意之始、當脫胎於仲景之桂枝湯、防風等辛溫之品、是桂枝之替身、大黃等苦寒之品、是芍藥之替身、白朮等甘和之品、是甘草之替身、試觀仲景之方、何等簡要、而此類之方、何等混雜、故欲求方法者、非從仲景書下手不可、至此方之能治痧疹癮疹、內外邪實、藏府正虛、固爲效方、但藥味不純、啓後人東拉西拉之弊竇、識者病之、余故曰、善讀古方者、取其意、不善讀古方者、取其藥、對於此等方、更願讀者三復之、

（附論）獨聖散

西河柳陰乾、大劑飲之、

（釋義）此單行之方、故名獨聖、又西河柳、古名檉柳、故名獨聖、玫西河柳、時珍云、消痞、解酒毒、利小便、鞠通云、其性大辛大溫、生發最速、橫枝極細、善能入絡、專發虛寒白疹、若溫熱氣血沸騰之赤疹、豈非見之如讎仇乎、就上二者觀之、西河柳、確有透發痧疹之持效、蓋痧疹乃邪之滯於血分、與痞相似、西河柳能消痞、故可透疹、痧疹乃風邪化熱、甚於酒毒、西河柳能解酒毒、故能發疹、痧疹之病、以二便通利爲順、蓋血分之邪、以下行爲當、西河柳能利小便、故可解疹毒、再加以生發最速、善能入絡、則尤爲治痧疹之要品、痧疹者、病在氣血之生發失其遠方、而邪踞於絡道、西河柳、既有如此之能、自難咎世人用爲發疹毒之獨聖方、若鞠通所稱氣血沸騰之赤疹、似指發斑而言、若疹至於氣血沸騰、蓋已早透、斷無再用西河柳透發之必要、醫者當以對症發藥爲要、不可誤信一家言、而病家亦宜慎用、庶乎可、

# 醫案

■濕痰阻滯經閉

洗右、經水及期、肚腹疼痛、經不得下、如是者五月、請某專科醫治、謂已受胎孕、投以安胎、未見奏效、在此五月之間、不覺胎動、祇覺腹部有塊、微脹而痛、病漸增劇、疑爲奇症、其鄰友介于余診治、按其脈尺寸沉滑、舌苔厚膩、飲食減納、肢體困倦、訊其前胎如何、答稱前次受胎、三四月間、卽覺胎動、不致腹疼、與今次大相徑庭、余想脈息舌形、如是表現、必由濕痰滯下、阻塞經道無疑、非受胎停經使然、遂投化痰通經爲主、當歸尾、淨桃仁、糖五靈、充蔚子、製半夏、大腹皮、建澤瀉、粉猪苓、六一散、原紅花、大川芎、二診、服化痰通經、兩劑之後、果然瘀下淋漓、腹部輕鬆、脹痛較減、脈轉和平、舌形亦潤、惟胃納不强、此係餘物未盡、仍宗前法增損、焦白朮、焦山藥、白茯苓、奎白芍、當歸身陳艾五分會、充蔚子、大腹皮、建澤瀉、糖五靈、原紅花、三診、續服前法、經調胃健、六脈和勻、舌形榮潤、惟原神尙未全復、繼投和中調氣爲治、服後卽恢復原狀、炒於朮、白扁豆、炒山藥、當歸身、炒白芍、炒廣皮、香谷芽、建蓮肉、佛手柑、煨乾姜、大紅棗、

■虛寒下病

施孩、年已三歲、素來羸瘦、患痢及旬、所下色赤、請某專科診治、認爲濕熱下注、遂投淸火利濕、繼進苦寒下降、不見奏效、漸覺肌削肢輭、唇舌慘淡、轉請余治、按其脈右部緩怠而遲、左部細小而濇、口不作渴、此係脾土虛寒、寒濕竊據陰分、陰絡之血、得寒而凝、凝則氣機不利、淸氣不升、所以腹痛而利下色赤、卽投補中益氣、加吳萸附片令服二帖、遂中病矣、後用參芪朮附爲君、調養旬餘、得奏全績、

中国近现代中医药期刊续编·第一辑

## 專著

# 中風之研究

秦內乙

中風一症、顧名思義、可以知其原因矣、金匱眞言論曰、天有八風、經有五風、八風發邪、以爲經風、觸五藏邪氣爲病、所謂八風者、東西南北東南西南東北西北八方之風也、五風者五臟之風也、夫風、空氣之所以流動也、而人之賴以生存者也、今反自外內中、似甚怪異、殊不知斯理也、誠無足奇、亦猶水之與舟、能載能覆也、凡氣血虧少、營衞薄弱、腠理不密之人、內部旣虛、風邪自易乘間而入、內外交迫、而病成矣、其來徐、其發暴、旣發則危急萬分、命在須臾、稍延卽不可救藥、內經有云、風者百病之長也、

中風一症、有閉脫之分、閉症之中風、牙關緊閉、兩手固握、目張痰壅、語言蹇澁、是也、其屬於脫症者、則面赤氣粗、吐涎汗出、瞑目昏沉、遺尿不禁、內經所謂口開心絕、手撒脾絕、眼合肝絕、聲鼾肺絕、遺溺腎絕者是也、五藏皆脫、危如朝露、必死無疑、五證不全發現、庶幾幸或得救也、閉症屬熱風、先宜疎通藏府、脫症屬寒風、急當溫補、因風之爲物、善行而數變、苟其人之藏府、素有蓄熱、則風乘火勢、火假風威、遂變熱風、苟其人之藏府、本屬虛寒、則風遇寒冰、水激成冰、遂變寒風矣、

此外有中血脈、中藏府、中經絡之異同、亦不可以不知也、中經現太陽陽明少陽太陰少陰厥陰六經之形證、治宜小續命湯、（麻黃、人參、附子、肉桂、防風、白芍、川芎、黃芩、甘草、杏仁、防已、）中藏、九竅皆滯、耳聾目瞀、脣緩失音、大小便秘、症勢最爲深重、治分閉脫二證、中府、神昏失智、語言錯亂、外無六經形證、內有便溺阻隔、治以三化湯之通解、（大黃、厚朴、枳實、羌活、）中血脈、口眼喎斜、半身不遂、非表非裏、邪無定所、治宜大秦艽湯、（秦艽、羌活、川芎、獨活、防風、白芷、熟地、黃芩、石羔、當歸、芍藥、甘草、）治閉症中風、宜先用開關散、（皂角、細辛、）吹鼻、取嚏、使醒、再將牙關搖開、然後急進蘇合香丸、（蘇合香、麝香、丁香、沈香、安息香、董陸香、木香、龍腦香、犀角、丹砂、白朮、香附、）用薄荷湯灌下、方中用諸香以開閉塞、有斬關奪隘之功、洵良劑也、或用至寶丹（人參、犀角、天竺黃、南星、麝香、龍齒、琥珀、朱砂、雄黃、安息香、玳瑁、）以開竅通絡、清火豁痰、亦屬至要不易之方也、治脫症中風、惟有急投參附耆朮川烏半夏之品以回其氣、事急勢迫、更無和緩之餘地矣、

中風有豫防一說、即凡覺大指次指麻木不仁者、三年內必將患此、卽宜補養氣血、愼節飲食、戒七情、遠房幃、以預防之也、

以上所述、皆屬中風眞證、中風有二、又有所謂類中者、卽卒然僵仆、人事不省、角弓反張、半身不遂、絕似中風、故名類中、所異者、無六經病狀之發見耳、患者大多江南之人、因地處卑溼、氣候溫和、嗜慾不節、痰溼壅塞、氣道鬱熱、熱極生風、遂至忽然暴發、治宜分證而施、凡類中因乎溼者、治宜滲溼湯、（蒼朮、白朮、半夏、陳皮、澤瀉、豬茯苓、厚朴、香附、川芎、砂仁、甘草、）因乎寒者、治宜姜附湯、（附子、干姜、）或附子麻黃湯、（附子、麻黃、白朮、甘草、干姜、）因乎暑者、宜香薷飲、（香薷、厚朴、扁豆、甘草、）因乎氣者、宜八味順氣散、（人參、白朮、茯苓、白芷、青皮、烏藥、橘紅、甘草、）因乎醉飽過度者、宜保和丸、（神麯、山查、苓、半夏、陳皮、連翹、萊菔、）去萊菔山查、加香附枳實厚朴、因乎感受惡氣者、宜平胃散、（蒼朮、厚朴、陳皮、甘草、）加檀香、豆蔻、藿香、）

中風不論閉脫、愈後宜加意攝養、節慾戒惱、起居飲食、並須注意、服藥調理、以期恢復、不復起伏、此層切須留意、

# 藥物

## 皂莢

章次公

**別名**　皂角　懸刀

**原生植物**　李時珍曰、皂樹高大、葉如槐葉、瘦長而尖、枝間多刺、夏開細黃花、結實有三種、一種小如豬牙、一種長而肥厚、多脂而粘、一種長而瘦薄、枯燥不粘、以多脂者爲佳、

**性味**　辛鹹溫有小毒[、]

**功用**　刼痰藥、殺虫藥、

**主治**　本經主風痺死肌、邪氣風頭淚出、利九竅、殺精物、別錄療腹脹滿、消痰、除咳嗽、囊結婦人胞不下、明目益精、可爲沐藥不入湯、大明通關節、頭風、消痰殺虫、治骨蒸、開胃、中風噤口、甄權破堅癥瘕、腹中痛、能墜胎、綱目通肺及大腸之氣、治咽喉痺塞、痰氣喘欬、風癘疥癬、

**泡製**　去粗皮子弦或蜜灸酥灸絞汁燒灰、各隨本方、

**禁忌**　鐵

**配伍**　本品內服用治頑痰膠結、取其力猛而耑、故無須他藥配伍、因剌激力過強、有時用甘草大麥以緩和之、

**著名方劑**　稀涎散——治中風暴仆、痰涎壅盛、氣閉不通、

皂莢(四挺皮角炙)白礬各一兩、

右爲末、溫水調下、或加藜蘆、

皂莢丸——治咳嗽上氣、痰唾稠粘、坐臥不安、

皂莢(三挺酥炙令焦黃)旋覆花一兩、杏仁（一兩去皮尖雙仁麩炒研如膏）右爲末蜜丸、

**前代記載**　張石頑曰、皂莢辛散屬金、治厥陰風木之病、觀本經主治、風痺死肌、形風淚出、皆取其祛風拔毒、通關利竅、有破堅積、逐風痰、辟邪氣、殺虫毒之功、吹之導之、則通上下之竅、煎之服之、則治風痰喘滿、塗之擦之、則散腫消毒、去面上風氣、熏之蒸之、則通大便閉結、燒烟熏之、則治臁瘡濕毒、即本經治風痺死肌之意、用之無不效驗、凡人卒中風、昏昏如醉、形體不收、口角流涎者、急用稀涎散吐之、若南方類中、由于陰虛火炎者、誤用湧劑、愈竭其津液矣、得不在所切禁乎、然治濕熱痰積肺癰吐腥及痰迷顛妄、千緡湯皂莢丸來甦膏等、誠爲聖藥、惟孕婦禁服、按大小二皂、所治稍有不同、用治風痰、牙皂最盛、若治濕痰、大皂力優、古方取用甚多、然入湯藥者少、有湯醫以牙皂煎湯、通吐風痰、服後遍體赤痱、數日後皮脫、大傷元氣、不可不慎、至于鎖喉風症、尤爲切禁、常見有激其痰、鎖住不能吐出、頃刻立斃者、

龐安時云　元祐五年、自春至秋、蘄黃二郡、人患急喉痺、十死八九、速者半日一日而死、黃州推官潘昌言得黑龍膏方、救活數千人、其方治九種喉痺、急喉痺、纏喉風、結喉、爛喉、木舌、飛絲入口、用大皂莢四十挺切、水三斗、浸一夜、煎至一斗半、入參末半兩、甘草末一兩、煎至五升、去渣、入無灰酒一升、釜煤二匙、煎如餳、入瓶封埋地中一夜、每溫酒化下一匙、或入掃喉內取惡涎盡爲度、後含甘草片神效、

（未完）

## 醫　話

### 風滿樓醫話

謝誦穆

吾國君主時代、國家有完美之醫藥設備以惠民者、殊不數覯、周禮攷醫云、醫師掌醫之政令、聚毒藥以供醫事、凡邦之有疾病者疕瘍者造焉、則使醫分而治之、又曰、疾醫掌養萬民之疾病、以五味五穀醫養其病、以五氣五聲五色眡其死生、兩之以九竅之變、參之以九藏之動、凡民之有疾病者、分而治之、歲終則各書其所以、而入于醫師、觀此則周代於人民健康之設計、實不下於近代文明之國也、其在後世、則宋神宗時、亦設太醫局、熟藥取子京師、崇寧中增置七局、揭以和劑惠民之名、修置給買、各有攸司、胡元元貞中、諸路置惠藥局、官給銀以備藥物、擇良醫主之、以療貧民、斯皆盛德之舉、媲美周代矣、

抱朴子云、五石者、丹砂雄黃白礬石曾青磁石也、考仲景嘗令王仲宣服五石湯、未知是否即此五石、

岐伯者、班固稱之方技者流、所謂論病以及國、原診以知故者也、史言黃帝察五氣、立五運、洞性命、紀陰陽、咨于岐伯而作內經、帝王世紀則又云、神農使岐伯嘗味草木、典醫療病、今經方本草之書咸出焉、夫神農與黃帝、相去五百餘年、則岐伯大概是二、或曰、帝王世紀不可信、

解剖之術、我國發明甚早、史記扁鵲倉公列傳中、中庶子曰、臣聞上古有俞跗、療病不以湯液、割皮解肌、煎洗腸胃、漱滌五臟鍊金易形、先生之方能若是、則太子可生也、此非古人用解剖之明徵乎、列子言扁鵲易扈公齊嬰之心、事雖不經、言非無徵、抱朴子言淳于解顱而理腦、張仲景穿胸而納赤餅、此漢人之用解剖也、而華元化爲最著、後漢書華陀傳云、若疾發結於內、針藥所不及者、令先以酒服麻沸散、既醉無所覺、因刳破腹背、抽割積聚、若在腸胃、則斷截煎洗、除去疾穢、既而縫合、傅以神膏、四五日創愈、嗚呼、其技神矣、獨惜後人畏疑不信、遂致此道、日漸湮沒、然縫合麻醉之技、則後世尚有傳者、嘯亭雜錄云、褚庫巴圖魯攻宣化府城、首登其堞、頸爲明兵所刃、公左撫頷、右手猶手刃數人、僵於城側、其氣僅屬、大兵因之破城、時有善醫者云、其喉未斷、使婦女撫吸其氣、猶可望生、時命妓女如法治之、用巨繩縫其頸、公果得復生、此猶元化之遺法也、麻醉之技、稗官家屢屢言之、所謂蒙汗藥是也、查本草茉莉花根辛熱有毒、主治以酒磨服一寸、則昏迷一日乃醒、二寸二日、三寸三日、凡跌損骨節脫臼、接骨者、用此亦不覺痛也、則茉莉花根、亦可充麻醉之劑矣

### 祁陽友竹醫寓隨筆

謝安之

袁子才之隨園詩話、對於名醫行跡、及醫藥要語、間亦記錄、茲憶有人哭一顯者云、堂深人不知何病、身貴醫爭試一方、說盡貴人患病情狀、

又痘神之說、不見經傳、蘇州名醫薛生白曰、西漢以前、無童子出痘之說、自馬伏波征交趾軍人帶此病歸、號曰虜瘡、不名痘也、語見醫統、

余考醫書、凡載人形體者、妍媸各備、無載人面麻者、惟文苑英華載潁川陳黯年十三袖詩見清源牧、其首篇詠河陽花、時痘痂新落、牧戲曰、汝藻才花面何不詠之、陳應聲曰、玳瑁應難比、斑犀點更嘉、大憐未端正、滿面與妝花、以此爲痘痂、見歌詠之始、

又曰凡藥之登上品者、其味必不苦、人參枸杞是也、凡詩之稱絕調者、其詞必不拘國風盛唐是也、故有句云、良藥味不苦、聖人言者腐、余意未必盡然、

# 民間治療

## 痔疾丸驗方

生半夏八兩、入礬水浸七七日、取出晒乾爲末、另以、麻黄、桂枝、柴胡、各半斤、煎濃湯去渣、入夏末晒乾研極細、加川貝末、象貝末、各四兩共同一處、水泛爲丸、如桐子大、每服二七丸、此丸屢試屢驗、無論每日、間日、三日、者、效驗如神、

## 臍風再浴法

臍風一症、小兒之票候、雖有內外之分、治法多端、終難奏效、惟再浴法、可能挽救、余臨症用此法、無不效者、用胡荽子四兩、打碎、無灰酒半斤、入滯水煎數沸、置盆內、用輭布、浴其頭面、胸背、漸及四肢、令其汗出、無不效者、或再加六十四燋、或十三燋、燈火法最效、

## 脚腫治法

彙集

其一上期附刊裏有某君述足腫治療一法、是很對的、我也嘗患斯疾、屢試各種治方、可是還有一種簡便的方法、特擧以舉告、把芋皮、芋頭外面的皮燒灰、和沙糖吃下、或吃蒸熟毛芋頭、吃了數次、也有效驗、患者不妨試試看、還有治癬法、買土槿皮十枚、和好醋蒸過、須把患處擦破、蘸醋搽上、乾了再搽、脫皮換肉爲止、

(其二)我廠中職員工人一百多人、今年七月裏、除機司外、無一不脚腫、有的走路痛苦、有的睡床不起、各人不同、須腫得利害的、腫到面部手腕、迷信的燒銀錠打醮、說有脚腫鬼、有的吃甲魚、有的吃米糠、有的求醫、都未有效、後徐君和風、告予治法、用生落花生(衣不除去)紅棗子各樣一半、(約一人一日不吃飯的吃)加多水同煮、不必放糖、早中晚吃三次、最好不喝茶、渴時用這湯代、我卽買落花生二角、紅棗三角、依法煮吃、至明日果全愈　且舒適如常、同事等乃一一照吃、個個見效、卽手腫亦愈、

(其三)就是用一種黃豆、(市上製豆餅的、我在廈門、有三年的經驗、每年有一二次、每次只於發覺脚腫那天的下午、費五分小洋、買半斤黃豆、飽食一餐、到半夜裏就要捲筋起來、次日清晨、脚不腫了、

(其四)脚腫之疾、、南人居多、滬地尤夥、據識者云、滬地食米、係機器所打、米上含有豐富之維他命的外皮、悉被打去、故米雖潔白、而實則滋養缺乏、故食後時有體虛和脚腫等發現、余米曾患此病、初食甲魚、略痊卽發、繼食落花生、亦同、後經友人告以米糠可以療脚腫、余當卽服、食不數日如已復原、現雖不時服食、然却不發矣、米糠須取米皮糠、卽穀殼去淨之米外皮、用細篩篩出、形同炒米分、或淡食、或和糖、皆有奇效、

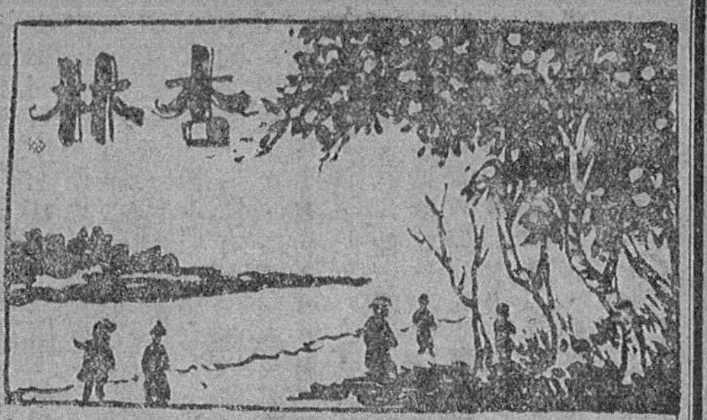


## 鬚的故事

海客

人之留鬚、似乎是稀鬆平常的事、但是說起、它的故事來、也很可使人發笑的、一百年前、英國白明罕地方、只有四個人大勇無畏、留起鬚子來、因爲那時的鬚、不比現在、大家以爲是荒誕怪僻的、走到街市中去、要受盡人家的、嘲弄與譏笑、無可避免、這四人是女先知喬娜索士高的信徒、他們的留鬚、說是學那耶穌基督的聖徒、以壯觀瞻的、最初英國下議院中第一個留鬚的、是議員孟志、常在街上受人侮辱、很爲惱怒、他是個身體魁梧而強有力的人、隨身帶着一根粗粗的棍子、誰敢激怒他、他就得以這棍子相餉、一千八百五十三年間、牧師安得門卞根、留了鬚子、現身在禮拜堂的講壇上、這是牧師中第一個留鬚的人、在那時節、一個書記生和各種工人等、須把嘴臉修薙得光光的、絕對不許留鬚、若是留了鬚、立刻被雇主開除、打破飯碗、

## 世界多子多孫之老人

（琪）

▲生子女三十三人

▲孫子孫女六十四人

太平洋中、有島曰南客羅林者、有一老人、名金勃爾、年六十三歲、自十五歲時結婚以來、迄今已有子女三十三人、其中十八人爲男、十五人爲女、孫子孫女、凡六十四人、不特爲彼地子孫最多之老人、抑恐全球亦屬罕見、老人曾娶三妻、其原配之妻、生有子女二十三人、老人家中每年必團聚一次、三十三子女、六十四孫子孫女、齊集一堂、爲老人祝、一種歡忭熱鬧景象、當地人士、靡不欽羨云、

## 如此醫生

天憤

中西醫各自誇長的今日、處處感到了用醫難、尤其是僻居在鄉村上的病人、更其是說不出的苦、我這次母親病、在上海趕了回去、便遍請中西醫、想把她垂危的病、挽救轉來、重金禮聘是不顧的了、不幸、她終於拋棄了我而逝了、重金禮聘的錢、祇買得了一個「用醫難」的經驗、

病人的病症、是咳嗽、水臌、便閉、中醫絕無應効、便去請了一位西醫來、

這位西醫姓李、他的牌掛在鄉政局的附近的、光臨寒舍的時候、提了很重很重的藥箱、問明了尊姓大名、便把病人反覆的診視了一回、那姓李的醫生問我、

「打藥水針呢、打平氣針、藥水針每針三元、平氣針每針二元、」當時我覺得這西醫很奇怪、我便答問道、「是什麼病症啊、」

醫生說、

「氣臌、不是水、中醫差認了、」

我說、

「你定奪行針吧、」

行針手續完畢了、那病人的脚上、漲痛得利害、醫生便用針去刺、那知很多的水、隨着針頭湧了出來、我便很奇怪的問、

「這是水啊、」

醫生驚慌的答道、

「是水啊、我明天來打止水針吧、」

那醫生猛力的吸着雪茄、鎮一鎮慌忙的心、把三塊錢毫不客氣的袋進袋口、興辭而去了、啊、用醫難、

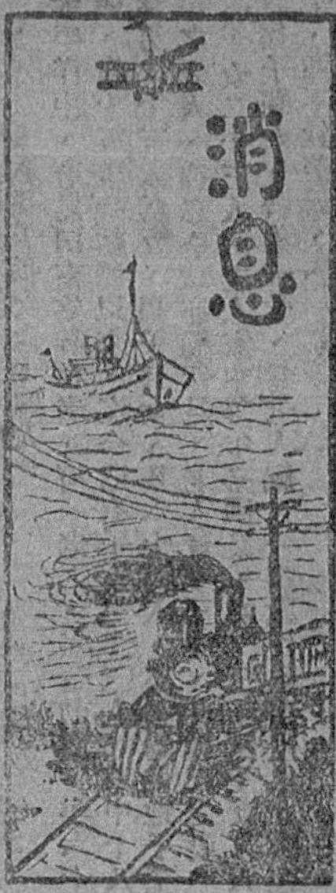


## 九江醫藥團體紀念三一七之熱烈

柴桑　萬濟羣

中國醫藥亙數千餘年之歷史、有顛撲不破之效能、雖婦孺皆知、乃去年三月十七日、中央衛生部為少數喪心病狂甘作亡國奴之假新醫所包圍、用迅雷不及掩耳之手段、突下廢除中醫中藥之令、實行其摧殘國粹之鬼計、此不特有辱國體、亦且貽笑友邦、全國同胞亦為之駭異、於是中醫藥兩界羣起而反抗之、（如開會通電請願）毫無結果、

全國同胞及醫藥兩界、莫不馨香拜禱額手稱慶者、本年三月十七日、適值週年紀念、全國醫藥團體聯合總會議決、定是日舉行嚴重紀念、分令各地醫藥團體同日舉行、九江醫藥團體奉到此令、即行籌備、各醫室及各藥店門首、滿貼總會頒發之標語、並散發宣言甚夥、是日雖屬陰雨、均仍熱烈參加、午後一時開會、到會者如各界來賓、新聞記者、及全體會員、約千餘人、開會如儀、由主席報告「三一七」之事實、及開會宗旨、來賓與會員均各演說、（詞長不錄、）共同討論今後進行之方針、并通過提案多件、六時散會、醫界並舉行聚餐以敦友好云、

## 廣州社會局取締中醫藥之反響

### ：：澳門中醫藥界之來電：：

澳門中醫藥團體昨發出快郵代電云、（銜略）各報館均鑒、、廣州市社會局伍伯良飭令各醫院善堂將施贈中醫藥改用西醫藥、、疊經各善團以現正提倡國貨抵制舶來品以挽危局之秋、不願有此倡用外貨之舉、紛紛籲請收回成命、乃該局長均置弗恤、迫令實行、竊思僑等處於外人勢力締圍之下、各醫院善堂猶得自由施用中醫中藥、且有許多外人信用中藥者、足證我中醫藥功效健全、乃伍局長不思有以發揚光大、反不惜破壞摧殘之、誠可痛心、（中略）查我國人口四萬萬、假設每人年需藥費一元、若十份之一購用西藥、年中漏卮已四千萬、況其他日常用品漏卮之鉅、更僕難數矣、故為國計民生計、不得不起而呼籲、務懇當局諸公、責令該局長立將此命令撤銷以維國本而存國精、並乞各界同胞、以後對於中醫藥舉起維護、則外貨減弱一分、我國即增一分生息，黨國前途、實嘉賴之、懇切陳詞、百維矜鑒、澳門醫學求益社郭文超等暨澳門中藥行全體同人叩養、

### 香港中醫藥界請願撤銷善堂專用西藥經過

社會局長飭令各善堂改用西醫藥後、一時省港澳中醫藥團體均持異議、昨廿二日香港中醫聯商會代表陳紹經、黃經碩、譚惠羣、蘇子衛、與參茸行寶壽堂代表伍耀廷、何爾昌、南北行以義生代表陳芝芬、譚祥雲、川漢漢藥藥材黃代表黃伯華、中醫公會代表鄭瑞生等、搭西安夜輪抵省後、廣州市醫藥職工代表數十人、即歡迎其至亞洲酒店七樓茶會休息、旋在麻行街中醫學校開歡迎大會、由謝香浦宣布開會歡迎理由、隨後由港代表次第答詞、旋討論社會局令各善堂改用西藥事、並即席舉定港中代表伍耀廷率領同行代表伍爾昌黃經碩譚慶雲等四人、往見伍伯良、請其收回成令、如無結果再圖設法、去後、即據其回報、謂適見社會局長伍伯良據稱本人並非摧殘本國醫藥、亦非令善堂專用西藥、如有窒碍難行之處雖單用中醫藥、亦聽自決、但善堂從未來過一呈、故難辦理、請轉達各位等語、述畢、旋有最樂善堂代表鍾基生、愛育善堂代表金筱如、各述最近情形、旋議決先由善堂院具呈社會局、請其收回成命如社會局仍然不准所請、再行設法、散會後、七時宴會、觥籌交錯、極為歡洽云、

上海醫報
第六十四期

目錄





## 常評

### 對于滬市藥業勞資糾紛之感想

（瑤栽）

憶自客歲中央衛生委員會議、通過消滅中醫中藥之計劃、於是宰割命令踵至、壓迫環境日逼、遂由局部問題、釀成社會問題、引起各界的公論、和輿論界的援助、而我醫藥同志、乃於散沙中、睡夢中、酣嬉中、故步自封中、營私自利中、大聲疾呼、團結團結、不數日、遐邇響應、而全國醫藥總聯合會、亦由是產生、痛心疾首、犧牲精神、一鼓作氣、努力發展、千方之奮鬥、百計之爭持、卒使政府方面、容納請願、下令保護、西醫方面、落魄喪胆、不寒而慄、始知中醫藥界大有人在、不可謂非我醫藥界復興之好現象昌明之好機會也、

夫中醫中藥固爲輔車相依、唇亡齒寒者也、當此基礎飄搖之際、正宜永久團結、繼續奮鬥、並非爲時間性之生存、抱五分鐘之熱度、而徒授他人之笑柄、得有始無終之結果也、詎意近日滬市藥業、以失業職工容納問題、致勞資齟齬、演成罷工風潮、既無圓滿解決、又無讓步動機、相持不下瞬届一月、不顧億萬人之生命、不惜造他人之利機、而竟戕自身元氣、混淆社會信仰、豈以爲醫藥之根基已鞏固乎、當局之保障竟可恃乎、西醫之侵掠已稍斂乎、洋奴之野心已滅跡乎、不然、、呼籲之墨瀋未乾、奔走之精力未復、何爲乎意氣用事而一味相持也、昔人所謂痛哭流涕長太息者、吾于滬市勞資糾紛亦云、噫、吾人不暇自謀積極團結、以圖永逸而保遠利、殊不知對方拗折中

醫會之名稱、擴大反宣傳之論調、逼改中醫校之名義、束縛中醫院之組織、阻礙中藥業之進展、已窮日夜之力、積極準備、變本加厲之手段、實現凶很之計劃、按諸報章、歷歷可徵、彼滬市藥業同人、曷爲乎不聞不知、甘爲人玩弄于股掌之上耶、斯眞大惑不解者也、

語云、兄弟鬩於牆、外禦其侮、吾願藥業同人、本良心之主張、睹環境之趨勢、雙方覺悟、彼此諒解、速歸和好、從事團結、力謀營業之振頓、共圖抵禦之方法、庶不負去年以來所犧牲精神和金錢也、若竟作煑豆燃萁、而實演同室操戈、自以爲得計、則余不忍言矣、

## 學說

### 傷寒虛寒虛熱之討論

李健頤

發熱惡寒二者、爲外感諸病所必有之證狀、傷寒論云、「太陽之爲病、脈浮、頭項强痛、而惡寒、」又曰、「病有發熱寒惡者、發於陽也、無熱惡寒者、發於陰也、」此即外感惡寒之症狀也、傷寒論云、「太陽病、頭痛發熱、汗出、惡風者、桂枝湯主之、」又曰、「太陽病、頭痛發熱、身疼、腰痛、骨節疼痛、惡風無汗而喘者、麻黃湯主之、」此即外感發熱之症狀也、蓋風寒之傷人、先由衞營、繼傳營分、邪在衞、則衞虛、故惡寒、邪入營、則營弱、故發熱、桂麻二湯、專逐營衞之邪、邪去病除、苟外感而復內因者、則其發熱惡寒當有分別之、萬勿以發熱惡寒、而用桂麻、則誤矣、然內因之症、或由於素體之寒熱、或由於誤治之變症、其由於素體之寒熱者、如傷寒論所云、「病人身大熱、反欲近衣者、熱在皮膚、寒在骨髓也、病人身大寒、反不欲近衣者、寒在皮膚、熱在骨髓也、」夫病人身大熱、反欲進衣者、因素體內寒、感邪發熱、熱在衞分、內寒外格、不能深入營裏、熱邪浮淺、不勝沉寒、故外熱而欲近衣者、爲內寒外熱之症、法宜辛溫、如理中四逆等、至於病人身大寒、反不欲近衣者、因素熱壯盛、觸感寒邪、寒未變熱、外寒內格、不能外出衞分、寒凝於外、熱鬱于內、故內煩而不欲近衣者、爲內熱外寒之症、法宜辛凉、如竹葉石膏白虎等、此證儼然發熱、熱症、惡寒、寒症、藥之錯誤、生死關頭、其診斷之法、只憑脈形、除此之外、非有他法所能知也、傷寒論「問曰、病有洒淅惡寒而復發熱者何、答曰、陰脈不足、陽往從之、陽脈不足、陰往乘之、」又曰、「寸口脈微、名曰陽不足、陰氣上入陽中、則洒淅惡寒也、尺脈弱、名曰陰不足、陽氣下陷陰中、則發熱也、」柯韻柏註云「其外感之發熱惡寒者、必見有餘之脈、內因而發熱惡寒者、全是不足之脈、見不足之脈、則寒固爲虛寒、而熱亦爲虛熱矣」、是外雖熱、而脈則虛、故知爲內因之於虛也、若由於誤治之變症者、又當區別也、傷寒論曰、「時夏月盛熱、欲着複衣、冬月盛寒、欲裸其身、所以然者、陽微則惡寒、陰弱則發熱、此醫發其汗、使陽氣微、又大下之、令陰氣弱」、蓋病因忘汗忘下、以致亡血耗氣、血虛、即陰虛、陰虛生外熱、故發熱、氣虛即陽虛、陽虛生外寒、故惡寒、療法與上不同、其陰虛發熱者、宜人參養榮湯六味丸等、大補眞陰、其

陽虛惡寒者、宜黃耆建中湯八味丸等、大補元陽、苟作外感內因之法治、亦殆矣、仲景之治傷寒病、專在參脈辨證、推原究理、熱有虛熱實熱外熱內熱之分別、寒有虛寒實寒外寒內寒之差異、因症用藥、不拘膠柱、故其奏效之靈、誠有勝於西醫者、彼西醫之治療虛寒虛病之症、輸我中醫千萬倍矣、其不審虛熱之發熱、而非眞熱、卽誤認爲眞熱、投以解熱藥、虛寒之惡寒、而非眞寒、卽誤認爲眞寒、投以强心藥、由此以誤、不知恒沙河數、彼西醫者、尙不覺悟也、

# 傷寒病發於陽者六日愈發於陰者七日愈之研究

李健頤

傷寒病、皆由風寒之邪、客於營衞二脈、風寒偏於衞分、衞氣與風邪鼓舞、體溫之熱度升騰、故初起之時、卽見發熱者、衞管、卽靜脈管、靜脈在分肉之外、皮膚之內、有捍衞身體之能、保障外邪之害、故衞氣固、則無感冒之慮也、風寒偏於營分、營氣與寒邪乖戾、體溫之熱、忽然底降、故初起之時、卽無熱而獨惡寒者、營管卽動脈管、動脈播於臟腑、通連筋骨之間、爲循環氣血、調和身體之機能、故營氣和、則能通調衞氣、而使皮膚之呼吸不阻、而風邪不易入也、傷寒論云、「病自汗出者、此爲營氣和．營氣和者、外不諧以衞氣、不共營氣和諧故耳、營行脈中、衞行脈外、復發其汗、營衞和則愈、宜桂枝湯、」古人指衞爲陽、營爲陰、病在衞、卽發於陽之症、風邪浮居於外、易變爲熱、故「發熱惡寒者、」病在營、卽發於陰之症、寒邪沉居於內、不能化熱、故「無熱惡寒」者、傷寒論曰、「病有發熱惡寒者、發於陽也、無熱惡寒者、發於陰也」、卽此之謂歟、凡傷寒病、邪淺在外、其愈卽早、邪深居內、其愈卽遲、六日爲經氣當盡之日、邪風隨衞氣而外出、衞氣鼓動、發生戰汗、故爲病愈之期、若邪在營裏、則邪之出、路較在衞者、延長一日、故病愈之期、須待七日、六日之中、其邪尙未與衞和諧、至七日卽能外合衞氣、與之和諧、以作戰汗、此自然之理也、然不特傷寒一病、邪之深淺、而可爲斷、卽暑濕溫熱諸證、亦莫不皆然、爲醫者須小心研究、辨別淺深、以決病愈之遲早也、

# 疹談（附癮疹）

吳公

**引言** 痧痘爲小兒之疾、（大人亦有之較少數耳）古分一科、載之專籍、茲篇所述、不過言其大概、讀者諒之、

**疹之名義** 疹之爲病、四方名稱各異、不可不詳述之、以免因名異而生疑義、如京師內外、謂之溫疹、河南謂之數瘡、山陝謂之糠瘡、亦謂膚瘡、又名赤瘡、蘇松謂之痧子、浙江謂之瘄子、又稱疿子、江西與湖廣謂之痲、亦稱疹子、福建與兩廣四川、俱呼爲疹子、其他尙有正疹婀疹之分、名目繁多、不可勝數、究不如確定一名、于治療上庶有把握、本篇定名爲疹者、取古人最通稱之名而名之也、

**疹之原因** 此症乃肺脾兩經蘊熱、復感外邪而發、痘疹大全曰、天行時毒、發而爲疹、人事不謹、則比屋而傳、其始也、竟似傷寒、身熱頭痛、痰湧氣逆、或吐或瀉、煩渴膚脹、目赤頻嗽、證諸新說、亦謂本病爲傳染病之一、因有一種固有之傳染毒、、該病毒含于患者之血液涕淚咯痰唾液呼氣皮膚蒸氣空氣、及器具等之媒介而發之、其傳染力極爲强大、多發冬春二季、二歲至六歲之小兒尤多、

**痧之症候**　痧之症候、本分爲初中末三期、猶近世新理所謂前驅期、發痧期、恢復期是也、玆述之如左、

凡痧在未見標之時、必見身熱頭痛咳嗽、或作吐作瀉、或鼻塞、流涕、噴嚏、眼胞腫、腮赤、煩躁不安、細看兩耳根下頸項之間、以及背脊之下至腰間、必有三五紅點、此乃痧之報標、所謂前驅期症者是也、

凡出痧見標之後、形似麻粒、匀淨而小、再後成片、斜目視之、隱隱皮膚之下、以手摸之、磊磊肌肉之間、其形如疥、其色若丹、不可用藥失序、不可過用攻表、不可驟用寒涼、此即發痧期是也、

至所謂恢復期者、如醫藉所云痧發三四日、氣不逆、漸回者是也、

**痧之診斷**　痧出以頭面愈多者佳、蓋頭屬陽、毒從陽解、則易散也、先發于頭面、尋及頸部軀幹四肢、其界限判然、

痧紅色滋潤者順、若神清氣爽者更順、若初起一出卽沒、或初起一齊湧之、不分顆粒、深紫者險、黑色者逆不治、其他順逆之症、吉凶之候、須求于專藉中、玆不細述、

**痧之治治**　治法當以辛散以升發之、涼潤以淸解之、玆將本病初中末三期常用之方劑、略述于左、然臨時症加減、仍須醫者之變通、未可執一二成方、而應無窮之活症也、

（一）痧初發熱、欲出未出時、宜用宣毒發表湯、助其外出之勢、如防風、荆芥、薄荷、蟬衣、牛蒡、桔梗、象貝、杏仁、甘草、之屬、此初期療法之概略也、

（一）痧已出而紅腫太盛、熱毒熾盛也、宜用化毒清表湯、解表清裏如連喬、銀花、甘草、赤芍、牛蒡、桑葉、杏仁、象貝、之屬、如已出而忽沒、氣急鼻搧者、毒氣內攻、當用麻黃、石羔、葛根、升麻之屬、此中期療法之概略也、

（一）痧後咳嗽氣粗者、熱留于肺也、宜用淸肺飮、如沙參、石斛、花粉、杏仁、象貝、桑葉、蔞皮、山梔之類、如痧出後口瘡齦爛者、乃熱留于心胃也、宜用導赤涼膈淸胃、如生地、石羔、丹皮、山梔、木通、川連、連喬、元參之屬、此末期療法之概略也、

以上數法、不過百中之十一、至其他關于本病之各證、方法繁夥、當參觀專藉可也、

**痧發時之注意**　痧症寶筏云、出痧有四大忌、倘明白中肯、玆特錄之于下、

（一）忌葷腥煎炒

痧初出時、以至出盡之日、俱忌食葷腥、卽素菜亦忌煎炒、恐葷腥煎炒、能助胃火故耳、

（二）忌恣食生冷飮粥

痧初出時、以至出透之日、未免口渴煩躁、欲飮冷水、不妨少與微溫開水、以解其煩渴、然亦不可多飮、若欲再飮、仍與飮稍許、如荸薺秋梨等、不妨少與食之、切不可與粥米湯糕餅糖飴麵食等類、食之助火毒也、

（三）忌風寒

當出痧時、必須謹避風寒、若不避忌、風寒外束、痧卽復回、欲其再出、則甚難矣、

（四）忌房幃汚穢

人之生兒育女、當出痧之時、各宜小心謹愼、潔淨內外、勿使汚穢氣息、觸犯出痧男女、愼之愼之、

**痧恢復之期之注意** 患者日達恢復之時期、仍須十分安靜、須俟身體完全復舊、脈象如常、方方自由行動、食物尤不可妄進、更須苦誡其宜忌、否則、恐再招其他之復發病、

## 附癮疹

**名義** 又有一症、似痧疹而較大、高突于皮膚之外、累累成片、忽隱忽現、搔之奇癢、俗稱之謂風疹、又名風痧者、癮疹是也、特附論之、以免與痧疹相混、而妄行施治也、

**原因** 肺主皮毛、脾主肌肉、此症由風熱客於皮膚、內蘊于肺脾、復與風濕相搏所致、爲風邪所搏、則爲赤疹、爲濕邪所搏、則爲白疹、大人小兒均有之、並無所謂傳染性也、

**症候** 症由風溫與內熱相搏、故初起惡寒身熱、頭痛咳嗽、繼則皮膚間如蚊蚤所咬、煩痒異常、搔之則隨手而起、如粟米而大、累累于肌膚之上、成片成塊、時隱時現、中含清水、以手摩之、似疙瘩阻碍、甚則偏體皆是、不搔則痒不可奈、搔之則痛不可當、或遇風而劇、或得熱而增、並見心胸滿悶、口苦咽干等症、

**鑑別** 癮疹與痧疹同屬皮膚病、驟視之、似無差別、細辨之、則有天壤之分、試以二者作一比較、列之如下、

| 痧疹 | 癮疹 |
| --- | --- |
| (一)點細小稀疎 | (一)點粗大累累 |
| (二)色如丹 | (二)色白(卽赤者不過微紅終不似丹之甚) |
| (三)隱隱皮膚之下 | (三)高突于皮膚之上 |
| (四)不痒不痛(或微痒) | (四)痒痛異常 |
| (五)小兒多大人少 | (五)大人多小兒少 |
| (六)有傳染性 | (六)無傳染性 |

以上所列、祇就症狀方面而言、便讀者易于辨識、若夫病因方面、與治療方面、亦各有不同、當細辨之、

**脈象** 傷寒云、脈浮而大、浮爲風虛、大爲氣實、風氣相搏、必成癮疹、

**診斷** 癮疹出時、先見于頭面、繼及于四肢腹部、以四肢腹部多者爲佳、

癮疹出時、如風寒不謹、或飲食不節、亦能忽然隱沒、風濕內閉、體腫舌强、皮膚乾躁、煩躁不安、變爲危候矣、

**治療** 癮疹之治療、無論其爲赤疹白疹、總以祛風勝濕爲主、如九味羌活湯、羌活勝濕湯、用藥如防風、荊芥、蟬衣、菊花、赤茯苓、杏仁、苡仁、通草、六一散、紫背浮萍之屬、加減用之、初起服之卽透、透後服之卽消、

癮疹初起、忌投寒冷、透後可稍加入、然必視其症狀如何耳、

癮疹忽然遏伏、不得透出者、可用升麻葛根之屬、以透發之、

外治法 民間有一效方、癮疹已透發者、用舊芭蕉扇、鹽蒲包、衫木皮、煎水洗之、神效、亦取其祛風燥濕之意、

# 痛經之研究

秦內乙

痛經一症、幾爲女界所共有、然漫言痛經、當分經前與經後、特

分述之如下、

（一）經前痛

（原因）此症原因、大別有四、

一爲瘀　瘀血積於下焦、阻塞子宮、

一爲氣　肝氣橫逆不通、不通則痛、

一爲寒　風冷客於胞絡衝任、或傷太陽少陰二經、

一爲熱　肝火用事、鬱而不化、熱迫致痛、

（證象）瘀症腹痛、兼腰痛而拒按、脈來濇細、

氣症腹中刺痛、連及兩脅少腹、脈息必有弦象、

寒症發熱惡寒、臍下痛如刀割、脈見沈緊、

熱症時痛時止、經色紫黑成塊、脈象帶數、

（治法）屬瘀者、琥珀散加減、

屬氣者、玄胡索湯加減、

屬寒者、溫經湯加減、

屬熱者、宣鬱通經湯加減、

（二）經後痛

（原因）一爲瘀　經行未淨、瘀結於下、

一爲寒　風冷客於衝任胞絡、或中陽本虛、陰血不足、

一爲氣　厥氣失於疎泄、滯而不通、

（證象）瘀症少腹攻痛、綿綿不已、經水色紫、

寒證經來色淡、冷痛喜按、

氣證胸悶不抒、刺刺作痛、

（治法）瘀證、破結丸加減、

寒證、實者溫經湯加減、虛者八物湯加減、

氣證、四烏湯加減、

附註　病有萬變、然究其要、不過虛實寒熱四者而已、婦女之痛經亦然、審其證象、詳其苔脈、然後處以治法、則證無遁形、而治無不愈矣、

# 茶與荼之沿革

胡惠生

茶字自中唐、始由荼變、其說詳於唐韻正、今按爾雅、荼蒤字凡五見、而各不同、釋草曰荼苦菜、註引詩、誰謂荼苦、其甘如薺、疏云、此味苦可食之菜、本草一名選、一名游冬、易緯易卦驗元圖云、苦菜生於寒秋、經冬歷春乃成、月令孟夏苦菜莠是也、葉似苦苣而細、斷之有白汁、花黃似菊、堪食但苦耳、又曰蕢蒤荼、注云即芳、疏云、按周禮掌荼、及詩有女如荼、皆云荼茅秀也、蕢也、蒤也皆別名、此二字、皆从草从余、又曰蒤虎杖、註云、似紅草而粗大、有細刺、可以染赤、疏云、蒤一名虎杖陶註本草云、田野甚多、狀如大馬蓼、莖班而葉圓是也、又曰荼委葉、註引詩、以茠荼蓼、疏云、荼一名委葉、王肅說詩云、荼陸穢草、今詩本茠作薅、此二字、皆从草从涂、解木曰檟苦荼、註云樹如梔子、冬生果、可煮作羹飲、今呼早采者爲荼、晚取者爲茗一名荈、蜀人名之爲苦荼、此一字、亦从草从余、卽今改爲从廿从人从木之荼也、以詩攷之、邶谷風之荼苦、七月之采荼、緜之堇荼、皆苦菜之荼也、又借而爲荼毒之荼、桑柔湯誥、皆苦菜之荼也、夏小正取荼莠、周禮地官掌荼儀禮既夕禮茵著用荼實綏澤焉、詩鴟鴞將荼、傳曰荼萑苕也、正義曰謂虌之秀穗與茅之穗、其物相類故皆名荼、此茅秀之荼也、以其白也而象之、出自東門有女如荼、國語吳王夫差、萬人爲方陳、白常白旗素甲白羽之矰、望之如荼、攷工記、望而眡之欲其荼白、亦茅秀之荼也、良耜之荼蓼、委葉之蒤也、唯虎杖之蒤、與檟之苦荼、不見於詩書、而王褒僮約云武都買荼、張載登成都白菟樓詩云芳荼冠六淸、孫楚詩云

姜桂茶荈出巴蜀、本草衍義晉溫嶠上表、貢茶千斤、茗三百斤、是知自秦人取蜀而後始有茗飲之事、唐書陸羽傳、羽嗜茶、自此以後、荼字減一畫而爲茶、陸羽著茶經三篇、有常伯熊者、復因羽論而廣著茶之功、其後尙茶成風、時回紇入朝、始驅馬市茶、至明代設茶馬御史、而大唐新語言、右補闕綦母煚、性不飲茶、著茶飲序云、解滯消壅、一日之利暫佳、瘠氣侵精、終身之害斯大、獲益則功歸茶力、貽患則不謂茶災、豈非福近易知、禍遠難見、宋黃庭堅茶賦亦曰、寒中脊氣、莫甚於茶、或濟之鹽、勾賊破家、今南人往往有茶癖而不知其害、此亦攝生者之所宜戒也、而況於不知所從來之咖啡乎、

# 對於小兒病之感想

秦丙乙

**醫家之責任** 嘗思小兒之病、藥誤者多、小兒之死、摧折者衆、蓋小兒肺臟嬌嫩、偶感外邪、頗乏抵抗能力、重以挾痰挾滯、故初起每其勢凶凶、不可嚮邇、如鼻煽淚乾、氣急呆悶、俱屬必然之症、負育護之責者、既無醫藥常識、更鮮鎮定功夫、當此惡劣情況之下、未有不驚惶失措、而疑懼莫定者、親友知好、衆口囂囂、七主八張、莫衷一是、以爲小兒之病、驚風是其名分、加以所見所顯、盡與吻合、於是回春丹、至寶丹、紛然雜陳、抱龍丸、定驚丸、倏焉齊投、迨雙目直視、下利痙厥、猶衆口交聲、曰、我早知其爲驚風也、今果如何哉、幸而不至喪敗、則沾沾相慶、自詡其功、其恒喪且敗者、則皆曰命也、我不禁有所感焉、當病起之始、一劑宣肺、少佐化痰消滯、已足却病邪而有餘、奈何不此之圖、舍正路而弗由、惟險徑之是進、能不令人深歎憫哉、

**父母之責任** 復有不明父母、溺愛子女、食物等情、百依百順、曾不稍顧及其身軀、洎乎痞膨食積、將次告成、但見面黃肌瘦、飲之食之、以爲盡育護之能事、年深月久、倦怠困憊、怯象漸生、始皇皇焉亟爲圖治、舉凡河車坎炁貓胞狗腎、陸離光怪、百計覓服、以爲童癆縱猖獗、吾治之以如此如此、當亦無所肆其伎矣、乃事有大謬不然者、與治彌奇病勢彌增、終至於夭札而已、

上述二項、在今日社會上之病家、實繁有徒、有識之士、每爲之扼腕而興歎焉、

# 妊娠衛生淺說

秦丙乙

生產關係婦人之一生、妊娠期內、稍有不愼、即易致種種危險、古人重胎教、不惟爲胎兒計、實爲孕婦自身計也、茲將妊娠衛生之淺而易行者、摭拾數則於下、願女界同胞、三致意焉、

(一)飲食方面　妊娠期中、宜飲清茹淡、不食辛熱之物、不食厚膩之物、不多飲茶水、不多進煙酒、凡宜食忌食之物、茲列表如下、

禁食　雀、鴿、蝦、蟹、魚、鱉、羊、犬、野味、鮮發、姜、椒、煎炙、

食犬肉令子無聲、食兔肉令子缺唇、食蟹令子橫生、食姜令子多指、食鱉肉令子項短、食羊肉令子多病、多食肉令子患雀目、食諸菌令子驚風、食煙酒辛辣、令子多淫無恥、

宜食　菜蔬、豆腐、鯽魚、海參、淡菜、山藥、芋艿、萊菔、雞、鴨、筍

（一）起居方面　毋多勞、亦毋過逸、過勞則氣體弱、易致疾病、惟過於閒逸、毫不行動、則血脈失其流通，筋骨漸致柔脆、偶有閃跌、至易釀墮胎之禍、但觀鄉婦農女、胼手胝足、終朝碌碌、鮮有聞發生墮胎者、而富家閥閱、閨閣名媛、獨多之、卽其故也、毋過煖、亦毋過冷、夏日涼台高臥、電扇馳風、多日圍爐多睡、炭火常親，皆不合於姙娠衛生、

（二）精神方面　毋惱怒、戒憂鬱、毋多用心、毋受驚恐、凡此四者、其影響誠非淺也、戒房事、受孕之後、卽宜獨宿、息慾保精、蓋慾火傷胎、莫此爲甚、禽畜交接有時、生育易易、人不能節一時之慾、能無愧乎、凡婦人數得胎而數墮之者、皆房慾不節之故也、大抵得胎三月前患房慾、卽有下漏動胎之患、得胎三月後犯房慾、卽胞衣厚而難產、非瀝胞卽屬盤腸、非坐臀卽係踏蓮、此載在方書、斑斑可考、乃一定不易之理也、非禮弗視、非禮弗聽、誨淫書報、荒蕩戲劇、卑鄙曲調、齷齪談論、俱足以眩惑人心旌、誘蕩人意志、宜充耳不聞、閉目不觀、目不視惡色、耳不聽淫聲、老子所謂不見可欲、使心不亂、此卽妊娠精神上之衞生也、

# 養生論

何君笑

內經有一言、不治已病治未病、此說一出、而後世都以修養爲言、不知修養與保養有異、修養則雜于方外玄遠、而非恒言恒道、保養則由乎日用飲食、而爲可法可經、如運氣之術、運任督者久則生癰、運脾土者久則腹脹、運丹田者久則尿血、運頂門者久則腦泄、其餘丹砂烹煉之說、遺禍累累、然則修養之與保養、不大相庭逕哉、請述保養之法、上古天眞論曰、飲食有節、起居有常、不妄作勞、精神內守、病安從來、故能形與神俱、而盡其天年、度百歲乃去、此保養之正宗也、蓋有節有常、則氣血從軌、而無事於搬運之煩、精神內守、則身心寧定、而無事於制伏之强、形與神俱、則神不離形、形不離神、而無虧損天年之慮、保養既若是之易、且顯何今人之夭者多、而壽者少歟、蓋香醪美味陳於前、雖病所忌也而勿顧、情况意興動於中、雖病者禁也而難遏、貪名競利之心急、雖勞傷過度而勿覺、何况心神百結、斲喪多端、劉孔昭曰、萬人操弧以向一鵠、鵠能無中乎、萬物炫耀而惑一生、生能無傷乎、卽有稍知收斂精神、安居靜養者、而又不識百年機括、希求不死、雖終日閉目、只是一團私意、靜亦動也、若識透百年分定、而事事循理、不貪不躁不妄、斯可以却未病而盡天年矣、蓋主於私則死生念重、而昏昧錯妄、愈求靜而不靜、主於理則人欲消亡、而心淸神悅、不求靜而自靜、此我所以但言保養、而不言修養也、然則舉保養之法、不可盡廢諸書乎、避風寒以保皮膚六腑、則麻黃桂枝理中四逆之劑、不必服矣、節勞逸以保筋骨五臟、則補中益氣却勞健步之劑不必服矣、戒色慾以養精、正思慮以養神、則滋陰降火養營凝神等湯、又何用哉、薄滋味以養血、寡言語以養氣、則四君四物十全三和等湯、又何用哉、要之血由氣生、氣由神全、神息乎養、養心莫善於寡欲、我聞是語、未見其人、

# 前後二陰病症彙集

巨川

■二便

二便異於常日者、經謂中氣不足、溲便爲之變、分言之、則溲爲小便、便爲大便、渾言之、則古者大便稱大溲、小便亦稱便、今以溲便統稱、而曰變者、舉大便之溏泄閉結、小便之癃閉不禁、及其色爲赤爲黑、如米泔如敗漿、皆包括在內、

二便艱難者、金匱曰、北方黑氣入通於腎、開竅於二陰、趙献可曰腎氣虛則大小便難、宜以地黃蓯蓉車前子茯苓之屬、補其陰利水道、少佐辛藥、開腠理、致津液、而潤其燥、

大便祕結、小便赤而善飲食者、胃實也、

大便祕結、小便清利、不能飲食者、胃虛也、

大便祕結、小便清白、面色白而黑、脈沈遲者、大便冷秘也、

二便燥澀者、腸胃積熱也、老人常有之、

大便難、小便數者、張仲景謂陽明傷寒自汗出、小便數、則津液內竭、大便必難、其脾爲約、蓋液者肺金所布、肺受火爍、則津液自竭、不能行清化之令以輸於脾、是肺先失傳送之職、脾亦爽轉輸之權、大便有不燥結者乎、

二便不通而小便反利者、津液內竭也、

大便閉而兼口渴、小便短澁黃燥者熱也、

大便裹急不通、小便亦短澁色黃服寫火通利藥、而無效者、此因膚蜜、氣不傳送也、然比症甚少、須審明確、非熱症方可服藥、

便閉者、腸燥而枯也、經曰、諸澀枯涸乾痙皴竭、皆屬於燥乃肺與大腸陽明燥金之氣、治宜甘蜜滋潤、

大便不通按腹板窒、卻不硬痛、小溲先前紅濁、繼則但赤不渾者、濕熱痰濁聚於胸中、肺金失降、濕濁不從下注也、須清肅上焦、按如必另兼他肺經證、方可爲據、

小兒肢厥、津枯火不歸元、至二便不禁者、腎絕也、

小兒二便清白者、慣驚與大腸全無火也、

二便不通者、三焦熱結也、三焦溫滯也、濕熱阻氣也痰隔中脘、氣痺上焦也肺氣不降也胃實燥結也小腸痺也火腑熱結也厥降熱閉也、腑陽不行也、血液枯燥也虛血熱也、

二便不通者、奇經病也、經謂女子督脈入繫廷孔、男子循莖下、下至篡所、生瘈不得前後、

二便乾結、小便數赤者、燥在二陽也、非實火症、宜生津潤之、

前後不通、幷脈盞皮熱、腹脹督悶者、比五實之症、宜大劑下之、

恐懼後便溺、日數十次者、驚則必無所恃、恐則傷腎、是爲水火不交、二臟俱病故其所合之府藏失職、州都不禁矣、

大便前出者、小便後出者交腸也、

大、便俱前出者、乃血液枯涸、氣血衰敗、不治之證也、或曰血枯而大腸燥也宜治肺潤腸、肺與大腸相表裏、而主氣、又肺者相傳之官、治節出焉、肺得餌、斯大腸之燥可清又治其血稿、然後改道可復、而清濁自分矣、

二便自遺者、腎絕也、腎藏精志、而司啓閉、精力盡則禁均弛也、

婦人大小便易位而出者、係免身後、浮腸內損、積穢礙塞、清濁混肴也、或曰、證名交腸、得之大怒火飽、氣火交錯、升降失常、以致清濁混淆、小渾不按常道而行、久則難治、

大小便閉者、風症內滯九竅、乃中臟所滯三除裏分、爲閉老也、

便的阻、肢節廢者、中風症中腑也、

■前除

除縮眞陽氣弱、不榮於師也、
除頭碎癢、筋骨微痛者、或有瘡毒內惡而然、
陽易舉者、精虧則相火忌動也、故癆瘵人於臨危時、其陽尙舉、
莖痿者、有液虛濕感之分、互詳痿痺門、痿條又曰、人但知爲陽
虛、而不知亦有除虛者立齋所謂如木得露則森立、遇酷暑則痿痺
也、然陽明合於宗筋、胃中濕熱太盛、而下注宗筋、亦能致痿、
不可誤認爲虛、或曰、無病之人有所思而氣餒、勞心太過而火尖
、亦能痿也、
除痿者、恐氣所致也、經曰恐傷腎、
莖中痛者、肝腎也、補益二經、痛自能止、宜淫羊霍等、按此症
有宜用生地草解、而忌淫羊霍等者、勿誤報、
莖物交摺、而長亮如燈籠、並小水不通者、肺濁氣壅、壅則水道
閉、閉則外腎弛長也、
除汗燥臭而脈沉數有力者、下焦濕熱也、
溲數便血不覺、管窒痛痺者、心陽自充、腎水暗虧、陽墜入陰也
、宜寧心陽、益腎陰、宣通腎氣以和之、
陽事易舉、陰精易泄、必中如、舌光知肺者、腎水不足、相火下
滅召火上大也、宜淸居火以制相火益腎除制肝陽、
囊汗者、腎[illegible]也、五臟皆有汗皆爲[illegible]人弱而專出一處、久不愈者
、即此經[illegible]也、
常病陽痿體倦者、陰强陽弱也、治宜秩陽去濕答有發、須兼解鬱
、否則反生上熱、
囊結者、厥陰肝脈絡陰器、蜜客厥陰也、
囊睡者、冷氣巤入也、
陰汗陰腫陰痛者、肝脈絡於陰器、並肝有火也、
囊縮者、蜜主斂故也、

睪九縱者肝熱則九縱也、
囊縮兼舌倦者、邪火入厥陰、肝血涸也、
痿而不舉者、肝氣未至也、未至而强合、則傷筋、其精流遏而不
射、
此大而熱者、心氣至也、
此而不熱者、心氣未至也、未至而强合、則傷血、分精淸冷而不
㷂、
堅勁而久者、腎氣至也、
堅而不久者、腎氣未訓也、未至而强合、則傷骨、其精不出、雖
亦小矣
中蜜舌倦囊縮、脈絕者、須臾即死、
舌倦縮囊者、兩厥陰病也、蓋舌屬有厥陰、囊屬足陰也、
陰囊汗者、腎[illegible]有濕也、
腎[illegible]濕癢者、繡球風也、

（未完）

## 代郵

編者

（一）鄭蔚鼐先生　蒙賜覆、敬悉、『傷寒新解』請速殺靑、惠下爲盼、
（二）朱阜山先生　蒙賜覆、敬悉、『傷寒論綱要』請速寄、『脈法概論』請修改後惠下、
（三）金士才先生『傷寒十六問』一種、定下期登載、請將全稿惠下、
（四）許徵鴻先生『傷寒結胸與痞結』一稿、定下期登載、續稿請即惠下、
（五）王明五先生　尊稿『疹論』請將全文寄下
（六）謝誦穆先生　大著甚佳、稿請續寄、

# 醫案

## 暑瘧

李健顧

黃某　暑熱內傷、秋涼外束、熱埋於膜原之半表半裏間、毒踞於少陽之膽經膽絡中、形寒形熱、腹痛腹鳴、熱來則頭暈耳鳴、熱退則身倦體怠、脈象弦急、舌質黃膩、樞轉少陽、藉通表裏、　北青蒿二錢肥知母三錢、粉丹皮三錢、霜桑葉三錢、淨鱉甲五錢、枯黃芩二錢、白蔻花一錢、

## 疹夾班

鄭某　風受肺臟而發疹、毒入胃腑而發班、疹少班多、毒重風輕、加之火熱沖騰、陽明起化不行、二便不通、內擾心宮、神昏譫語、脈象模糊、身熱如烘、舌黑似煤、瀉陽明之實熱、清少陽之君火、黑犀角一錢磨沖、赤芍藥三錢、牡丹皮二錢、　小生地五錢、錦大黃四錢、生石膏二兩、板藍根二錢、金汁水一兩沖、連翹殼三錢、金銀花二錢、

## 羊肉積聚

陳某　實緣年近花甲、胃氣虛乏、素多煩勞、氣亦大耗、去年又因夫人不祿、加之愁苦怫鬱、肝絡必傷、木侮陽明、消化阻滯、再食羊肉、遂愈積而愈固、夫胃為倉廩之官、專藉大腸之傳道、而化物即可出焉、今因積滯不通、剌戟胃神經、且胃為萬物所歸之地、胃經受制、必影響於全身矣、是以四肢攣急、渾身痲痺、短氣喘急、大便後重、此為陽明實症、醫學大辭典云、羊食百草之毒、羊肉性熱、食之能生熱病、即此之謂歟、治宜除陽明實積、兼解羊肉之毒、症因有形積聚、故宜丸劑庶可見功、錦大黃一兩、生甘草二兩、土貝母八錢、板蘭根六錢、山荳根八錢、北柴胡五錢、赤芍藥五錢、南山查八錢、元明粉四錢、蜜同煉為丸每服三錢、淡鹽湯送下、

# 藥物

近人研究

## 皂莢（續）

次公

余雲岫曰、皂莢之爲物、含有石鹼素甚多、故鄉間多用以滌瑕蕩垢、今肥皂行而皂莢廢矣、吾輩所用之去痰劑、如西尼加根、如遠志、如桔梗、皆含有石鹼素、所謂刺戟性驅痰劑者也、今用牙皂之莢、以代西尼加根、頗可驅痰、用法、取牙皂去其核、刮去其外皮、每日用一克蘭姆作浸劑、已足驅痰之用、若日用兩克蘭姆、則服之者口中清涎垂垂下矣、其催促分泌之力之大、于此可想見矣、欲進而試驗溶血作用及動物試驗、今未遑也、余用此已二三年、今年遇日本藥學博士中尾万三偶談及此、彼謂對于皂莢、已有工作、其中確含有石鹼素頗多、且與西尼加同類、用以代西尼加、甚合理云、

編者按

本品刺戟性甚强、爲涌吐風痰之要藥、余嘗治中年某咳嗽氣逆、不能平臥、形體素豐、其爲濕痰無疑、遂用二陳湯合降氣之品、加入皂角灰五分（以皂角去皮子焙焦爲末）冲服、服後三小時、而諸症悉平、其效有不可思議者、咳嗽上氣、然必審此爲濕痰者方可施用、若陰虛久嗽之腎氣不納、痰飲喘嗽之衝氣上逆、投之或差、死可立待、用之者其愼諸（完）

## 白朮與蒼朮

秦丙乙

二朮性味、同屬苦温、白朮則苦中兼甘、蒼朮則温性過之、

二朮功能、化溼爲長、惟白朮兼能補氣益脾、蒼朮兼能發汗升陽、

白朮以產於浙江於潛者爲上、名於朮、蒼朮以產於江蘇茅山者爲上、名茅朮、

白朮入脾胃兩經、蒼朮入脾胃大腸小腸肺五經、

白朮用以健脾、宜土炒、用以補氣、宜飪飯、用以治瀉痢、宜炒焦存性、用以治痰溼風痺、宜生用、

蒼朮用以治脾胃各病、俱宜泔製炒黃、用以發汗、宜用麻黃炒、

凡脾虛無溼邪、及溼邪過盛者、均忌白朮、

凡陰虛血少、肝腎有熱者均忌蒼朮、

蒼朮之莖、亦可療疾、功耑利水止汗、根發汗而莖止汗、一發一止、猶麻黃之爲用也、

## 龜板生蟲

秦丙乙

凡介類之藥物、製法切須道地、或煎或炙、或泡或研、一有大意、則着人腸胃、即易成瘕、或爲蟲物、偶閱前人醫藥筆塵、見有龜板一則、中述誤服製煉未精之龜板、致腹中生蟲、卒以不治、因思世人慣好滋補、龜板等等、咸目爲萬能之物、坦然購服、固盈斗盈升、不以爲意者、設有不幸、變事中生，豈非求福而得禍也哉、世之專好盲從者、其盍鑒諸、下皆原文、

明名醫黃節齋撫蜀時、患蟲積、治之不愈、一日、有川中老僧、自言善治奇難雜症、或薦之於黃、僧診察畢、謂黃曰、公服龜板過多積久而生蟲信、今此之病、實無法治、三年後有死而已、黃疑信參半、心滋不懌、後三年、果歿、歿後蟲自糞門、與糞俱出、蠕蠕作動、人始信僧之不誣、並偵得黃生前果素體陰虧、故以大補陰丸爲常服之劑也、（按大補陰丸、爲朱丹溪方、中有熟地知母黃柏龜板四味、）

編者按服大補陰丸、而獨言龜板能生蟲瘕、龜板何以能生虫瘕、頗有研究之價值、如作者（或讀者）以理由見告、不勝歡迎、

## 雜俎

# 又西醫針術殺人之一督

沈天時

中醫失治　尚可挽救
西醫誤治　竟致斃命

閱貴報第六十期、載有沙市四維君子所述妙想天開不可思議之治療法、西醫針術殺人之說、種種惡劣之慘劇、讀之不勝令人拍案長歎、不覺引起余同病之患、故亦錄一則、以爲偏信新奇者戒

松滬之交界之某鎮、（攸關體面未能明載以下仿此作者注）（當載明始有根據編註）者有李翁者、業涉商場、家道小康、年已四旬餘矣、因妻不育、娶一妾、幸生一子、年已易齒、鍾愛莫名、今春偶感溫邪、發病寒熱、遂延本鎮某中醫治之、因過愛之子、恐有失治、而施以輕劑、服後罔効、李翁乃恐惶無措、巫卜占鬼、不問可知、家君適因友人黃君之請、而在彼鎮、余亦侍診同往、李翁乃知悉、而懇請診治、李翁乃曰、始起惡寒、頭痛身熱、無汗、頭汗頻頻、微欬痰稠、納食漸減、延至昨日、而神時昏糊、語言錯亂、寤不安睡、大便已五六日不解、家君曰以鄙愚見、合診得右脈沉數、左帶弦、視舌色質紅、苔薄膩、總核症情、此乃溫邪失表、且稚年臟腑薄弱、純陽之質、溫邪不能驟解、勢將化熱而入心胞之候也、今幸口雖渴而不多飲、神雖昏而未見厥、肝陽未動、胃液未耗、尚可爲紙鳶之乘風高翔有一綫之挽回、仍以透達鬱邪、爲第一要議、非紫雪之芳香達邪理竅開朕不可、桑菊之疎風、杏貝竺黃之豁痰、翹梔之清心以通鬱熱、使之屈曲下行、鈎藤決明以鎮稚年之木旺、爲未雨綢繆之計、鬱金開發鬱結、鼠黏透達鬱邪、花粉以生將耗之胃液、惟大便不行、以表觀之、則宜攻逐、然細究此症口渴不飲、舌不見燥、脈不洪實、非大腸之津耗液涸、純係熱結之候、良由邪鬱不宣、氣化失職、傳送不力之故耳、宜用全蔞疎表潤腸、枳殼之寬腸散結、車前之以理小溲、定方已畢、乃謂李翁曰、此方服一劑、冀其身得統汗、神昏得清、內鬱之邪、庶乎可洩方許安善、乃辭別回寓、翌晨漱洗已畢、黃君愴惶至寓曰、昨日所診李翁之子、今晨已去世矣、家君乃驚起曰、此症的是溫邪失表之候、而施以辛涼之劑、透發鬱結、如何有如此之變幻、死如此之速耶、黃君曰、此非汝施治之不法、而藥之咎也、迺李翁自造之禍、家君曰、何也、願聞其詳、黃君乃詳告曰、汝昨日辭別時、言望其得汗、李翁乃思發汗者、乃熱藥也、畏遂而示諸鄰近之某西醫、此醫始係瘍科、因無人顧問、遂易西術、滔滔者此類皆是也編者註）適此翁聞其此方之涼乎熱乎、乃謂翁曰、此方純係熱藥、現症狀若何、翁乃告始末、此醫乃曰、以汝所說、皆由大便不解之故、若施余之針術、大便立解、則臟腑所有之病、皆隨而盡出矣、又無湯藥之苦、此翁乃信其言、遂延往診、以探熱表探其熱度、則曰已達百零、尚用如此熱劑、甚屬無理、乃施針術、（係用何藥、未能審明作者註）（此處最不妥、應問明編者注）竟打全針、謂越二時、大便必解、乃辭歸、不料將半時、腹痛熱增、此翁尚疑欲大便之故、又半時煩躁甚而喘頓加、及三句鐘、而痰聲漸作、牙關緊閉、兩目上視、此翁乃始悟曰、爲西醫誤矣、（昏昧者奚止此翁編者註）未幾而氣絕身死、此翁尚在呌怨而痛悔自已之咎、黃君詳告、始知致死之因、乃李翁之自咎、而西醫之誤治、嗚呼、夫吾醫爲人治病、乃生命所依托、莫不曲盡心力、以望挽救、何不學無術之西醫、竟視人如草芥、以新醫爲面具、以謀利爲心懷、不察病源之始末、而專施攻覇尚曰重在科學實驗、爲高吾中醫之理想一等、可慨也乎、故不惜李翁之喪子、固其禍由自招、惜當世之行政者、欲廢吾中醫千年不朽之國粹、實行慘無人道之西醫、可怪也矣、

本報此類物件、非有意攻訐、實討論性質、某病爲西醫所治誤、某病西醫不所能治、而爲中醫治愈、凡作者當詳病者之姓名居址、以及病者之證狀治法、方可、編者識、

## 常識

# 小兒病診斷法

惠生

小兒病的診斷法、做父母的都應當知道一些、就是碰到小兒害病的時候、去請醫生之前、若自己已經知道小兒大概是害什麼病、那麼不致臨時張皇、並且醫生面前，也可以說明一切、使醫生先事預備、對於病者也很有利益的、

在冬天、小兒害了咳嗽的時候、應當先聽他的聲音、若是乾而短、有些像痛的樣子、是急性喉粘膜炎、他的嘶喘的聲音更利害的時候、要疑心到白喉症了、吸氣長而聲音發痙攣性的、是百日咳（鷺鷥嗆）、濕性而急促、身體又發熱的、知道是肺炎、這些知識、存在母親們的心裏、自然不致手足無措了、

再講到容貌——小兒無論是怎樣的美、怎樣的醜、在初生到四五歲都沒有不現一種活潑可愛的容貌、可是一旦害了病的時候、他的容貌一望而知是有些變動、自然顯出一種沉鬱的樣子、做父母的、差不多沒有不跟着小兒的容貌活潑不活潑而引起快樂或煩惱的、若是小兒先天性生就抑鬱的容貌的、無論你們怎樣、也應當記着恐怕是腺病質的小兒啊！這種小兒皮膚一定蒼白、肌肉弛軟、顏面不滋潤而帶浮腫的樣子、或顏面狹小、身體因而瘦弱嬌白的、皮膚很容易受刺戟而起潮紅、皮下的靜脈、透出青青的顏色、又往往容易生出皮疹來的、小兒有這許多狀態的、做父母的總得擔些心事了、

更應當注意的、是小兒臉上發出一種特別的笑容、這種笑容、叫假癡笑、他的口角稍些吊上、開了口好像發大笑、但是他的目光却滯鈍而眼中少活潑氣象、這是極重篤的破傷風病的症候、要趕快請醫生診治、

小兒的眼、也須特別注意、因爲眼和疾病是很有關係的、譬如身體最熱的時候、兩眼一定起羞明、又病勢沉重的時候、瞳孔便要縮小或放大、對於光線的強弱、不起什麼感應了、最要當心的、是初生兒的膿漏眼、——這多分是小兒產出時、從患有淋病的母親的產道經過而致傳染的——這病發生於產出後三天到七天之內、最初眼內不過稍呈赤色、但是隔了一晝夜、眼臉大大浮腫、眼內洩出膿汁、若在發赤的時候、知道立刻去請醫生治療、還能全治、否則永成盲目的兒童了、

我現在把種種診斷小兒的方法寫在下面、

**哭聲**　講到小兒的哭、在年紀稍大的、也有不過稍微有些不如意事而發生的、並不一定有什麼病痛、並且可以問他一聲想要什麼、便解決了、至於嬰兒的哭聲、却可以看做大人的說話一樣、做父母的應當格外注意、就是、身體上有了苦痛、或要吃奶的時候、固然把哭來表現、而在衣服太狹小呼吸起障礙的時候、也要哭、襁褓潮濕的時候、也要哭、其他皮膚的被蟲螫或針刺、或腹痛、或發熱等等、都要哭的、所以做做小兒的保育的人、第一要留心查出他哭的原因、究竟在什麼地方、若僅僅把乳汁喂他以止他的哭聲、眞是沒有知識了、凡小兒發出號淘的哭聲、是腹痛、或是發熱、而腹痛的哭聲更大、並且延長、同時兩下肢向腹部牽引、其狀也有間斷的、這樣哭聲、是隔了一會發作的、若如刺痛的時候、哭聲帶着呼吸斷續的樣子、又用手觸腹部、若硬固的、怕是便秘了、

**熱度**　小兒雖沒有哭泣、然而顏貌有不愉快的、必先診斷他身上發熱不發熱、普通人家育兒的母親、往往把自已的手掌按觸愛兒的額或胸腹或手足而試驗他的溫度、但是他的手掌、却因爲天氣的關係有時很冷有時很熱、所以他的感覺往往錯誤的、最簡便而確實的、可向藥房中（未完）

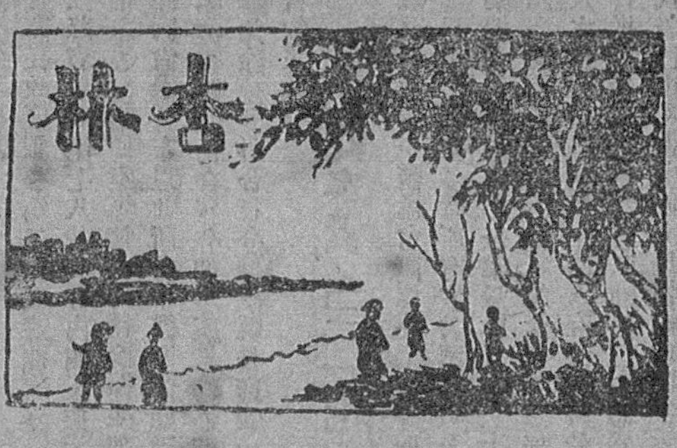


## 胎異

（孫濤）

有康傑者山東濟南人也、爲米行經理、按月所入者不弱、客年清和、時疫大發、所殃者不下數百、不幸康某內室亦遭此而逝、越數月、康傑以缺乏後裔故、聘鄰鄉張女爲側室、過門匝月、而張氏已有孕矣、康傑大喜、逾旬月、而張氏產一物、類若猴猿、全體黑毛、長寸許、兩目有光、閃閃動人、康傑大駭、遣僕以杖擊之、而斃於郊外、往而觀之者若堵、亦云奇矣、

## 不服藥爲中醫說

李健頤

人如有病、當就於醫、醫之療病、專藉乎藥、苟藥之不眞、醫之不明、爲害最酷、則不如不服藥爲善、雖然、小種感冒、自可不服藥而待其天然自愈、若沉痾痼疾、必當用藥治之、始無後患不然、變症叢生、豈可遷延日期而坐視待斃者哉、然則不服藥只爲保守庸醫之誤、而非謂有病者、皆可不服藥、而能自愈也、吾謂有病之時、即當訪擇良醫、詳陳病情、抱信仰之心、闢猶疑之慮、而良醫自有善術、以驅二豎之祟、奚慮之不敢服其藥耶、古人云、不服藥爲中醫、即是喚醒病家、謹慎就醫不致草菅性命之意也、乃世人以不服藥爲中醫之言、印於腦中、執迷不悟、以是視藥如虎、遇病之時、終身不敢服藥、養癰長疽、坐視待斃、比比皆是、吁病家當自悟也、

## 火起沉痾記

君美

火這樣東西、除了煮飯做菜取暖以外、簡直總沒有好處、尤其是危險、——火警——所以我們對於火、處處都要留心、和恐怕、可是這「談火色變」的火、竟能起十年沉痾的殘疾、這眞有意想不到了、諸君不信、讓我道來、

離吾邑十數里有一個小小鄉村、這地方大都是機織爲生的、就是男子、也都棄耕而織、有一家姓吳的、祇有母子三人、他們營了一隻綢機、很能溫飽、可是十多年前、不幸、他們的兒子阿寶因、看春台戲而蹦傷了、起初還能作工、不過覺着背部徑彎而酸、但是經過長時間的遨痛並且知道不過是一件極平常的事所以並沒請醫生診治和針灸、但是病根竟由此而伏下了、以致於睡倒在牀上、而且不能動彈、但雖是半身不遂然而精神很好、飯量大增、經過好多的醫生、和吃所謂的仙方、總沒有半些兒好象、竟成了世界上一個殘廢者、但是事竟有意想不到的、鄰居數椽茅屋、忽然着了火、蓬蓬勃勃、劈劈拍拍、火光融融、火氣冲天、直射進他們那充滿一室凄涼的屋子裏來、他媽從睡夢中驚醒、還算是有主意的、很急急的收拾些日用的細軟、拖了他的弟弟、跑了出來、那呻吟牀上的阿寶、當時也不能再顧了、然而在那生死一刻的時兒、不知甚麼的、他竟也逃了出來、原來他自知是不免要葬身火窟了、與其燒死、不如遨着萬分的苦楚希望萬一能立了起來、果然他想到這一層、便沒命的直立起來、向外就奔、他那十年不起的殘疾、竟因之而重睹天日、人們在十分危險的時候、往往有奮不顧身的急智、像張阿寶這種殘疾、竟有意外而給火治好、

（前期謎底）白牽牛 日英 女貞 白芨 百藥祖 白斂 大空 巨勝 半夏 百合 生地 白喉

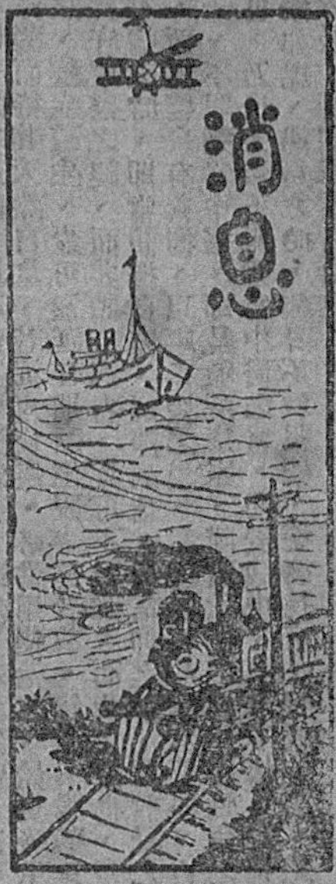


## 嘉定縣政府訓令嘉定縣支會

爲令知事案奉

江蘇民政廳訓令第二四九號開案奉

江蘇省政府第七八號訓令內開案據浦東浦西國醫總聯合會執委秦伯未等呈請備案等情當經轉函衛生部核復在案茲准函開查中醫士條例尙未公布以前所有中醫團體應准暫由地方官署核准備案相應函復查照等由合行令仰該廳長轉飭所屬各縣市一體知照此令等因奉此除分令外合行令仰該縣長卽便一體知照等因奉此合行令仰該會知照此令

## □奉賢『三一七紀念』

敬啓者敝縣中醫協會商協藥業會等四團體此次對於三一七之醫藥奮鬥紀念籌備多時所有宣言標語以及紀念辦法均遵照上海全國醫藥總會規定預先印發業於昨日（十七日）下午一時召集醫藥兩界同志在南橋公共場所擧行紀念會縣黨部特派員指導其他各機關代表及本會會員等共四十餘人直至五時始攝影散會入晚接開臨時執委會推擧徐逸舟蕭滌粗張功全三同志爲出席全國醫藥總會代表大會代表已由秘書處備文呈報總會備案云

## □廣東中國醫藥學社反對本市社會局禁用中醫中藥宣言

全國醫藥團體總會各省分會各省醫藥業公會各商會暨各省報館全國同胞各界鈞鑒、自去年中衛會余巖提議廢止中醫中藥後、全國騷動、輿論沸騰、筆誅口伐、省不直其所爲、並任維護提倡之責、可見中醫藥之成績優異、民衆需賴、破壞之、摧殘之、終見自取其辱、人所不齒、乃前車可鑒、墨漬未乾、而近報載社會局長伍伯良、繼余巖之後、假政治之威、實行摧殘中醫中藥、訓令各善堂院、以後贈醫施藥應以西醫西藥爲原則、當此厲行提倡國貨聲中、社會局當如何體恤中央意旨、陽假爲民衆謀幸福之名、陰行黨同伐異之擧、況各善堂歷年延聘中醫、贈施中藥成效卓著、貧病利賴、果中醫藥無相當價値、早已受天然淘汰、不俟社會局之摧殘矣、匪特此也、中西醫師既經政府許以司令之權、待遇不容軒輊、而延尤當自由、烏能以二三人之武斷、奪羣衆之信仰、任意變更法令耶、抑尤有進者、社會局日前之種種設施、如善堂院「贈種洋痘之必須延聘西醫」也、如「方便醫院應將全年經費之半數加設西醫、所收容之病人、宜由西醫斷定」也、揚西抑中、處處爲西醫張目、今更得寸進尺、令飭各善堂院禁聘中醫、贈施中藥、歧視中醫中藥達於極點、是而可忍、孰不可忍、鄙社忝分醫藥一席、雖無建白以增中醫中藥之先榮、雅不欲有摧殘中醫中藥之政令、對於社會局此種設施、認爲不合、根本反對、除向本市當局暨全國醫藥總會請求主持正義、予以援助、立令社會局將前項命令與佈告撤消、以資維護外、謹比宣言、

上海醫報

第六十五期

目錄





## 常評

### 能說不能行

稚圃

能說不能行、原是社會一般通病、尤爲吾中華民族之切弊、遑論中醫藥界也、在今日之中國、誰不曰抵禦外侮、須先充備自已實力、團結自已精神、運動宣傳、價天怪響、而今是否得能辦到、世人自知、無庸吾論、在今日之中醫、亦莫不曰改進醫藥學識與事業、團結精神與力量、爲抵禦西醫侵掠之實力、更如興醫校、設醫院、立公會、廣宣傳、均爲興中禦外之要本、但言雖如此、事實揆求、除立得幾處公會外、其餘曾有一事實現否、嗟乎西醫藥正尋瑕摘瑜、百計侵凌、以陷中醫於絕也、醫界同志、既已深知、奈何不根據所言而實行、嗟平、能說不能行、吾豈暇爲國家憂、

## 學說

### 痘瘡治療要略（續）

袁公才

第四時期　灌膿

痘瘡既已齊點、自根脚與皮膚界、作綻腫之象、所謂起脹是也、起脹即灌膿之初步、爲氣先凝注之兆、灌膿即起脹之極點、爲血後凝注之徵、痘瘡灌膿、毒氣已化、故至此時期、理應三日、即結痂而告成功矣、

灌膿順症

根窠紅潤、灌膿充滿、色如黃豆、大小便如常、飲食不減、先由面部灌起、四肢溫和者是、

順症治法

此種症候、無須服藥、

灌膿逆症

根窠紅而不潤、灌膿不滿、色如水球、大便泄瀉、或嘔逆、漿行半足或內陷者是、

逆症治法

加味理中湯、

生甘草、淡乾薑、生白朮、西潞黨、炒牛蒡（各二分）、廣木香、白殭蠶（各一分）、

右藥爲末、入紫草三莖同煎、日進三服、

灌膿險症

根窠紫痧、不易灌膿、乾枯退縮、嗆逆喘急、大便不利、腿臁已灌而面部焦枯者是、

險症治法

宣風散、

檳榔（二箇）陳皮、甘草（各半兩）、黑丑（四兩半生半熟）、右爲末、每服量大小、自一錢始、用蜜水下調、

灌膿死症

灌膿純是清水、皮白薄如泡、三日後、當痒破而死、吐利不止、或二便下血、或乳食不化、痘已發爛者死、二便祕結、兩目緊閉、音聲已啞、腹中脹滿、肌肉轉黑者死、

第五時期結靨

灌膿三日後、瘡色轉蒼臘、結成小紅痂者、此痘瘡之常、亦即痘瘡之終也、此時症候、最不可疏忽、致功潰一簣焉、

結靨順症

痂色如蒼蠟、先由口唇四邊靨起、漸從胸腹而至兩腿、然後脚背和額上一齊結靨、身無他病、飮食增加者是也、

順症治法

無須服藥

可常服松子仁、胡桃仁、使肌膚油潤、瘡痂易脫、

結靨逆症

身重發熱、不易結痂、喘急而後泄瀉、便洩而後煩渴、或下如膿血、或神虛驚惕者是、

逆症治法

人參白朮散、

人參、白朮、藿香、木香、甘草、雲苓（各一兩）、乾葛（二兩）、

右㕮咀每服三錢、水一盞、煎六分、溫服不拘時、

結靨險症

倒靨黑焦、身熱若炙、痂如血色、口齒出血、或痂如麩、或潰爛難收者是、

險症治法

五福化毒丹、

玄參（二兩）、桔梗（八錢）、赤茯苓、人參、牙硝另研（各半兩）青黛（二錢半）、甘草（二錢）、麝香另研（半錢）、右爲末入青黛和勻、煉蜜爲丸、如芡實大、金箔爲衣、磨犀角水化下、齒血臭氣、用生地黃汁化下、

結靨死症

靨時遍身發痒、抓破無膿、皮卷如豆殼乾者死、遍身臭爛如餬餅、臭不可近、目中無神者死、寒戰抽搦、咬牙噤口者死、落痂之後、疤痕雪白、全無血色者。急補氣血、或許有救、

加味理中湯

方見前

# 痘瘡要方釋要

袁公才

（釋）痘瘡灌濃、全賴正氣足以化毒、苟正氣虛者、則如麵中無酵、不能成饅、勢必轉成毒氣內攻、漿灌不滿、故本方用參朮、所以助其正氣、牛蒡殭蠶、所以托其欲陷之邪、乾薑木香、所以釀其未成之膿、而甘草紫草、所以清解餘毒也、夫大氣積於胸中、本方專在益氣行氣以理氣、故名曰理中、理中原屬仲景之方、然其方理中有餘、托外不足、痘瘡須重在托外、故更加通行經絡之品以托之也、

宣風散

方見前

（釋）百病皆成於風、痘瘡亦不能外例、蓋風爲邪氣之代名、邪氣太甚、則痘毒壅結不化、不能成漿、故本方專以宣通壅結爲主、而名曰宣風、是宣通邪氣之義、檳榔黑丑、宣邪於下、陳皮甘草、宣邪於中、均富有引邪從氣分而出之功、故名之曰宣風、以風爲氣體也、邪氣既宣、則毒先從氣化、繼從血化、因而漿行矣、此裏解表和、乃救急之要法也、

人參白朮散

方前見

（釋）痘瘡之黶、全賴氣血足、方能收乾、毒解方能結痂、故本方用參朮苓草之四君湯以補氣、而加入二香乾葛之芬芳者以解毒、此本方之大意也、然名之曰人參白朮散、以二者固長於補氣、而人參尤善於去邪解毒、白朮更能除熱利肌肉也、

五福化毒丹

方見前

（釋）氣之不足、則收不成收、毒之不解、則痂不成痂、本方參苓甘桔玄參、能益氣之不足、所謂五福者是、牙硝青黛麝香、能化毒之不解、所謂化毒者是、本方與前方、一溫一涼、蓋前方治氣不化毒之症、故用溫以助氣之化、本方治毒甚傷氣之症、故用涼以除毒之焰也、

▣痘瘡外治要方附

惡實膏

防眼疾

用生牛蒡子爲末、蜜調、貼顖門上、可免患眼之疾、

胭脂膏

防眼疾

用乾胭脂研勻、蜜調、塗兩眼眶、則痘瘡不致入目、

胡荽酒

除穢氣

用胡荽、（即芫荽）煎酒、遠房噴之、則可避免穢濁之氣、

胡荽子酒

發痘瘡

用胡荽子研末、酒煎、勿令洩氣、候溫去渣、微微從項下噴身令遍、除面不噴、包煖即出、

水楊湯

行痘漿

用水楊柳五斤、洗淨、入長流水一大釜、煎六七沸、置浴器中以軟綿布、二人交換蘸水熨之、以纍然有起勢者佳、

## 鼓脹……雞矢醴

余靜心

▲釋內經所論之鼓脹

▲集各家所述之注釋

有病心脹痛、（痛字原文作滿字、高云、心腹、心之下、腹之上也、滿、脹滿也、）旦食不能暮食、（吳云、是朝寬暮急、張云、

內傷脾腎、留滯于中、則心腹脹滿、不能再食、）名爲鼓脹、（志云、鼓脹者、如鼓革之空脹也、此因脾土氣虛、不能磨穀、故旦食而不能暮食、以致虛脹如鼓也、）治之以雞矢醴、一劑知、二劑巳、（吳云、知、効之半也、巳、効之至也、）其時有復發者、飲食不節故也、（張云、鼓脹之病、本因留滯、故不可復縱飲食也、）雖然、其病且巳、時故、當病氣聚于腹也、（吳云巳下句注云、言雖是飲食不節、時有病者、但此病且巳之後、時有自然病者、此由病氣聚于腹未盡巳也、病根未拔、故亦復發焉、按、時當病氣、甲乙作、因當風氣、無時字、）

張云、雞矢之性、能消積下氣、通利大小二便、蓋攻伐實邪之劑也、凡鼓脹由于停積、及濕熱有餘者、皆宜用之、若脾腎虛寒發脹、及氣虛中滿等症、最所忌也、誤服則死、正傳云、用羯雞矢一升、研細炒焦色、地上出火毒、百沸湯淋汁、每服一大盞、調木香檳榔末各一錢、日三服、空腹服、以平爲度、又醫鑑等書云、用乾羯雞矢八合、炒微焦、入無灰好酒三碗、共煎乾至一半許、用布漉取汁、五更熱飲則腹鳴、辰巳時行二三次、皆黑水也、次日覺足面漸有皺紋、又飲一次、則漸皺至膝上、而病愈矣、此二法似用後者爲便、按、聖濟總錄治鼓脹、旦食不能暮食、雞矢醴法、雞屎乾者、一味爲末、每用醇酒調一錢匕、食後臥服、宣明論雞屎醴散、雞屎乾者、炒、大黃桃仁各等分、爲末、每服二錢、水盞半、生姜三片、煎七分、食前服、此數方皆宜依證而擇用

▣按鼓脹一症、最爲難治、而尤以單腹鼓爲更甚、考鼓脹之原因、有水濕、血瘀、氣鬱、虫蠱、食積等之別、又當辨虛實而治之、然以脾虛濕積爲多、蓋病狀腹部膨脹、乃太陰脾病也、意即大人之脾勞、小兒之疳積也、經文本節首言脾虛濕積之鼓、即鼓脹病之主症焉、夫脾主健運、消水穀而輸津液、設太陰一病、則津液不得四佈、停留而成水濕、鬱積於中、日漸膨脹、於是面黃肌瘦、胃呆便泄、則鼓脹成矣、甚者骨瘦如柴、腹大如鼓、此即單腹鼓也、在初起之時、脾土雖弱、但濕積亦盛、故非先祛其實不可、治以雞矢醴、消積下氣通利大小二便、祛其實、即助其正也、若日久脾疲者、則非本藥所能治、當以附子理中爲治矣、再推而言之、水鼓則皮色光澤、按之漉漉、食積則脹滿而鞕、噯氣頻頻、血鼓則脹且痛、皮膚甲錯、蟲積陡痛截止、聞臭即疼、氣鼓則脹且滿、按之則濡、而初起者實、日久者虛、苔膩者實、舌光者虛、脈大者實、脈小者虛、腹鞕疼痛者實、腹濡空滿者虛、虛實之間、又當於臨症消息之、至于治法、凡胃弱實症、雞矢醴亦非所宜、而血瘀實症、輕者桃仁紅花、甚者大黃䗪蟲、氣虛者參芪、氣滯者木香香附、食滯者雞矢醴、或山查雞金麥芽等類、脾弱者白朮甘草大棗、腎陽虛者、附子肉桂、蟲積者雷丸鶴虱、又當隨症施治、難以盡述、

# 白喉

奉丙乙

▣陰虧於先
▣邪毒乘之

（原因）白喉爲喉症中之最劇者、其始甚微、其終至於不可救、一有傳變、死亡相繼、誠大可悲也、查白喉原因、不外天時不正、疫邪流行、患者素體陰虧、風燥易侵、一經傳染、肺胃受灼、故此症之發、多在冬春二季、時行邪盛之秋、一言以蔽之、則陰虧於先、邪毒湊之而巳矣、

（症狀）及其旣病、初起肌膚發熱、頭痛煩悶、旣而喉間乾燥、紅腫痛疼、佈有白點、甚而白腐、飲水即吐、滿腔黏涎、臭穢難聞、舌苔白而無液、其質且紅、脈象滑數、凡此皆白喉必有之證象也、

（治法）若夫治療之道、則第一要義、即爲忌表、一切喉症、皆當表散、獨白喉大忌、蓋白喉症、陰液已虧、若再表散、熱邪未去、津液將竭矣、此危道也、然正有不容概論者、苟患者平素並不陰虧、純係外感風溫、由表傷肺、喉間罩有白點、則不妨辛涼疎散、但弗辛溫過表可也、若誤認陰虛、而投以滋潤之劑、多見其禍不旋踵耳、要在臨診時之細心體會、加以愼密之研究耳、

（方劑）大概白喉初起、除瘟化毒湯爲專劑、熱勢既盛、養陰清肺湯繼之、若喉閉脹痛、白腐滿佈、飲水即吐、眼赤聲啞、則犀角羚羊洋參二甲石膏知母之類、均在必用之列、惟用藥有如用兵、隨機應變、存乎其人、默守陳法、有死而已、

（善後）雖然、白喉善後、亦至關緊要之事也、本症愈後、餘蘊雖卽清楚、胃陰難卽恢復、端賴藥物之彌補、往往病家於善後、漫不經心、恣意飲食、致死灰復燃者屢矣、此亦不可不知也、

## 腎氣丸解

黃策臣

仲聖金匱腎氣丸、明明以腎氣命名者、爲補腎中之氣也、諸家不知氣爲何物、見腎氣丸用桂附、認爲補火之劑、遂解腎氣爲補命火、然腎者臟也、命門者日也、安得以腎爲命門、以氣爲火者、此謬也、然氣非火也、爲水火相濟而生也、如濕柴燃火則生煙、紅爐沃水則烟起、烟卽氣也、又如炊黍有火無水不上氣、必水火相蒸、乃氣盛而飯熟矣、金匱腎氣丸、用生地丹皮、猶炊黍之用也、用桂附者、猶炊黍之添薪也、水火相蒸、其氣乃生、然生氣而不固氣、亦難成功、若炊黍之灶釜裂、其氣外泄、飯不熟矣、故腎氣丸用山藥補脾、猶炊黍之修灶也、用萸肉以和肝、猶炊黍之補甑也、又用茯苓澤瀉、引經前導、猶炊黍之插氣孔也、此卽腎氣丸補腎氣之義、諸家誤解爲補火之劑、豈有補火用生地丹皮之理乎、更有造孽者、見腎氣用生地丹皮、遂減去桂附、謂能補水、命名六味、以腎氣丸改名八味丸、名義盡失、尤爲可惡、不思經云、地氣上爲雲、天氣下爲雨、氣升着冷、便化爲水、如蒸酒焉、氣升則酒下、雲升則雨降、自然之理也、可知腎氣之能補氣、未嘗不補水、所以能治消渴治虛勞者、可想見矣、

## 理中湯解

黃策臣

經曰、脾者土也、中央脾與胃以膜相連耳、難經云、脾主中州、理中湯者、是治理脾胃中焦之寒也、方卽四君子湯用白朮去脾中之濕、加乾姜溫胃中之寒、去茯苓之下滲、弗使煖氣下走、溫氣外泄、使中焦溫和、然不曰溫中、而曰理中者、爲有參甘也、參甘甘平、大生津液、姜朮溫熱、善能補火、水火相濟、中氣大生、四味者中焦之藥、守而不走、剛柔並用、故曰理中、若雜以汗吐下利之品、使以旁達、則不成爲理中矣；且汗吐下利等藥、能分散熱氣、中寒莫解、中氣莫生、則中焦終無條理矣、可知中焦氣衰者、須用理中、中焦血衰者、須用建中、建中爲生血之方、理中爲補氣之劑、如宰相之法理天下、須當恢復元氣、帝王之建都立業、須常足食足兵、二方藥品、皆確守中州、並無分馳旁騖之弊、故曰中、允執厥中、生氣勃勃、此爲理中之義也、

## 前後二陰病症彙集（續）

巨川

■前陰

小腹墜痛、控引睪丸者、疝是也、

竅端時有穢物如瘡之膿、如眼之眵、淋漓不斷、心動於慾、腎傷於色、強忍不洩、敗精流溢也、亦有濕熱流注而成者、

牽膩如膏、心動卽遺者、精濁也、

腰痛陰汗者、濕氣傷在腎也、

陽事頻舉、不交精泄者、命門火也、

囊縮而煩滿者、傷寒傳厥陰經也、

囊縮厥逆、脅痛耳聾者、傷寒少陽厥陰俱病也、不治、

陽痿者多由色慾竭精、或思慮勞神、或恐懼傷腎、或先天稟弱、或後天虧損、亦有濕熱下注、宗筋弛縱而致者、如筋角近火則軟也、

陽痿者、色慾傷也、有水衰火衰之分、宜辨、

陽事不舉者、心脾鬱結也、

陽道痿弱者、勞傷筋骨也、

陰痿弱而兩丸冷陰、汗如水者、肝經有濕也、

陰痿腎脈強大、右尺尤盛者、相火太盛、反痿也、

陰莖內縮者、肝脈受寒也、

陰縱不收者、肝筋傷熱也、

莖舉不衰、精流不止者、此名強中、肝火太強也、或由服金石藥、性發使然、至莖潰爛者、謂之下疳、楊梅毒也、

莖中痛、溺澁者、肝腎溼熱也、

## ■小便

少腹熱澁於小便者、膀胱氣也、一名胞痺氣結、

小便頻數、有時一日夜百餘次者、脬氣不足也、

小便頻數、便時痛不可忍者、此症必因大腸秘熱不通、水液只就小腸、大腑愈加乾煩、甚則身熱心躁思水、

小便澁而痛者、此淋也、

溺澁溺短者、濕熱壅滯、小腸熱也、

脫症由小便者、脫精也、凡精氣神三者、脫二則不救、遺精淋濁脫陽脫陰、但使大便不瀉、則神當存、自汗盜汗、大汗不出、則氣當存、僅傷其一者、可治、

少便不通者、有氣秘氣虛血虛痰壅熱結五種、

小便不禁或頻數者、膀胱火邪妄動、水不寧也、古多以爲寒而用溫澁、不知屬熱者多、故老人多頻數、是膀胱血少、陽火偏旺、法當補膀胱陰血、瀉火邪爲主、宜地膚子、治其本也、惟便多則水益虛、宜佐以收斂、如牡蠣五味之類、治其標也、

小水黃澁淋瀝者、眞陰虧竭、氣不化水也、

小水全無者、肺氣敗也、或曰、粗工但知爲濕邪閉塞也、

小溲不通、舉凡脹痛者、肺氣不化、膀胱爲熱邪所滯也、

小便常紅、有時驚悸者、心氣鬱結也、

不得溲、臥則微通、立則不能涓滴者、此或常服黑錫丹等藥、結砂時鉛不死、硫黃飛去、鉛沙入膀胱、臥則停重、猶可溲、立則正塞水道、以致不能通也、

尿赤熱者、小腸膀胱燥也、宜養陰生津、

小便赤色者、肺熱所傳也、

短少者、肺氣虛也、蓋肺爲母、腎爲子、母虛不能生子也、

頻者、亦肺虛也、不能約制故耳、

小水不通者、凡動物有肺者有尿、無肺者無尿、此濁氣壅肺使然、故水道不通、而成腫滿、以清肺爲急、

小水全無、兼兩足腫潰者、肺氣敗、不能下行也、

水液渾濁者、有脾經穀氣不化、濕熱下流、亦有因肺金氣衰、而便液停凝、蓋肺司州都之氣化、中氣不足、則溲便爲之變、未可執其皆屬於熱之一字、而施治也、

小便白而多者、寒也、

黃而少者、熱也、

赤者、熱極也、

小便不禁者、脬氣不固也、

肝氣熱則陰挺失職、中氣虛則不能統攝、

自遺者、腎敗也、

小便不利嗇、濕熱流於膀胱、氣鬱不化也、當用五苓等宣通表裏之邪、茵蔯開鬱而淸濕熱、

小便淸白者、傷寒症不在裏而在表也、又下焦病、不在氣分而在血分也、按難經傷寒有五、風寒濕熱、總名傷寒、此云傷寒、亦總言之、猶言外感耳、

小便秘結、黃赤者、熱也、小便濁如米泔者、爲濕熱下陷、

小便渾濁、兩尺軟弱者、病在腎臟、根本不固、久不愈、則成下消、

尿中帶血、時作時止、小水不利、左脈沉數者、心火下鬱於小腸、傳入膀胱之腑也、

腹痛作瀉、瀉下黃糜、口渴溺熱者、內傷飲食、外着暑濕也、

癃者、經曰、胞熱移於膀胱則癃、

小水澄脚如膿者、下消之漸也、

小水甚多者、陽虛也、

病後小便熱痛者、心火下趨小腸也、

中風遺尿者、腎絕也、

腹痛水瀉、小便短赤、口渴欲飲、惡心嘔吐、有時眩暈心煩躁熱者、暑冒肌表、復傳於裏、胃與大腸受之、

小便淸白者、病犯寒也、

小便短赤者、病犯熱也、又水不勝火、小腸虛也、

小便不通者、膀胱受濕、則癃閉約束也、

不通而渴者、熱在上焦氣分也、

不通而不渴者、熱在下焦血分也、

遺尿者、是厥陰病也、

小便數而欠者、溺難出於膀胱、然泌別者、小腸也、小腸虛則便數、小腸熱則便欠、欠者短也、

便赤且口渴者、肺受火傷、天氣不能下降、膀胱絕其化源也、

小便不禁者、肝氣熱則陰挺失職也、又腎氣不約也、又氣虛不能統攝也、小便不利者、肺熱火爍金、而化源窒也、又腎熱水少也、又腎司二便、腎陰傷也、

小便濁者、濕熱結於下焦也、

溺閉而兼吐逆者、此爲關格、膀胱實也

飲一溲二、溲如膏脂者、腎消病也、此因中消之後、胃熱入腎、消爍腎脂、令腎枯槁、故致此疾、

渴飲特甚、乍納又飢、溲渾而濁者、上中之消、又轉到腎消也、

小便已則灑然毛聳、手足逆冷、小有勞、身卽發熱者、此乃夏月時令之火、鬱極於內、心胞之陽、不行於外、則營衞之開闔不調、所以腠理開則灑然寒、腠理閉則熱而悶也、

小便數、咽乾喉腫者、虛燥由腎陰虛涸也、

水液渾濁者、皆屬於火、相火爲患、

溺赤口渴者、胆木不降、三焦火陷也、

小便已洒然毛聳者、熱傷肺胃之氣、陽明本病也、

小水先黃者、肝脈絡陰器、又肝主疏泄、肝病則失其疏泄之職、故小水先黃也、

小便澁者、火腑不通、而陰氣不化也、

小便不通者、膀胱不開也、上游結熱也、肺氣不化也、

溺短者、熱也、

小便短者、濕注大腸、闌門不分水、膀胱不化水也、

小便不利者、太陰之氣不運、以致膀胱之氣不化也、

瘖㾥遺尿者、中風症下元憊也、

遺尿者、中風脫症、腎絕也、

經行時而小便不通者、經阻溺竅也、

孕時小便不通者、小腸有熱也、又胞胎墮壓、胞系繚亂也、名曰

轉胞、點滴不通、其禍最速、
產後遺尿不知時者」、血熱也、熱甚則溺孔鬱結、神無所依、不能
收禁也、」

（未完）

# 食物性治摘要

淩半殘

海滯、味鹹、性寒、軟堅泄熱、消瘰癧癥瘕、
蕨、味甘、性寒滑、降氣利水而去熱、陽衰之人及小兒忌之
馬蘭菜、味辛、性微溫、消痰解熱、去瘀生新、血症及酒疸、並
中諸菌毒、均宜之、
五加菜、味辛甘、性溫、和胃、強筋、去風除濕
木耳、味甘、性平、清腸胃熱、治腸風便血、痔痢煮食之良、石
耳、味甘、性平、益精明目、久服不飢、
地耳、味甘、性寒、明目益氣、似木耳而色碧者是也、
槐耳、味苦、性溫、除下焦寒、破癥瘕血積、五痔及女子陰瘡、
宜食之、
桑耳、味甘、性平、有小毒、調經除帶、定痛去癥、白者益氣而
止瀉、黃　消瘕而化痰也、
榆耳、味甘、性平、八月採食、益氣安神、
楓耳、有毒、食之令人笑不止、急飲地漿調黑糖解之
香菰、味甘、性平、和胃益氣、祛風破血
松蕈、味甘、性平、治小便不禁、
杉蕈、味辛、性溫、治脾胃虛寒、
竹蕈、味鹹、性寒、和醋食良、去臟腑熱、治赤白痢、
苦竹蕈、有大毒、勿食、
磨菰、味甘、性寒、益脾胃、消熱氣、多食動氣發病、
各菌、凡有痔瘡牙痛者、食之必發、
天花菰、味甘、性平、色白味美、益氣殺蟲、防有蛇毒、煮時以
金銀器試之、不變黑者可用、
菰蕈、味甘、性平、同天花菰、
凡菌、冬春無毒、夏秋有毒、因蛇蟲或從下過也、夜中有光者、
不可食、欲爛無蟲者不可食、煮不熟者不可食、上有毛下無紋者
不可食、仰卷赤色者不可食、凡中菌及菰毒、飲地漿可解、
雞筍、味甘、性平、和脾胃、清神氣、治五痔下血、
菫竹筍、味甘淡、性微寒、治消渴風熱、多食動氣作脹、又名中母筍、
淡竹筍、味甘淡、性微寒、除痰熱癲狂頭痛、驚悸煩躁、
箭筍、味甘、性涼、可作筍乾、性硬難化、小兒勿食、
青筍、味甘、性寒、治肺胃吐血、鼻衄五痔、
苦筍、味苦、性寒、治氣短而不作壅者、
酸筍、味酸、性寒、用水浸、酸止渴解酲、快胸寬中、陳久者、
治痧、水煮洗痘疹結毒良、
冬筍、味甘淡、性平、利水開胃、搗作食品、、凡食筍傷者、用
香油生薑治之、
蘆筍、味甘淡、性寒、治噎隔、及煩悶不食、
茭筍、味甘淡、性冷、除胸肺腸胃中積熱、解消渴、利水道、
東風菜、味甘、性平、治風毒熱蘊、頭痛目眩或赤、
羊蹄菜、味甘、性冷滑、治腸風瀉血、大便祕結、小兒疳蟲、根
磨醋、擦癬疥、又名禿藥、又名大王菜、
蓼花、味苦、性溫、除下焦濕氣而利中、過食壅氣發心痛、忌生
魚、二月食、
翹搖、味辛、性平、利五臟、去風熱、明耳目、止熱瘧、破瘀生新
、治諸風疸、又名大頭菜、
葛花菜、味苦、性涼、醒神氣、消酒積、
山藥、味甘、性平、補脾陰、益氣力、除虛熱、
甘薯、味甘、性平、補腎健脾、益氣強陰、
芋、味辛甘、性平滑有小毒、寬腸胃、通便祕、破瘀血、多食則
脹、動痰飲、發疾、
野芋、味辛、自生溪澗間、形小、有毒殺人、飲地漿可解、或大
豆汁亦可、
梠芋、芋種三年不採、名梠芋、有大毒、解法同野芋、
芋苗、可敷蛇蟲咬、及外症初起、

## 專著

# 喻嘉言答杭州程雲來傷寒十六問

金士才錄

(附來函)上略不佞於舊字紙堆中、檢出喻嘉言先生親講溫熱篇、治療驗案、及傷寒十六問答、抄書一本、係門人所錄、因思嘉言先生、乃清代名醫、著版甚罕、故將此書、不改隻字、絡續奉上、尙望校正、賜登貴刊、以公醫學研究之助云、下略、

一問 凡陰病見陽脈者生、陽病見陰脈者死、而又曰病人苦發熱、身體疼、病人自臥、其脈沉而遲者、知其差也、曰沉、曰遲、非陰脈乎、豈亦有陽病見陰脈而愈耶、

答 凡陰病見陽脈者生、陽病見陰脈者死、此二語、乃傷寒脈法喫緊大綱、如漢法三章、允爲律令之祖、至其比例詳情、自非一端可盡、如厥陰中風、脈微浮、爲欲愈、不浮爲未愈、是陰病貴得陽脈也、如譫言妄語脈沉細者死、脈短者死、脈濇者死、是陽病惡見陰脈也、又如太陽蓄血病、六七日、表症仍在、脈微而沉、反不結胸、其人發狂者、下血乃愈、此亦陽病見陰脈、仲景復推出可生之路、見六七日太陽之表症仍在、自當現大浮數動滑之脈、設其人脈微而沉、自當比動數變遲之條、而證成結胸、今乃反不結胸者、明是陽邪不結於太陽之經、而結於太陽之府也、膀胱之府、果眞蓄血、勢必發狂、而成死症、計惟急下其血、庶結邪解、而乃可愈耳、今人但疑抵當湯爲殺人之藥、而孰知亟奪其血、正所以再生其人乎、又如厥陰下利、寸脈反浮數、此陰病見陽脈、本當愈者、設其人尺中自濇、則是陽邪陷入陰中、其浮數之脈、爲血所持而不露也、然陽邪既陷入陰、寸脈不加浮數、則陽邪亦屬有限、今寸脈反浮數、其在裏之熱、熾盛難除、更可類推、故知其必圊濃血、而成半死半生之證也、合兩條論之、上條可愈之故、全在陰脈、見脈既轉陰、陽邪原有限也、下條難愈之故、全在陽脈、見陽邪既從血下出、陽邪不盡、血必不止、萬一血盡而陽邪未盡、能免脫陰而死乎、可見陰病陽病二語、特舉其大綱、且至微至細、人自會聽耳、大綱云者、謂證屬於陰、其脈反陽、必能鼓勇以却敵、症屬於陽、其脈反陰、必難嬰城以固守、故得濇弱弦微之脈者、其人氣血精津、未病先虧、小病且難愈、况能勝傳經之熱病哉、尊問疑陽病見陰脈、亦有愈者、茲正大徵之關、但所引病人、苦發熱一段、此不過驗病之法耳、謂病人苦發熱、身體疼、到診脈時、其人安臥、則不見有發熱身疼之苦矣。加以脈沉而遲、表邪又未入裏、其從外解無疑、所以知其差耳、(一問完)待續

## 醫案

### 癲疾

李健頤

（病者）林某、年四十一歲、

（症象）兩眼視物朦朧不清、頭素暈眩、或大痛、如頭大痛時、則心神不安、形狀癡呆、夜間則自言自語、談歌唱曲、或大笑不休、終夜不寐、晝時則隱伏床榻、畏人所覷、或連日鼾睡不醒、心脈急大有力、舌質厚白微黃、

（原因）病者、年近不惑、家頗小康、獨因膝下無子、伯道空虛思悲過度、日積月深、遂成斯疾

（診斷）妄思亂想、心火沸騰、上炎腦海、然腦之充滿於頭蓋中者、爲司知覺運動之機能、玆因悲傷過甚、兼以夜間不得休養、以致腦筋大傷、知覺消失、而神所以不安也、

（療法）用天王補心丹、清火補心、白虎湯、瀉胃中伏火、再加黃耆、升提補腦、此爲補瀉兼療之法也、

（處方）大麥冬三錢、天門冬三錢、西洋參一錢、京丹參二錢、黑元參四錢、秦當歸錢半、大生地四錢、蜜棗仁三錢、遠志肉一錢、川黃柏二錢、肥知母三錢、綿黃耆一兩、生石膏一兩、生甘草五分、

（說明）此方黃耆爲君、石膏爲臣、黃耆功能補腦、性帶升提、又恐其升提火氣、故合石膏重鎮之品以制黃耆之升、此卽升降相需、使火不亂升、而神卽可歸舍矣、佐歸地三參、涼以補血、知柏二冬清熱育陰、益以棗仁遠志、寧心定志、甘草和中清熱、按重用黃耆者、爲其成分有補腦汁最多、用之以藉其背城之力、以濟其功也、

（效果）初服一劑、卽見心神安適、繼將原方再服、五劑而愈、

中国近现代中医药期刊续编·第一辑

## 藥物

# 麻黃概略

余亦仁

**形態** 春生苗、狀類木賊草、至夏長至一尺餘、莖長節甚顯、節間有小叶、如麟片、幷生小枝、有雌雄二種、雌者莖頭開黃色單性花、結實如百合瓣而小、皮紅子黑、根皮黃色、長者近尺、入藥部分爲莖與根節、

**性味** 味苦、性温、無毒、

**功用** 發汗、開肺、

**主治** (本經)主中風、傷寒頭痛、温瘧、發表出汗、去邪熱氣、止欬逆上氣、除寒熱、破癥堅積聚、(別錄)五臟邪氣緩急、風脅痛、字乳餘疾、止好唾、通腠理、疎傷寒頭痛、解肌淺邪惡氣、赤黑斑毒、不可多服、令人虛、

傷寒頭痛、身熱脊强、咳逆哮喘、痰飲積聚、消水腫、幷醫風濕之身痛、利小便、可治寒濕之脚腫、

**用量** 小劑四分、大劑六七分、

**方劑** 麻黃湯、(麻黃、桂枝、甘草、杏仁、)治太陽傷寒、頭痛惡寒、無汗而喘、小青龍湯、(麻黃、桂枝、芍藥、甘草、半夏、五味子、細辛、乾姜、)治太陽傷寒、心下有水氣、乾嘔發熱而欬、射干麻黃湯、(射干、細辛、紫菀、款冬、麻黃、生姜、五味、半夏、大棗、)治水飲傷肺、欬而上氣、喉中水鷄聲、麻杏甘石湯、麻黃、杏仁、甘草、石膏治傷寒無汗而喘、汗出而喘、下後而喘、及風溫表裏俱熱、無汗等、麻黃附子細辛湯、(麻黃、附子、細辛、)治少陰病、及發熱脈沉者、

**製用** 蜜炙麻黃、以減其悍烈之性、用麻黃水製豆卷、名曰大豆黃卷、功亦發表、而性較平、發汗用須去根節、蓋根節反能止汗、物性相反若此、

**配合** 本品之特長在發表、(詳下雜論)、然以其配合之不同、而治乃各異、如配桂枝則散表分之寒邪、如合石膏則治表寒裏熱、合射干專開肺氣、合五味子則開闔參半、配附子則治表裏皆寒、表實裏虛之症、加細辛則治表急於裏者、加甘草則治裏急於表者、合薏苡仁治皮膚表分之水濕、配白朮治腸胃裏部之水氣、各盡其妙、難以詳述、然究其實、發陽而已、

**雜論** 麻黃輕可去實、爲開鬼門之特效藥、以其橫散也、故亦爲開肺之悍劑、仲景謂其發陽之品、之二字、實足能盡其功用矣、夫陽氣者、胃氣衞氣是也、衞所以温分肉司開闔、凡風寒外束、衞氣閉鬱、麻黃之性專於橫行、性温功可散寒、衞氣得以達于表分、則表邪自解、此其所以謂發陽也、肺爲水之上源、蓋所以通調水道下輸膀胱者、肺閉則水停、乃爲水腫、爲脚腫、爲小便不剃、肺開則水利矣、肺主一身之氣、肺閉則氣滯、乃爲咳嗽、爲脹滿、爲哮喘上氣、肺開則氣流矣、麻黃之治喘腫、治其本也、然此物頗爲悍烈、凡陽虛者及非實症、不可輕用、

## 常識

### 小兒病診斷法（續）

翰章

買一檢溫計（百度表最便利）、用的時候插在小兒腋窩下、並且用手按住、以防滑下、檢溫這計放了五分鐘之後、在尋常的小兒總在三十六度七分、至三十七度四分之間、若超過了三十八度、一定是身體發熱了、應當趕快請醫生診治、若體溫在四十二度以上、或三十三度半以下、都是不可救的了、

口內　要檢查小兒的口內時、若是不滿一歲的、母親可把手指觸在小兒的下唇、這時候小兒必定誤認爲母親的乳頭、自然會張開他的小口、趁着這時候立刻把指頭插入壓下舌頭便得看見、又若乘小兒大哭的時候診查也行、

普通嬰兒的口中、因爲充血、所以呈赤色的、而和大人不同、他的分泌物很少、所以舌面乾而稍帶白苔、若見他的赤色的粘膜上處處顯白色小點、並且露出於口角外的時候、大概是鵝口瘡、那是可怕的病、這樣的小兒、口中必定像灼熱、並且很痛、哺乳的時候、啼泣不止、其次、若舌面舌背和舌繫帶上、處處生圓形或不整形的灰色斑點的、叫做口內炎、比前一種輕些、治療二星期光景、就完全治愈了、又若齒齦紅腫、乾燥、漸漸腫脹、或出血或出黃色之液而放惡臭、發炎很甚、頰部腫脹的、是腐爛性口內炎、這名雖很可怕、但也容易治愈的、若咽喉部紅腫、生灰白色的小點、繼而成白膜、呼吸困難、發高熱、小兒啼哭不已、呼吸帶笛聲、且吐出乳汁的時候、是最可怕的白喉症、應當立刻請醫治療、注射血清纔是、

糞便　小兒的糞便、也很能表示身體康健或疾病的、普痛乳兒的糞便每天二回至四五回並沒有什麼臭氣、他的顏色和硬度很像半熟卵、剛排出的時候呈黃色、隔了一會變成綠色、這是因爲便中含有一種褐色膽色素觸着空氣中養氣、變化爲綠色膽色素的緣故、這是不妨事的、

若小兒每天排泄糞便五六回以上、並且常常哭泣不停、全身屈向前方、手足顫動、糞便中有凝固乳汁而混粘稠的液體、放可厭的臭氣、這一定是胃腸的消化不良、又水瀉起初雖有顏色、其下痢的度漸增、其色漸淡、終呈米汁樣、這是所謂小兒霍亂、若便中帶赤色血點、恐怕是赤痢或重症的腸炎、都應當求醫診治、

此外小兒的皮色、眼睛等都足以表示病徵的、可是診斷方法很複雜、家庭中也無需乎此、所以從略、　（完）

## 地方公共衛生

增長民衆壽命
撲滅傳染病症

### △衛生警察尤須注意

一　宣傳衛生

我國人素不講求衛生、這是無可諱言的、推究其故、多因不明白衛生和其重要的意義、以致一舉一動、多與衛生原理相違背、因而害及公衆的衛生、衛生警察的職務、最重要的就是在宣傳衛生、隨時隨地、務使人人明白了解、則自能按照衛生法規、以之實行衛生行政、易收圓滿的效果、如遇有妨害公共衛生的行動、應當和藹勸導、詳細說明利害、就沒有不願改的、衛生警察公務之暇、幷應研究學問、以求與公共衛生事業發達、並增進才能、方有指導民衆資格、

二　保持清潔

我們講求公共衛生、要以清潔爲第一步辦法、因爲（物理的清潔）與（生物的清潔）、有密切之關係、清潔有益於健康、並可減去傳染病的散播、如垃圾、穢水、便溺種

種骯髒的東西、應按部頒污物掃除條例、隨時督促人民、妥爲處置、毋使隨意拋棄、至於公共場所、爲衆人聚集的地方、最易不潔、尤應負責之人、勤加掃除、以保清潔、

三　預防傳染

防疫、爲衛生行政最重要之一部分、現在國人、對於傳染病的原因、並其傳播的方法多不明瞭、甚有根本不信、（微菌致病）的學說、因而不但不能預防於前、並且一人患病、處置不當、以致波及社會、故衛生警察、一遇傳染病發生、應當一面報告長官、一面並監督患病者的家屬、實行隔離、清潔、消毒、方法、同時並調查此次傳染病發生來源、以爲根本預防的計劃至於保護飲水、撲滅蠅蚊瘋犬、和其他傳染病的動物、亦應時加注意、

四　調查生死

衛生行政的設施、須按社會之衛生狀況而定、社會衛生之狀況、端賴人事統計、以爲標準、故調查生死、疾病、婚嫁、實爲衛生警察的唯一重要職務、按統計的價值全在乎徵集材料的精確、而應徵求精確的材料、必須不憚煩勞、和顏悅色的、詳細詢問、方能達到目的、至於敦促醫師助產士、醫院、依照部頒格式、按時呈報生死疾病、並調查其他關於衛生行政的近時狀況、亦應切實辦理、

五　勸告種痘

按天花並不是（胎毒）、乃是一種很厲害的急性傳染病、不論貧富老少、都可以患此病、又沒有特效治療法、患者一百人之中、要死亡三四十人、以至七八十人、小兒更多、幸而不死、不是麻臉、就是瞎眼、惟有按照部頒的種痘條例、按時種痘、方可免得傳染、所以應當勸告大家、對於兒女、務必按時種痘、則天花自然沒有了、

六　檢查飲食

飲食物品不潔淨、最易發生疾病、古人有一句話、說（病從口入）、實在是不錯的、市上所賣的飲食、往往有害於衛生、故必須妥爲檢查、方准出賣、以保健康、檢查飲食、應注意下列各點、（一）食物清潔來源、（二）食物的新鮮腐爛、（三）食物的保護方法、（如玻璃罩蓋）、（四）食物的摻假冒充、（即牛乳水麵摻白土）、（五）食物的保存方法、（如有用毒的腐劑）

七　取締巫覡

男女巫覡及其他假藉神仙鬼怪治病的人、騙人錢財、還是小事、貽誤病人、其害實大、按疾病的原因甚多、或因病菌傳染、或因生理失常、應請著名醫家診治、斷沒有求神問鬼能治好的、現在有些廟宇、印許多藥方叫病人抽籤求方、按方服藥、這更是危險了、所以應當切實取締、以免誤害社會、

八　監督醫業

行醫助產、本爲救濟疾病的事業、然多有藉此專爲糊口之計、不管自己對於醫學有沒有研究、即懸壺問世、這是對於社會很危險的一件事、應當嚴行取締、尚有不道德的醫師、助產士或接生婆、只知愛錢、不顧人命、行墮胎術、及其他不正當的行爲、更應嚴加取締、至醫師、助產士、應於官廳應盡的義務、如報告生死疾病等、亦應督促其奉行、

九　嚴查藥商

服藥原爲治病、藥商所以輔助醫業、故亦負救濟疾病的責任、切不可專爲求利、而不顧道德、但有許多藥商、往往拿不好的藥、充當好藥出賣、或竟有藥裏摻假的、對於病人的危險極大、非嚴行取締不可、近來又有藥商中敗類、幫助仇敵、及他國流氓、消售違禁物品、以致許多人、被其戕賊、禍國殃民、莫此爲甚、應當嚴密查禁、以期肅清毒物　（未完）

## 雜　俎

# 河豚有毒之徵

清　癯

河豚、爲魚類中之異品、故其味鮮美與常魚別、嗜之者謂其肉味、自滬上名醫張玉書、(卽前張聾醫之父、)食此致死、而「拚死吃河豚」之諺、遂以大著、攝生家咸相戒不食、卽有貪一時口腹、輒因而中毒、致不救者、每歲時有所聞焉、誦東坡『竹外桃花三兩枝、春江水暖鴨先知、蔞蒿滿地蘆芽短、正是河豚欲上時』、雖饕餮者流、不免頻動食指、而臨食不取下箸者比比、吾謂河豚之幸、然亦河豚之不幸也、

考河豚一名赤鮭、亦曰鯸鮐、又名嗔魚、日華子謂之鰗魚、今云河豚、豚一作魨、博雅云、鯸鮐、魨也、背青、腹白、觸物即怒、其肝殺人、註即河豚、今治動物學者、謂是魚其性熱、具毒汁、食之不愼、足以致命、說與古合、然則是物固非常品明甚、然亦有嗜之者、吾鄉此魚上市、每在春初、一二酒家具斯美味、輒以爲招徠、而最善烹調者、首推馬順全、今其人已於十六年前物化、言談及此、猶有未占朵頤爲憾者、蓋其庖術清潔、嗜之者亦不以爲慮、自是備者尠、後有薙訓方者、亦以當爐問世、而是物繼列諸肴饌、染指者已不及馬時矣、此外徐錦堂、因著名之光錄寺、欲嘗此味、必假其手、某年、余友顧君(律師兆熊)購其物多、不得不倩其庖治、稱大烹焉、嘗此者無不推其手、然徐後在某姓家操作、因食其殘餘過量、遂致暴卒、或謂其到家吮筆書帳、其墨爲炭質、與毒相觸之故、是否當時無由證明、唯或傳煮是魚、須防塵埃入鍋、推此或不無原因、今能洗治烹宰潔淨、而號稱能手者、有海柄潘松雲兩人、然皆年老、亦不嘗此風味久矣、余戚葛氏太太、年已九十餘、曩時年必一烹、且親自出手、故其煮法與其味絕勝、余每得嘗一臠、不聞有何種危險、程君煥卿、昔在淞時、嘗食此幾瀕於危、而竟無恙、同時不治者三人、亦有幸有不幸也、往歲某酒肆有此物、人以不潔莫敢嘗試、余謂既出店婦之手、以餉其主、吾儕又何慮焉、遂與秦君廉三入大嚼之、以其味之雋永、明晨復往、以殘羹下麵、食後、亦無他患、可見毒之有無、係乎其人烹調之得法與否爲斷也、焉開生丈亦嗜此物、昨返、謂余曰、『誰敢吃河豚、吾當烹此以享、』余曰可、顧不知何日可分我杯羹耳、相與爲之嘔噱不置、

河豚之煮法、有宜審愼者、當去淨其搭脊血、初破肚時、挖其腸胃、見背下臍有餘血、須以指剔剝無餘、再入清水滌蕩之、俾勿稍疏、蓋此血食之、卽令人發麻、而其子去尤勿容稍疏、昔年先兄子年洗此後、已將其子懸掛竿上、嗣恐鳥雀啄食、傷物類、亦屬不仁、復埋之土中、未幾、竟被狸奴嗅覺所及、爪爬食之、遂以殺身、可見其子最毒、且顆粒雖細、而所容極大、故當以整塊取出後、舉火焚之爲妥、否則、其性經酸質、即可大至數千百倍、入口雖無幾、而與胃養相觸、卽形膨漲、故食其子者、亦必無幸、或謂入水中久浸、與和以石灰鹽滷、或以油煎、可免此患、然究冒險、不宜試之、又嘴鋒一物亦最毒、當先割去、其眼亦含有毒液、食之傷目、而雄者之白、或謂之油、(如青魚名爲肺)其物肥嫩可口、唯本草載有毒汁、未煮食時、當以漂淨血液爲度、迨至潔白無瑕、方可入鍋、此數者萬不可忽視、至用菜油熬煎、和以橄欖、附以菜劍鮮筍蘆尖、皆有消失毒性之効能、不特增加味料而已、而其火候須俟其熟爛、不可以半生滿口吞食、此其大較、河豚之皮、味亦厚重、唯初出時、猶未生刺、過清明以後、須去其皮、或以砂石磨之、仍不能下嚥、而貪食者輒反捲吞之、良可笑焉、總之是魚非常物、喜食者謂「吃了河豚百無味」不嘗者則謂『河豚雖好白鮎味』、白鮎一種海鮮、滬人名爲鮠魚、是則物無同嗜、世有嘗此美味者、不知以余言爲然乎否乎、

中国近现代中医药期刊续编·第一辑

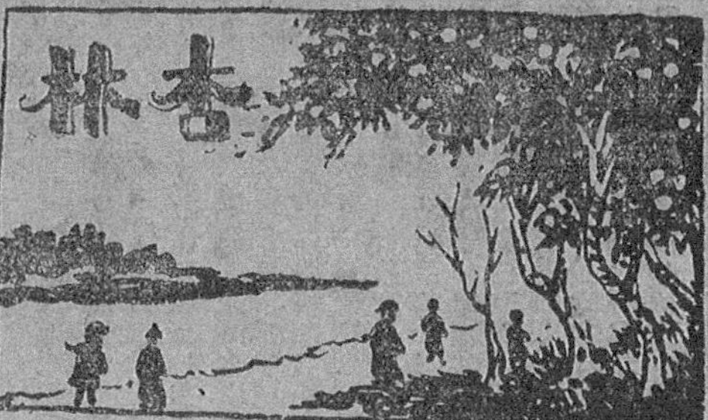


## 腹儲活蛇之怪婦人

（李菊如）

薩伏哀地方、近發生一趣事、蓋有一法國鄉婦甲、腹中儲一活蛇、巳歷數月之久、而人尚健在、誠足駭人聽聞也、數星期前、此婦就診於醫士、醫士當卽囑其須用愛克司光檢驗、詎知檢視之下、大驚失色、蓋赫然見一長約二十英寸之活蛇、盤旋於婦之腸胃間、事後推測、則婦嘗於田間汲飲泉水、或卽於被時吞入小蛇、潛長腹中、現此蛇倘繼續生長云、

## 說預丸之爲害

黃策臣

丸藥者、一定之劑、疾病者、無定之機、以一定之丸、以治無定之病、有是理乎、安得謂丸爲古人之成方、用之何害、不知古人立湯丸格式者、原爲教人諒證用藥之起見、並非謂一定不移、活法在人耳、若證有變通、藥亦宜變通、病有增減、藥亦宜增減、如用巳成之丸藥、將何法以增減乎、前釋之治病、未診之先、胸無定藥、既診之後、詳審其病、當用某方、或加或減、非湯劑可除者、然後剉研爲丸、使久留腹中漸積消磨、安有未診先製丸藥之理乎、可知丸藥者、須診而後製可也、今人不知此義、先備丸藥、一遇疾作、不請醫生、看明病源之何在、虛實寒熱之何干、七情六氣之何涉、競買丸藥吞服、不管體之合與不合、症之宜與不宜、且謂店中有賣必有買者、人可買服、予豈不可買服哉、見彼服之得效、意謂我服之亦效、誰和體有虛實、證有不同、安可刻舟求劍、如執一不通、能不爲害者鮮矣、豈不見便秘服走馬丸者、瘧疾服金霜丸、兒熱服驚風丸者、妄言有是病用是藥、不思便秘瘧疾、兒熱均有虛實寒熱、內傷外感之不同、以一定之丸藥、治虛碍實治實碍虛、以致輕證變重、重證變危、至死不悟、猶曰、天命、嗟嗟、天何尤也、如此者、吾知其死於病者少、死於藥者多、噫、此醫風之當厄也、死風之將熾也、可嘅也、

## 長壽秘訣

國新

■九十九歲老人之經驗談

巴黎三月份通訊云、此間醫科大學教務長桂諾脫氏、壽臻九十九歲、而步履則清健異常、猶如四五十許人、邇來校中同人、爲桂氏慶祝其壽辰、卽就校內大張壽筵、桂氏啖噉、絲毫不露老態、座中有客、叩以得何秘方、能臻此上壽、桂氏曰、人本可不死、其所以夭亡老死者、大都自取之耳、夫一人之天付壽命、至少爲百齡、世人之所以不能臻期頤者、實受飲啖不能節制之影響、食肉飲酒過量、均爲喪生之根、多飲酒、易受火酒毒、多食肉、易生內部腐化之作用、菜蔬水菓、爲養命之上品、而世人反每不喜多食、此亦不得永年之原因也、故長壽秘方、極爲簡單、卽少服藥、善衞生、少食肉、多啖水菓、飲酒忌過量、然每日稍飲少許、則殊有裨補、並可助消化、故吾每日必飲酒少許、終身不輟、至吸收空氣、亦爲衞生之要素、常人所吸收之空氣、大都不過一立脫（竔）、以衞生言之、則至少須在兩三立脫以上、因空氣能使周身血液淸潔也、吸收空氣不足量、實爲百病之源云云、

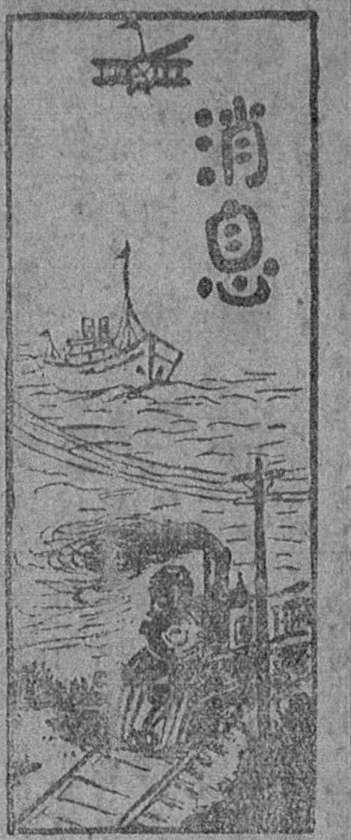


# 中學校名稱問題

□教育部之命令　　令上海中醫專門學校

為令遵奉案奉教育部第三二一號訓令內開案查上年本部第八號布告經將中醫學校改為傳習所及衛生部令將中醫醫院改為醫室禁止中醫參用西械西藥各案經奉　行政院令准　國民政府文官處函知奉　主席諭飭將前項佈告及命令撤銷令行遵照等因奉此自應祗承　主席維護中醫之主意遵照辦理嗣於本年二月間本部會同衛生部呈　行政院縷陳改定中醫學校名稱中醫參用西械中醫院改為醫室各案經過情形並由本部擬將中醫學校改為中醫學社及衛生部另擬改定醫院名稱并准較善之公立中醫院稱某某公立中醫院各辦法請予轉呈　國府核示祗遵旋奉　行政院令知兩部現擬各辦法於奉行法令之中兼寓維護中醫之意已轉呈請　准予分別照辦俾利進行嗣又奉　令知奉國府指令照准除分令衛生部外令行遵照各等奉因此自應遵辦查關於本部呈請中醫學校改為中醫學社辦法係為中醫改進計應就固有之學術及診病之經驗加以科學之研究及改進使逐漸成為一種合科學之理實所有習中醫之學生先使具此基礎再求深造在此過渡期中中醫應趨向科學自由研究特呈請將研究中醫處所之組織稱為中醫學社俾成為學術團體依照教育機關管理學術團驗辦法辦理除分令合行令仰遵照又奉市政府第三八七六號訓令准衛生部咨送中醫學校及中醫改定名稱一案會呈稿抄發遵照各等因奉此除分令外合行令仰遵照改為中醫學社並即備具章程等件補行呈請登記此令

# 新嘉坡來函

(上略)自去年中衛委會余嚴等希圖毀滅中醫中藥提議廢止即引起全國反響幸蒙　中央政府取消此項狂謬議案更蒙蔣總座下令獎勵中醫我中醫藥界人士方慶元氣昭蘇重見天日不謂昨閱報得悉廣州市社會局又有取締全市各中醫院各善堂不得聘用中醫診症不得用中藥治病同人等得聆之下駭異莫名竊思廣州市社會局此舉有意毀滅中醫中藥對於國粹國產漠視如仇毫無顧惜罪大惡極莫可諱言至其中若何背景雖未得知然其藐視　中央政府干涉人民自由既傷我同業之顏面復危害貧病之人民此種謬舉驟觀之雖似對於廣州市之中醫院各善堂一方面行之本無關於我南洋羣島之中醫院各善堂及華僑之中醫藥界也惟是唇亡齒寒古有明訓狐悲兔死是亦恒情況涓涓不塞可成江河星星不戢能焚原野同人等以誼屬同業休戚相關池魚之殃詎容坐視若袖手旁觀任其肆虐安知其不惡焰擴大愈弄愈兇尤恐廣公無厭禍將及我語曰無使滋蔓蔓難圖也又曰一日縱敵數世之患趁彼未成事實猶易消弭使其大錯鑄成則根固難拔同人等昨特開大會議決擬欲聯合南洋羣島各中醫院大善堂各中醫藥團體共同致電　中央政府請其主持正義下令取消廣州市社會局之謬舉並致電廣州市社會局促其覺悟冀彼收回成命更通函國內中醫藥團體去電力爭以上數端同時舉行一則保存國粹國產再則造福貧病人民三則保存我中醫藥顏面是一舉而數善備矣且合羣力以對付此舉既省電費復有此浩大聲勢收效尤速素仰　貴社深明大義夙抱熱誠善與人同當仁不讓公誼所在諒表同情謹將同人等意見敬陳左右伏冀鴻裁如貴　社以為此事應行希即示覆俾得履行上項手續早日聯名通電以爭最後勝利倘荷贊同實紉
公誼(下略)

新嘉坡中醫中藥聯合會謹啓

上海醫報
第六十六期

## 目錄





## 常評

### □希望

（朱文卿）

國醫國藥、爲外侮之侵略、受各方之攻擊、風雨飄搖、不絕如縷、處此不良環境之下、於是一般

自悲的心中

國醫國藥、縱有壓迫、橫受排擠、四面楚歌、危機深伏、勢將永無振興之希望、

自慰的心中

國醫國藥、發明最早、適合國情、民族民生、關係至大、勢必自有振興之希望、

自勉的心中

發揚國粹、提倡國產、棄短存長、從科學化、國醫國藥、庶幾可有振興之希望、

自奮的心中

團結精神、一致聯合、整理舊學、力圖改善、國醫國藥、終有振興的希望、

自悲、自慰、自勉、自奮、勃然猛省、奔走呼號、共同努力、一致進行、此全國醫藥總聯合會所以產生、各省縣之分支會將完全成立、全國始有根本之團結、並有教材編委會之組織、爲根本之改進、

然而、能使一綫曙光之國醫、一變千鈞之國藥、盡滌其淹淹垂斃之病態、而發聲震聵、使之一旦猛省、蓬勃有生機、並能貫徹始終、不爲五分鐘熱度之識者、其責任在誰、非吾儕之國醫藥界乎、

## 學說

### 傷寒標本之研究

李健顧

## 從本即治原病之症體
## 從標即治合病之兼證
## 從中即治寒熱兼有證

中醫治傷寒病、用藥之法、在乎審病變之輕重、察標本之先後、故藥之中肯、微妙難明、眞西醫所望塵莫及也、觀西醫研究傷寒、垂至於今、尙無特效良藥、何者、蓋不知傷寒一症、變化萬端、有宜從標治、有宜不從標本、而從中見也、夫從本治、即治原病之症體、(如太陽病、發熱惡寒、脈浮飲水多、小便不利者)、從標治、即治合病之兼證、(如太陽病、發熱而渴、不惡寒者、爲溫病)、從中見、即治一病寒熱兼有之症、如用熱、有碍於熱、用涼有防之寒、惟當寒熱折衷、以爲用是、也中國醫學大辭典云、「如病人脈微而澀、夏月盛熱、欲著複衣者、冬月盛寒、欲裸其身者、盛熱欲著複衣者、則陽微、則惡寒也、宜附子理中湯、加黃連、盛寒欲裸其身者、陰弱則發熱也、宜竹葉石膏湯加附子」、此即不從標本、而從中治也、然不特此者若六經之病、尤重標本中見、用藥纔有次序、否則忙無頭緒矣、少陽病爲標陽、屬膽經、相火內寄、火爲陽、而本火、少陽膽與厥陰肝爲表裏、肝屬木、木生火、而中見又是火、是標本中見皆屬於火、火爲陽、故治少陽病、宜從本治、(如目眩口苦胸滿、爲少陽本病、寒熱往來、爲少陽標病、小柴胡湯、制胆火之上騰、即治本之法也、太陰病爲標陰、屬脾經、濕土內居、濕爲陰、而本陰、太陰脾與陽明胃、往爲表裏、胃屬土、土化濕、而中見又是濕、是濕標本中見、皆屬於濕、濕爲陰、故治太陰病、亦宜從本、傷寒論云、「太陰病、下利腹滿脹、身體疼痛者、先溫其裏、乃攻其表、溫裏宜四逆湯、攻表宜桂枝湯」、其用四逆湯之溫脾化濕、以療其本、本病已除、再圖治標、可見仲景之治太陰病、法重在本、而略於標也、少陰標陰、屬腎、其本熱、太陽標陽、屬膀胱、其本寒、腎與膀胱表裏、是中見與標本、互相聯絡、故治者或從本、或從標、而用藥有先後也、如太陽病、頭痛發熱、自汗、爲標病、桂枝湯、爲治標病之法、後六七日不解、而煩渴、飲水、此邪入膀胱、爲本病、五苓散、爲治本之法、然太陽少陰之不從中見者、以腎爲濾尿之器、膀胱爲貯尿之囊、經脈互相表裏、與他臟無所關係故也、況太陽與少陰兩證、每多混合、如太陽病、內兼少陰病者、(卽太陽病之發熱而渴、煩滿者、)如少陰病、內兼太陽病者、(卽少陰病、八九日一身盡熱者、以熱在膀胱、必便血也)、所以不從中見也、惟陽明與厥陰、其治法則異乎斯、而獨從乎中氣者、何哉、蓋陽明標陽、屬熱而本燥、中見太陰脾、是燥從濕化、厥陰標陰、屬肝、而本風、中見少陽、是木從火化、夫陽明燥病、卽腸胃枯燥之病、腸胃枯燥者、由於水分缺少、水涸液乾、故宜滋水以潤燥、厥陰風病、卽筋厥抽搐之病、筋厥抽搐者、由於熱度太高、熱甚生風、故宜解熱以却風、然滋水解熱、卽從中治也、由此觀之、中醫治傷寒、有層層之奧妙、其用藥、則瞻前顧後、應汗則一汗而知、應下則一下而愈、如誤治病變、則有種種之救法、而西醫則不然、如發熱、則投解熱藥、便秘則服下便藥、除此之外、惟有待期療法一種也、吁、今之習西醫者、尙不知退讓人後、乃反敢言詬語攻訐中醫、眞如臭虱之不知自身也矣、

# 傷寒結胸與痞結新解

許徵鴻

▣偏於陽誤下則爲結胸
▣偏於陰誤下則爲痞結

結胸與痞係兩症、觀仲景云、病發於陽、而反下之、因作痞、仲景又云、病有發熱惡寒者、發於陽也、無熱惡寒者、發於陰也、觀此、足知發於陽、是發於氣也、發於陰、是發於血也、發於

氣、而誤下之、氣鬱於胸膈、則化爲水、無形化爲有形、水與氣相結、按之痛、爲大結胸、氣鬱久則化熱、又爲熱實結胸（對寒實結胸而言、）其病型無汗、四肢冷、小便不利、脈沈緊、（由氣結不能外透、不能下達之故、）氣己成水、當去水、水去氣自能運矣、所以用大陷胸湯、以甘遂奪水、用大黃芒硝引水下行、兼利小便、（按大黃先煮、用水六升、煮取二升、則大黃煮得極熟、是用熟大黃、以利小便之意、非比大承氣之大黃、攻後下生用、以攻下也、）此爲熱實結胸、是結胸之實症、而小結胸是結胸之虛症、故用小陷胸、而痞症則另爲一症、非在輕重之分、病型不同、病能無涉、結胸不能轉痞、痞亦不能轉結胸何也、觀仲景云、病發於陰、而反下之、因作痞、是病發於血分也、或無惡熱惡寒、誤下則榮氣滯、不能與衛氣偕行、則爲痞、按仲景云、傷寒五六日、嘔而發熱者、柴胡症具、而以他藥下之、柴胡仍在者、復與柴胡湯、此雖已下、不爲逆、必蒸蒸而振却發熱、汗出而解、（即鄭君所謂抵抗力强邪尚未陷、）若心下滿而硬痛者、此爲結胸也、大陷胸湯主之、但滿而不痛者、此爲痞、柴胡不中與也、宜半夏瀉心湯、觀此柴胡一症、可以成結胸、可以成痞、結胸與痞、似同出外感、在輕重之分、其實不然、柴胡一症、在半表半裏之間、本有偏陰偏陽之別、其偏於陽、誤下則爲結胸、其偏於陰、誤下則爲痞、其症不同、其源亦異也、究之、古聖人以痞名病、其義者何、觀易云、天地否、否者塞也、不相交之謂也、則知病以痞名病、水火相阻也、觀仲聖、大黃黃連瀉心湯、治火阻之痞十棗湯、治水阻之痞、附子瀉心湯、治心熱腎不交、水與火相阻之痞、半夏甘草生姜諸瀉心湯、治脾陽虛弱、水與火同阻之痞、水阻久則變幻無常、而有乾嘔下痢之兼、又有腹鳴等症、湯有甘草生薑半夏加減之別、觀仲聖太陽論痞篇又兼及發黃、其故安在、豈知水火相阻則爲痞、水蒸則爲黃、（未完）

# 傷寒與金匱之中風談

田爾康

病因不同
病狀各異
輕重有別

▲述其特殊之點
▲切實以指明之

致傷寒論與金匱要略、皆係仲景之所編纂、一爲治外感之書、一爲治雜病之法、界限攸分、不容含混、然二書皆有中風病症、其特殊之點、究安在哉、茲就鄙意研究如下、

（一）「致其症狀」傷寒論之中風以頭痛、發熱、惡風、有汗、脈緩、爲其主要症狀、金匱則有半身不遂、口眼歪斜、昏不識人等、此所現之症不同也

（二）「察其邪客之處」傷寒論之中風、僅爲太陽經、金匱則有中經、中絡、中腑、中臟、之異、此因邪襲之處不同也、

（三）「溯其原因」傷寒論之中風、普通外感症也、一受風邪、同時卽發、病屬純乎外感、無待於其他夾雜之相助也、若金匱要略之中風、決非一朝一夕、專因風邪而能致之者、必須有一定之體質、及七情之內傷、六淫之漸侵、久之致痰涎血液之凝結、循環系乃生變化、則半身不遂、痲木不仁等症生矣、甚則因風邪之觸動、而昏慣跌仆諸險現象矣、

現綜上所言、可知傷寒與金匱二者之中風、大相逕庭、其特殊之點、亦顯而易見、不特症候有殊、且也輕重有別、傷寒論之中風、是普通症、輕淺症、邪由外而內的、金匱要略之中風、是特殊症、深重症、病源己自內生、以風爲誘因的、仲景著書、一列入傷寒、一列入雜病、可以知其意矣、雖然、我中醫積數千年謬誤葛籐、對於病名、尤屬混亂不確、茫無統系、卽如傷寒論之中風、不曰傷

而曰中、既非別症之輕重又非分邪侵六經之淺深、乃竟立名不同、雖有與仲景之曲解者曰、言中不言傷者、恐與傷寒相混也、豈知一病之同、倘恐濛混、一名之重、則不濛混耶、盡因此等人之頭腦、以爲醫聖之言、絕無錯謬、、是以不惜費神細思、牽强曲解、實爲我中醫不能進化之最大原因、望有志改革者、於中醫之病名、宜速訂正焉、

# 傷酒論

章孤鶴

酒之爲物、氣熱而質濕、氣味俱陽、陰寒之時、少飲能禦邪助神、壯氣活血、恣飲則生痰益火、耗氣損精、令暴病暴死、世人認爲痰厥中臟、而不知酒色自戕之所致也、

## 飲酒後之生理作用

酒入於胃、則絡脈滿而經脈虛、酒氣與穀氣相搏、熱盛於中、故熱遍於身、內熱而溺赤者也、

## 飲酒後之病狀

輕者頭痛眩暈、嘔吐痰逆、神昏煩亂、胸滿惡心、飲食減少、小便不利、甚者大醉之後、忽然戰慄、手足厥冷、不省人事、名曰酒厥、

## 酒傷各經

酒循經絡、留着爲患、入肺則多嚏多痰、入心則多笑多言、入肝則善怒有力、入脾則思睡、入腎則思淫、及其久也、傷肺則變咳嗽消渴、傷心則變怔忡不寐、傷脾則變痞滿疸脹、傷肝則變脅痛吐血、傷腎則變腰軟陽痿、此五臟之受病也、又酒後汗多者、胃受之、酒後面青者、胆受之、酒後溺多者、小腸受之、酒後溺赤者、膀胱受之、酒後積利者、大腸受之、數者皆能成病、惟胃與小腸受酒者、汗多則從表而泄、溺多則從便而出、所以善飲不醉者、而變病亦少也、

(酒毒損肺成癰)、酒毒留於肺者、緣肺爲清虛之臟、酒多則損其清虛之體、由是稠痰濁火、熏灼其間、輕則外爲鼻齇準赤、內爲咳嗽痰火、重則肺葉受傷、爲胸痛脅脹、咳唾膿血、痰出腥穢、肺癰潰爛、宜化痰清肺、庶可保全也、

(酒毒傳胆成癰)、酒毒傳於胆者、緣酒性清冽、不隨濁穢下行、惟喜滲入、從胃至胆、胆爲清淨之腑、同氣相求者也、其次雖入小腸膀胱化溺而出、然酷烈之性、惟胆受之、故濕熱鬱於經隧、爲環跳疼痛、久成癰腫、宜清徹之劑、和解少陽之邪或冀免焉、

酒濕成疸、醉臥卑濕之處、或食乳麵等物、寒濕外鬱、束其濕熱、無從發洩、而成痞脹酒疸、初則兩目小便俱黃、後則遍身牙爪亦然、速宜分解濕熱、久則難治矣、

(酒濕成痺)、好酒之人、濕熱內積。生痰動火、往往發爲口眼歪斜、舌强肢廢、混以風中血脈、宜解酒除濕、消痰清火、不可以風藥誤治、醫家慎之、關係匪淺也、

(脈法)、脈浮而數爲傷酒、若挾宿食、必兼滑數、

治法、當初醉昏妄時、治宜發汗、醒後則熱去濕留、莫如利便、乃上下分消其濕熱也、若傳於內臟、則宜本病藥中、兼去濕熱、蓋酒之形質可化、而濕熱之氣、終久不變、非若他症六淫七情、傳變不齊也、(傷酒忌下)酒性純陽、最耗元氣、若復下之、徒損津液、反生痰火、元氣消爍、卒成虛損、所以慎下、實爲重要也、

(用藥)、初宜汗以二陳湯加「乾葛、蘇葉、黃芩、繼宜滲以四苓散加乾葛、山梔、花粉、「其有他症、俱以二方酌用如噦嘔加竹茹生姜、痰盛加黃芩、貝母、胸滿加厚朴、枳殼、腹痛加木香、砂仁、泄黃加芍藥黃芩、酒癖塊、痛加蓬朮、木香、小便不利、調益元散、

餘如中酒、嘔惡頭痛脈弦大、或弦滑、以二陳湯加姜炒黃連、山梔、蘇葉、乾葛、煎成、加姜汁熱服、酒積痛泄黃沫者、以酒蒸大黃作丸服、或用香連丸加大黃最妙、其餘調攝、六君子湯、牛

夏茯苓湯、或理中湯、俱加乾葛、或縮脾飲、醫者隨症虛實選用、細究病源、審慎加減治法也、

## 葛花解酲湯對於酒傷之辨正

東垣治中酒、製葛花解酲湯、其方多用辛熱之味、蓋爲飲酒時食冷物太過、鬱其毒於胃中、吐而煩躁、不寧者設也、非酒家常用之藥、昧者不知、但遇飲酒致病、必曰解酲湯最效、殊失立方本旨、蓋葛花葛根乃陽明經輕揚之藥、鬱客惡心、懊憹頭痛如破、乃毒在陽明經、用此藥順其性而揚之、使毒從毫毛而出、非葛根能解酒毒也、若酒病傳於肺脾肝胆腎者、則葛根又何與乎、

## 枳距子對於傷酒之效用

趙以德云飲酒人發熱者、用枳距子最效、此藥一名鷄距一名枳椇、一名木蜜、俗呼癩漢指頭、北人名爛瓜、江南謂之白石樹、樹形似白楊、其子着指端、如小指屈曲相連、春生秋熟、味如餳蜜、以此木作屋、則一室之酒皆淡、其意可思、凡酒傷各經者、俱宜加用、

# 癰疽已成之治療

許半龍

▲托裏　▲脫腐
▲排膿　▲生肌

爲不二法門

### 托裏

腫瘍數日、失於消散、腫痛日增、按之堅實、推之不動、其熱烙手、皮色變赤者、毒氣已結、宜用托裏法、東垣云、毒氣已結者、不可論內消、急用托裏之法、使無變壞、若失於托裏、則毒邪蘊蓄於內、勢必內潰、輕則腐筋爛骨、重則透絡攻腸、致成惡症、悔已晚矣、著托裏藥、無非補益其裏之本元、出毒於肌膚之表、使病邪發洩於外、欲其速潰速斂之義、此乃保全終吉之良摸、是故癰疽發背、悉宜托裏、瘰痍疔毒、惟宜清涼、莫能或改也、

黃耆托裏散

生黃耆二錢　全當歸二錢　大川芎一錢　甘草節八分　金銀花三錢　皂角刺二錢　連翹殼二錢　製天虫二錢　土貝母二錢

右爲主方

如腫塌色昏、皮膚乾澀、脈無大力者、血少也、加(熟地赤芍)　腫色暗紫、脈來濇滯者、瘀血凝滯也、加(紅花赤芍)　腫頭平塌、色虛軟脈細無力者、氣虛也、加(黨參白朮)　堅硬如石、色白脈沉弦急者、氣鬱結滯也、加(木香香附昆布)　肌寒肉冷、脈遲緊者、虛寒也、加(干姜官桂)甚則加附子、　腫色焮赤、煩熱口渴、脈來洪數者、實熱也、加(麥冬燈心貝母生地)　此溫能除熱之法、　凡瘡腫起發之際、忌用寒涼汗下、以上各條、隨症加入主方、水煎服

### 排膿

排膿一法、與托裏頗同、欲其潰破出膿之意、如三七日、其膿未熟者、陰血衰而陽氣弱、不能化毒成膿也、此犯起發而不潰膿之惡候矣、急須大補其氣、以排其膿、如用排膿藥後察其腫胖焮脹漸消、腫頭起泡、或薄皮掀起、膿將潰矣、以指其腫上、鬆軟其膿已熟、膿淺者、咬頭膏貼之、膿深者、必須刀法開之、又有膿瘀搏骨、年月不潰、按如鼓革、堅厚約有二三寸許者、必用燔針烙之、若誤用刀開、則膿不洩、而血出不止也、慎之、又有內疽一症、根附內膜、腫頭反向腹裏、須服代針丹、發出其頭、然後用針破、取膿蓋膏、膿盡乃愈、

白芷排膿散

白芷　連翹　銀花　黃耆　白朮　茯苓　甘草　熟地　當歸

川芎　白芍　角刺　甲片　加生姜　白米　水煎服、如見兼症、照托裏條下加入、

代針丹

皂角刺焙　穿山甲土炒

右二味等分爲末、用自出蛾繭殼、不拘多少、燈上燒炭存性、振息其火每一繭末灰、作一包、不可雜和、將飯粘、同二藥研勻、分作如芡實大塊子、每一塊、合入繭灰一枚、乳香細末爲衣、溫酒送下一丸、病在上下部位、分食前食後服之、服後膿處卽發膿頭、或兩丸同服、卽發雙頭、其驗可代刀針、

▣脫腐

陽症皮膚不傷、膿成潰通一竅、此六腑之積毒也、陰症平塌根散、外皮先破、內膿遲熟、肌表腐爛、頭如堆粟、孔如蜂窠、皮如爛綿、腥水淋漓、穢氣觸人、浸潰不止、此五臟積毒難治、凡見此症、宜用脫腐法、薛立齋云、腐有凶如狼虎、毒如蜂螫、緩去之、則戕賊性命、有浮肉其內已浮、外皮焦乾、狀如痂靨、不能脫落者、外用藥水浸潰、用刀鈎方法取去、內服脫腐平肌飲、

脫腐平肌飲

黃耆　茯苓　熟地　川芎　白芷　白朮　當歸　羌活　銀花　連翹　加生姜三片　白米一撮　水煎服如神虛脈弱者加人參　肌寒肉冷者、加(官桂)　痛加(乳香沒藥)　中氣不利者、加香附口乾心煩者、加(麥冬丹皮柏子仁燈心)　兼服蠟礬丸、

▣生肌

生肌收斂之法、務在補脾助肺、蓋肺主皮毛、脾生肌肉、故用白斂補中湯、外摻生肌散、又有瘡口浮肉、翻出不收口者、摻平肉丹、有收口之後、患處搔癢者、血氣將和也、或愈後患處結硬不消、按之不痛、此非毒也、肌肉虛鬆、氣虛所滯也、大補氣血自愈、

白斂補中湯

白斂　熟地　川芎　香附　蜜炙甘草　五味子　黃耆　當歸　山查　生姜　百合　白朮　白芍　連翹　大棗　水煎服、如久潰不斂、肌寒者、加(官桂)　新肉暗紫、加(紅花)　肉色赤癰、加(生地丹皮)　雖有餘熱、忌用寒冷、

# 闢割螳螂子

## ●打破流毒數百年的謬法

張撲松

我們南方有一種風氣、對於初生下的小孩、碰着有口噤不乳、或者兩顋有些紅腫、就名之爲螳螂子、不請教正式醫生醫治、只叫一種巫婆一流的人物、用着利刀在口內兩顋割掉一塊脂膜、名謂割螳螂子、經過割治以後、往往或愈或不效、也有病反加重的、可是社會上對於此類不正當的治法、確流行得很普遍、此事關係嬰孩的生死强弱、我們應當來研究一下、查我國醫書算得汗牛充棟了、但是關於此問題的、理論和治法、確很少很少、(或者是在下見聞不廣亦未可知)惟徐靈胎先生的蘭臺軌範裏有一段議論、說得很透澈、唐千頃的大生要旨上也有一段紀載、但是沒有說出理由治法來、現在我就將徐老先生的一文摘引出來、(以下是原文)「自古無螳螂子之病、凡小兒蒸變之候、每月口內微腫惡乳之時、名曰妬乳、不治自愈、或不能坐視、以藥塗口亦易愈、近日海濱妖婦、造割螳螂子之法、以騙人取利、强者幸愈、弱者多死、受其害者甚多、蓋小兒兩頰頤內、有內外皮兩層、中空處有脂膜一塊、人人皆然、割去復生、妖婦以此感人、人見果有螳螂子者、遂相信不疑、死而勿悔、深爲憐憫、今爲之大聲疾呼、愼勿被其愚而其害也、

徐老先生的議論、繩以近世生理、亦頗脗合、人們的口腔組織、除口部外面爲一片筋肉相互組織以司運動口唇外、口部內面、爲一

種狀似石榴子般肌細胞堆砌組織、覆着一層皮膜、是謂口內腔、假使去割掉一塊、果然仍舊能够長好、不過受些痛苦、在大人方面、如若行之、或者可以忍得住、你想初生下的小孩給他這一割、就使經得起、至少在他的發育上要受着很大的應響了罷、尤其是用着不潔淨的小刀、亂刺亂割、倘使傷口染入細菌、致釀成了破傷風一類的病證、這是多麽危險呢、總之此種方法、有弊無益、惟此風流行於中下社會甚深且久、亦緣於一般民衆缺乏醫藥常識受其蠱惑、所致茲將關於此類病症的一般治法、分述如下、以當闢割螳螂子的先鋒隊、

一名稱　螳螂子之名、意即喻口內腫處割下之肌、如螳螂子之狀、然口內肌肉組織狀態、即不患紅腫時、試割開觀看、亦爲粒狀之肌肉細胞組織者、則此名稱爲不經也明甚、查方書有痄腮一證、其症狀彷彿、自當以痄腮定稱爲是、若妬乳一證、即其發之輕者也、

二病因　此證由於小兒稟受胎火之重者所致、或初生下時、口中惡血未曾拭盡、穢氣入腹、與乳蘊結上蒸、亦爲原因之一、

三證狀　小兒初生噤口不乳、啼聲難出、兩腮腫硬有核、爲胎腮、若不吃乳、多啼或微作吐、爲妬乳、

四治法痄腮治法、用蝸牛一條、銀硃一錢五分、同研爛、搽硬處即消、一方用麝香一分、硃砂五分、螺螄七個、同搗如泥、敷顖門上、俟乾時自落、切勿剃去、若重者、可將銀針微刺患處出血、（銀針須注意消毒、方法、用酒精搽拭之）、以好陳金墨塗之、又方、靑橄欖核、好醋磨汁搽之亦可、妬乳治法、用靑黛、硼砂各一錢、玄明粉三錢、薄荷五分、冰片一分、同研、細擦口內兩頤、一日四五次、

內服之劑、西黃一分、另研調服、生甘草一錢、銀花一錢五分、連翹二錢、紅花三分、薄荷五分、煎湯頻灌濡之、如大便不通、加大黃一錢、此方統治一切胎火毒之症、不傷脾胃、幸勿膜視也

從消化力的强弱說到

# 中醫的忌口問題

秦丙乙

中醫有忌口之說、而西醫則無之、以是口腹饕餮之徒、每不直中醫所論、心竊喜於西醫之和易而爭趨焉、此項論調、實出諸多數人之口、習聞不鮮、彼西醫視忌口無足重輕、（間有少數西醫爲迎合少數之病家計、亦有戒以忌口者、）姑不論其是非功罪、特我中醫之所以諄諄於忌口一說、自非毫無理由、而於病家確有極密切之關係者、爰爲讀者諸君一討論之、

胃爲水穀之海、飲食入口、悉歸於胃、胃乃行使其化物之權能、洩其糟粕、取其菁華、以營養血脈、補益臟腑、胃之作用如是、食品之關係於人生、不亦重乎、西人有蛋白質脂肪質種種名詞、亦無非致意於食料之選擇耳、在平人且然、病家之忌口、自更不容辯矣、抑有進者、今夫淸池一碧、雜以赤則赤、雜以黑即黑、其變化固甚速也、食物之影響於胃府影響於身體、亦何能外此理哉、但平人消化力强、不至起劇烈之反應、若有病之人則片刻立發矣、此忌口之所以不容不講也、大抵外感之疾必須忌口淨盡、即穀食亦不可多進、緣穀食助胃氣、外感邪勢方盛、多進穀食、邪膠仕而熱不退矣、如霍亂愈後、尙宜挨餓、即其證也、至內傷之病、則所忌者厥爲海味腥羶鮮發刺激等物、此外如心病忌炙辛辣、肝病忌糯麵諸食粘滯厚膩、肺病忌煙酒興奮、腎病忌蝦蟹助陽、尤爲彰明而較著者、再如癰疽瘡瘍、貴能忌淨、大病之後、更須注意、一有不愼、滋病滋變、轉重轉危、事有必至、理有固然者、總之忌口一事、至低限度內、足以助藥力之進行、速病愈之時

目、減病家之痛苦、世每有恣意飲食不重忌口、致所病纏綿不愈、或恣後復生枝節者、我不知其爲何說也、

# 前後二陰病症彙集(續)

巨川

胞滿而水道不通、按之內痛而澁者、此名胞痺、風寒濕客於胞中、氣不能化也、

小便推出髓條、痛不可忍者、房事失節、傷精白濁也、

小水澁而不利者、淋也、多腎虛膀胱熱所致、

溺後遺出牽膩如膏者、精濁也、

溺時結塊、阻竅作痛、塊中蓄水泡者、醉酒使內、酒濕乘虛襲入精竅也、

癃閉者、膀胱不利也、三焦實也、

遺溺者、膀胱不約也、三焦虛也、

小便難者、陰虛也、陽入陰分、膀胱熱也、

小便不利而渴者、熱在上焦氣分也、

小便不利而不渴者、熱在下焦血分也、

小兒尿如米泔、幷午後潮熱者、疳病初起也、緣所稟氣血虛弱、臟腑嬌嫩、易於受傷、或因乳食過飽、或因肥甘無節、停滯中脘、傳化遲滯、腸胃漸傷、則生積熱、熱盛成疳、則消耗氣血、煎灼津液所致、

小便不利者、氣機閉塞、上下不通也、肺燥不能生水也、心火盛移熱於小腸也、腎火衰水不能化也、元氣下陷也、血瘀下焦也、

遺溺者、氣不固攝也、氣脫於上、下焦不固也、肺氣虛也、腎氣虛也、膀胱虛也、命火衰也、

恐懼輒遺者、心氣不足、下及肝腎也、

睡中自遺者、下元虧損也、

小兒自遺者、多屬熱、

老人自遺者、多虛寒、

小便頻數、久而益甚者、脾虛氣弱也、

溺澁而莖中痛者、肝腎濕熱也、

溺後餘瀝者、腎氣虛也、

欬而遺溺者、膀胱急也、

晝苦溺澁、夜則遺溺者、腎氣大虛也、

妊婦溺出不知者、脬熱也、脾肺氣虛也、肝腎陰虛也、

產後小便不禁者、脬損也、膀胱氣虛也、

遺尿不覺者、死症、

遺尿者、腎氣虧極、宜保元陽之脫、然有火虛水虛之別、宜辨之、

## 淋濁

淋瀝不通者、下焦火也、心與小腸相表裏、心移熱於小腸、則淋秘、

淋瀝者、小腸邪熱也、

便赤淋痛者、心熱也、心與小腸相表裏、心熱則小腸亦熱、

膏淋者、有便濁精濁兩種、便濁是胃中濕熱、滲入膀胱、與腎絕無關係、精濁牽絲黏膩、不溺亦有、是腎虛淫火妄動、精離其位、漸漬而出、

淋者、勞力辛苦、氣虛不化者、名曰勞淋、

老人小便牽痛如淋者、老人思色、精不出而內敗也、

淋而臍下脹痛者、氣滯水道阻塞也、

溺數如淋而當臍痛者、腸癰、

淋而血瘀、莖中割痛難忍者、膀胱實也

淋而肢冷、喜熱者、此爲砂淋、濕氣堅閉水道也、

滴液如膏者、此爲膏淋、膀胱熱也、

下如油石者、此爲石淋、膀胱熱也、

泄瀉腸鳴、嘔吐淋濁者、溼氣傷入脈也、

時作腹痛、血淋溺濁者、小腸火也、

淋濁下注痛甚者、木火鬱於溼土、濕彼木火蒸淫而爲熱、木生風、木得上升、下注而泄於前陰、其下注者、風之力、痛甚者、火鬱也、

(未完)

## 專著

# 中醫之辨證與西醫之驗菌

王潤民

西醫對於疑似之症、恒取決於驗菌、無某種之病菌、則不敢決爲某病、菌之形態不同、則病不同、如人患咳嗽、咯痰、胸痛、發熱、盜汗、瘦弱等、似爲肺癆矣、然必驗其結核菌之有無、始能斷定、至於中醫則不然、不知驗爲何事、所恃者辨證之法、所謂症者、頭痛也、發熱也、吐血也、下痢也、腹痛也、惡寒也等等、因而分別病狀之表裏虛實、而定治療之方針、此實中西醫之最大分別、說者謂西法密而中法疏、吾謂此問題正未易解決、特此事說明非易、茲姑不贅、吾所欲言者、則今之中醫多不知辨證是也、試引證一二以明吾說、惲鐵樵氏傷寒研究用藥之討論一篇、載其用麻杏石甘湯治愈白喉、因謂「麻杏石甘湯之主要藥、只是麻黃、石膏已是副藥、杏仁甘草更是副中之副藥、麻黃之作用爲發汗、太陽病無汗者可用、有汗者不可用、……麻杏石甘湯愈喉症、因麻黃能解太陽病之故、……因太陽病解、白喉菌滅之故…」余雲岫君著傷寒研究辨惑駁之曰、「麻杏甘石、果能治喉證及猩紅熱、其功或在石膏、證以紀文達之記、余師愚之論、吾說或較有據、…」夫余君駁之誠是也、然謂其功或在石膏、此則與惲氏之獨歸功於麻黃、似爲同一錯誤、請略言之、夫使惲氏之言而不足信、則吾不欲論、使其言而不謬、則杏甘石之能治白喉、鄙意必因此方之能消滅白喉之原症及附隨症之故、其功屬於四味全體、而必不可獨歸功於麻黃或石膏也、使如惲氏之言、則單用麻黃可矣、不必用他藥也、又使如余君所言、則單用石膏可矣、亦不必用他藥也、有是理乎、夫吾之所謂原症及附隨症者何也、日人和田啓十郎氏曾言之矣、其言明且淸、試略引之以證吾說、讀者如欲知其詳、則其所著醫界之鐵椎一書具在、取而讀之可也曰「…初起之症曰原症、及於全身之症曰附隨症、兩者統名曰定症、(或固有症)綜觀定症之形狀、即知如何種疾病、偏重於何方面、而推出如何之治法也、…同爲胃加答兒、(即胃炎)而或心窩疼痛、食欲增進、或無痛、食欲反不振、或嘔吐、或下痢、或便祕、或浮腫、或發熱、或頭痛、有諸種之附隨症、因其原症附隨症之各異、則或用人參湯、或用柴胡湯、或用建中湯、或用理中湯、或用承氣湯、或用瀉心湯、當選用其一、求對治原症並治附隨症、故每一藥方、必附記主症(自病者言之則爲原症)副症(自病者言之則爲附隨症)二者、以與病之原症相對照焉、……如斯適當配合之藥劑、極於療法主症與副症、……是故病者能得適當之方劑、則原症附隨症同時消滅、無所謂合併症餘病等後顧之憂、……」綜上所述、則知麻杏石甘苟能治白喉、必因其能消滅白喉原症及附隨症之故、非可獨歸功於麻黃或石膏(麻杏石甘是否能殺菌、抑能和毒素、則不知、不敢忘說、)緣中藥之奏效、皆爲全方之功、而非一二味之力、即號爲主藥君藥云者、亦不過略示側重而已、非若西醫有所謂特效藥、故不能指方中何者爲有效、何者爲無效也、此彰明較著之事、無可反對者、若不知此理、徒斤斤焉辨某藥有功、某味無效、此吾之所謂昧於辨症者一也、其次試更以霍亂爲證、某年夏滬上霍亂盛行、章太炎氏發表勸中醫審霍亂之治一文」、主治眞霍亂須用四逆及通脈四逆湯、露布以後、贊成者有人、駭笑者有人、或謂霍亂熱多而寒少、或謂霍亂寒熱均有、或謂霍亂必不可服熱藥、或謂霍亂服涼藥必亡、一時議論沸騰、有如聚訟、吾謂此皆昧於辨症之義、知辨症者不煩言而決、不知辨症者、其言寒言

熱、皆茫無標準、不足爲訓者也、欲明吾說、但讀下三義可矣、

(一)西醫之所謂霍亂、有眞性與假性之別、所謂眞性霍者歐名虎列拉、(Cholra Asiafica) 由虎列拉菌傳染而起菌、形如西文中之(,)符號、故名楷買形菌、(Commabacllus) 假性霍亂無此菌)爲德國微菌學鼻祖考后氏 Pobert KocK 所發見、(一八八三年、埃及地方盛行霍亂、德國大細菌學家考后氏率其同志前往調查、未得結果、更往霍亂之發源地印度調查、幾經研究、查出此菌實爲此病之原、但當時反對之者甚多、厥後經多方之辨論及研究、直至一八九五年始承認考后氏之學理爲眞確、)當眞性霍亂發作時、突然腹痛、(西醫謂眞霍亂無腹痛、而中醫每論霍亂、輒謂腹痛如絞、究竟孰是孰非、實爲一不可不研究之問題、因於此層若不了了者、則臨症時、其心中必惶惑無主故也、余對此、昔曾函問俞鳳賓先生、蒙先生詳示、至今心猶感之、因節錄其函以供海內醫家之研究、函如下「……霍亂一症、在初期中、每有痙攣性陣痛、醫學家邁森氏稱之爲 Cramh 司梯芬氏名之爲 Colicky pain 以經驗言之、俗稱絞腸癟螺吊脚等徵爲霍亂之症狀、所謂絞腸者、卽痙攣性之痛苦、若在排泄大量米汁狀液體時、病者反往往無痛楚之可感……」是知謂霍亂無腹痛者、係指在排泄米汁狀液體時、而謂有腹痛者、則指其最初發作時也、二者並無抵觸、所異之點、在於病症之時期耳、觀此、則此問題可以決無、)吐瀉(初爲食物、次及胆汁、再次則爲米泔汁、)同時疲勞眩暈心悸亢進、又因血液失去多量之水分、循環不良、致口渴眼凹脈微四肢皮膚乾癟、及體溫下降等、甚至吐瀉向後、立時如中毒狀、起心臟痲痺而死、西醫之所謂眞性霍亂者如此如此、其界甚嚴、不容稍有假借、(然眞性霍亂之症狀、據近世醫家之研究、頗與下列數種病相似、(一)砒中毒及食物中毒、(二)傷寒異性腸炎、(三)腸硬塞症(四)痢疾、在西醫其惟一區別方法、厥惟顯微鏡調查、但此不在本文範圍之內、略誌於此、爲諸君常識之一助而已、其詳俟他日譯之、)章太炎所主張用四逆之霍亂卽此種眞性霍亂也、吾中醫不知驗菌、玆姑置菌於不問、而與之一言辨症、則此種霍亂之症狀、固一吐瀉腹痛肢冷脈伏冷汗如漿純陰無陽之症也、如謂爲假寒眞熱或熱深厥深、則熱厥無冷汗如漿之症、所利亦非如米泔者、又無脈微欲絕之象、(蓋辨症須精密周到、不可徒察一二點、)試問此症此脈、按之傷寒論當用何方、恐凡曾精研仲景氏之書而不爲俗說所惑者、必將應之曰、非四逆湯等不可、則章氏之主張固未可厚非焉矣、(四逆湯中甘草爲君、薑附爲臣、甘草所以緩急迫、古語曰、病者苦急、急食甘以緩之、其甘草之謂乎、乃世醫誤以爲調味藥、或視爲無足輕重、失之矣、附子溫經回陽、强心復脈、乾薑以治吐利、三者相合、吐利止而厥自回、其功甚速、實爲奪命之雄師、用之苟不誤時、當無不效、至西醫丁惠康君謂「霍亂之原因、由於可買形菌之入於腸胃、與心臟無關、中醫……欲以四逆英連治之、皆囈說也、霍亂致死之因、由於血液亡失多量之水分、……欲於短時間而補足其水分、捨注射食鹽水外、更有何法、若用四逆等湯灌、大抵胃不能受、立卽嘔吐、或幸而胃能受納、一入腸中、亦將湯藥盡數瀉出、又豈能吸入於血中哉、此種迂緩之治法……其無及也必矣…」一若此症內服藥必無效果者然、不知鹽水注射、亦非能殺菌、亦不過爲一種對症療法、信如丁氏所言、四逆湯必無效、何以張君贊臣去歲在景和時疫醫院、以此法、治愈眞霍亂者、且不下百數十人乎、其原文具見醫界春秋第四期中、豈其所載、盡爲造謠乎、此種抹煞事實之言、與中醫雜誌二十一期寄瓢室醫學隨筆所謂「至西醫治霍亂、惟以鹽水針注射靜脈、…亦無寸效」云、云者、同一荒謬、丁君之爲此言者、蓋其於中醫學術、心得無多、不足深辨、)此其義一

(未完)

# 醫案

## ◉膈食

黃策臣

其人四月間患膈食病、每日早飯後腹中氣上衝咽喉、近午冲氣下、腹中緊痛不可食、至夜半方止、明日病復、日日如是、每日止食一餐、諸藥不效、至端午予放暑假歸、伊來請治、診其舌胎黃糙、舌心赤、小便利、大便時溏時結如羊屎、喜食椒薑熱物、予細思之、知為胃熱腸寒之證也、何也、舌乃心之苗、胃之根、舌心赤、心經有鬱火也、舌本糙、胃中有燥熱也、經曰、水穀入口、則胃實而腸虛、食下則腸實而胃虛、今晨食氣上冲者、是心火乘食氣上逆也、胃中燥濇、闌門窄狹、食濇難下、故近午而腹痛也、然胃熱腸寒、食過闌門、腸寒不固、故腹痛欲便、食在胃中、胃熱蒸腐、腐久則結、結者下如羊屎、腐者下之便溏、喜食椒薑者、辛以開之、氣覺寬暢、乃仿仲聖大半夏湯、降逆潤燥之意、借用半夏瀉心湯、除甘棗之壅滯、加麻仁助干薑之開、使闌門潤展、腹痛自除、加川樸助半夏之降、則衝氣自止、且有芩連清胃熱、熱清而溏結患無矣、連服三劑全效、

## ◉頭暈

黃策臣

予妻族潘軍村鄒會文之子、年十歲、患頭暈病、日發夜愈、日日如是、百醫不效、後予往岳家、伊來求治、診其脈浮而且疾、知為風熱上攻之症也、風熱者、虛邪也、虛邪不能獨傷人、必因身形之虛、腦中空虛、風熱乘之、風為陽邪、前醫謂小兒為一團陽火、兩陽相搏、頭乃旋轉、經云、衛氣日行於於陽、夜行陰、日中風熱、隨衛氣而上升、故頭腦暈轉、至夜衛氣行陰、風熱下退、且陰中屬陰、陰氣主事、陽光乃制、其風乃止、法以疏風活血泄熱為主、方用防風通聖散、以荆防翹薄、泄風於上、知芩滑石石膏、泄風熱於下、風熱下泄、自不上攻、其暈自愈、且有四物湯以活血滋陰、蓋為血活則風散、滋陰則熱除、又恐辛涼成寒、疏泄太過、故除去硝黃麻黃、加洋參四分、與白朮甘草同建中州、照顧元氣、元氣既充、拒邪有力、煎服二劑全瘳、

▲策臣先生鑒、請將詳細通訊處見示、本社當將本報常期贈閱　編者

# 藥物

## 犀角

章次公

原動物犀牛之角

**性味**　苦酸鹽寒

**主治**　本經百毒蠱疰、邪鬼瘴氣、殺鉤吻鴆羽毒蛇、除邪不迷惑魘寐、
日華治心煩止驚、鎭肝明目、安五藏、補虛勞、退熱消痰、解山瘴溪毒、
時珍磨汁治吐血衂血下血、及傷寒畜血發狂譫語、發黃發斑、痘瘡稠密、內熱黑陷、或不結痂、瀉肝涼心、清胃解毒、

**用量**　二分至四分

**使用法**　磨冲服、

**方劑名稱**　犀角片、犀角尖、犀角屑、

**近世應用**　退熱、止血、

**陳方**　紫雪丹——犀角羚羊硃砂朴硝硝石磁石寒水石滑石石膏丁香沉香木香元寸升麻甘草、治煩熱發狂、
化斑湯——石羔知母甘草元參犀角粳米、治溫邪發斑、
犀角地黃湯——生地白芍丹皮犀角、治胃熱吐血、及斑黃陽毒、

**驗方**　總錄吐血不止、以鵝鴨肝、用生犀牛角生桔梗一兩爲末、每酒服二錢、
廣利方小兒驚癎不知人、嚼舌仰目者、犀角濃水服之立效、爲末亦可、

**時方**　葉天士脈弦小數、形體日瘦、口舌糜碎、肩背掣痛、肢節麻大、膚膝搔癢、目眩暈、耳鳴已有數年、此屬操持積勞、陽升內風旋動、爍筋損液、古謂壯火食氣、皆陽氣之化、先擬清血分中熱、繼當養血、熄其內風、安靜勿勞、不致痿厥、
生地　元參　天冬　丹參　犀角　羚羊角　連翹竹葉心
薛生白入冬天暖、陽不潛伏、質瘦脂虧、稟乎木火、血液旣少、內風暗動、遂致眩暈麻痺、陡然仆倒、水不生木、肝陽橫逆、絡血流行右阻、謂之偏枯、忌用攻風逐痰、清邪涼藥、漸致其和、交節不反、原可扶病延年、
犀角　羚羊　玉金　元參　連翹心　鮮菖蒲　貝母　橘紅

**前代記載**　張秉成曰、犀爲水獸、角者精靈之所聚、專解一切水毒、亦能鎭邪辟魅、味鹹性寒、入心胃血分、凡心胃血分有火邪焚灼、以致吐血衂血、陽毒發斑、狂亂熱極等證、皆可用之、且此藥寒而不遏、有輕清透發之意、故凡一切痘疹痧瘸等疾、因內熱不透發者、最爲相宜、
——節錄張石頑說——足陽明爲水穀之海、飲食藥物必先受之、故犀角能涼血散血、及畜血驚狂、斑痘之證、皆取以通利陽明血結耳、——其治吐血衂血大小便血、犀角地黃湯爲之專藥、若患久氣虛、又爲切禁、以其能耗散血氣也、痘瘡之血熱毒盛者、尤爲必需、然在灌漿之時、又爲切禁、以其能化膿爲水也、——下略——

（未完）

# 醫話

## 綠梅花盦筆記

閔金禾

不佞於讀書應世之餘、每就見聞所及、參以心得、筆之於書、寖假成册、就中所紀、醫學居其泰半、敢以示人、繼思當此吾道凌夷之日、必須互相砥礪切磋、始足以收發揚光大之效、爰不揣譾陋就正於國人、

### 痘醫

曩歲作廣陵遊、舟中值一老嫗、爲述其鄉昔有名醫張某、術絕精、痘瘄尤所擅長、里有某乙子、火鬱于內、痘久久不得見、昏悶殊甚、爲狀已殆、醫亟命置是兒於漆簟上、從而輾轉之、毋使少休、已而痘果齊現、得脫於險、又一少年、當溫邪後、元液未復、出痘無漿、於法不治、醫沉思得一策、授羣兒以果餌、令各握糯米於手中以嬉、集而烹之、和以童子之溺、令病者恣飲、更殺雄雞剖其腹、乘熱伏病者胸、於是、少年得慶更生、醫之奇效多類此、醫有女一、字於邑之董姓、夫婦甚相得、女年垂四十、方得一子、珍愛彌篤、會夏令、亦爲痘所染、女遽歸甯、就診於醫、醫一見嘆曰、是不可爲矣、女踣地泣不起、曰常見吾父治他兒痘、雖奇險多獲救、今獨袖手於骨肉之間、何其忍也、醫無奈曰、姑試救之、遂投以清托之劑、更摒擋空屋一所、鋪以黃土、覆以蕉席、臥兒于其上、反扃其戶、戒女曰、夜來任兒啼哭、愼毋啓扃、詰朝視兒、則痘均勃發、如雨後之苗、雷後之筍、蓋空屋多蚊、特藉蚊之噬、以引痘之發耳、嫗言竟、衆人相與稱張某之醫術神妙、（編者按此節與葉天士遺事相仿）余因竊思其技固有獨到處、但亦有須致慮之點、如第一條係痘鬱者、取內經火鬱則發之義、漆簟輾轉、所以引其內部之反激力、證諸物理方面、此法既有成立之價值、但祇可施於體質強健腠理堅密之兒童、若柔脆之嬰稚用此、非獨反激之力難生、邪熱無外達、且恐爲漆簟之涼性所逼、愈陷愈深、不可以不愼、第二條用雞覆法、乃以肌肉、拔肌肉之毒、甚爲妥妙、不獨痘症可以採用、即其他時疫溫熱諸症、亦多可參用此法、惟用糯米久握、汗汁必多、雖曰汗爲血類、藉可培元、然究係排泄物之一、且小兒之手、大多塵垢細菌、故此法似未可盡信、第三條求助於蚊、亦足益人智慧、但蚊類有傳染病菌之可能、益未獲而害先蒙、亦意中事、總之、痘之治法、前人已詳、惟痘症虛者多、實者少、實者易治、虛者難治、余治痘中險症、常用市中所售酒釀之醇者煎湯、視其病情、合以人參洋參丹參黃芪之類、往往有效、蓋以其得水穀之精華、具酵發興奮之性、溫而不燥、滋而不膩、且味頗甘美、小兒食時投其所好、不致若普通藥餌、苦其所難、爰因紀痘醫張某事、自抒其一得之愚、

# 常識

## 家庭看護

惠生女士

▲女子不可少的常識——

男子質性粗疎、女子比較的綿密周緻、所以看護一事、當然女子合格而易於勝任、並且女子爲一家的主婦、假如對於看護方法、昧然不知、一旦家人不幸罹疾、必定手足無所措、甚而至於輕信人言、藥餌雜投、終於釀成大錯、這是何等危險的事、就是資富之家、他們雖不乏傭僕侍奉、那里及得主婦躬親看護、細心體貼、病人可得精神上的安慰、因此女子不得不略知普通的看護法、

一、病室、病室宜向南、陽光充足、（患腦膜炎與眼症的除外）房室宜高大、明爽、室中雜物宜少、帳宜掛起、但須避窗戶所進的直風、病室中能裝飾書畫、陳設花草、使病人心中喜悅、拋棄一切的厭倦、憂慮、無形中能促病速痊、病室內的空氣、常注意清潔和流通、

二、藥物、病人飲服的藥物、分量的多少、應絕對服從醫生、藥物的內服和外敷、不可失慎誤用、烈味之藥、宜用開水冲飲、可免病人咳嗽或嘔吐、服藥的時刻、或是食前、或是食後、都要聽醫生的囑咐、

三、飲食、病人口渴、可給他喝溫暖的沸水、橘汁和葡萄汁、也很有益、病人在發熱的時候、應該不斷的供給他飲料、消去他的乾渴、病人食物、不宜過多、次數不妨稍增、含脂肪質較多的、酸味的、過鹹的、不易消化的東西、都不可做病人的食料、穀、肉、菜蔬等、應更相混用、不宜偏用一種、尤其揀擇營養分充足的、食之有益、

四、體溫、擇病人體溫的高下、可推知他病症的輕重、健康人的體溫、在攝氏三十六度至三十七度半、（約合華氏九十七度半至九十九度半、）如果病人的體溫、增高至攝氏四十一度以上、這是大熱的象徵、如果降下至攝氏三十五度以下、這是虛脫象徵、應該立刻去報告醫生、預備病症的變動、

五、病人、病人的病牀、每日替他鋪摺一次、如果病人病久、身體不能支撐、那麼另備一牀臥之、病人身上的裏衣、宜依其力量、時時換洗、換衣時、可用海絨蘸熱水、輕揩他的皮膚、但要留意驟遇冷風、病人的口、牙、給以溫水漱淨、舌苔不淨用濕布揩擦、頭髮也要時常替他梳理、

六、穢氣、大凡病人室中、免不了有一種穢氣、焚香或灑香水、拿香氣來掩蓋穢氣、這並不是一個好方法、每天拿石炭酸水、灑澆地板、或用竹籃若干隻、盛置木炭、排放在病人的榻下、及病室之四角、都可辟除穢氣、

七、消毒、病人所用的器具、碗哪、筷哪、手巾哪、痰盂哪、都要經過消毒的手續、或用藥品消毒、或用沸水消毒、病人的被褥、應該常晒置於日光下、

八、看護、病室內須恬靜、安寧、在病人前不可顯露憂愁的容貌、表示悒鬱的態度、益發增添病人的不快、低聲私語、疑似之言、易容惹起病人的疑懼、所以看護者在病室內、一切的舉止、行動、言語、都要清楚明白、時時給病人以安慰、快樂、使病人精神先臻健康、那麼病的治療、也易於見功了、

這一篇所說的、很是簡略、而且拉雜寫來、凌亂無次、幸讀者原諒、我很希望我們女子、對於看護一道、三致意焉、那麼、不僅將來臨時措置裕如、而且着實可以增進家庭的幸福、

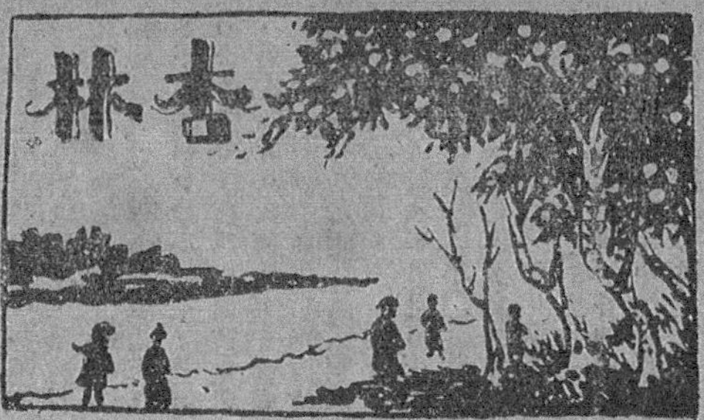


## 大便下骨之奇證

陸文表

淞南趙家角幼科醫生趙子樵先生之次媳、現年約三旬左右、結婚多載、從未生育、於二年前忽患虛勞之疾、湯丸並進、雖未恢復、倘堪支持、去秋因家務過勞、病情轉劇、從茲飲食銳減、形體日瘦、臥牀難起、腑行薄泄、日必數次、解時腹痛、艱濇如痢、醫投溫通化滯、未獲應手、漸後改進補濟、亦屬罔效、遷延迄今、本年三月某日、忽腹痛劇作、急欲如厠、家人扶持下牀、孰意此時痛勢更甚、一若姙婦之臨產、努力迸掙、似將欲得大便之際、忽覺肛門中有物梗塞、欲下不下、苦楚莫名、家人不耐、遂爲具火燭之、見肛門口有物顯露其端、乃代用手握住、助而拔之始出、投水洗淨、視之則赫然一直形之骨也、長約二寸餘、粗如中等筆桿、兩頭較大、一端光圓、似屬骱骨接連處形、中實、質頗堅硬、自此骨下後、腹痛頓愈、惟病勢依然、事後數日、彼曾延僕往診、因亦得以目睹、詳細審視、絕類肉食之骨、但如此長度、必非或在食時所能嚥下、且向之究詰、據述亦未嘗有此自覺誤吞、實不知何所來也、現子樵先生已將此骨妥爲保存、備衆參觀、事誠奇怪、爲特錄之於此、以待醫界同志之研究焉、

## 異胎

惠生

吾邑(紹興)潞村王某之妻、年逾四十、業成衣、晨出夕歸、不預外事、一循良之鄉婦也、去年秋、偶以感冒、臥床月餘、瘳後天癸忽止、腹亦日隆、知爲懷妊、漠不之怪、本月初、婦忽臨盆、產一肉球、色白體堅、怪而剖視、出花章小蛇念餘、昂首吐舌、無異恒蛇、產婦覩狀、一悸而絕、蛇亦相繼死、家人恥其不祥、埋藏而深諱之、然卒爲穩婆彰其說、鄉里聞之、靡不詫怪云、

## 春心

乳燕

天漸溫暖、閘北鄉郊宋公園遊人多如鯽、雖然都市裏各種現象還是依舊、然那邊、草青花黃(蒲公英)和酒般的氣候、大概可以證實春已到、昨日晴、我躺在宋公園的草地上曬太陽、有種妙的感覺、這感覺使我昏迷、並且同時發現我缺少某種東西、心裏惟空虛、應該怎樣滿足我此時所生的需、是無法解釋的、於是煩悶極、書裏說這是春心動了、以前、訓育部主任曾這樣告訴我們過、學生在這個時期最有希望的時期、也是最危險的時期、何謂危險的時期呢、因爲恰巧春心動、假使疏忽扼制那麼易於道德墮落、至少使身體陷於不可救藥的地步、所以是很危險、我知道危險、故今既知春心動、惟有消極的忍耐著、一方面快郵代電致家庭中主席父親大人膝下千萬請迅予物色兒媳、大概到十七八的左右(早熟的更提前)、誰都要動春心的、晚生現動春心、安知老兄不動春心、尊嫂亦然、令弟將來也如此、所以動春心是種必然的現象、男動春心、女性亦動春心、女性樣動春怎心、請閱下詞見便分曉、

『就擱了二十二、好前程不見俺稱心時每日家鬟鬢羞整、粉黛慵施、熬永夜開描那花樣子、捱長日頻拈我這繡針兒、每日家重念想再尋思、情脈脈、意孜孜、幾時後效琴瑟、配雌雄、成比翼、連接枝、但得個俊男兒、恁時節、纔遂了我平生志』

摩登姑娘動春心雖不至還會描花樣拈繡針、然她要丈夫的目的是一致的、

以季節是春故、所以春心都動於三四月間、這是動物亦然的、像敝亭子間對面就是平屋、兩層樓的姑娘臨窗邊烹調、魚肉香味、誘惑隔壁那家的貓羣賢畢至、從亭子間望出去歷歷在目、夜裏、這些貓還是徘徊於窗外、留戀不忍去、並且發出顫動的斷續的柔婉的淫靡的春愛的呼應的妙妙之聲、直要奏到兩三個時辰、弄得我沒得安睡、據說這是貓動春心、那麼烏可人而不如貓、在我動春心期間、吟成春心詩二首、現在敬錄一聯句於後、希文豪指正是幸、

『喜聽鴦貓叫妙妙、
愛逗鄰兒呼爹爹』、

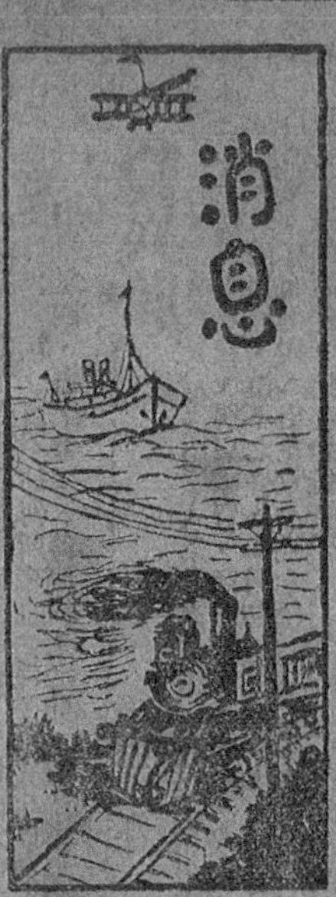


## 中醫學校名稱問題

▲上海中醫學會之呈文

呈爲懇求轉呈解釋事、竊讀三月二十三日申報、載有教育部報告、改定中醫學校名稱、呈請行政院轉呈國府、原文略以中醫高談玄理、或矜經驗、設立學校、向未以科學爲根據、倘設中醫專科以上學校、所有高中畢業生、未必願入此類學校、倘設中等學校、亦未必招有高小畢業、具有科學知識之學生、除遵諭將第八號佈告撤消外、茲爲中醫改進計、在此過渡期中、中醫應趨向科學、自由研究、擬將研究中醫處所之組織、稱爲中醫學社、俾成爲學術團體、似無須汲汲目前設立學校等情、查科學工作、無非尋求事實、而記述之、並合理之說明、以期演進其目的、亦無非滿足人類物質上之需求、中醫是否不合科學、是否不依事實、不滿足人類物質上之需求、公道自在人心、固不容阿私者所矜誇、更不勞反對者之汚衊、顧國府既有維護之明諭見於前、教育部又有不願消滅中醫藥之復文見於後、由此觀之、政府並無消滅中醫藥之意思、可以明瞭、顧中醫固爲一種學術、然亦爲一種職業、故一方固應作學術上之研究、一方仍須謀職業上之保障、現在中醫條例、中央雖未頒佈、各地單行法、多已實行、是項單行法中、均以中醫學校畢業爲中醫免試登記之資格、在教育部固希望中醫設社研究、毋庸汲汲設立學校、然伏讀全文、當亦決無希望製造中醫人才之機關、因而中斷之理、但學社爲社團之一種、論其名義、正與屬會之稱爲中醫學會、同係學術團體、究不知是項中醫學社、可否招生畢業之後、在各地管理中醫之單行法中、及將來中央頒佈之中醫條例中、能否免試登記、准予開業、至其訓練辦法、成績考核、標準、是否計劃就緒、此所請轉呈解釋者一也、敬讀教育部原呈、必將中醫學校改爲中醫學社、昭示我人之用意、無非爲中醫學校避免入學資格之限制、希望中醫趨向科學研究、中醫以前雖未蒙政府之提倡、然我中醫界亦不敢放棄職任、籌款設立學術團體、以資研究學術、設立中醫學校、以資培植人才者、垂二十年、現在所有之中醫學校、其教材是否均係高談玄理、其入學是否均係不合資格、在教育部是否已有確切之證據、及統計、對於不談玄理招生合格之中醫學校、是否仍准設立、抑一律不准設立、此應請解釋者二也、爲敢呈請鈞會懇請轉呈解釋實爲公便謹呈

全國醫藥團體總聯合會　　上海中醫學會謹呈

## 世界毒藥廠統計之可驚

近年以來國外麻醉藥品代鴉片而興、流毒所至數十倍於前、而受禍最烈者首推中國、中華國民拒毒會、最近對於調查國外製毒廠、極爲努力、茲悉該會國際調查科已將統計結果彙集、成爲詳密記載、茲錄其大略如下、（世界各國之麻醉毒藥品廠、近年來秘密開設、有加無已、此因科學家之誤用聰明所致、然各國政府之暗中庇護亦非無因據最近調查所得、毒藥廠之最多者爲波蘭及奧國、計各有二十三處、其次爲日本計十三處其中包括台灣大連各二處、瑞士一蕞爾小國、亦有十處、英國九處、德國八處、此二國毒廠規模宏大、應亟倍予以注意、瑞典有八處、法國七處、美國六處、丹麥五處、芬蘭五處、烏拉圭五處、意大利二處、荷蘭二處、埃及一處、那威一處、匈牙利一處、秘魯一處、捷克斯拉夫一處、以上共達一百三十處、其調查未及者猶不在內、此外如俄國土耳其海地柯治馬拉沙別拉等國、尚未在內、此等毒藥廠之主要出產品爲嗎啡海羅因古根及藥用鴉片、每年出產運入我國之數量達一百四十三萬三千六百萬兩超過我國醫藥界用度七百六十倍有奇、帝國主義者之殺人政策、利害至此、吾國人安可不猛省乎）云云、

上海醫報

第六十七期

目錄





## 常評

### 硬扳小錯頭

（生軍）

國民政府教育衞生兩部、呈行政院報告規定中醫學校爲中醫學社文、內中有一條理由、牠說『……據無錫教育局轉送該縣中醫研究所學生王冠西等三十五名成績表、請求准予畢業等情、查該所學生、長幼不齊、少者僅十六歲、在所授課、不滿一年……』、

雖然、十六歲的醫生、固然不成體統、當然要怪我們無錫的貴同道不好、怎樣十六歲的小朋友、也給他要求准予畢業行道、縱說天資絕頂、醫生是怎樣的職司、莫說是經驗方面、道德方面、還覺着欠缺、就是這位小朋友、眞肯熱心濟世、恐怕老伯伯們、也不願意對此小朋友、肯輕易把老命交托吧、這是我們中醫界組織方面的缺點、我們原不能不帶着幾分慚愧的啊、

但是話要說囘來了、這位小朋友、是無錫中醫研究所、請求准予畢業的、直截痛快的說一句、年歲資格、既然够不上、最凶不過的、不許他畢業就是了、又何必像煞有介事的、指爲話柄、牛頭不對馬嘴的、牽引到中醫學校呢、況且無錫是中醫研究所、研究所的設施、和辦法、當然和學校不同、中醫學校又不止無錫中醫研究所一處、無錫中醫研究所、尤其不能代表全國的中醫學校、教衞兩部、硬扳小錯頭、也不能不說有意爲難啊、總之中國醫藥的進展、終須我們大家自己齊心起來、喊着杭育的啊、杭育——杭育——

## 學說

# 營衛釋

傅嶢丞

營者血液中之精氣
衛者氣體中之悍氣
有氣血之實質
不居氣血之名

□說明營衛循環之路徑
□與營衛循環之定率
□復以西說證明

吾人生理之固流活潑、機巧神明、五官供其用、百體效其靈者、是何物使之然也、曰惟氣血循環而已、氣之別、有腎間動氣、有膻中宗氣、而衛居其一焉、血之別、有動脈血、有靜脈血、而營居其一焉、營衛者、有氣血之實、而不居氣血之名、換言之、卽氣血所呈之功用、經曰、人受氣於穀、其清者爲營、濁者爲衛、此指營衛生化之原因、吾人食料、以五穀爲主要成分、五穀之生長、實受風日雨露之精華、加以人工之糞溉耘植、故含養分極富、經消化系之分解、迺發生二項作用、卑養氣之純全者爲營、養氣中雜有炭氣者爲衛、故曰飲食入胃、奉心化赤而爲血、得下焦元陽蒸發、而化爲氣、卽此是也、經曰、營行脈中、衛行脈外、此指營衛循環者之路徑、脈者何、卽上下縱橫之血管也、在西人則曰動脈管、靜脈管、微細血管、在我國、則曰經脈、絡脈、孫脈、其名雖殊、其用實同、由此觀之、脈中惟有血液、固無所謂營也、而不知營也者、卽血之精氣也、有此營氣、則血之運行、中和條暢、莫或稍愆、血就體言、營就用言、故瘀血濁血、則不得謂之營矣、衛也者、卽一種慓悍之氣、富有抵抗力、而衛外爲固者也、故行於脈外、溫肌肉、肥腠理、熏膚澤毛、走達四末以衛周身、經曰、營衛周流、五十度而復大會、陰陽相貫、如環無端、此指營衛循環之定率、可參西說以明之、按心臟爲血液循環之原動機關、其左右心態、與心房、具有收血發血之機能、血液自微血管、供給養氣於組織中、吸收炭酸氣、於是動脈血、變爲靜脈血、靜脈血自右心室經肺動脈、流至肺胞壁之微血管時、卽將所含之炭酸氣、放出、同時將肺胞內空氣中之養氣吸入、於是靜脈血、又一變而爲動脈血、經肺靜脈而流至左心房、由此種氣體交換、而血液前之由鮮紅而殷紫者、至此始由殷紫而復爲鮮紅、均以肺爲中樞、由是可知、營衛交會於手太陰肺之義、燦然明矣、因得而斷之曰、營者、血液中之精氣、殆卽西人所稱之血球、衛者氣體中之悍氣、殆卽西人所稱之淋巴液、營病則貧血、鬱血、血痺、等症作矣、衛病、則發熱、惡寒、身疼、等症作矣、營盡守護之責、衛具捍禦之功、營爲後援、而衛爲先導、營以滋養百骸、衛以撲滅黴菌、營衛之有關係於人身也、大矣、

# 脾約胃家實大便難之蘊理

黃箓臣

△脾約由胰汁消縮
△胃家實由熱結腸中

經云、飲食入胃、游溢精氣、上輸於脾、脾氣散精、上歸於肺、若胃中燥、不能輸精於脾、則飲食約而不下、前醫謂脾中有散膏半觔、卽膵臟油、西醫謂之甜肉汁、能灌滑汁於胃中、爲消食之材料、若胰汁消縮、脾胃燥枯而不運、故飲食因是而停積、故名脾約、所以用麻仁丸治之、胃家實者、因熱結腸中、闌門燥濇、胃中飲食停滯而不下、熱氣熏蒸、腸中燥濇、胃中脹滿、故曰胃家實、所以用大小承氣湯主之也、大便難者何、指肛門也、謂腸胃無病、廣腸乾枯、濇在肛門、故曰大便難、所以用豬膽汁土瓜

根諸導法也、可知脾約者、燥在胃也、胃家實者、燥在腸也、大便難者、燥在肛門也、脾約者、胃中燥而未實也、故仲景不言胃燥、而言脾約、恐後人妄攻而傷胃也、胃家實者、腸中燥結之甚也、仲聖不言腸燥、而言胃家實、教後人放胆用承氣也、大便難者、廣腸連肛門皆燥也、仲聖不言肛門燥而曰大便難、明示腹中無腹痛之患、燥連廣腸、非僅肛門、導法須入肛門之裏也、可知仲聖之文、皆是言外寓意、前後相照、深思乃得、如斯三證、彷彿相同、觀其後之麻仁、承氣、導法、等方、眞情方露、若按圖索驥、一步難行、一病難治、遑問其三證乎、

## 風爲百病長之眞諦

黃粲臣

內邪之病人也
皆藉風爲媒介

經曰、風爲百病之長、夫風者、天地濕熱鬱蒸之氣而生也、西人謂之是氣、清爽調暢者、爲養人和風、西人謂之養氣、溷濁狂暴者、則爲害人之邪風、西人謂之炭氣、毒烈窒塞者、則爲殺人賊風、西人謂之淡氣、此風之分也、然風者無孔不入、爲傳染病之首領、吾醫不揣、妄以風病解爲病之首、或以風寒暑濕燥火七情飲食論病之文、風字居首爲解、然四診望字居首、經何不曰望爲四診之長乎、或以中風之病、傷人最速、故爲百病之長、然害人迅速之病甚多、何以中風病爲長乎、於理終難說去、於百病長三字終非切當也、不知經云風爲百病之長者、謂百邪之病人、皆藉風爲之媒介、如久坐濕地、地中無風、濕亦不能上騰人身而傷人、瘡疥同眠、被中無風、何能騰傳於他體、蚊蠅爲病傳之毒改、無風亦不能飛騰而移播、試觀日光透孔光中、微細物甚多、瀰漫空中、隨風飄揚、著於人身及食物上、則病生焉、西醫謂之寄生虫、謂人病有黴菌者、皆因風而傳染其毒物也、可知風不傷人、傷人者毒物也、毒物不知尋人傷、皆爲風之傳送也、是神風賊風、皆因毒物而變態、受此賊邪之名也、賖也、謂毒物歪神、戕賊其人、受風之驅使也、如卑卒傀儡、受長官寇首之命而行事也、故曰風爲百病長、

## 產後

時逸人

**典籍之沿革**　婦女以生育爲唯一之天職、生育善後之不良者、此產後病症所由起也、臨產諸項、屬於產科之範圍、與產後病症無涉、金匱以婦人產後有三病、一病痙、二鬱冒、三大便難、注重在津液消亡、孤陽獨旺之見證、或爲痙攣、或作眩暈、或爲便燥、是爲產後病學之首先發明者、嗣後于千金外台胎產門中、附載產後病之治法處方、然曲高和寡、立意太深、且病症亦有古今不同之概、無怪古方之難用矣、宋史藝文志載郭稽中撰、產育寶慶集方、以方法附于產論之後、遂成宋代產科專書、惜於經氣妊娠胎前各症、諸端混入、不免有界限不清之弊、永樂大典載產室諸方一帙、賴四庫提要以傳、著作者之姓氏、已不可復攷、惟於保產諸法頗爲賅備、其中所用方法、多爲近代奉爲典型者、爲胎前病之枳殼湯、所用爲枳殼白朮二味、方下註明、熱者以黃芩易枳殼、此方即束胎飲之始祖、而丹溪氏以黃芩白朮、爲安胎聖藥、蓋亦本此而言、又古拜散之治產後血風、傳流至今、膾炙人口、大腹皮爲君、人參爲補、命意無異、惟多用降氣破血辛溫香燥之劑、近今所不可浪施、又卜氏之產家要訣、任喆之產科心法、日本片倉氏之產科發蒙、清張曜孫之產孕集、以產孕集之內容爲最佳、收羅全備、王節齋之胎產指南、論胎產之病、亦多扼要、若竹林女科通俗婦科濟陰綱目婦科良方、傅青主女科女科輯要、婦科準繩金鑑婦科、女科要旨、大生要旨等、於產後

病症、皆有深切之發揮、

**病症之大綱**　金匱以產後有三病、一者病痙、二者鬱冒、三者大便難、準繩載產後危急之症、有三、嘔吐、盜汗、泄瀉、是也、總錄以產後十八證(一)內熱病、胎死腹中、(二)難產(三)胞衣不下(四)血暈(五)口乾心煩、(六)乍寒乍熱、(七)虛腫、(八)脹滿(九)腹痛泄瀉(十)偏身疼痛(十一)血崩(十二)咳嗽(十三)惡露不下(十四)寒熱心痛、月候不來、(十五)嘔逆不定、乳汁少、(十六)口鼻黑氣、及鼻衄、(十七)喉中氣喘急、死不治、(十八)角弓反張、不省人事、竹林女科、載產後三衝症、以嘔吐逆氣爲衝胃、氣喘鼻煽爲衝肺、神昏癲爲冲心、三衝皆爲危險之急症、以上古書所論產後病症之大概、　按近世研究產後病症、以惡露不下瘀血停積爲一類、血崩淋漓不止爲一類、是爲產後主要之病症、餘皆屬于雜病之範圍、非產後所獨有也、故當以產後兼症夾症屬之

**治法之大綱**　丹溪云、產後當大補氣血、雖有他症以末治之、凌嘉六氏云、產後當大補、亦須審愼於外感、惡露之有無、傷食鬱悶之停滯、苟有他症、仍當以調理其病爲主、庶爲合宜、　按治產後病症、與普通之治法相同、所不同者、惟惡露不下瘀血停積、及血去過多、孤陽獨旺之症、或則注重通降瘀血、或則注重滋血液、審其爲虛爲瘀、更當明其致虛致瘀之由、而攻補之劑、皆有所不可妄施、證以仲景于產後證、同一腹痛也、在虛寒煩滿瘀血熱結之分、同一發熱也、有胃實中風、裏虛表虛之殊、或用當歸生姜羊肉之溫補、或用白頭翁湯之涼泄、或用承氣下瘀血湯之攻下以此例彼、不可固執產後宜補之成見也、

# 外科實驗談

王肖舫

外科一症、不外氣血凝滯、外感六淫、則實症多、內傷七情、則虛症多、雖强半現於皮膚或關節、總是內因臟腑不調、而生寒熱、影響於皮表、而表皮決不能寒熱獨立、而生種種外科病也、世之業外科者、往往見症治症、決不顧及臟腑寒熱氣血虛實、此大誤也、且動云風濕也、風熱也、寒濕也、輕者幸而獲愈、重者擱筆無術、而於風熱寒濕四字外、別無法門、殊不思經云、氣血壞則生癰疽一句、古人早有研究、而西人又競言外科乃血脈不清、則知外科各病、實是血分症也、即今人風熱寒濕之論、亦皆由血分而來、本人據三十年之經驗、皆由血分而奏效、諺云外科現症、內科病理、此二語實有深意、憶昔年創外科稿數則、歷登於杭州三三醫報、山西太原醫學雜誌、以及各醫團刊物、只論外科症治、宜分上中下三焦、清疏滋補或涼洩、有普通專門兩種、治法消托潰斂四種法程、久已就正於海內外諸同志、茲不贅、凡吾同道果能於血分尋治法、虛則助氣、重用生芪、實則洩氣、酌用青皮大黃、兼夾何症、則附加何藥量、其病之深淺、限以日期收功、百無一失、至於外科不治各症、醫之過也、雖不敢侈言外科無死症、百人中而陷於死亡者、不過一二人而已、至於血分各藥、又非生地當歸川芎之類、約略言之於下、

凡實熱各症、血分渾濁、如夏熱時溝渚水等、(或綠或渾不一)清血之藥、槐米、苦參、川大黃、皆生用、凡寒虛各症、血分凝滯不清、如陰溝淤停之理同、須助其流通、如熟地、鹿膠各種氣藥等、至於血分濕熱不清、滯於經絡、無論寒熱、宜用海藻、昆布、姜製南星片、土茯苓、萆解、猪苓、澤瀉、車前、木通、即種種利水藥、皆有濾清血分之功能、有時因臟腑特別、而借用四君、四物、逍遙、補中、各方、雖於血分尋其法蹤、而內科各方劑、皆在借用之例、以內科病理方劑、而治外科、斯得之矣、而山甲皂刺等、據余一年之治療、而用此藥之時、不過一二次、委因此二藥用於未潰前、早時必無消化之理、勢必成形開潰、凡吾同人、須愼用、

# 金匱臟腑經絡先後病脈症第一篇

王一仁

本篇原文共十七條、首段論治肝補脾、固屬先事綢繆、不失聖人不治已病治未病之旨、但其中牽涉過多、乃欲傷腎耗水、助水剋金、原文云、金氣不行則肝氣盛治一藏而使他數藏受傷、以言調理、決無此鹵莽滅裂之治法、夫醫言調治、如宰相治國應調變陰陽、使無過不及、依原文而論、所傷實多、安望病愈、調治之謂何、且仲景於五行生剋之談、此爲僅見、當爲後人附會增益無疑、惟亦有說者、傷者傷其有餘之病氣、則消長盈虛之理、亦有可通、次條論三因爲病、簡當賅要、陳無擇之三因方、卽本此而作、其後論望聞問切諸法、頗多精義、可與內經及診斷學參證其詳非數千言可解、而第八條辨氣候云云、實爲醫者當務之急、時氣於人關係綦切、不必盡言外感、雜病中頗多關於時氣者、宿病逢節氣而發、如患痰飲者、至冬寒而劇、患血衄者至春夏而作、所見甚多非其時而有其氣、尤令人易致病、如溫疫寒疫之類是、醫者當與時消息、以意候之、有裨于臨證之功、殊非淺鮮也、第十條以下辨陰厥陽厥之輕重、表裏臟腑等病吉凶看法、第十三條辨症、起首多空論、至清邪居上一節、言簡而賅、精意大法、躍躍紙上、當須熟讀、此類要妙之談、不可忽視輕意者、第十四十五兩條論治法之緩急先後、扼要言之、不外裏急於表、傷寒先解外者例外、新急於舊、裏虛欲脫者例外、第十六條論治病當審病人之善惡、由外知內、卽內經云、臨病人問所便是也、第十七條論病當究其源、此爲根本要義、舉一以例其餘、聖人傳世之意深矣、

# 前後二陰病證彙集（續）

巨川

色白如泔者、此爲便濁、濕熱內蘊、由過食肥甘辛熱炙煿所致、

色白如泔漿、下在溺後者、此白濁也、濕熱所致、

白濁滑洩、夢中遺精、而兼盜汗者、腎損虛勞也、

濁分赤白者、赤屬熱爲血分、由心小腸屬火也、白屬濕傷氣分、由肺大腸屬金也、

亦有因痰又赤濁而來者、爲宗虛有熱、因思慮而得、白濁由腎虛有寒、由嗜慾而得、

濁者、或由濕熱、或由虛寒、大抵熱者多、而寒者少、赤屬血、白屬氣、或由敗精瘀血、壅塞竅道、痛澀異常、非是熱淋、不可用淋藥治淋、病在溺竅、屬肝膽部、濁在精竅、屬膀胱部、考內經本無白濁之名、惟言少陰在泉、客勝溲便變、少陽在泉、客勝則溲、又言思想無窮、入房太甚、發爲白淫、與脾移熱於腎出白、二者皆隨溲而下、皆卽白濁也、又赤白濁、多因濕熱下流膀胱而成、內經謂諸病液、渾濁皆屬於熱、

白濁者、勞傷則心腎不交也、巢氏病原病候論曰、白濁者、由勞傷腎、腎氣虛冷故也、又肝火也、肝脈絡於陰器、白淫者、經云、思想無窮、入房太甚、發爲白淫、宜補肝腎命門之不足、

便濁者、靈樞不足、溲便爲之變、治宜補中氣、使升舉之、按便濁卽是膏淋、肝膽之火也、精濁乃精氣滑出、不便亦然、此腎水不足、淫火薰蒸、故精離其位也、精與濁所出之竅不同、

泄濁腸鳴嘔吐淋濁者、濕氣傷入腑也、

夢遺精濁躁擾牙宣者、腎火動也、

赤濁者、虛也、不可以赤爲熱、

多作腹痛血淋溺濁者、小腸火也、

（未完）

## 方劑

# 疫症用藥法程

徐相任

口內治九法

(一)芳香逐穢　初起、心作噁、頭額眩脹、疫氣初入上焦氣分、宜用此法、藥分輕重、其一起卽昏瞀欲閉者、尤非重藥不可、

如豆豉、銀花、花露(如玫瑰佛手藿香之類)建蘭葉、省頭草、以上重、水安息(旱者亦可)中國冰片(洋水太熱勿用)杜麝香、古方諸葛行軍散、八寶紅靈丹、拙製清涼八寶丹、以上重、皆可選用、

案疫之原因、雖不一致、然要之、無非穢濁之氣所成、是以防疫貴乎清潔、用藥最宜芳香、苟能初起用之、不難立時消解、則中後段之清熱、行瘀、通大便、開內竅等、焦頭爛額之舉、皆無由而作座上客矣、首列此條、閱者注意、

(二)以濁導濁、中後段病在中下二焦、非芳香搜剔所能盡、宜用此法導之、使從大小便去、

如中白、走前陰、中黃、金汁、皆可選用、

案此法治疫、與芳香逐穢、可謂相得益彰、同工異曲、

(三)解毒疫始終宜用、先氣後血、先輕後重、

如菉豆、銀花、甘草、甘菊、牛蒡、以上重、雄黃、甘中黃、射干、山豆根、青黛、板藍根、大青、甘蕉、羚羊角、以上重、以上氣分、

元參、蒲公英、紫花地丁、夏枯草、以上輕、杜牛膝、牛黃、犀角、金汁、以上重、以上血分、皆可選用、

案疫必有毒、其氣然也、傳染於人、其毒卽能化而爲熱、故毒爲本、而熱爲標、徒清其熱無濟也、觀於鼠疫約論、往往佐以犀羚見功、求眞之用牛黃、概可知矣、

又案以上三法、皆所以治疫之原、實不祧之法也、

(四)清熱　疫毒入裏、則必化熱、頭緒最多、治宜分別、

銀花、連翹殼、竹葉、蘆根、山梔、黃芩、皆主肺家氣分有表熱、而口乾、輕者宜之、

石膏、臘雪水、川連、知母、(兼能入腸利大小便)皆主胃家氣分、苦黃大渴、自汗裹熱、重者宜之、

茅根、丹皮、連翹心、竹葉心、元參、以上輕、

鮮生地、甘草、犀角、川連、以上重、皆主心家血分、舌絳或神昏者、

案外感入裏、無不化熱、疫氣毒烈、燎原尤易、未見疫症、用清涼、較他病爲獨重、

(五)活血行瘀　全看核之有無大小、以定用輕重、如核未見、有舌色青紫、大便黑色、小便自利、見症亦可用、

如藕、山查炭、牡丹皮、赤芍、茺蔚子、以上輕、

藏紅花、杜紅花、生蒲黃、鬱金、蘇木、桃仁、延胡索、牛膝、以上次之、

杜牛膝、大小薊、琥珀、䗪蟲、以上重、隨症輕重選用、

案血瘀一症、在他病無不因熱所致、在疫病則更有氣閉、而血隨瘀者、瘀雖一、而因有二、以病情言、則因氣閉者速、因熱結者緩、以治法言、則氣閉者當以芳香爲主、行瘀可以無須、熱結者當與清熱同用、而相其孰重孰輕、以爲差多差少之則、

(六)開內竅　熱毒入心包絡、神昏宜用此法、

如九節昌蒲、鬱金、牛黃、牛黃丸、至寶丹、紫雪、隨症輕重選用案此法、與芳香逐穢、看似相同、而細按之、自有分別、

(七)通大便　大便不通、或腹脹痛、或熱結旁流、或譫語、宜用此法、

如大黃、芒硝、金汁、皆可選用、

(八)通小便　心肺熱重、小便不利、或竟不通、如滑石、車前、(生用尤良)、木通、皆可選用、

案以上二條、皆爲裏熱熾盛、淸之不能故、用釜底抽新法、

(九)通經絡　用之爲引、可以直達核子所在、絲瓜絡、殭蠶、角刺、山甲、隨症選用

■外治四法

(一)取嚏　古方臥龍丹、拙製萬應開關散、

(二)刮　胸背四肢最佳、其餘關節亦可、所以宣衛氣也、

(三)刺　曲池委中等處、倩精於針科者、爲之、所以泄鬱熱也

(四)塗藥　約編經驗塗藥、及拙製一筆消、皆佳、塗核子上、

案鼠疫約編載、小兒不任服藥者、可以塗法療之、意小兒既單用外塗可愈、大人亦何不可用塗、以分其勢乎、况塗非刺比、有益無損也、

案以上諸法、省治疫之正法也、鼠疫如此、肺瘟亦不外乎此、卽其他諸瘟、亦未始不可以類推也、其兼表邪者、審係風熱、牛蒡、薄荷、可用、審係風寒、紫蘇、荊防、爲宜、又有痰盛之體、痰助疫毒、爲虐、脘悶或嗽、或喉有痰聲、咯之不出、咽之不下、則葶藶、大貝、苦杏、竹茹、冬萊菔、竹瀝、海蛇、硼砂、芒硝、橘紅、膽星、製夏、皆可隨症、選爲佐使、推而至於傷食者消食、停濕者利濕、兼症而與本症有關係、卽不能置之不議、若夫熱痛之後、津液必傷、若浮脈小、滋養可投、生津增液、又善後應有之手續、如上諸條、雖非治疫之正法、而亦疫病所常兼、連類而及、不可不知、其疫與病絕無關係者、概屏不錄、以清界限、而免混淆、　(完)

## 駁陶隱居合藥分劑之謬說

黃簾臣

陶隱居疑仲聖湯方分兩太過、名醫別錄安立合藥分劑法則、謂古秤有銖兩、而無分名、凡云分者、股份之分、非分兩之分也、古秤六銖爲一分、四分成一兩、而三物白散共七分、以此推之、當有一兩餘也、注云、強人服一錢、弱者減之、何服藥如此之少、別方如此之多耶、或是作幾次服乎、凡仲景分服之劑、必注每服再服等字、今無是注者、可一不可再也明矣、不過謂此峻劑、只用七分爲止、縱是強人能耐、多服者不可過一錢、弱者只用七分爲穩、是分非分兩之謂乎、何東垣不揣其謬、附會其說、云、六銖爲一分、卽今之三錢半、三兩卽今之一兩不知桂枝湯用桂枝三兩卽一兩乎、方名桂枝、宜桂枝爲君也、一兩桂枝、豈有用十二大棗、今秤稱有二兩餘重、君臣倒置、仲聖有是法乎、又大青龍湯用石膏、如雞子大、今秤秤之、亦有一兩餘、不知古今之雞子、亦有不同乎、若謂秤有古今之不同、卽眼前各地之秤、亦有參差之不等也、何得以古之一兩、定爲今之三錢半乎、陶氏臆說、何其謬也、可知仲聖方之分兩、並弗額數、不過分別君臣、且注服分幾次、以病愈爲度、或以窮鄉僻壤、多無藥鋪、一劑未效、再劑誠難、故重其分而輕其服也、後人不揣其義、見仲聖方重、不看注脚、遂不敢服、或有執陶氏之言者、紛然增減、改失面目、用之不效、遂謂古方與今病不合、而頹隳自甘、皆由陶氏斯言以致之也、

# 醫案

■胎死腹中

虞姓婦人廿餘歲、夙作紗廠、其面色白而暗、舌脂潤滑、懷妊五月、詎料作事不慎、以傷胎元、經診治無效、但時下紅淋漓夾白、迨月餘胸次挺滿而腫、喉中帶喘、診視舌胎底微青、脈左細不振、右寸濡數而空、卽曰、胎已腐化、中焦氣餒、汚濁遏阻致脾肺失其升降、症勢甚危、姑仿嘉言寓意草法、用桑白散、合平胃散、與大承氣加減、加蛇蛻乙條、一劑和、二劑死胎與血塊雜下、以後未理而卽平、

■血崩

浜南鴻瑞里、杭姓婦人、年四十有餘、平日吸烟、加以去秋氣燥、恐自內生、迫血妄行、如血崩血漏之狀、邀諸醫診治、僉云脾不統血、歸脾八珍、迭迭投之、延至二月之久、氣息奄奄待斃、後又邀余往診、新衣皆着、口但張涎、診其脈左手尺小數、右寸浮大、遂詢其腹痛否、便秘否、時咳否、曰皆有之、余笑曰、燥金失肅、少陰失潤、易曰、燥萬物者、莫甚乎火、況此人素日血燥、而又加以芙蓉癖乎、予兩帖可愈、遂用石羔、射干、桔梗、連翹、川柏、鹽水炒陳皮等藥二劑霍然、

## 專著

# 喻嘉言傷寒十六問（續）

金士才錄

（二問）從霜降以後、至春分以前、凡有觸冒者、名曰傷寒、餘時則非傷寒也、其有曰立夏得洪大脈、是其本位、其人身體若疼重者、須發其汗、非傷寒如何、

答 冬月傷時令之寒、春月傷時令之溫、夏秋傷時令之暑濕熱、此四時之正病也、然夏秋亦有傷寒、冬春亦有傷濕傷暑、乃四時之客病、所謂異氣也、此段叮嚀、仲景特於濕家不可發汗之外、另豎一義葢以夏月得洪大脈是心火之本脈、其人身體苦疼重、又似濕土之本病、恐後學誤遵濕家不可發汗之條、故以此辨析之耳、見濕病雖夏月脈必濡弱、不能洪大、且額上有汗、非如傷寒病、腠理閉密、即在夏月、亦必無汗之比也、又見洪大、既爲夏月本脈、斷無當暑汗不出而身體疼重之理也、兩相比炤則其疼重、仍係太陽經傷寒無疑、但在夏月受邪原微、見症亦稍輕、令人難辨、故於脈法中析此大疑、以昭成法爲慮、抑何周耶、可見不但冬春正病有汗爲傷風、無汗爲傷寒、即夏秋正病、有汗爲傷暑、傷濕、無汗仍爲傷寒、參脈辨症、了然明矣、

（三問）陽病從寅、而解於戌、陰病從亥、而解於寅、是陽得陽解、陰得陰解、而有曰陽病解於夜半、陰病解於日中何也、

答 陽得陽解者、此從其經氣之王也、如少陽王於寅卯辰、太陽王於巳午未、陽明王於申酉戌、太陰王於亥子丑寅、厥陰王於丑寅卯是也、各經皆從其王、少陰獨從其生者、少陰腎中、內藏真陽、子時一陽生、葭骨灰飛、蚤已春回暘谷、丑時二陽、寅時三陽、陽進陰必退、陽長陰必消也、且天一生水、子水生地、即是王地、故少陰欲解、獨從之也、然三陽之解、從寅卯而始、三陽之解、從寅卯而終、寅爲生人之首、卯亦爲地之門戶、亦陰陽如環之理也、但三陽之王時九、各不相及、三陰之王時五、逐位相連、可見陽行健其道長、故不相即、陰行鈍其道促、故皆相躡也、於此可見仲景析義之精、以述爲作矣、何也、陽病解於夜半、陰病解於日中者、內經之旨、取陽見陰、陰見陽、兩相和協之義也、然而陰陽之和協與否、惡從知之、故陽病必於陽王之時、先現欲解之機、然後夜半而輕安也、陰病必於陰王之時、先現欲解之機、然後日中而輕安也、先聖後聖、寧非一揆也哉、

（四問）汗多則熱愈、汗少則便難、少則津液未竭、何爲便難也、

答 太陽病、非汗不解、然汗法中、每伏亡陽漏風種種危候、所以服桂枝麻黃、但取微似汗、夫陽氣素薄之人、得藥而汗出不止也、至於陽明胃經、爲津液之府、邪熱內入、津液隨即外越者、最多、不似陽氣虛不可過汗、即陽氣素實實、亦不可過汗、所以陽明致戒云、陽明實、因發其汗出多者、爲太過、太過爲陽絕於裏、亡津液、大便因鞕也、從前不解陽絕爲何事、不知正指津液內竭而言、即無陽之互文也、所云汗多則熱愈、汗少則便難、乃脈法後段推原、所以當下之故、謂服藥得汗、腠理既開、兩三日內仍覺漐漐微汗、則邪服而熱除不傳裏矣、若汗纔得而腠理隨閉、則熱邪不服而傳裏、熱既傳裏、津液必耗而便難、故宜攻下、以存津液、觀下

文復云、脈遲尙未可攻、又戒勿誤攻、以重傷津液也、要知此三語、總頂屬府者、不令溲數而爲陽明病下註脚耳、

(五問)太陽病、發熱惡寒、熱多寒少、一節內云、脈微弱者、此無陽也、不可發汗、宜桂枝二越婢一湯、旣曰無陽、不可發汗、方中桂枝麻黃石羔生姜、能不發汗耶、

答　太陽病、風傷衛、則用桂枝湯解肌、寒傷榮、則用麻黃湯發汗、風寒兩傷榮衞、而加煩躁、則用大靑龍湯、峻發其汗、此定法也、於中復有兩難用法一證、如太陽病、發熱惡寒發熱多寒少、謂風多寒少也、風多則麻黃湯爲不可用、寒少則桂枝湯必不能去寒、加以脈見微弱、其人胃中復無津液、是汗之固萬萬不可、欲不汗、其微寒終不外散、雖有桂枝二麻黃一之法、施於此症、尙不中窾、何者、桂枝二麻黃一、但可治熱多寒少、而不可治脈微弱故耳、於是更改麻黃一爲越脾一、示微發於不發之中、越婢者、不過麻黃石羔二物、形容其發散之柔緩、較越婢尤爲過之、正可勝微寒之任耳、所以然者、以石羔能解陽明之熱、熱解則津液復生、而不名無陽、適得天然妙合之法也、此仲景之精義乎、

(六問)傷寒心下有水氣、咳而微喘、發熱不渴、服湯已渴者、此寒去欲解也、小靑龍湯主之、旣寒去欲解、不用藥可矣、必用小靑龍湯何也、

答　傷寒心下有水氣、咳而微喘、此水寒相搏、而傷其肺也、傷寒故發熱、水停心下、故不渴、內水與外寒相得益彰矣、今服湯已渴、明是表藥之甘溫、克勝其外襲之寒、所以知其證爲欲解、然尙未之解也、何以故、外寒爲內水所持、開解最難、故必更用小靑龍湯逐其寒從外出、水從下出、斯一舉而開解無餘耳、倘不其然、縱外寒漸散、其水氣之射肺中者、無由得出、異日寧不爲喘咳之人乎、

(七問)太陽病、脈浮緊、無汗發熱、身疼痛云云、劇者必衄、衄乃解、所以然者、陽氣重故也、麻黃湯主之、衄家不可發汗、衄而已解、不用麻黃可也、何復用耶、

答　衄家不可發汗、乃不病傷寒之人、平日慣衄、及病傷寒、不可發汗、所謂奪血者無汗、强發其汗、徒動其血、如下厥上竭之類也、傷寒之人、寒氣深重、其熱亦重、熱迫血行、因而致衄、衄乃解者、不過少解其煩瞑、未能解深重之寒也、故必再用麻黃湯以發其未盡之沉滯、一以盡徹其邪、一以免其再衄、此定法也、仲景復申二法、其一云、太陽病脈浮緊、發熱身無汗、自衄者愈、此則不用麻黃湯也、曰身無汗、必係已用麻黃湯而未得汗、然亦足以推發其勢而致自衄也、以其人旣無發煩目瞑之症、則一衄而邪從外解矣、何苦復用麻黃湯耶、　其一云、傷寒脈浮緊、不發汗、因致衄者、麻黃湯主之、此因全不發其汗、因而致衄、是一衄不能盡徹其邪、仍當用麻黃湯以發之、邪始徹也、參二條以會用法之意、了無疑惑矣、至於審邪勢之微甚、以分用劑之大小、更不待言已、

(八問)發汗後、不可更行桂枝湯、汗出而喘、無大熱者、可與麻黃杏仁甘草石羔湯、發汗後、桂枝旣不可行、麻黃可行耶、無大熱、石羔可行耶、義不可知也、

答　治傷寒先分營衞受邪、桂枝湯與麻黃湯、一彼一此、劃然中分、果眞爲麻黃湯證、斷無混用桂枝之理、故發汗以後、得汗而熱少除、但喘尙未除者、更與麻杏甘石湯治之則愈、此中頗有奧義、蓋太陽之邪、雖從汗解、其熱邪襲入肺中者、無由得解、所以熱雖少止、喘仍不止、故用麻黃杏仁下肺氣、甘草緩肺急、石羔淸肺熱、即以治足太陽膀胱經藥、通治手太陰肺經、亦爲天造地設之良法也、倘更誤

# 藥物

## 山藥之研究

章次公編

山藥——薯蕷

**釋名** 小泉榮次郎曰、山藥本名薯蕷、因唐代名預、避諱改爲薯藥、因宋英宗諱署、又改爲山藥、見和漢藥考后編二六八頁

**形態** 植物學大辭典薯蕷科、薯蕷屬、多年生、蔓草、莖細長、叶長心臟形、有尖端、葉柄長、對生、夏日葉腋生花、呈穗狀、花小單性、淡黃綠色、植物名實圖考曰、薯蕷生懷慶山中者、白細堅實、形扁、

**產地** 山野處多有之、

**成分** 和漢藥考後編藥學的有效成分未詳、根中含有粘質物稱爲「ミユーチン」又乾根中、有一種蛋白質、約含百分之六〇云、又依榮養價分析之、水分八〇、七四、脂肪〇、一六、炭水化合物、一五、〇九、纖維〇、九〇、灰分〇、六四、

**性味** 甘溫平、

**主治** 本經傷中補虛羸、除寒熱邪氣補中益氣力、長肌肉強陰、

別錄主頭面遊風、頭風眼眩下氣、止腰痛治虛、勞羸瘦充五藏、除煩熱、

甄權補五勞七傷、去冷風、鎮心神、安魂魄、補氣不足、開達心孔多記事、

大明强筋、骨主泄精健忘、

時珍益腎氣、健脾胃止泄痢化痰涎、潤皮毛、

震亨生搗貼腫硬毒、能消散、

**近世應用** 補肺脾腎、濇止精滯、

**用量** 小量三錢、中量五錢、大量兩許、

**入藥部分** 根、

**方劑名稱** 懷山藥、炒山藥、

**入製** 竹刀刮去黃皮、切片、洗去粘涎、焙干、名炒山藥、切片晒干、名生藥、

**禁忌** 鉄、脾虛有濕之人、

**著名方劑** 妙香散—山藥人參黃耆遠志茯苓神曲桔梗甘草木香麝香辰砂、治驚悸鬱結、夢遺失精、八味腎氣丸—山藥地黃茱萸丹皮澤瀉茯苓附子肉桂、治虛勞裏急、少腹拘急、小便不利、

**驗力** 儒門事親小便數多、山藥以礬水煮過、白茯苓等分、爲末、每水飲服二錢、

簡便單方痰風喘急、生山藥擣爛半碗入甘蔗汁半碗、和勻頓熱飲之立止、

普濟方脾胃虛弱、不思飲食、山藥白朮一兩、人參七錢半、爲末、水糊丸小豆大、米飲下四五十丸、

**醫按示例** 鎮江蔣寶素頻年泄瀉、脾腎久虧、倉廩不藏、胃關不固、清氣反從下降、法當益火之本、兼理中陽、大熟地人參白朮炮姜炙草山萸肉茯苓製附子油肉桂山藥—見問齋醫按

葉天士渴飲頻飢、溲溺渾濁、此屬腎消、陰精內耗、陽氣上燔、舌碎絳赤、乃陰不上承、非客熱也、此乃藏液無存、豈是平常小恙、(按此即糖尿病)山藥、熟地萸肉茯神牛膝車前、

(未完)

## 筆記

# 祁陽友竹醫寓筆記

謝安之

(一)仲景傷寒論、最重六經氣化、旨出內經、故六經有標有本、有中氣、有氣化、有從標者、有從本者、有從中者、有從氣化者、亦有不從氣化者、細讀全論自知、

(二)仲景治病有散法，桂麻大小青龍是也、有攻法、三承氣大柴胡是也、有吐法、瓜蔕散梔豉湯三物白散是也、有清法白虎湯白頭翁湯是也、有溫法理中四逆輩是也、有和法小柴胡四逆散烏梅丸是也、有補法、建中理中是也、有固法、赤石脂禹餘糧湯桃花湯是也、有因法、寒因熱用、則有諸瀉心湯及黃連湯、熱因寒用、則有白通加猪膽汁湯、是以內傷外感等法、此書無不咸備、

(三)旋覆代赭石湯、治傷寒發汗吐下解後、惟見心痞硬、噫氣不除、此因胃氣弱而未和、痰氣動而上逆、用此湯是鎮逆和胃而利痰氣之治法、

(四)凡藥物酸者、能收、苦者能燥、能瀉、能堅、甘者能補、能和、能緩、辛者能潤、能散、能橫行、鹹者能下、能耎堅、淡者能利竅、能滲泄、此五味之用也、

(五)大半夏湯爲鎮衝養液之劑、近賢張壽甫氏、謂重加赭石、能治胃反之劇證、屢屢施誠效、

(六)熱入血室者、婦人月事與邪相適、熱乘子戶是也、有自適來者、有自適斷者、適來者、得病之際、月事方來者也、適斷者、未得病前、月事已來、而得病方斷者也、適來血不結、適斷則結、治之之法、適來則曰刺期門、曰無犯胃氣及上二焦、而不示方藥、然除小柴胡、他無相當也、適斷則雖屬血結、而不敢攻之者、以僅是血道、爲邪澀、非有瘀蓄、故小柴胡湯以清其熱、則結自散也、要之此二證俱邪遏血、而遂拒胸脅、實少陽之類變也、更有一證、陽明病下血譫語者是也、此胃實之熱、迫血下奪、血室隨空、邪隨乘入者、其機稍與前證異、然亦恐柴胡所宜、但胃實經重、所須加察焉、

(七)祁陽醫士、每混五倍文蛤爲一物、殊不知一爲植物、一係介類、又淡竹茹誤爲淡竹葉之根、究係鮮竹上刮取內層之黃皮、鄙意茹字、應寫筎字、其義方通、

(八)羅口門外張家亭子張某、年二十餘、業農、患病半載餘、百藥罔效、病者固已失望、鄰友視爲奇疾、惟其父來寓求診、愚仔細驗明、有腹痛而拒按、痛時口涎流出、時痛時止、大便不常、余斷爲虫痛、此易治之證也、當誘而攻之、以搗其巢穴、投甘草粉蜜湯、病者連服二劑、其病若失、

(九)福星街伍超之子、半歲、其因解甲歸里、沿途乘舟、即感風寒微咳、醫者投以辛溫之劑、不應易醫尤劇、始延余診、見兒兩筋青粗、面色㿠白、咳喘不已、唇焦口渴、舌黃、惟大便吸乳如常、而小便短澀、其勢有加無已、余曰、此肺熱症也、當定喘化痰、清熱利水、其病不難告愈、投葛根桔梗厚朴杏仁木通黃芩丁力桑皮浙貝甘草燈芯、連服三劑、諸恙均減、隨以四君子湯加味以善其後、

(十)祁陽病家鄙例、無論患何病證、往往叩問醫生、洋參建元可食否、殊不知病有表裏虛實之不同、絕對不能以建元洋參統治百病、彼病家何無醫藥常識之甚也、

代郵　士才先生懷傷寒十六問稿已收到、當在本報逐期刊載、尊云尙有溫熱明辨等作請即寄下爲盼、編者

# 米之研究

## 特項白粳 市社會局檢驗結果 既耗民食復碍民生

近見報載國民政府立法委員莊崧甫氏、對於米食與麥食比較之意見、從衛生與經濟兩端、勸南人亦以麥食、以救濟米貴之恐慌、誠爲目前民生問題中極有價值之提議、惟南方麥產、不足自給、設需要增加、則益感不敷、姑就本市而論、如能於特項粳米之消費力事撙節、則不獨於個人衛生經濟、大有裨益、抑且間接嘉惠於一般民食、惜人皆未加注意、閱市社會局曾搜集十五種米樣、交由該局工業物品檢驗所經過化學的分析與化驗、得有左表所列之結果、

### 米糧化驗表

| 品名 | 每百完全粒之重量(格蘭母) | 水分 | 蛋白質% | 脂肪% | 組織維% | 炭化水合% | 灰分% | 每格蘭姆所生之熱量(卡路里) |
|---|---|---|---|---|---|---|---|---|
| 常熟白米(頭號) | 二·一〇八六 | 一四〇八六 | 六·五四 | 〇·三二 | 〇·二七 | 七七·六七 | 〇·三四 | 三三九·七二 |
| 常熟白米(二號) | 二·一八一五 | 一三·四六 | 六·八七 | 〇·七五 | 〇·二九 | 七七·八四 | 〇·七九 | 三四五五·九 |
| 松江薄稻(頭號) | 二·六五七三 | 一四·四三 | 七·〇二 | 〇·五九 | 〇·三三 | 七七·一〇 | 〇·五三 | 三四一七·九 |
| 同　上(二號) | 二·四六八六 | 一三·七三 | 六·九六 | 〇·九九 | 〇·二七 | 七七·六三 | 〇·四二 | 三四七二·七 |
| 同　上(衛生米) | 二·四八一九 | 一三·八六 | 六·八七 | 一·三四 | 〇·六六 | 七六·二九 | 〇·九六 | 三四四七·〇 |
| 同　上(糙米) | 二·六三四四 | 一三·八九 | 七·三六 | 二·〇四 | 〇·六八 | 七四·七九 | 一·三四 | 三四六五·六 |
| 常熟杜子〇(頭號) | 一·七三三四 | 一三·三三 | 六·九六 | 〇·九二 | 〇·四七 | 七七·四九 | 〇·八三 | 三四六〇·八 |
| 同　上(二號) | 一·六八〇一 | 一三·六八 | 六·八八 | 〇·七二 | 〇·五四 | 七六·八五 | 一·三三 | 三四一四·〇 |
| 無錫蒲秈米(頭號) | 一·七四七五 | 一三·六四 | 七·八三 | 〇·八一 | 〇·五三 | 七六·一〇 | 一·〇九 | 三四三〇·一 |
| 同　上(二號) | 一·七三五三 | 一三·七七 | 七·四五 | 〇·五七 | 〇·五三 | 七六·八 | 七·〇八一 | 三四二四·一 |
| 崑山洋秈米(頭號) | 一·五六三一 | 一三·五三 | 七·三四 | 〇·六八 | 〇·五一 | 七七·二六 | 〇·六八 | 三四四五·二 |

| | | | | | | | | |
|---|---|---|---|---|---|---|---|---|
| 同　上(二號) | 一·六〇三八 | 一四·五五 | 七·四七 | 〇·九七 | 〇·四六 | 七四·五五 | 二·〇〇 | 三三六八·一 |
| 安徽客秈米(頭號) | 一·九三五〇 | 一三·八九 | 七·一八 | 一·二一 | 〇·六七 | 七五·一二 | 一·八七 | 三四〇三·三 |
| 安徽客秈米(二號) | 一·八二六一 | 一四·三一 | 七·二三 | 〇·九九 | 〇·七四 | 七四·九二 | 一·八一 | 三三七五·一 |
| 安徽糙客秈米 | 一·八四三二 | 一三·二八 | 七·九五 | 三·〇七 | 一·二二 | 七二·四一 | 二·〇七 | 三四九〇。七 |

查食料中所含滋養、對人體之作用、約有四端、(一)構成體內組織、(二)補償體外排洩物質之損失、(三)節約體內諸物質之消費量、(四)供給體溫及體力、此四種作用、爲蛋白質、脂肪、炭水化合物、及礦物鹽(即炭分內所含物質)所分掌、故一切食品之價值、即以所含此類物質之多寡爲標準、觀上表化驗之結果、白米所含蛋白質及脂肪、均比糙米爲少、尤以頭號常熟白米(俗稱特頂粳)爲最少、可見米愈白者其養料愈薄弱、此因外圍之薄膜、富於蛋白質及脂肪、椿白時、隨糠以俱去、且不僅此也、糠皮尙含有多量有機性鐵質及燐酸鹽等、並含有Cyygauin之成分、及維他命A與B、此數爲治療脚氣病之有效成分及滋養身體之要品、此外米之優劣、更可視熱量高低以爲定、

經種種之證明、在生理衛生上、特頂白米、實食料中最低劣者、而上海市民、竟感於上口便利、及虛榮心理、甘之如飴、故附近產地、投其所好、競爭碾白、運滬銷售、聞每石糙粳可碾普通白粳八斗二三升、及碾特別白粳、則僅七斗二三升、綜合每年爲供給本市市民、而消耗於碾白之米糧、不下五十萬石、本爲食品之精華、移作豬豕之飼料、當此米產不敷民生之際、其爲殄浪費、殊堪駭異、而米市每逢緊張、特粳奇貨可居、低次各米連帶提高、如此次米價費至二十一元以上、實際不過極少數之特粳、乃普通粳米亦非二十元不可、誠不知上海市民何苦忍受經濟上之痛苦、而食此無益健康之白粳、果能幡然醒悟、從此矯正習慣、則定能解除目前一部分民食之困難、其收效較夾雜麥食、尤急切而宏大、聞社會局將呈請市長轉呈國民政府、通令各地規定米糧碾白標準、以維民食云、

## 常識

### 地方公共衛生（續）

十注意殮葬

我國迷信陰陽風水、對於埋葬死人、多違反公共衛生的原則、或久停不葬、待擇佳城、或任意亂埋、深淺、漫無限制、地占數畝、僅葬…棺、或尋尺之地、叢葬數塚、不良習慣、不一而足、與國民經濟、及公共衛生、有莫大妨害、衛生警察、均應隨時勸告、加以指導、並宣傳公墓的利益、以打破舊時觀念、至於因傳染而死的、則非察其情形而實行清潔消毒方法後、不可任其隨意殮葬、

十一禁止娼妓

花柳病、包括梅毒、白濁、軟疳、三種而言、最利害的是梅毒、可以傳染三世、其次就是白濁、據美國調查男女、不能生殖的病、百分之八十以上、是因爲患白濁的病、花柳病、實爲人口增殖的障礙、而娼妓實爲傳染花柳病、唯一的媒介、故欲斷絕花柳病、非禁止娼妓不可、現在有些省市、雖曰實行禁娼、而私娼乃一時所不能免、尤須嚴密查禁、

十二輔助病人

救濟救病、亦是公共衛生的事業、故衛生警察、對於社會上的病人、尤其是貧窮的老百姓、在管轄範圍內、應與以切當協助、或施以救療、或送入醫院、務使病人早得治療、其餘衛生警察、應辦的事很多、要在切實調查、隨時指導、衛生行政、方能順利的向前進行、(完)

# 民間治療

## 治腰疼年久不愈方

王省舫

（腎虛症）

故紙一錢、淡蓯蓉一錢、杜仲炒二錢、靑言五分、巴戟一錢、小茴香二錢、上六味、共研細末、再取猪腰子一對、（即猪肉腎）批作蓮瓣式、將藥末撒於瓣縫內、用綫扎之、置淨碗內、再於飯鍋內、燉熟、空心食之、輕者二三次卽愈、極重者不過五次全愈、忌勞動色慾（此藥化合須作二次用）

## 治腿疹效方（濕症）

生白朮八錢、生玉米一兩五錢、水煎頓服、數次愈、

## 治瘰癧瘡屢驗方

（壁虎　又名蠍虎）取一二尾、立時打去其尾、再打死、剝去皮足頭及腸雜、不見水、只取其四腿及脊肉骨、以手搯碎、（忌鉄）用豆付皮包之、爲藥丸式、令病人生吞下不嚼、或以溫水送冲、空心時服、每日服一次、或間日服一次、極重者、不過十次、保管全愈、凡乳岩（未破者）鼠瘻一切結核病、皆治屢驗、

（附白）蠍虎一物、其毒在尾、取此物者、卽時打去其尾且要隨時用、萬勿儲蓄、活的隔夜用、或逾時用鈎因此物善飢、飢則自食其尾、食尾則毒人、不堪用矣、切記、

傳方來歷　此方於五年前、浙蘇餘姚明善堂印傳、由餘姚徐友丞老友（前寧波大自鳴鐘內衞生公會主編人已作古有年）之令嗣商霖由郵寄傳、

實驗證明　敝友朱獻亭、諸城縣水泊莊、其子患瘰癧多年、百藥不効、病巳穿腮潰耳、缺唇露喉、但食壁虎五六次卽愈、八九次收功、永不再發、縣城後張玉齋之妻、患鼠瘻屢年不愈、水泊莊劉姓小女十九歲患岩、尙未破、皆用此方治愈、

證明藥性　蠍虎去淨尾、頭皮足腸雜、隨取隨用、勿蓄留活的、致令自食其尾、本人保證無毒、完全負責、此物性喜水濕、故棲止於陰濕處、凡前列各病、皆係內熱水分病、所以治療上占有最優成分也、（水分病卽血分病、經云血氣壞生癰疽）

## 治噎膈病奇驗方

凡蛇吞各動物、趁其巳吞入口、尙未咽入腹中之時、將蛇打死、速將其所吞之動物、由口中拿出、焙乾爲末、熱黃酒冲服、輕者一次卽愈、極重者不過二次、担保全愈、無論大人小兒、以及遠年近年、無不愈者、此方傳出本邑、治愈報告成績者、巳十餘人、幸勿忽視、

藥性發明凡蛇食動物、全恃其電力吸收、無論各種小禽獸（或鼠或雀者）及田雞蟾蜍一切草虫、若被其毒電吸引、則病急投其口內、而被吞之、動物飽受其電之吸引力、而患噎膈者、是有升無降、吸引下降之電力不足、以此藥投之、補助人身之吸電下降、無不愈者、較之草木石藥何啻天壤、如係老人氣血衰弱、服此藥後、再用滋補疏氣藥緩緩調養之可也、食物須宜輭食數月、忌早用堅硬各食物、尤忌氣惱憂思、勞力房慾酒烟等、

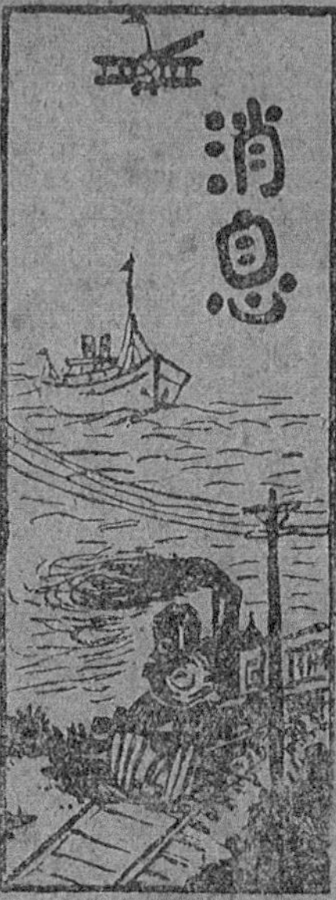


## 預防霍亂

▲衛生部議定辦法
▲擬在滬舉行宣傳

上海一帶霍亂預防、經衛生部部長劉瑞恒、前在上海開第一次聯席會議、邀集各界參與、決議由該部輔助衛生局積極辦理、茲探得該部對於此項工作議有辦法數則、大致如左、衛生教育爲喚醒民衆注意起見、擬在上海聯合市黨部、組織宣傳週、作大規模之宣傳、(一日或三日亦可)、並作三個月之繼續宣傳、(一)宣傳圖十萬張宣傳員若干人、(二)自流井、飲水改良乃防止霍亂之要務、自應積極籌辦、但此項完全屬於地方行政、必要時不妨暫用綠氣消毒法、(三)滅蠅、衛生局原有清道夫兼辦、略加津貼、根本辦法、宜將圾垃箱改良、加以自動蓋及街道清潔、(四)取締飲食品令衛生局原有衛生稽查、會同臨時宣傳員辦理、以資節省經費、短期工作似無特備制服之必要、每人給以符號或證章、以示區別、(五)普通霍亂疫苗、强迫佈種、事實上恐難辦到、可由部令衛生局認眞辦理、務期普通應用疫苗、可由本部供給、(六)查船隻、此項純屬中央、可由本部籌辦、委托海港檢疫所指揮、添設臨時檢查員、並由本部派員監督一切、(七)檢查帶菌人及隔離、此項辦理困難極多、對於疑似症當加以檢查隔離、可就原有公私時疫醫院辦理、市政府加以監督、(八)報告疑似症・由衛生部飭醫士負責報告疑似症並宜與公安局合作、對於不延醫醫治者亦可得報告、(九)疫學研究、此項完全屬於中央應由本部延聘專家駐滬辦理、應用各物、可暫由中央衛生試驗所借用、(十)平民住宅、(十一)垃圾處置、以上兩項可由市政府積極籌備、預防上海霍亂蔓延一事、更有與各界合作之必要、故擬在滬召集第二次聯席會議會商辦法、其合作之可能者、(一)宣傳週、各界同時舉行、(二)取締飲食物、(三)報告疑似、(四)疫學研究等、

## 三一七一週紀念

上海四醫會表示之片一段

逕啓者上年春間中央衛生委員會議決廢止中醫案後各地醫藥團體以國醫藥攸關文化經濟一旦廢止於民族民生不無妨礙各派代表於三月十七日聚集上海舉行全國醫藥團體代表大會除定三一七爲國醫藥界紀念日外並組織全國醫藥團體總聯合會一面議決整理內部之計劃一面推派代表赴京請願幸蒙政府之維護社會之同情始獲圓滿之結果否則我儕同道即無立時禁絕營業之危險然必列入巫卜星相之類在法律上毫無地位不能公然營業勢可斷言現在適將一年上海各醫藥團體爲追念既往得免於危險鼓勵未來之精神均應服從總聯合會命令皆於三月十七日下午一時至六時假座總商會舉行紀念會外並於十六十八兩天醫界減免診費藥界特設折扣以示感謝社會之微意爲特函達台端請於十六十八兩天特設貧病免費號減免診費以示紀念事關通案務希遵照爲荷云

中醫協會
神州醫藥總會
中醫藥聯合會
中醫學會
仝啓

上海醫報
第六十八期

目錄





## 常評

### 大局

（生軍）

提起了大局兩字、不單是我們中醫界爲然、就是無論任何階級機關的人都免不了、一種保身家和圖私利的脾氣、譬如軍閥不肯歸田、都是一類的着想、要是破天荒有這們一位釋迦弁尼、但總是受了槍彈和倒戈洗禮而皈依的、中醫到了現在、已達千鈞一髮的時機了、試着有幾個人、肯能够犧牲一點同心、來合力爭存的、除非一般左手來右手去的苦同志、方肯替大局肩一根木梢、支撐支撐些面子、不過話又說回來了、專靠一般苦同志、那裏會有今日、也老實靠了一般前輩英雄、方能維持這殘局啊、我不是不滿意那個人、我是希望全體的中醫、都要個個人要自己犧牲一點利益、來謀全體中醫界的利益、先顧了大局才好呢、

### 中風小研究

怡

中風一症、人家都認定了一個風字、於是所有中風的治法、不管他是內風、還是外風、完全以辛溫剛燥祛風爲主、其實在西北土地高寒、風氣剛猛的地方、或者有眞中風發現、還要在極邊荒漠的地方才可以看見一二個、在南方却可說完全沒有、以外風的治法到南方來施治、澈底說一聲、實在可以看十個死十個、不是醫生、簡直是醫死、談到內風、吾到有一些介紹給讀者、我們只要認定內風的主因是「陰精內奪、陽厥於上、陰竭於下、腎之絡脈絕」、所以治法要分潛鎭、淸滋、膩補三步、當肝風內動、氣火併着痰熱上冲之時、須得大劑金石潛鎭、熄平了氣火再說、氣火些微平了一些、人事漸漸淸楚、便得顧到腎陰、所以急急要用淸滋的法子了、否則陽已[illegible]、也有些臟氣激衝既平、脫離了危險時期、才可以用大劑膩補、以圖根本、大綱如此、總不會錯了、

## 學說

# 驚風（卽流行性腦脊髓膜炎）病理和治療

何雲鶴

▲釋名　流行性腦脊髓膜炎的名詞、的確、是從外國販來、流行性腦脊髓炎的病原、的確、不是從外國販來、在一千多年前、中國醫家對於這個病的原理、症狀、治療、已有詳細的研究、這當然爲了這個病、在那時候已流行很廣很劇、所以値得當時醫家如此注意、但是鄙人却不主張、流行性腦炎病原是從中國販到外國去、中醫治病、向來是辨症、專從病狀、治療專重糾正人體生理、認定人體有病的變化、完全因爲人體生理先有了弱點受了環境影響所致、祇要把生理本能恢復、一切病原就立失適存的機會、就立受生理的抵抗和攻擊、自動地消滅逃亡、因此古人並不去研究、病后有沒有菌或虫、幷病狀的實景、稱這種病不叫流行性腦脊髓膜炎、通家叫痙癇、或叫驚風、痙癇是唐朝孫思邈定的、若是換用近代術語、就是說神經有反常動作的病、驚風是宋朝錢仲揚根據內經素問定的、若是換用近代術語、就是指小兒忽然有發熱、神經動作反常的病、鄙人的陋見、覺得驚風的定名比痙癇來得切當、不過在中醫術語沒有民衆化以前、風字的意義、恐怕了解的人太少、容易發生誤會、有人說中醫治病既不側重病狀檢察、何以見得流行性腦脊髓膜炎、就是痙癇驚風、這句話雖不錯、可是倘若吾們跑到南市閘北、一看衞生局的春季流行病佈告、流行性腦脊髓膜炎舊名驚風、覺得這個質問、是太多事、

▲病原病理　流行病發生、於時令氣候是有相依密切關係的、其中的原由、決不是解剖醫化所能解決的、內經素問對於這一路、是很擅長、因爲他立場是生物觀察、不是死物觀察、吾們祗要觀察流行性腦脊髓膜炎、總在嚴寒方罷、溫煖風燥的春天流行、而且一到春末、炎炎初夏、不問流行如何如何劇烈、不必進行衞生運動、也會自然消聲滅跡、吾們就相信嚴寒方罷、溫煖春風燥的令、是流行性腦脊髓膜炎病原、最宜適存生長的環境、也就是他的眞眞病原、沒有這樣的環境、就不會有這種流行病、人類生理的適存、於氣候時令也有相依密切關係、換一句說、也是隨氣候時令而變遷、以能應付氣候時令爲歸宿、氣候溫煖風燥、人們生理上也起同樣的變化、形著於外、是煩熱火旺、口燥舌糙、所以古人說、人在空氣、等於魚在水、水質起變化、可以影響魚的生活、氣候起變化、可以影響人的生活、空氣的溫煖風燥、既可誘引人體起同樣傾向、於是適存在這種氣候時令的流行性腦脊髓膜炎病原、很願意地寄生到起如此生理變態的人類中、這就是在流行性腦脊髓膜炎流行時、何以並未發生這種病的人、在口腔中、有時也能檢出這種病原的緣故、並且從這一點病理、覺得治流行病、重殺菌、滅菌毒、很不妥當徹底、因爲在流行病流行時候、空氣中病原不知有多少、個個都有侵入、適乎生存患者、內的優先權、而且個個都有不怕死的精神、吾們既知道流行病流行時候、病原雖然已經寄生到人體、未必就生這種病、自然地歸納病原和人體發生衝突、其中或需要一個媒介導火線、沒有這個火線、或始終在流行期內、不發生這種病、中醫的歷來觀察、成驚風、至少要有下列一種導火線、驚嚇、感冒、食積、

▲症狀　把西醫的流行性腦脊髓膜炎、中醫的驚風痙癇症狀、幷

在一起比說、可使名號更容易了解、病症是一樣、不過名稱不同而已

▲流行流行性腦脊髓膜炎症狀　忽發高熱、頭痛、知覺過敏、身體各部常發強直、牙關緊閉、昏睡囈語、項部強直、反張如弓、嘔吐下痢、斜視、顏面神經痲痺、

▲驚風症狀　壯熱、驚悸、手足動搖、牙關緊、多睡、口內涎、頸項急、身反折、目直上視、睛斜、吐利、(錢仲陽)昏睡、大熱不退、手足抽掣、神昏氣喘泄瀉、鼻孔煽動、頭搖睛泛、角弓反張、(莊在田)莊在田所說的是慢驚、慢驚並不是時間長短的不同、是患者身體強壯和虛弱的不同、所以今日說是急驚、明天可以變成慢驚的、

▲痙癇症狀　身熱、臥驚惕、手足動搖、弄舌搖頭、吐利、目上視、口噤、身強直、反張如弓、(孫思邈)

張元素說、痓與痙亦驚風之屬、陳藏器說、驚癇即急驚、喻嘉言雖然不以驚風的定名為然、但是他將痙症列入溫病門、可見驚風在當時是流行病之一、並且兒科家對於驚風、比較痧痘還重視、可見驚風是很普徧和劇烈的病、說到這裏却有一句話要聲明、就是西醫的流行性腦脊髓膜炎病原症治療、雖可歸入驚風、却不能說驚風專指流行性腦脊髓膜炎、祇可說、流行性腦脊髓膜炎屬於驚風一系、這個問題關係到中西醫學的立場、非有相當中西醫學常識、是不容易懂、但是可以拿中國的傷寒來做一個譬喻、說西醫的腸傷寒屬於中醫的傷寒是可以、說中醫傷寒僅等於腸傷寒是不可、因為中醫傷寒是統指一切急性熱病、所以驚風一系、除上症外、尚包括化膿性、漿液性、假性結核性、腦膜痺、腦髓炎等症候、

▲治療　一實症　壯熱、不惡寒、頭痛驚惕面現痛苦狀、咬牙、搖頭、手足搐搦、口內涎、面赤引飲、二便黃赤、昏睡譫語、項強、角弓反張、胸腹滿、千金龍膽湯加減主之、

膽草四分、川連五分、黃芩八分、天麻二錢、蒺藜二錢、杭菊二錢、丹皮錢半、茜草二錢、生甘草八分、生石決八錢、鈎藤三錢、芍藥三錢、茯神三錢、全瓜蔞三錢、

□加減法　舌乾絳、加生地五錢、熱亟譫語、加犀角屑羚羊各四分、痰甚加竹瀝一兩枳實一錢、苔黃厚不大便、加大黃元明粉各錢半、胸滿有停水、加赤猪苓各三錢、木通八分、熱壯無汗、加淡豆豉三錢、薄荷一錢、甚者加麻黃六分、惟寒未罷、肢痛、加荊防各八分、秦艽三錢、手指尖時冷者、再加桂枝六分、項強、手足掣動、角弓反張亟者、加蠍尾五分、氣虛加西洋參一錢、泄瀉色黃、加葛根一錢赤猪苓各三錢、色淡黃、不甚臭防轉虛症、熱雖壯、舌光絳、皮色殷紅不活、此熱亟津涸、去膽草黃芩、倍石決、

□虛症、大熱不退、唇裂出血、但氣促神昏、兩目無光、面色舌乾枯不華、手足抽掣、頭搖睛紅、鼻孔煽動、泄瀉、角弓反張、莊氏加味理中地黃湯主之、

肉桂五分、炮姜一錢、故紙二錢、萸肉一錢、當歸三錢、白朮三錢、炙草一錢、附子八分、

□加減法　無泄瀉者去故紙萸肉、

全是壯熱昏睡反張的流行性腦炎症、為了人體本能虛實的差異、用藥就大不相同、有的要用大寒的犀角羚羊膽草元粉、有的要用大溫的附子肉桂、這就是中醫治病側重糾正生理的證據、因此、這兩個相反的治療法子、是專誠介紹給有醫藥知識的讀者去研究、並不是介紹給無醫藥知識的讀者、傳到民間、當單方的、從經驗上說用第一法治療約佔十分之七八用第二治療不過十分之二三、

還有側重攻下法的、純粹食積成驚風的治療、側重攻下法的、純

粹外感成驚風的治療、覺得不能算是流行性腦炎式的驚風、所以也不列入了、

兒科醫生治驚風、每歡喜用麝香類香藥、巴豆甘遂類攻藥、鄙人以爲可以不必、因爲腦炎症、血行神經較平常來得興奮再加攻下開竅刺戟、實任有點反生理自然、至於蠍尾等虫藥、在神經動作沒有過度反射、也是不用的好、

# 類傷寒五證

一曰停痰
二曰傷食
三曰脚氣
四曰虛煩
五曰內蹷

傷寒之症、有三陽三陰、而類傷寒者又有五證焉、就金鑑所載言之、則爲停痰、爲傷食、爲脚氣、爲虛煩、爲內蹷、今特述之、停痰一症、金鑑謂其病初起、發熱而惡風寒、與太陽傷寒表證相類、但胸滿不得息、氣上衝咽、頭項不强不痛、與傷寒異耳、考痰飲症、原不發熱、不惡風寒、惟兼外邪者、乃有此象、今此症而有此象、恐係停痰而略兼外感也、至於胸滿者、乃痰停胸中也、與金匱支飲之胸滿同、不得息者、乃肺氣爲停痰所阻也、與金匱支飲不得息同、氣上衝咽者、乃寒痰水飲、停滯胸中、膀胱之氣欲從胸中上出於口、而不能遽出、以致氣常上衝於咽也、此又與金匱痰飲水氣二篇所謂氣上衝咽者無異、頭項不强不痛者、此症本係停痰、雖略帶外感、而太陽頭項之經脈、並未受傷、故其頭不痛、而項不强也、太陽傷寒下篇、有瓜蒂散一症、其狀如桂枝證、形不痛、項不强、胸中痞硬、氣上衝咽喉、不得息、此爲胸有寒也、仲景用瓜蒂散吐之、今停痰症狀、全與彼症相同、亦擬以瓜蒂散吐之、吐後如衝氣不平者、治以苓桂五味甘草加半夏湯、吐後衝平而痰飲不淸者、於加味二陳湯、及治痰各方、相症擇用之可也、

傷食一症、金鑑亦謂其症初起、與太陽傷寒相類、惡寒惡風、發熱頭痛、其不同於傷寒者、則謂爲惡食、身不痛、心下痞悶、矢氣、噫作酸耳、考人傷於食、金匱只言其食氣鬱滯、上爲形痛、而並不言其發熱與惡寒風、金鑑謂其如此者、殆亦係傷食而略兼風邪也、至於惡食者、內有宿食、見食則惡也、身不痛者、風邪甚微、未傷太陽之經脈也、心痞悶者、食氣壅於胃之上口也、矢氣者、食不消化、谷氣下流、如陽明傷寒因有燥屎、服承氣湯而轉矢氣也、噫者、食積胃中、不化爲糞、以出於下、故其氣上逆、味臭而爲噫、作酸者、脾濕侵食、脾熱相蒸、發生酸液、故氣逆上泛、挾之而作酸、夫傷食而熱者、宜遵金匱法、而以大承氣等湯下之、傷食而寒者、宜以理中湯加枳朴査麯等品消導之、若宿食在上脘者、又宜遵金匱法而以瓜蒂散吐之、相症用方惟在神明變化耳、

脚氣一症、乃內有濕熱、外感風寒、相合爲病、故往來寒熱、狀類傷寒、但其病起自於脚、脚膝兩脛腫痛、或爲乾枯而痛、大便艱難、與傷寒異耳、夫病起脚者、濕熱下注於脚最多、脚之正氣先寒、故病先從脚起也、濕盛、而風邪或正氣與之爭也、此症不熱不腫、又有乾脚氣、大便硬難者、風熱太盛、固足以燥其大便、而濕盛阻滯、腸油不潤大腸、亦能使其大便硬難也、太陽傷寒下篇、論風濕相搏一症、而謂濕盛者其人大便硬、此非濕盛便硬之明證乎、至於脚氣症之治法、初病表實無汗者、金鑑治以攢風散、裏實熱甚、二便不利者治以羌活導滯湯、濕盛重腫者、治以勝濕餅子、寒濕者、治以五積散加附子、寒虛者、治以獨活寄生湯、其濕熱甚而形氣若虛者、以當歸拈痛湯、其濕熱甚而形氣尚實者、治

以加味蒼柏散、凡其所用之方、無不對症、他書所言其治此症方劑、未有若是之詳者也、

虛煩一症、乃心血虛少、心火失其滋養、而心中了戾不安之謂也、血虛而心火外發、故身有微熱而略似傷寒、然此煩由於血虛、既不同中風、不汗出而邪熱內擾之煩燥、又不同胃實、不大便而燥熱蒸心之煩燥、是以心中雖煩、而無惡寒身疼之表證、又無屎燥臍痛之裏證、實與傷寒不同也、嘗考虛煩治法多主以梔子豆豉湯、若血過虛而火不甚者、唐容川血證論中心煩條、謂宜以加味歸脾湯、加味逍遙散、與仲景酸棗仁湯治之、若火盛而血未大虛者、又宜以加減黃連阿膠湯治之也、內癰一症、初起狀類傷寒、有血凝而衞氣與之相爭、以致寒熱往來者、有血凝而衞氣被遏不出、以致發熱惡寒者、但其飲食如故、癰處疼痛、異於傷寒耳、夫飲食如故者、癰發肉脈、未傷脾胃之氣也、癰處疼痛者、血爲熱結、氣與相撞、且癰腫而逼擠好肉也、然內癰不一、其要者、有肺胃腸三癰焉、肺癰之狀、胸中隱痛、或喘或欬、吐唾腥粘膿涎、胃癰之狀、當胃作痛、手不可近、腸癰之狀、少腹腫痛、皮膚甲錯大便墜而小便澁、其各症之治法、金匱有薏苡附子敗醬散、與太黃牡丹湯、以治腸癰、金鑑外科、於三癰之治方、記載精詳、醫者遵詳法以治之可也、類傷寒五症、雖與傷寒相類、而究不相同、當悉察其症狀、細究其理、而按症用方、毋誤認作傷寒、妄用麻桂發表也、（完）

# 班疹各症辨

（康）

（白痦虛實辨）濕温病白痦、小粒如水晶色者、此濕熱傷肺、邪雖出而氣液枯也、必得甘藥補之、或未至久延、傷及氣液、乃濕鬱衞分汗出不徹之故、當理氣分之邪、或白如枯骨者、因爲氣液竭也、

（白痦虛實再辨）肺胃風温、挾太陰脾濕、發爲白疹、又有病久中虛、氣分大虧、而白如水晶之白痦、後說、即白如枯骨之白痦也、

（赤白癮疹辨）赤疹因熱、燥氣乘之、稍涼則消、白疹因寒、冷氣折之、稍暖則消、似白似赤、微黃、隱於肌肉之間、四肢重着、此脾經風挾濕也、多因沐後感風、與汗出解表而得、

（斑爲陽邪胃熱正虛邪伏辨）發斑紅色成片、稠如錦紋者、此屬陽邪胃熱、稀如蚊跡、而色淡不解者、此是正虛邪伏、

（疹分入營入胃辨）疹有紅白二種、邪入營者紅疹、邪入胃者白點、

（斑疹順逆生死辨）凡斑疹色紅而鮮潤者順、爲胃熱、紫而晦滯者凶、爲熱甚、紫黑而枯晦者死、爲胃爛、鮮紅起發稀朗者、雖大不妨、如針頭稠密、紫黑成片者、正虛而邪火毒甚、難治、雜蕪班黑爛者、濕火邪毒已陷、必死

（班疹辨）斑乃成赤或大片、爲肌肉之病、疹係紅點高起、痲瘖沙皆一類、係血絡中病也、

（斑疹後難治易治辨）斑既出、脈洪滑有力、手足温者、易治、脈微、足冷、元氣虛弱、難治、斑疹透發、神識宜清、反加昏沈者、正虛神敗、難治、

（斑屬表寒温毒温疫辨）發斑原因不一、春應温而反寒、夏應熱而反涼病惡寒發熱、咽痛、身上有淡紅白斑、舌苔白而薄嫩、此寒邪在表、當辛温散之、秋應涼而反熱、冬應寒而反温、或天時亢旱久燥、温熱成毒、發爲赤丹疹、其毒瀰滿三焦、目赤、舌絳、汗出津津、宜清解肺胃、温疫陽毒發斑、面如塗硃、眼如噴火、六脈洪大、燥渴欲死、此陽明血熱已極、非三黃石膏、不能解救

、

(班屬勞倦脾傷腎陽衰腎陰虧辨)凡勞倦內傷虛火遊行於外、亦有淡紅斑點、其身痛心煩、惡寒發熱、與外感同、第脈虛大、或氣口獨大、倦怠懶於言動、自汗爲異、宜補中益氣、陰斑者、虛陽浮散於外、斑點隱隱、而微、脈雖洪大、按之無力、或六脈沈微、手足逆冷、舌苦白滑、或舌苔胖滑、用炮姜理中湯、以復其陽、腎虛挾感、斑疹無力透達、肌膚中微現紅隱隱之點、脈象沈細無力、舌苔淡紅、或紫色、舌形胖嫩圓大、似寐非寐、神識乍清乍昧、此少陰精不化氣、班不得透也、壯水補腎、加人參以扶元氣、若兼左尺遲微、手足逆冷、渴不欲飲、此水火俱虧也、當以人參八味投之、

(班疹辨)凡班疹初見、胸背兩脅點大爲班、粒小爲疹、班多屬血、疹多屬氣、或陽症誤用熱藥、或當下不下、或下後不解、皆能致之、

(班爲心胞熱胃熱熱成毒火內伏死症辨)班紫點小、心胞熱也、點大而紫、胃中熱也、班黑而光亮、熱毒盛、若黑而暈脚紅者、火內伏、用清涼發散、間有轉紅或可救者、而晦者死、

(班症虛實辨)班有虛實、實者以寒邪傳於胃府、變而爲熱、陽毒外見、由誤治使然、或陽症誤用溫藥、或當汗當下而未致者、或下早下遲、以及汗下未透者、治宜清熱解毒、虛者或汗下吐後、中氣虛乏、或過服涼藥、遂成陰證、寒伏於下、逼其無根失守之火、熏蒸脾胃、而發班點、其色深紅、隱隱見於肌表、與陽證發斑色紫紅者不同、此胃極虛、治宜溫補、又有內傷發斑者、因氣血兩虛、脈雖浮大、按之無力、或手足逆冷者、可用理中湯、以復其陽、

# 狂癲癇

邱明揚

考狂者、乃陽邪鬱遏化機、阻撓神明之變病也、風熱痰火、即其病之大原、故其證狀、多現暴怒好動、甚則登高棄衣、狂走疾行、妄言罵詈、不避親疎、不思飲食、或自稱高賢神聖、治宜查其因而施治、大法宜下氣除熱、如內經治以生鐵落飲下氣急之類是也若癲與癇、則係一病、以小兒患者爲癇大人爲癲、曹氏病源所謂十歲以上爲癲十歲以下爲癇也、癇字從疒從間者、因發時即現種種現象、俄而遂爲平人、間病也、癲者字從顚、說文訓顚爲頂、頂爲腦居、病屬頭頂之腦也、西人以腦主知覺運動、故列此病於官能的神經疾患類、吾國古書、論其原因、至爲複雜、如外台所集、有心肝脾肺腎五藏及膈腸之分、馬牛羊雞犬猪六畜之別、千金五癲、則有風濕陰陽、病源三癇、又係風驚食、內經復有骨癲筋癲脈癲母腹受驚令子癲諸條、神農本經百二十種備急方二十五之名、尙不可考、然名目雖多、要不外內外三因之爲邪也、立名之義、可分三種、一取證狀之現象、如馬牛猪羊類、二取邪入之藏府、如心肝脾肺類、三取來邪之原名、如風濕驚食類、其發皆無定時、卒然倒仆、口眼引動、手足搐搦、背脊强直、牙關緊閉、或作畜聲口出白沫、瞳人散大、搖頭弄舌、身似死人、知覺頓失、少頃即解、西人論此病以遺傳爲主要、並謂父母嗜酒患黴毒、分娩困難、頭部外傷精神感動、或鼻腔咽頭耳內之茸腫、腸寄生蟲、子宮轉位、妊娠等、皆爲本病原因、分其證爲輕重類似三種、而處方用臭素劑、及若砂貴礦藥酒精之類、或頻服阿片、皆興奮痲醉之品、終鮮良效、觀漢唐前醫書、載治此病針灸湯液諸法、頗爲詳備、惜近世人心更易、厭故趨新、古方聖法、棄而弗究、三年前吾鄉中有以是症求余診者、與時方磁硃丸定癇丸諸法治之、毫無成效、繼依千金方中之癲癇厥時發作方、及虎睛丸

、合而裁用、治愈多人、謹將方藥錄出、以供同道試驗、方信吾國古方有急宜研究之價值也、

化栽千金治癩癇癲方

代赭石 人參 黃丹 鈎藤 茯神 白殭蠶 雷丸 虎骨 遠志 生猪齒 防風 各三錢 卷柏 升麻 附子 露蜂房 丹皮 龍齒 真丹砂各二錢 蛇皮一小具 白斂二錢 蚱蟬二個 蜣螂一個 牛黃一分

右二十四味共研細末酒服每服一錢許日二次至四次以愈爲度亦可加蜜爲丸

此方袪風毒、除頑痰、破癥結、利孔竅、鎮驚怯、和血脈、安神氣、莫不畢具、治癲大法、已無遺義、且方中龍齒牛黃卷柏殭蠶蚱蟬蜣螂蛇蛻皮黃丹蜂房白斂治驚癇邪氣、皆出神農本經、蓋此病日久、正氣虛怯、邪氣盤踞、攻則正氣不支、補則邪氣內閉、制以急方、則藥直抵其巢、而餘藏必受大損、勢若投鼠忌器、投以緩劑、又病積久而不拔、故需此複方、攻補兼施、扶其五藏虛餒、搜滅隱匿伏邪、庶可邪去正安矣、

# 痰之源

金士才

凡非外感之痰者、悉由中宮虛弱而成、夫痰即水液、其標在脾、其本在腎、水穀入胃、化生精液、全賴脾之吸收、上輸于肺、肺氣四佈、精液灌溉周身、痰何由而生、經曰、脾主爲胃行其精液、則脾主吸收也、彰矣、是故脾弱則吸收機能失職、致水液凝滯、留於中脘、釀結爲痰、故曰脾爲生痰之源、肺爲貯痰之器、又曰治痰先治脾、洵確論也、因脾強則循其吸收之常、而痰自化矣、其由腎虛者、腎水職也、水不歸源、上泛爲痰也、二法當健脾益腎、以治其本、若是則痰之屬實者幾希矣、不然、在乎臨證者、審愼別之、庶乎近焉、

# 前後二陰病證彙集 續

巨川

□遺精

遺精者、用心過度、心不攝腎也、積想慾色不遂、使精失位、而輸泄也、色慾太過、滑泄不禁也、腎經素虧、相火動也、龍相交熾也、思慮積勞、鬱損脾氣也、脾虛下陷也、腎虛不固也、陰虛不攝、濕熱下注也、亦有年壯氣盛、久無色慾、精滿而泄者、

遺精夢泄者、心腎爲水火之臟、法天施地生之道、心神傷則火動、火動不已、則腎水受傷、腎主藏精、所受五臟六府輸至之精、皆不得藏而時下矣、

遺精服補澁藥而不效者、遺屬腎虛、治宜補澁、或便濁而誤作精濁、則罔效矣、便濁因脾胃濕熱所乘、飲酒厚味之人、多有此症、腎雖藏精、其精本於脾胃飲食生化、而輸於腎、若脾胃受傷、濕熱內鬱、使中氣溷而不清、則所輸皆濁、邪火擾動、水不得而安靜、故令便濁、

精滑不禁者、火炎上而水趨下心腎不交也、

遺精者、或夢或不夢、皆屬心腎不固、

精滑而肢腫、食少心虛煩悶、坐臥不安者、膽寒也、

精泄者、腎之液精、精泄、腎不固也、

驚悸易泄、腰疼足軟、而脈不弱數、形不枯瘁者、痰火也、似虛而非虛、未可與補、

遺精無夢、小勞即發、雖飢食多即脹、唇熱溲黃赤者、此脾家濕熱流入腎中也、不宜補澁、

精遺入夜氣冲、不得臥、腹脹、呼吸不通、足腫溲少者、腎氣不納、難治之症、

小便淋濁、漸至遺精、久而不愈者、肝火偏盛也、病得之悲憤抑鬱、

滑泄咳嗽者、木火太旺、上侮肺金、下吸腎水、疏泄腎精也、
遺精六脈弦數者、弦主肝、數主熱、熱伏肝家、動而不靜、熱必搖精、夫腎之封藏不固、由肝之疏泄太過耳、
小而亦遺、縱而不禁亦遺、加以溺後漏精、甚且無精、而小水之淋漓下者、亦漏精之狀何也、始則氣虛不能攝精、後則精虛不能化氣、腎中精氣兩損也、
精從溺後而出者、腎虛精關不固、濕熱混於坎宮、陰虧而相火盛也、
精泄者、眞陽氣弱不固於裏也、
無夢而泄者、腎陰不足、腎氣不固也、
夢遺精濁、躁擾者、腎火動也、
精滑者、思慮傷神也、
嗜烟人精滑者、癮傷腎也、
精滑不固、而脈沉數有力者、下焦濕熱也、
滑精脈弦大者、腎陰不足、肝陽內風鼓動也、
滑精者、坎中陽微、下焦失納也、
滑精脈大體肥、面色赤亮、大便晨泄不爽者、濕熱遺精也、
腰腎熱而遺者、熱遺也、或曰亦有陰虧之甚、致腿足腰腎肝腎部位作熱而遺者、又宜塡陰固澀、以斂腎陽、不可妄投淸火、宜詳辨脈症、
陽事頻舉、不交精泄者、命門火旺也、
遺泄不欲見人、獨言笑時、悲泣、脈乍大乍小、或綿綿不知度數、顏色不變者、鬼魅相感也、
遺精不寐者、病久餘熱不止也、

□溲血

溲數有血、不覺管室痺痛者、心陽自亢、腎水暗虧、陽墜入陰也、宜甯心陽、益腎陰、宣通腎氣以和之、
溺血者、經謂胞移熱於膀胱也、又小腸經病也、脾腎不能攝血、久而滑脫也、
小便淋秘、痛而尿血者、下焦結熱也、
溲血脈洪者、肝火盛、不能藏血也、
尿血者、心火也、
小便出血者、腎水熱也、
便有膿血者、心移熱於膀胱之府也、
溺血頭痛眩暈者、胆火也、
小便頻數、溺後有血、絲血塊者、皆膀胱有熱、腎虛有火、逼衝任之血而下走前陰也、法當通滋兼行、
溲血者、邪氣深入下焦血分、逼血從小便出也、
溺血口乾腰痠者、肺腎陰虛也、
溲血者、濕熱甚也、

□疝

疝者酒後飲茶過多、水氣流入膀胱也、與肝經無涉、宜四苓以滲濕、
臥則入腹、立則出者、狐疝也、
睾丸脹大、舌白不乾者、狐疝、原屬肝經之濕、隨氣下陷、脾陽必衰、當以溫散、
疝氣者、論其本、未有不由氣虛、而濕濁隨之下陷者、故以補中益氣爲主、俾脾之淸氣得以上升、則小腸膀胱之濁氣自然下降、
疝而兼嘔者、氣升而嘔、胃不降也、疝氣下墜、脾不升也、其所以升降不調者、由脾虛下陷、濕痰中結而衝逆於胃脘也、理其中陽、上下自安、按肝乘木土、犯胃則嘔、犯脾則疝、此當治肝、
脅痛癩疝者、濕結聚於下也、
疝氣者、氣結睪可也、
癩疝者、燥淫所勝也、

（未完）

## 醫案

# 海上治疾記

許半龍

閘北寶山路周某、新婚燕爾、慾後幃幙不愼、感受寒邪、次日卽寒熱不淸、腹痛如絞、連及少腹、大便泄瀉無度、邀余往診、脈弦緊、苔薄膩、余曰、此寒邪直中三陰、俗所謂夾陰傷寒是也、傷寒云、裏症急宜先治其裏、再治其表、治裏宜四逆湯加減、溫經達邪、處方用熟附片錢半、淡乾薑一錢、淡吳萸八分、炙甘草一錢、雲苓三錢焦白朮三錢、陳廣皮錢半、六神曲三錢、藿香梗錢半、焦苡仁四錢肉桂心三分、生姜二片、紅棗三枚、一劑寒熱退、腹痛便泄亦減二劑已霍然矣、

蔡振寰、吳縣人、僑寓滬上法租界貝勒路、工詩能文、彬彬古君子也、患腦疽、歷治轉劇來請余診、時已潰後膿淸、便溏、神昏、脈數、乾嘔、余斷爲脾胃陽虛、毒復內陷、症治殊屬棘手、勉擬香砂六君以圖後天、方用吉林參一錢、製於朮錢半雲茯神三錢熟半夏二錢、新會皮錢半生綿芪四錢、煨木香八分、肉豆蔻一錢、炒當歸一錢、炒白芍二錢、淮山藥四錢生甘草五分、加淡姜三片紅棗二枚另黃耆六錢、甘草一錢水煎代茶飲疎方旣竟、適振寰之戚沈某醫士亦來同診、將余處方中、去半夏、豆蔻白芍淮藥加耆一兩、服後症象依然、沈醫欲進附子、余曰、症象無非虛耳、昨補之不効、非治法之謬也蓋參耆苓朮、可以補中宮氣虛、不足以固下焦便溏、當加入肉豆蔻溫胃而固腸、急以治下焦之標者、實以培中宮之本也、若便溏不止、參耆成兩成斤、庸有濟乎、沈醫又曰、必當重用附子、余辭不可病者與妻、最信重余、余乃囑將原方服之、乾嘔便溏均除、脈數亦緩、口渴退、神氣淸、時有介紹江湖醫生顧姓云、不必服藥、但貼膏摻昇藥、可保愈者、病信從之越四日、便溏復來、復請余診治脈細不調、左寸似無、齒露、目無神、眼光黑氣、手掌皮粗大便溏瀉、身重如泰山轉側必兩人扶特、尚屬艱難、食大減、頭汗身無熱、鼻張神昏、言語不淸、有舌短意、瘡形反見癟小、出紫血水、且臭穢、俱是敗象、固辭之不立方、詰朝而危、

# 藥物

## 山藥（續）

次公

### 前代記載

——節錄張秉成說——山藥……養胃健脾益肺陰、固腎陰、凡脾虛泄瀉、肺虛咳嗽、腎虛遺滑等證、皆可用之、……但性偏膩濇、虛濕勝之人、則不可用、

——節錄黃宮繡說——……且其性濇、能治遺精不禁、味甘兼鹹、又能益腎强陰、故六味地黃、用此以佐地黃、然性强陰、而滯不甚、故能滲濕以止泄瀉、生搗敷癰瘡、消腫硬亦是補陰退熱之意、……

### 近人研究

張錫純曰山藥色白入肺、味甘歸脾、液濃益腎、能滋潤血脈、固攝氣化、寧嗽定喘、强志育神、性平可以常服、多服宜用生者、煮汁飲之、不可炒用以其含蛋白質甚多、炒之則其蛋白質焦枯、服之無效、若作丸散、可軋細蒸熟用之——見衷中參西錄山藥解、

吾家太炎先生曰、薯蕷一味、開血痺特有神效、血痺虛勞方中、風氣諸不足、用薯蕷丸、今雲南人患脚氣者、以生薯蕷切片、散布脛上、以布纏之、約一時許、脛上熱痒卽愈、——節錄章氏醫叢書脚氣論、

華實孚先生爲述天廚味精創製人吳蘊初君患糖尿病、延醫診治、注射糖尿病最新特效藥(因蘇林)無效、——Nswir

遂有人勸吳改服中方黃芪山藥、吳君曾留學日本、精解化學、乃日服黃者、而親驗其小便、一星期病如故、吳再易山藥服之、亦日驗其尿、自服山藥後、尿中糖分逐漸減少、未幾、病卽霍然、實孚先生又謂、西人論糖尿病、療法之外、以戒糖及禁止五谷粉食爲緊要攝生法、因澱粉經消化作用、可變爲糖而使糖增尿劇也、余以爲糖尿病絕對忌糖、乃西醫因噎廢食消極的辦法、須知糖尿病之原因、爲澱粉質新陳代謝機能不趨正軌所致、蓋患者腸內所吸收之澱粉質、已不似常時之貯藏于肝內、其大部分均入血液而自尿質排出、今再禁絕食料中之糖質、是出納不相符、而人體中需要之糖質、必日形虧乏故凡患糖尿病者、若將澱粉類食物完全禁止、卽將發生危險、國醫以山藥治糖尿病、一以山藥富于澱粉能增加人體中缺乏之糖質、一以山藥有收濇之性、更能遏止人體向外滲漏之糖盾、準以上言之、西醫治糖尿病禁止食糖未必於病有益、國醫用含有澱粉之山藥而病竟能愈、則山藥治糖尿病、果屢試而屢驗、則西醫治糖尿病絕對忌糖之學理、將有根本動搖之一日也、

### 編者按

近世治胸痺、胃脘痛嘔吐淸水吞酸煩雜等症、一例用辛香開泄、或辛開苦降爲治、于是吞酸煩雜之胃病、竟無適當治法、臨證指南醫案脾胃病門、曾以脾胃分治立論、其言曰、太陰濕土、得陽始運陽明陽土、得陰自安、以脾喜剛燥、胃喜陰柔也、叶氏此言予嘗嘆爲卓絕、故予每遇吞酸煩雜、恒和其胃而不運其脾、山藥篇衣雲苓苡仁粳米甘草、穀芽均和胃之妙品也、治吞酸煩雜、雖不能立時見效、其病亦必稍殺、間嘗致之西醫籍、胃酸過多證、其痛常發于食後二三小時、或空腹時、如投以蛋白盾、或亞爾加里劑、半按即小蘇打之類——痛可緩解、夫山藥固富有蛋白質者、白者、以其治胃酸過多之煩雜、豈不甚妙、倘醫者不解此、以芳香運脾、或辛開苦降之法、治吞酸煩雜、勢必亢進胃膜之分泌、而病益甚、吾兄衡之嘗言叶天士雖不能治傷寒病、雜病則固有可釆處、今觀葉氏脾胃分治之論、信然、

## 藥物調查

# 川產藥材產地價格簡明表

吾國地大物博、而藥物出產、亦極豐富、然未能詳細調查、作整個之統計、甚可惜也、四川爲大宗藥物出產地、劉子沉先生精細調查、列表報告、有功整理藥物者、甚非淺鮮、今特將其表列後、以供讀者、　編者

| (品名) | (產地) | (成莊之地) | (通常價格) |
|---|---|---|---|
| 尖貝母 | 松潘 | 灌縣 | 每擔五百兩至七百兩生銀 |
| 蟲草 | 草地 | 仝 | 每擔四百兩至八百兩 |
| 西麝 | 松潘 | 仝 | 每兩三十兩至五十兩 |
| 羌活 | 灌縣內大山中 | 仝 | 每擔二十八元至五十元 |
| 木香 | 仝 | 仝 | 每擔二十六元至三十餘元 |
| 茵黃 | 松茂汶等縣 | 仝 | 每擔二十元至三十元 |
| 草烏 | 灌縣內大山中 | 仝 | 每擔十元至十六元 |
| 然銅 | 仝 | 仝 | 每擔六元至十元 |
| 甲皮 | 仝 | 仝 | 每擔十元至十餘元 |
| 赤芎 | 大金川 | 灌縣 | 每擔二十元至三十元 |
| 血靈脂 | 松潘 | 仝 | |
| 木通 | 水毛溝 | 仝 | 每擔十二元至十六元 |
| 衆合 | 各處有之 | 仝 | 每擔二十九元至三十元 |
| 黃芪 | 松潘 | 仝 | 每擔三十元至三十餘元 |
| 豬苓 | 仝 | 仝 | 每擔四十元至五十元 |
| 銀杏 | 中興場 | 仝 | 每擔十二元至二十元 |
| 牛膝 | 水毛溝 | 仝 | 每擔五元至八元 |
| 藁本 | 灌縣內大山中 | 仝 | 每擔十八元至二十餘元 |
| 射干 | 仝 | 仝 | 每擔十餘元 |
| 升麻 | 仝 | | 每擔十四元至十八元 |
| 首烏 | 仝 | 仝 | 每擔十六元至二十元 |
| 黃柏 | 灌縣內大山中 | 仝 | 每擔二十餘元 |
| 草靈脂 | 仝 | 仝 | 每擔十餘元 |
| 川芎 | 石羊場 | 灌縣及本場 | 每擔十餘元 |
| 澤瀉 | 仝 | 木場 | 每擔十餘元 |
| 苡仁 | 仝 | 仝 | 每擔二十餘元 |
| 本瓜 | 仝 | 仝 | 每擔十餘元 |
| 紅梅 | 仝 | 仝 | 每擔五元至八元 |
| 西茸 | 草地 | 仝 | 每對價不定臨議時 |
| 白芷 | | 潙江 | 每擔十餘元 |
| 玉京 | | 仝 | 每擔二十餘元 |
| 薑黃 | | 溫江 | 每擔八元至十元 |
| 萊菔 | | 彭縣 | 每擔十元至十三元 |
| 大力 | | 仝 | 每擔十元至十四元 |
| 小茴 | | 仝 | 每擔十二元至十七元 |
| 川玄參 | | 什邡 | 每擔八元至十二元 |
| 荊芥 | | 仝壩場 | 每擔三元餘 |
| (刁)寸冬 | 綿陽 | 中 | 每擔二十八元至三十元 |
| 白附片 | 仝 | 仝 | 每擔六十餘元 |
| 黃附片 | 仝 | 仝 | 每擔九十元至一百元 |
| 天冬 | 仝 | 仝 | 每擔四十餘元至五十元 |
| 菊花 | | 中江縣 | 每擔二十餘元 |

(未完)

# 專著

## 傷寒十六問（續）

金士才

答

行桂枝、甯不塗塞肺氣、而吐癰膿乎、必識此意、然後不可更行桂枝之戒、愈覺深切著明耳、

（九問）血弱氣盡一節、有藏府相連、其痛必下、邪高痛下、多使嘔也、高指表耶、下指脅耶、

高不指表、下不指脅、要知此乃互婦人經水適來適斷之詞、經水適斷之後、甯非血弱氣盡乎、因少陽熱邪深入血室、逼其經血妄行、致成此證、蓋少陽膽藏於厥陰肝葉之內、藏府相連、與太陽陽明兩陽、各爲一區、不與少陰太陰相連者迥殊、所以太陽陽明之府邪、不能襲入於藏、而少陽之府邪、與藏相連、漫無界限、其熱邪之在脅者、迫血而妄行、必痛連腹中、見經血雖止、而陰痛猶不止耳、高指脅也、下指腹也、邪在兩脅、已搏飲上逆而痛、在腹中又濁氣上干、所以其證嘔逆特甚、但不可因其痛在腹中、遂指爲厥陰見症、誤用茱萸等湯治嘔、桂枝大黃等湯治痛、仍用小柴胡等湯治其府、不治其藏、適爲不誤、此是吃緊叮嚀、言外見藏府同治、必顧府邪入藏、而成兩感、水漿不入、形體不仁、有必至矣、仲景不能盡所欲言、但以小柴胡湯主之一語、砥柱狂瀾、幾千年來、窺其奧旨者、果誰人哉、

（十問）小柴胡湯法、去滓復煎、必有其義、

答用小柴胡湯必去滓復煎、此仲景法中之法、原有奧義、蓋少陽經用藥、汗吐下三禁、故但取小柴胡湯以和之、然一藥之中、

答

柴胡欲出表、黃芩欲入裏、半夏欲驅痰、紛紜而不和甚矣、故去滓復煎、使其藥性合而爲一、漫無異同、俾其不至僨事耳、又和非和於表、亦非和於裏、乃和於中也、是必煎至最熟、令藥氣併停胃中、少頃隨胃氣以敷布表裏、而表裏之邪甯不潛消嘿奪者、所以方中既用人參甘草、復加生姜大棗、不厭其複、全藉胃中天眞之氣爲幹旋、所謂大力者負之而走耳、試即以仲景印仲景三黃附子湯中、以其人陽邪入陰而熱熾、非三黃不能除熱、其人復眞陽內微而陰盛、非附子不能回陽、然必煎後、迺得以各行其事、而復煎以共行其事之義、不亦彰彰乎、

（十一問）太陽病、外證未解、而復下之、協熱而利、利下不止、心下痞鞕、表裏不解者、桂枝人參湯主之、此理中加桂枝也、設遇此症、解表用桂枝可也、協熱利而用理中、人所不敢、仲景神明、必有妙義歟、

太陽經表邪未解而誤下、以致協熱而利、心下痞鞕、設腹解利止、則裏邪可從裏解、乃利下不止、是裏邪漫無解期也、設胸中結開、則表邪可從表解、乃心下痞鞕、是表邪漫無征期也、此際欲解表裏之邪、全藉中氣爲敷布、夫既上不交、中不已、中氣且有立斷之勢、其能解邪開結乎、故舍桂枝人參湯一法、更無他法可用者、若以協熱之故、更清其熱、斯殆矣、愚每用此法、病者得藥、腹中即響若雷奔、頃之痞鞕開、下利止、捷於反掌、可見握樞而運眞、無謂之上理矣、按瀉心湯中、治痞鞕下利、用甘草乾姜人參、各有其義、、未有用朮之法也、此其下利不止、恐其人五藏氣絕於內、不得已而用朮、故不曰桂枝理中湯、而更其名曰桂枝人參湯、豈非謂表邪未盡、不可以用朮立法耶、後來陶節菴製疏邪實表湯、以代桂枝湯、竟推重白朮爲君主、坐令外感內傷、混同用藥、此等微細關頭、不可不辨

（未完）

# 中醫之辨症與西醫之驗菌（續）

王潤民

丁惠康君謂「……霍亂之原因、由於可買形菌之入於腸胃、與心臟無關、中醫……欲以四逆黃連治之、皆贅說也、霍亂致死之因、由於血液亡失多量之水分、……欲於短時間而補足其水分、捨注射食鹽水外、更有何法、若用四逆等湯灌之、大抵胃不能受、立即嘔吐、或幸而胃能受納、一入腸中、亦將湯藥盡數瀉出、又豈能吸入於血中哉、此種迂緩之治法、……其無及也必矣……」一若此症內服藥必無效果者然、不知鹽水注射、亦非能殺菌、亦不過為一種對症療法、信如丁氏所言、四逆湯必無效、何以張君贊臣去歲在景和時疫醫院、以此法治癒真霍亂者、且不下百數十人乎、其原文具見醫界春秋第四期中、豈其所載、盡為造謠乎、此種抹煞事實之言與中醫雜誌二十一期寄瓢室醫學隨筆所謂「至西醫治霍亂惟以鹽水針注射靜脈、……亦無寸效」云云者同一荒謬、丁君之為此言者、蓋其於中醫學術、心得無多、不足深辨、此其義一、（二）然則中醫之反對章氏者反歟、曰不然、中醫之所謂霍亂、不如西醫之嚴、傷寒論霍亂篇曰、問曰、病發熱、頭痛、身痛惡寒吐利者、此屬何病、答曰、此名霍亂、自吐下、……自吐下句、陳修園注曰、霍亂之為名、自來定於吐下、善哉此語、中國古今來霍亂之定義、不外此矣、故醫籍中有所謂濕霍亂者、又有所謂暑霍亂者、其症狀至無一定、所同者惟吐瀉耳、核要病大抵為夏秋之急性胃腸炎、無傳染之性、其濕云暑云焉者、皆就其兼症而為之定名者也、故古之霍亂、非今之所謂霍亂也、（此余雲岫氏之言、實為卓識、彼蓋以世界醫史為根據、又復殫思渺慮、比較古醫書中霍亂之症狀與今之霍亂症狀而得此結論者也、故其結論為論理的批評的、而非獨斷的、若某君謂余君此言為武斷云云、則已自陷於武斷而不自知矣、豈不惜哉、（吾為此言、深刻者或將謂吾阿好余氏、此則意氣用事、而非復學術之爭、不足深辨、世倘有忠於學術者、盍平心靜氣而一味吾言、）今之殺人如麻之霍亂、即考后氏所發見之病菌來自熱帶之印度、其輸入吾國之期、約在前清嘉慶二十一年後至道光元年、（觀醫林改錯所載、其為今之真性霍亂無疑、蓋霍亂第一次世界大流行在前清嘉慶二十一年至道光三年也、）由此觀之、中國古來之所謂霍亂、本不同於今日之真霍亂、而其症狀又各不相同、則安能以一定之方治之、西醫之治真霍亂也、因有一定之菌、有一定之病症故大概有一定之治法、如鹽水注射是、顧中醫則安能之、使中醫一惟章氏之說是從、幸而逢印度霍亂、固可立奏奇功、不幸而不逢、執定附子乾薑、甯有不殺人之理、故中醫之反對章氏、固非無因也、吾謂中醫於此、惟有用辨症一法、使審其症而果與章氏所述者同乎則用四逆湯可也、（如此則雖不知其有可買菌與否、但審其症而有用四逆之決心、又用時第一各藥多少、皆有一定的比例、必不可錯亂第二服時如稍有可格拒、可仿後世熱藥冷服之法必效、再此症或用醫林改錯解毒活血湯亦可、或用生薑自然汁大碗約半碗灌之、尤簡便而有奇效、（此非本篇所能盡、姑不多論、）使審其症而不同乎、則法仲景氏「隨其症而治之」可也、如所謂夾濕則兼治濕、感暑則兼治暑是、如此則不問菌不菌、固亦可藥到春回、此其義二也、

（三）吉益東洞有言、治病之道、惟其實不惟其名、又曰、腸癖肺癖之論、自古紛如、

（未完）

## 常識

# 最勞動的却是幸運的

冰

我國人的壞習氣、就是好逸惡勞、稍有家私的人家、養尊處優、便自命我是「老爺少爺」、或「太太奶奶」、袖手候食、什麼事情都不肯做的、還要說有臟氣的應該如此、好像很鄙視一般勞動階級似的、

可是事實上告訴我們、「戶樞不蠹、流水不腐」、看那勞動階級的人們、如工友、天天滴他的汗、賣他的力、所得的報酬很微、那有舒適的生活、他們所食糟糠、那有參燕補品、以穿的蔴絮、那有裘絨錦繡、所往的茅棚矮屋、那有洋房大樓、這是多麼吃虧、然而他們的身體、面色紅潤、筋肌發育、個個比養尊處優的富有階級的爲强健、爲長壽、可見最勞動的、即是最幸運的、

可愛的青年啊、快快改革從前好逸惡勞的習氣、閑居坐食、是人生的最大不幸、在我的歷年診察簿上、可發見許多不勞動的疾病、如痔瘡是由於常坐的職業、肥胖病是由於安逸的生活、便祕可由行走而緩解、神經痛可由體操而見輕、凡貧血、萎黃、瘋癱、虛弱等症、概是不勞動所得的結果、不勞動、那末父母生我的軀體、毫無用處、自然他肌肉弛緩、容易染病、不勞動、遂使寂寞寡歡、百無聊賴、常生不善的念頭、不勞動、那末、沒有堅苦的精神『無論什麼事業』都不能成功的希望、所以世界上最不幸的、就是不願勞動的人、尤其在打破遺產制後、世界上最財富的、要推最能勞動的人享受了、

現代各學校稍稍注意、也早有體操的一科了、近來更提倡國術的一科了、體育不發達、什麼功課都成具文、壽命不永久、一切成績都是曇影了、『勞動就是工作』、工作要利己利人的、我們要救國、不必高談闊論、應該努力地做下層工作、譬如要有衣穿、應該進行種棉彈花紡紗織布等工作、要有飯吃、應該從事栽秧割稻舂米煮飯等工作、吾人能在社會上貢獻相當的工作、再享受相當幸福、方可不愧不怍、精神上世是多麼愉快呢、勞動麼、不論勞心勞力、要有相當的調節、勞動過度、便覺疲乏、疲乏的害處、便是心臟起變化、或食慾不振、睡眠不安等種種苦痛、所以每逢工作以後、必須休息、把精力恢復過來、再行勞動、才合衛生呢、每天應當做幾小時工的作、這是値得注意的、最好是三八制、即八小時工作、八小時休息、八小時睡眠、這是很合理的、但工作也、已輕重難易的分別、簡單工作 超過小時也無妨礙、繁重工作、即經過很短的時間、也當有一刻的休息、不但如此、男女的性別、體質的强弱和年齡的大小、都應分別、希望各工廠的經理們和農工朋友們、應再三注意方不違背保健的原則、而更可增加工作的效率、

游戲和洗澡、是恢復體力的絕好方法、洗澡是清潔身體、可以把皮膚上的汗垢、一概滌除、同時使身體上新陳代謝、格外旺盛、在夏天每日洗澡一回、在冬天每星期入浴一次、這是最低限度、游戲的方法很多、最好曠野或公園內可以多吸新鮮空氣、頗合衛生、中國的老游戲法、如踢毽子、放紙鳶(即風箏)、也很有益、就是年長的人們、也該玩耍的、

### 勞動的衛生

(一)工作和休息(或游戲)、要配置適當、不可過度、

(二)操作不可限於一種、如改換勞動、富有興趣、自可增加操作的能力、

(三)終日伏案讀書、是有害的、應該到野外去散步、　(未完)



中国近现代中医药期刊续编·第一辑

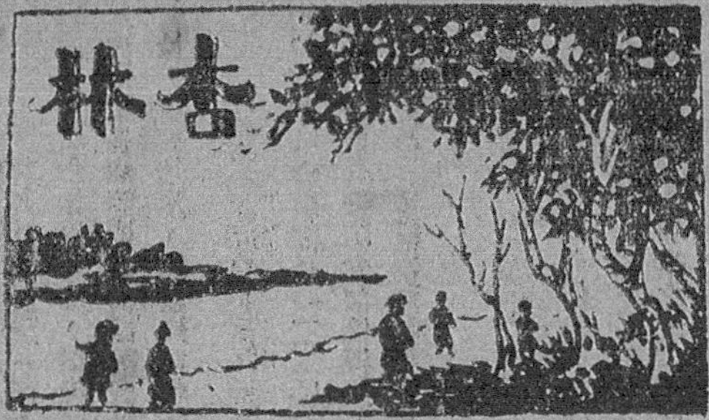


## 球囊治聾之傳聞

應介康

同事徐振牛君、永康徐氏小學之敎員也、天性好學、遇疑難事、輒喜研究、惜患耳聾醫治罔效、爲平生一憾事、一日值星期、學子例假、同事亦相將外出、校中只餘徐君一人、因無所事、取足球內橡皮囊把玩、孰意耳聾之疾、即於此片刻中、得一療治法、可謂奇妙、先是渠將橡皮囊吹之以氣使該囊漸次澎漲至極度時、再用皮囊之管、對準鼻孔、後將執管之手一放、其氣即急從鼻進、如此兩次、覺精神倍振、而以前點滴之鐘聲、杳耳不聞者、即清晰入耳、一如常人、惟用後三四日、又須把弄一次、始能繼續發生效力、不然、耳聾如舊、病況依然、此種離奇之治法、殊爲罕聞、不知是否合於醫理也、

## 捕鼠妙藥

桑俊甫

鼠患爲居家一大恨事、晝夜喧突、擾人清夢、毁壞衣具、發生鼠疫、罪尤可惡、抑亦可誅、余友陸君、與海上名醫洪焯堂稱莫逆交、日昨來寓清譚、爲余述洪醫士新近發明一捕鼠妙藥、娓娓動聽、據云渠嘗一度實地試驗、厥功甚偉、確奏奇効、蓋捕鼠能百不失一、謂爲捕鼠妙藥、洵非虛語、爰將其法錄寄鵑翁、俾世之慨鼠患者、知所捕滅而安居焉、法以鬧楊花研末、和雄黃拌成漿液、按鬧楊花與雄黃、凡各地藥材店均有出售、然後塗於安息香上俟乾後、將香插於米碗上、乘夜深人靜之候、燃火點之、衆鼠嗅得香味、靡不遽擁而至、約歷一小時許、鼠受藥力劇烈之刺激、必疲軟無力、不克支持、頹然而倒、吾人便可不勞而獲、一一捕縛、或以健全之貓食之、必狠吞虎咽無遺、法至善也、惟當時務宜注意之一事、須將室中門戶窗牖緊閉、俾密不通風、庶幾香氣弗致外溢、方能奏効如神、其法尙稱簡潔、居家者、盍一試之、

## 失氣與矢氣

楊野鶴

長沙傷寒陽明篇、一則曰、少與小承氣湯、湯入腹中、轉失氣者、此有燥屎、乃可攻之、再則曰、若不轉失氣者、此但初頭硬後必溏、不可攻之、三則曰、不轉失氣者、愼不可攻也、轉失氣三字不可通、陳氏修園訓爲下轉而失氣者、增二字以解之、究嫌迂曲、唐氏容川則謂失氣之失、當是矢字、矢氣即今放屁、余按矢或作屎、又或作樓、而以字形作矢者爲最古、莊子道在矢溺、史記廉頗藺相如傳然已三遺矢矣、蓋其明證、亦猶屁爲俗字、古或作欞、如山海經云、可以已欞是、惟是屎之作矢、多見古書、而以轉失氣訓爲屁、則他書中曾未之見、容川改爲矢氣、似較爲直捷明當、且容川又云、古名矢氣、今名出虛弓、是則名爲虛弓者、所以形容其由大腸入直腸委曲之形、名爲矢者、所以表明由腸下糞門激射之勢、其義不互相發明乎、唐氏深明古義、如詁內經州都爲洲渚、改金匱狐惑爲狐蜮、其所云云、當必可信、

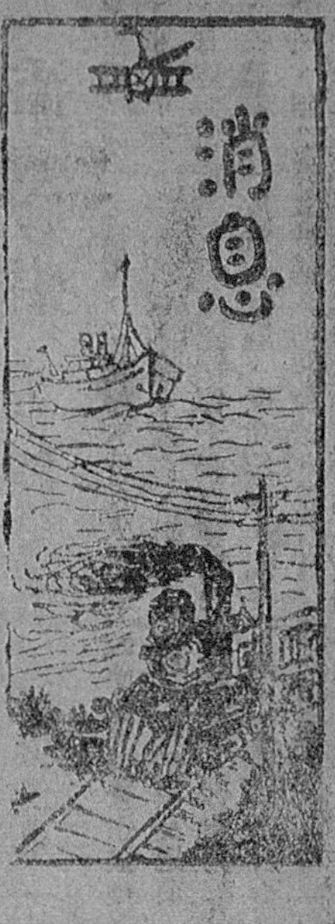


# 廣州社會局令各善堂贈醫用西醫藥之反響

社會局日前飭令各善堂院、嗣後贈醫施藥、應用西醫藥經各善堂院及中醫藥各團體開會討論、詳情迭誌本報、茲將關於此事之眞相及最近辦理情形、繼續探誌如下、

## 社會局令善堂原文

廣州特別市社會局訓令一三二號、爲令遵事、查一日廿執行、除分令外、爲此令仰該堂即便遵照、嗣後贈醫施藥用西醫、以符原案、毋得玩延、仍將遵辦情形、呈報察核爲要、此令、局長伍伯良、

## 善堂函覆中醫公會

市各善堂院接社會局令飭後、即會同中醫藥各團體開會討論、中醫爲此事、曾於十日晚、即席議決、去函詢問各善堂院、當時在社會局會議通過改用醫之實情如何、善堂院接函覆中醫公會、原函云、中醫公會列位先生均鑒、敬啓者、昨奉大函、適社會局會議改用西醫之日、各善團會否到會之有無贊成、請將是日會議實情詳復、俾便討論等由、查本市善堂共有二十餘間、代表赴會者、祇有六七人之數、且係臨時提議、并無議程預日通知、是以均無發言、但答以事體重大、非少數人所能贊同、實無贊成公認之說、奉函前由、相應函達貴會仰希查照爲荷、專此并頌台祺、廣州市各善堂院社、印、

## 中醫藥界今日開會

中醫公會接到各善堂院社覆函、已擬定於今日、舉行三一七紀念會時、提出討論、查該三一七紀念日、乃去年中醫藥界鬧中央衛生部有取締中醫藥之提議、乃聯合各省代表在上海設立全國醫藥總會、并例定每年三月十七日舉行醫藥運動紀念、現該公會昨已發通函召各中醫生到會紀念、順帶將此事提出討論、函云、逕啓者、現接醫藥分會籌備處函開、奉全國醫藥總會令每年規定國歷三月十七日爲「醫三一七紀念日」事關大典、理宜遵照辦理、茲謹於是日正午十二時、假座麻行街中醫藥學校本分會籌備處、召集醫藥職工團體舉行開會紀念、等由准此、相應函達、凡我會員、屆時理宜踴躍參加、祈勿放棄、藉資團結是禱、切盼、并附上標語一張、祈於是日貼出門口、以示中醫藥團結一致、中醫公會執行委員會、又丸散工會、昨已通告會員休息一日、參加此會云、

## 伍伯良赴善堂解釋

社會局伍伯良、以此次飭令各善堂院應用西醫、引起誤會、曾親到愛育惠行兩善堂解釋、此令就是着用西醫、以利便求贈醫者、並非禁用中醫等語、又查西醫之醫師公會、對於此事態度、持緘默鎮靜、以免惹誤會而生惡感云、

# 上海醫報第一年目錄（一期至五十期）

# 上海醫報第一年目錄

# 上海醫報第一年彙刊

可稱（萬有醫庫）足號（萬病療治大全）

**本書特色**

全書五百頁
約八十萬字
錯字已校正
十六開大本
維昌紙精印
皮面眞金裝

**本書內容**

子目七百餘則
篇篇精彩異常
字字切合實用
供醫界之參考
作健康之引導
毋論內外科各
莫不詳細論述

中華民國十九年四月付印
中華民國十九年六月出版

上海醫報第一年彙刊
（全一厚冊）
定價銀三元
（特價伍百部每部二元郵費加一）



印刷兼發行者 上海醫報社
西門內石皮弄九十八號

## 公正切實 提早出版 不售預約

本社抱公正態度、切實辦理、校正錯字、將第一年彙刊、重新翻印、讀者如蒙見愛、即希 賜一郵政明片、(無須附洋)聲明表示需要、即作預約論、將來收費、照特價例、該書大約在六月底出版、出版後再行通告、以便尊處匯款購訂、則書籍即可原班回件矣、先此露佈、

上海醫報社謹啓

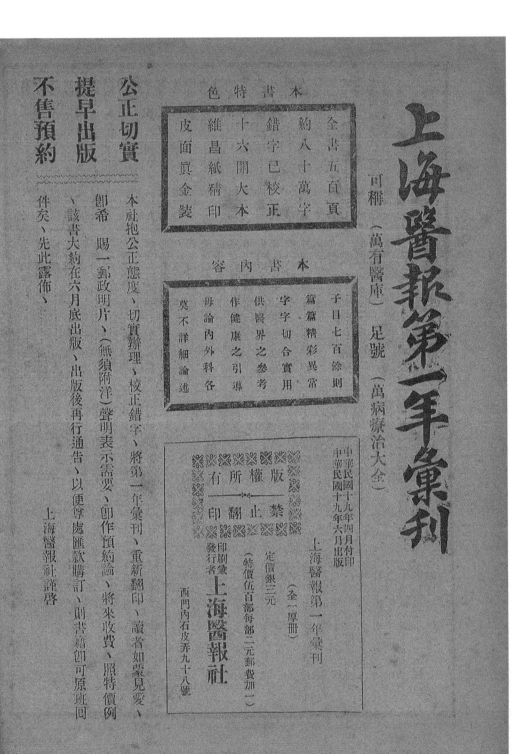

上海醫報

第六十九期

目錄





## 常評

### 全國國醫名錄

（生軍）

「全國、」當然是率土之內、莫非中國、那末、中國的幅員是多麼廣大、中國人口是多麼繁殖的、中國的各種職業分子、照比例也當無不會過於徵尠的了、

單把我們同道來講、在上海一埠、據衛生局已經登記的、已有三四千人、不敢說三四千人都是上海的名醫、但是也不止像某書局出版的「全國國醫名錄」那刊載上海市國醫、僅一百二十三人、在某書局方面、我們原不能怪他、他的目的或者不致於因爲郵票伍角的代價、便把我們其他出不起五角錢的國醫、暗暗中表示有了例外、某書局的出版事業、在出版界雖不見得有優等官廳的地位、但是比較在高踞在三層樓的朋友、當然加高幾級了、他們爲了好心、替我們國醫宣傳、誰知却失却他自己的信用、因爲稍爲曉得社會情形的人、看了他這冊全國國醫名錄、一定不相信上海市的國醫、僅得這一百二十三個人呢、

我想這个糟事、失策就在加上全國二字、雖然說內容還有各省的國醫、不能不說全國、那末他要維持出版的信用、就不能自己暴露欺騙、而把上海市的國醫、排得像晨星一般的十分悽慘、若說這冊全國國醫名錄、也是像普通一樣作廣告營業的、那末他也不應該說我們國醫界「故步自封」（怕是封守之誤）又說「此區區者、直滄海之一粟耳、」自然內中的已經化了五角錢的國醫、免不了就要算是粟中之粟了、

末」我再另一句、我不是於某書局有什麼意見的、就是這一本册子、太辱沒全國的國醫呀、他們的啓事上也曾說「貴局（原文是敝我們應稱貴）同人不揣謭陋以調查之役爲己任、」却不曉得這位調查員是那一位、不是近視、便是聾子、或者是不良於行的朋友、原則調查結果、單是上海市僅得一百二十三個人、其辦事不力、也就可想而知、他還說我們國醫界「陳陳相因、無進一步、」「故步自封、視投登名錄爲無足重輕、」寄語書店老闆、我們陳陳相因、無進一步、固然是承情痛惜、老實說、五角郵票、我們也是一時不易籌劃啊、

## 學說

# 難經診脈獨取寸口論

梅叔肱

- 切脈爲診斷學之一
- 切脈以內經爲最備
- 內經脈法全身遍診
- 難經脈法獨取寸口
- 徐靈胎不滿意難經
- 秦越人識脈法真諦
- 仲景書重證不重脈
- 越人改古法之苦心

我國診斷之學、共分四綱、望聞問外、切診居其一焉、切訓爲近、謂觸近病者之路、以察其疾苦所在也、切脈爲切診之一端、居於四診之末、所以互證病情之表裏寒熱、而使之歸於明確者、考診斷之學、肇於內經、切脈一門、亦以內經爲最備、素問平人氣象論、玉機真臟論、經脈別論、宣明五氣篇、至真要大論、陰陽別論、脈要精微論、大奇論、六節藏象論、以及靈樞動輸篇、根結篇、邪氣藏府病形篇、五禁篇、玉版經脈篇、脈度篇、於切脈之道、皆有發明、

唯內經所謂切脈、乃全身遍診、其法以頭面諸動脈爲上三部、兩手諸動脈爲中三部、股足諸動脈爲下三部、而結喉人迎、往往與寸口並重、是爲診脈之鼻祖、周秦以前、學者皆宗尚之、

迨至春秋之際、有秦越人者、秉內經三部九候之遺義、變全身遍診而爲獨取寸口、一難曰十二經中皆有動脈、獨取寸口以決五藏六府死生吉凶之法何謂也、即是指秉內經遺義而變通之文、十二經中皆有動脈、此殆謂內經之全身遍診、獨取寸口以下、則是變通古法、由繁就簡、由博返約、後世之脈經脈法、咸脫胎於斯、此我國診脈沿革之大概也、

清賢徐靈胎者、銳意復古之士也、對於難經診脈之法、大爲不滿、譏其既爲發明內經、而復自我作古、謂後世脈法之精而不全、皆由于越人之作俑、釋難經而發疑意、敢於駁正者、靈胎實爲其先、

靈胎爲一代名賢、其評論自有見地、然寸竊疑越人亦屬醫門鉅子、其主張豈竟毫無意義、嘗欲一明其究竟、迨至經驗略富、求之實習、始恍然歎越人之見解、實能一眼窺破脈中真諦、未可以背古爲憾也、

夫切脈不過是切診之一端、而切診亦不過是診斷學之片段、仲景之書、每多據證以合脈、是重在證不重在脈、所以不廢其說者、無非以其爲氣血之徵兆、借以爲互診病情之佐爾、知乎此、則全身遍診也可、獨取寸口也亦可、部位雖有煩簡之不同、而氣血

之流行變動、則無以異也、且越人之以簡易繁、亦勢之不得已耳、蓋全身遍診、固屬詳備、然我國古時、男女之嫌最嚴、頭面股足、診察殊難實行、越人既一眼窺破切脈眞義、以爲同一氣血流行之道、舉一可以概百、乃於全身動脈之中、取寸口之最顯者以爲據、合於俗而不背古人心法、則因時制宜、未嘗無補、此越人獨取寸口之苦心也、

總之、切脈之學、不過占其氣血之表裏寒熱、所可恃者、僅僅浮沉遲數以及有力無力之辨、卽寸口之動脈、與全身之動脈、實無異同、若以寸關尺之分部、而配以藏府、穿鑿附會、大言欺人、死執脈經脈訣等書、以爲醫者切脈、卽可知其疾病所在、全不與證候合參、斯則求深反淺、實非越人之本意矣、

一肱之爲此論也、非爲越人諱、亦非曲說獨取寸口之精、其大義實重在以證合脈、專心研究於仲景之書、勿徒以大言自蔽、故曰、切脈不過是切診之一端、切診亦不過是診斷學之片段、其所期望於我同道者豈淺鮮哉、

## 內經中關於血液之學說

謝穆誦

內經一書、其言頗多與西說相合、余不揣固陋、就平日瀏覽所及、輒錄其關於血液之學說而釋之、以就教於大雅、是否有當請斧正爲幸

（關於血液之功用者）、素問曰、府精神明、留于四臟、氣歸于權衡、其註曰、膻中卽心包絡、爲心之府、權所受之精、還稟命於神明、神明屬心、五臟之君主、留當作流、流
臟、則四臟之氣、咸得其平、而歸于權衡
、語雖未醇、其意則謂

、故骨屬屈伸者、言骨得血潤、屈伸如意也、

（關於血液之循環者）、素問曰、諸血皆屬於心、人身之血、皆由心出入、故曰諸血皆屬於心、素問曰、心者生之本、其充在血脈、夫人之所以生者、以血之行耳、心主行血、故稱爲生之本、其充在血脈、言心將血滿於血管耳、素問曰夫脈者血之府也、又曰、脈氣流經、經氣歸于肺、肺朝百脈、輸精於皮毛、脈氣流經、經氣歸於肺二句、言小血管總輸於大血管、大血管復注于肺、故曰肺朝百脈者、言全身之血、皆過肺也、古人之所謂經絡、卽是血管、而血亦常與氣並舉、素問曰、經脈流行不止、環行不休、靈樞曰、血脈營衞、周流不休、皆明徵也、靈樞經脈篇曰、其支者從肺出絡心、此言肺有經脈通於心也、

（關於消化器與血液者）、素問曰、飲食未進、經絡未盛、由此以演繹之、則經絡之盛、由於進飲食、由於血液赴胃化食而盛也、但內經不過自其反面言之耳、素問曰、食氣入胃、散精於肝、又曰、食氣入胃、淫精於脈、按生理學言肝迴血管自
血至肝、受其作用、而注於上纔迴管以入心、散
言此理、淫精於脈者、食物之質素、由消化作
也、

是以靈樞又論之曰、胃者水穀
、上注於肺脈

、嚇得全上海市的人

其實這些病、亦是風温濕温之類、

温濕温而稱時疫者、良以一人受病、則爲風温濕温、

成爲時疫、病狀相同、蔓延不已、推其原、亦不外天時人事所釀成、因爲現在的天氣、常苦旱乾、更兼滬地人煙稠密、工廠林立、空氣不消說是不清潔的、而溝渠內河、穢物汚水、到處積聚停留、一經日光蒸發、穢氣瀰漫、人若觸之、直入肺胃、在强壯的人、還不要緊、若血氣未充的小孩、及氣血素虧的人們、經這個穢濁空氣襲入、叫他如何消受、所以病一發作、就陷入厥陰、或發痙、或神昏、就不可收拾了、我們醫界、爲活人計、自當共同研究、勿使病魔披猖、二豎得意專可、茲將鄙見、寫在後面、以備採擇、

(一)預防、　俗語說、病從口入、現在的流行病、可說是盡從口入了、但是吾人防疫不是截上一個嘴罩、就算盡了防疫的能事、而妄飲食一層、才爲病從口入的眞正註脚、則愼飲食、乃爲防疫的要訣了、至於節嗜慾咧、愼起居咧、也是非常重要的、奈今人全不介意、如狎妓呀、打牌呀、看戲呀、夜以繼日、氣陰內傷、外邪因得而乘之、經所謂冬不藏精、春易病温是也、(西醫說爲病皆由微菌作祟、人之强者、抗毒素多、能消滅微菌、亦是此意、)況熱鬧的地方、都爲推銷疫病的大公司、總宜少到爲是、餘如隔絕病人、勿與接近、係持清潔講求公衆衛生、則又不待說了、

(二)病狀、　此症就是熱疫、或爲伏邪、或爲外感、初起俱頭痛如劈、蓋頭爲諸陽之會、火性炎上、所以頭痛甚劇、其有項

種刊物上面都

先煎羚羊片一錢、薄荷葉一錢

花三錢、甘中黃三錢、赤茯苓三錢、連

錢、金銀花二錢黑山枝三錢、後入嫩勾尖三

葉四片絹包、如大渴頭痛自汗不妨加生石膏五

絳、可加神犀丹二三分、藥汁調服、

# 月經初至及斷絕期之研究

陸文表

經曰、女子二七天癸至、任脈通、太衝脈盛、月事以時下、故有子、七七任脈虛、太衝脈衰少、天癸竭、地道不通、故無子、以此論之、則凡女子之能生子也、當然在月經開始之後、停止之前、但於月經初至之期、似乎必以二七爲始、經止之期似乎必以七七爲終矣、孰知有不盡然者哉、夫月經之至、原夫衝任之通盛、月經之止、由於天癸之虛竭、衝任通盛者、女子年約二七、已屆發育之期、卵巢內卵珠成熟之時也、女子月經之行止、猶草木之至春夏而華茂、至秋冬而肅殺之時、每有遲早之不同、故女子月經之行止豈能亦無遲早乎、蓋內經之論二七至七十止之說、乃道其常、未及其變也、今試研究之、夫月經初至期、雖同一女子因其所處之地氣不同、風俗之異、或體有寒熱之殊、或天資有智愚

之別、而遲早於以分焉、大抵以地氣言、居南方溫煖之處者、較早於北方寒冷之區、蓋天空之溫度、亦能內應、而使卵珠早熟也、以風俗言、居城市繁華之地者、較早於清靜偏僻之鄉、以其情竇易開、卵珠亦能早熟也、以體氣言、寒遲於熱、以其體內熱度不足、則卵珠成熟亦遲也、至於年老停止之期、大約在六七至七七之數、然亦有較此或遲或早者、大抵開始早者、停止反遲、開始遲者、停止反早、以其稟賦有厚薄不同也、又有先天足不足之別、先天虛者、停止較早、先天足者、停止較遲、內經所謂有其年已老而有子者、此天壽過度、氣脈常通、而腎氣有餘也、況其中或以疾病之關係、生育之影響、亦足致女子之月經停止、有遲早之異也、經曰知其常者、乃知其變、蓋內經此論、亦不過道其常、而未及其變也、

# 痧子概論

言

## ■弁言

天時不正、痧疹流行患者多屬小兒、偶一不慎、即召夭札之慘、不佞目戰心傷、爰有斯篇之作、冀以喚起社會之注意、而謀增進病家之幸福焉、查痧子之名稱、乃俗家所習用、攷之醫籍、謂為麻疹、亦號瘄疹、今從俗仍舊、以取通曉、下皆倣此、

## ■痧子之原因

天時不正、寒煖失勻、如春行冬令、冬行春令、天地
鬱日久、醞釀而為痧毒、其氣隨空氣散播、
口鼻吸入、首犯肺胃、稟體強實者、
拒之而有餘、體弱之人、內部
絲毫抵禦之能力、一任其長
可復遏、由裏達表、散
下纍纍肌肉之間、

症雖大人間亦有之、而患者究以小兒為多也、

## ■痧子之症象

初起發熱惡寒、咳嗽痰稠、口渴面赤、胸不舒、眼中如淚、凡此皆肺經受邪、痧子躍躍欲出象、既而紅點隱隱、滿布頭面、次及全身、此乃本證之正候也、不幸而病、勢轉劇、聲嗄氣急、咽喉紅腫、嘔吐自利、驚癇、發厥、鼻煽、口張、譫語、狂亂、則邪已內陷、逆傷心包矣、若夫兼證、則有鼻衄、鼻衄者、毒火熾盛、血隨上衄、肺主鼻而症屬肺也、有舌破唇焦者、心脾之火上衝也、有氣喘、氣喘者、熱邪蒙住氣通、肺竅為之窒塞也、有汗出不止者、汗出不止者、津液為所熬煎也、有腹痛、腹痛者、內邪內鬱、相搏而作痛也、有口疳、口疳者、熱攻胃經也、

## ■痧子之傳變

症起三月、誤服溫藥、激為喉痛鼻衄口疳便秘等症、甚則多汗亡陽、此其一、初起汗出不透、微感寒邪、或未嘗解肌、遽進寒涼、則痧疹隱現、不能透發、熱毒內陷傳入心包、成下利驚
妄狂亂等險症、此其二、總之此症傳變極速、即飲食
口之淨雜、亦在在能阻碍藥力之進行、
莫謂

臨凶候、

■痧子之治

治此症以辛散爲主、而辛散之
也、其或早投寒涼、而流於太過、
變證百出、其或一味辛溫、而失之不及
耳、當初起之際、辛涼透表、二劑不清、則三
一通、則邪達痧回、自了無餘事也、再如病起一二日、
在可就方內少加清利之品、一劑不清、則二劑、肺與大腸爲表
、通下、正所以治其上也、一如大便一通、上下交徹、邪更易於通
達、此簡捷之要訣也、至於因藥物之誤治、或病家之不耐、起居
不攝、重感寒邪、因而邪毒內陷、逆傳心包、則洋參石斛之清潤
、羚羊犀角之救焚、均在必用之例、惟認證之確切、始可作孤注
之一擲、不則殆矣、至於種種兼症、可各因地制宜、參酌用藥、
難以一概論之、惟有不容不言者、即兼證中、如遇咳嗽多汗泄瀉
等類、正可不必過慮、任之可也、良以上述三症、乃痧子症必有
之趨勢、且借此可發洩內邪、速愈其病、正求之不得、何可遏止
、惟太過則亦非宜、汗出過多則亡陽、咳嗽太甚則急喘、泄瀉不
止則脾慢、故當必不得已之時、亦宜設法制止也、

■痧子之危候

一）但出全身、頭面不見、（二）咽痛不食（三）自汗不止、（四）胸悶喘急、（五）鼻煽指搐、（六）糞作枯黑、（七）譫語狂言・（八）牙疳糜爛、

■痧子之豫防

月暈而風、礎潤而雨、痧疹之來、豈無暗示、當此疹流行、外間空氣惡劣之火、渴欲引飲、身熱有汗不解之證者、即有發痧之可能、亟宜一劑發散、庶免滋變、而燎原之火、或有消滅希望、再

屬稿至此、大致已竟、竊思痧爲人生必經
厥分先天後天、六淫之侵七情之傷後天之病也、胎中十月
劬勞、身體上精神上有種不快意、在在能影響及於兒身、所
毒是也、當其脫離母體、而投生此世、生此項胎毒、即隱伏兒身
、與之俱出、年月深、長蓄內部、當天時不正之日、重感外邪、
與疫毒相併、而成此症、苟痧子能徐徐透出、順時而沒、則安穩
過渡、既無驚風與駭浪、而此根深蒂固、隨母體以俱來之胎毒、
亦將一併肅清、從茲身轉康健、更無慮患焉、惟處置失當、療治多
歧、則極平淡極淺易之事、往往有一變而爲極辣手極可怖者、於
是枝節叢生、橫天莫救、既影響於經濟、復失乎精神、空費心思
、徒勞盼望、誰爲爲之孰令令之、而一至於斯、世之讀吾此篇者
、其能無動於中乎、

# 食穀者噦說

楊野鶴

傷寒論太陽篇有云、本渴而飲水嘔吐者、柴胡湯不中與也、食穀者噦爲之注者、除柯韻伯顚倒原文、將此句加入柴胡湯句上、勇

之流行變動、則無以異也、且越人之以簡易繁、亦勢之不得已耳、蓋全身遍診、固屬詳備、然我國古時、男女之嫌最嚴、頭面股足、診察殊難實行、越人既一眼窺破切脈眞義、以爲同一氣血流行之道、舉一可以概百、乃於全身動脈之中、取寸口之最顯者以爲據、合於俗而不背古人心法、則因時制宜、未嘗無補、此越人獨取寸口之苦心也、

總之、切脈之學、不過占其氣血之表裏寒熱、所可恃者、僅僅浮沉遲數以及有力無力之辨、卽寸口之動脈、與全身之動脈、實無異同、若以寸關尺之分部、而配以藏府、穿鑿附會、大言欺人、死執脈經脈訣等書、以爲醫者切脈、卽可知其疾病所在、全不與證候合參、斯則求深反淺、實非越人之本意矣、

肱之爲此論也、非爲越人諱、亦非曲說獨取寸口之精、其大義實重在以證合脈、專心研究於仲景之書、勿徒以大言自蔽、故曰、切脈不過是切診之一端、切診亦不過是診斷學之片段、其所期望於我同道者豈淺鮮哉、

# 內經中關於血液之學說

謝穆誦

內經一書、其言頗多與西說相合、余不揣固陋、就平日瀏覽所及、摘錄其關於血液之學說而釋之、以就教於大雅、是否有當請斧正爲幸

（關於血液之功用者）、素問曰、府精神明、留于四臟、氣歸于權衡、其註曰、膻中卽心包絡、爲心之府、權所受之精還稟命於神明、神明屬心、五臟之君主、留當作流、流溢、頭腦肢骨、臟、則四臟之氣、咸得其平、而歸于權衡、經過醫治、中西皆有、大、語雖未醇、其意刻入、內部日漸加劇一至斯也、余診其脈短而微絲毫抵禦之能力、一任其長、心、出于鼻、發爲嚏、素問曰、嚏屬于可復遏、由裏達表、散而不能秘其陽、脾土虛而不能約其氣、則陽下榮營肌肉之間、心、乘寅卯少陽主氣之時、乃勃發於肺、?于鼻、故骨屬屈伸者、言骨得血潤、屈伸如意也、

（關於血液之循環者）、素問曰、諸血皆屬於心、人身之血、皆由心出入、故曰諸血皆屬於心、素問曰、心者生之本、其充在血脈、夫人之所以生者、以血之行耳、心主行血、故稱爲生之本、其充在血脈、言心將血滿於血管耳、素問曰夫脈者血之府也、又曰、脈氣流經、經氣歸于肺、肺朝百脈、輸精於皮毛、脈氣流經、經氣歸於肺二句、言小血管總輸於大血管、大血管復注于肺、故曰肺朝百脈者、言全身之血、皆過肺也、古人之所謂經絡、卽是血管、而血亦常與氣並舉、素問曰、經脈流行不止、環行不休、靈樞曰、血脈營衛、周流不休、皆明徵也、靈樞經脈篇曰、其支者從肺出絡心、此言肺有經脈通於心也、

（關於消化器與血液者）、素問曰、飲食未進、經絡未盛、由此以演繹之、則經絡之盛、由於進飲食、由於血液赴胃化食而盛也、但內經不過自其反面言之耳、素問曰、食氣入胃、散精於肝、又曰、食氣入胃、淫精於脈、按生理學言肝迴血管自[illegible]血至肝、受其作用、而注於上總迴管以入心、散[illegible]下利[illegible]下被閃、言此理、淫精於脈者、食物之質素、由消化作[illegible]自飲食[illegible]利關節、也、

是以靈樞又論之曰、胃者亦從大腸也、、上注於肺經曰、小腸有熱者、其人必痔、

瘍生合纂之旁、滋蔓肛臀、起數日卽潰、潰爛孔深者、溼久蘊於下焦、氣血瘀滯、火甚毒甚也、

痢久穀道不合者、元氣下陷也、急以補中收脫法治之、

痢久肛門下脫者、元氣下陷也、

肛門墜脫者、胃受寒濕所傷也、

脫肛者、脾虛氣下陷也、又大腸虛氣下陷也、大腸有火、則脫出難收、腫而痛也、

脫肛者、元氣虛陷下也、肺寒也、脾虛下陷也、肝腎陰虛而下陷也、

肛頭癢者、風濕火兼病也、大腸受濕、流注肛頭也、大腸得風寒濕熱而生虫也、

肛門痛者、大腸有火也、

痔初起腸頭腫成塊者、大腸濕熱也、

痔而作痛者、肺大腸風熱也、

痔而大便秘者、脾腎燥火也、

痔而潰膿者、熱勝血也、

痔痛兼血者陰虛有火也、

痔血漏膿、久不止者、元氣不固也、

尻痛者、腎虛也、

肥人尻痛者、濕痰也、

□大便

大便難、飲食少、瘦脈澀者、氣鬱不行、津枯不澤、宜養液順氣、未可通下、大便閉結、水液旁流者、熱結也、便通則液止矣、

大便燥閉不爽、繼而自利滑膠黏、日數十行者、久伏水谷之濕於府也、用溫下法、或曰燥矢不行、氣迫於腸、脂膏自下、當行燥矢、兼養腸液、

不大便亦不飢者、此爲脾約、津液約束不行也、以黑芝蔴杜蘇子人乳人姜汁治之、

便下紫色、但頭汗出、脈形弦細者、屬血病見症、

便瀉溏之力者、脾虛也、

燥結難通者、胃主下行、腸主津液、津液不充、下行失令也、宜滋養營陰、溏泄者、肺熱下移於大腸也、又中氣已虛、失其所守也、久溏者、脾倦也、

大便堅硬、而黑者、所謂燥矢也、是腸胃有實熱耳、

溏而澀者、經謂虛邪之中人也、留而不去、傳舍於腸胃、多熱則溏出糜便難者、燥在下部、則腸胃枯涸也、

下利不禁、甚則手足不仁者、內經曰、五藏氣絕於內也、

大便赤澀下血、耳乾、脚浮舌腫者、腎絕也、

泄不自覺、口冷足腫脹者、脾絕也、

泄利無時、不覺、口冷足腫、腹熱臚脹者、脾絕也、

大便赤泄溺血、耳乾舌背腫者、肉絕也、

舌先灰滑、後反黃燥、大便堅結者、濕久生熱、熱已傷陰也、

產後大便難者、仲景謂亡津液胃燥也、

便秘者火盛也、

高年便秘者、水虧風火易升、宜狀水滋燥、

唇揭便閉者、火燥由脾多伏火也、

水液渾濁者、皆屬於相火爲患也、

暴瀉黃赤、便結不通者、大腸火也、

大便結者、腎血虛液枯也、

大便閉者、腎熱液涸也、又大腸實火閉也、

大便閉者、陽明實也、胃氣不降也、

不飢不便、、而有濁痰、心下痞滿者、濕熱互結、而阻中焦氣分也、

大便窒者、脾與大腸之陽、不能下達也、

便不爽者、胃受寒濕、所傷也、

初症即便秘、舌乾者、濕症伏邪自內發也、

大便不爽者、濕滯腸胃、久而化熱、傳送鈍也、宜溫通佐以淡滲、

便結如粟者、血枯燥在臟府也、

便難胸髒者、脾陰虛也、

消谷而便溏者、胃强脾弱也、

便難腹腫者、濕傷脾胃也、

（未完）

# 醫案

## 止愚軒驗案

羅止愚

### ■腰痛咳嗽

**病者** 管左、年四十二歲揚州木工、住城外、

**症象** 腰痛數月、外側脊背兩肩酸痛、內兼兩脅、不能俯仰舉動、咳嗽背肩脅皆痛、而腰痛尤劇、咳吐稀涎、脈沈遲且弱、苔膩、

**原因** 職業木工、早晚勤勞、感寒已久、時作咳嗽、腰部劇痛、兼及他部行動費力、延主數月、無力醫治、

**診斷** 腰痛有風寒、有濕熱、有瘀血、有氣滯、有痰飲、皆屬標症、腎虛其本症也、現咳而背痛、甚則咳涎者、屬腎臟咳、而兩脅痛、不能轉側、又屬肝臀咳、而右脅痛、陰引肩背、甚則不可以動、動則咳劇、又屬脾臟、此症肝腎脾三臟、均有關係、然徒治標、於事無濟、

**療法** 擬先用溫劑、兼調氣血、冀氣足卽能托邪外出、血足卽能流通脈絡、庶積寒去、而咳嗽止、

**處方** 炒白朮三錢·防風二錢、歸身二錢、桔梗一錢、款冬二錢、炒杜仲二錢、生姜一片、川桂枝三錢陳皮一錢五、製香附一錢五、製半夏一錢五、元胡二錢、酒製續斷二錢、製附片八分、

**二診** 四劑後、腰痛諸都皆鬆、惟咳嗽未止、故參以健脾利氣法、

**二方** 炒白朮三錢、陳皮一錢五、製香附二錢、蜜炙紫苑二錢、秦艽一錢五、海風籐三錢、乾姜一錢、雲茯苓三錢、製半夏二錢、貝母二錢、款冬二錢、杜仲二錢、全歸身三錢、酒枝、

**三診** 六劑後、咳嗽已停、胸次舒暢、飲食倍進、但腰痛終未除根、因畏湯劑、故書丸方調埋、幷外用藥、溫醮藥綿花、時擦各痛都、以通血脈、

（未完）

## 民間治療

# 大德生主人驗方（續六十一期）

宜豐黃炯匡

### □呃逆立止法

用小燈芯、或細紙條、撚刺鼻孔、取嚏立已、

（證）余幼時倘患呃逆、叔祖考文公教以嫩紙撚條、刺鼻取嚏、果然一嚏即止、後遇發時、亦一嚏輒已、傳之於人、凡尋常呃逆、照此取嚏、霎時若失、

（按）呃逆即內經所謂噦也、經云、噦以草（燈芯極好、）刺鼻嚏、嚏而已、無息而疾、迎引之、（俯伏而行）大驚之、亦可已、詳此三法、正治呃逆之法、趙以德曰、內經以噦與欬逆爲兩症、噦是胃病、謂胃氣逆爲噦、又謂穀入於胃、止注於肺、今有故寒氣與新穀氣、俱還入於胃、新故相亂、眞邪相攻、氣併相逆、復出於胃、故爲噦、此指因寒而噦也、又曰、諸逆衝上、皆屬於火、東垣謂是陰火上衝、而吸之氣不得入、胃脈反逆、因陰中伏陽而作也、凡因食辛熱、及疾食而噦者、皆激動胃火而然也、治法皆可取嚏、嚏者鼻中因痒而氣噴作于聲也、鼻爲肺竅、痒爲火化、以物擾鼻、痒而嚏者、痒屬、以之引動胃火、從肺竅而噴出、則胃氣平而噦自止、寒者得火而解、熱者亦得火而散、故皆可以此法治之、

### ▲預保牙痛法

平時小便時、咬緊牙關、永無牙痛之患、更以牙粉洗刷、不僅保無牙痛、且至老齒牙不落、

（證）此法叔祖考文公傳、幷謂伊自少至老、行之數十年、從無牙痛之患、後查醫書、原有此法、余依而行之已三十年、永無牙痛、且又日用牙粉洗刷、兩者有功、

（按）牙齒屬腎、腎主骨、齒乃骨之餘、髓之所養、上下齗則屬胃與大腸、若骨不足、陽明脈虛、則齒之諸病生矣、人解小便、則腎氣洩、若先將牙關咬緊、使胃腎兩經之氣鼓舞上行、不致隨之下洩、誠保牙之無上法門也、至於每晨洗刷、使牙潔淨、不留殘餘、則徵生物無從發生、亦預保齒牙之良法耳、

### ▲腫脹藥酒方

田七四錢　厚樸三錢　白芍四錢　莪朮三錢

鬱金六錢　葶藶六錢　生地四錢　丹皮四錢

紅花三錢　大黃四錢　碎補四錢　螵衣三錢

以上十二味、依分稱準、用無灰酒瓷器、盛浸七日、勿使洩氣、每日早中晚三次、溫飲隨量、

（證）此方係滌君聲牗、在安南不服水土、兩足腫脹、漸及於腹、中西醫皆不能治、後經安南土人傳以此方、照分製服、果能漸愈、據該處居民所說、此方乃某祖上秘方、用之輒效、

（按）此即當歸敗血散、去當歸桃仁香附玄胡山稜青皮、加田七厚樸鬱金取化瘀滯、故以一派通經活血之田七鬱金紅花莪朮丹皮、助佐成功、俾瘀去自然新生、又以小承氣湯去枳殼、不欲傷上焦之氣也、惟用下行之大黃、推陳致新、苦溫之厚樸、行氣導滯、相須相得、不僅瘀可化、而積滯亦隨之而消除、又恐瘀血化水、血虛風動、風水相遭、與溼邪膠結、成腫成脹、故加碎補螵衣分治表治風痺、更假辛香竄、通行經絡臟腑、無徵不入之酒力、帥領諸藥、搜勦病邪、凡蓄瘀夾水之腫脹、皮色青紫、筋脈紅紫縷𪓐、小便反利、大便黑燥、脈見芤濇者、當必有效、　（未完）

## 藥物調查

# 川產藥材產地價格簡明表（續）

| | | |
|---|---|---|
| 頂白芍 | 中江 | 每擔十餘元 |
| 蘇薄荷 | 仝 | 每擔八元餘 |
| 丹參 | 仝 | 每擔三十餘元 |
| 明沙參 | 金堂趙鎮 | 每擔十五元至十八元 |
| 青皮 | 仝 仝 | 每擔十七元 |
| 陳皮 | 仝 仝 | 每擔三元餘 |
| 麻黃 | 仝 仝 | 每擔二十餘元 |
| 柴胡 | 仝 仝 | 神擔十二元 |
| 泡參 | 仝 仝 | 二十餘元 |
| 蟬退 | 仝 仝 | 每擔七十餘 |
| 滑石 | 廣元 | 每擔八元餘 |
| 杏仁 | 廣元 | 每擔二十餘至三十餘元 |

藥材川產及非產在西康成莊者

| | | |
|---|---|---|
| 藏紅花 | 關外西康 | 每斤八十四元 |
| 藏青果 | 仝 仝 | 每斤六十餘元 |
| 尖貝 | 仝 仝 | 每斤七元餘（貨較瀘低於買時且多耗運費） |
| 虫草 | 仝 仝 | 每斤八元餘（貨瀘縣同惟買時多耗運） |
| 鹿茸 | 仝 仝 | 臨時面議（貨與瀘縣等） |

以上均正路藥悉以產地最盛及成莊至列之其他名目尚多以不成莊暨各地有同樣不產且不成莊者概未列入者表中價格係半年度之行情以後漲跌尚容續報

藥材川產及非川產在敘府成莊者

| | | |
|---|---|---|
| 梔子 | 南溪敘府十 | 每擔五元 |
| 雲查 | 仝 | 每擔十六元 |
| 枳殼 | 仝 | 仝 |
| 胆草 | 仝 | 每擔二十元 |
| 連翹 | 仝 | 每擔四元餘 |
| 南茸 | 仝 | 面議 |
| （楝）半夏 | 仝 | 每擔五十至六十元 |
| （白）蜂蕾 | 仝 | 擔三十餘至四十元 |
| 桔梗 | 仝 | 每擔四十餘元 |
| 枳實 | 仝 | 每擔二十元 |
| 桂圓 | 仝 | 每擔五元餘 |
| 葛根 | 仝 | 每擔八元餘 |
| 天麻 | 仝 | 每擔八十至九十元 |
| 前仁 | 仝 | 每擔二十元 |

藥材川產及非川產在邛峽成莊者

| | | |
|---|---|---|
| （上莊）雲苓 | 雲南邛峽 | 每擔八十餘元 |
| 防風 | 仝 仝 | 每擔三十餘至四十元 |
| 羌活 | 仝 | 每擔三十餘至四十三元 |
| 未香 | 仝 | 每擔二十至三十元 |
| 伸筋草 | 仝 | 每擔六元 |
| 南星 | 仝 | 每擔十六元 |
| 赤芍 | 仝 | 每擔二十餘元 |
| 鈎藤 | 仝 | 每擔十三元 |
| 牛夕 | 仝 | 每擔二十二元 |
| 木瓜 | 仝 | 每擔十二元 |
| 瓜蔞 | 仝 | 每擔六元餘 |
| 瓜蔞仁 | 仝 | 每擔五十餘元 |
| 淡竹葉 | 仝 | 每擔五元餘 |
| 天麻 | 仝 | 每擔八十餘至九十元 |
| 麻黃 | 仝 | 每擔二十餘元 |
| 常山 | 仝 | 每擔七元 |
| 射干 | 仝 | 每擔八元 |
| 血通 | 仝 | 每擔八元零 |
| 通草 | 仝 | 每擔六十元 |

全國醫藥總會四川分會主任兼調查川產藥物主任劉子沅

# 專著

## 傷寒十六問（續）

金士才

（十三問）陽明病、心下鞕滿者、不可攻之、陽明不吐不下心煩、與調胃承氣湯、鞕滿似重於心煩、何心煩可下、鞕滿不可下也、

答　心下正胸膈之間、而兼太陽、故鞕滿爲太陽陽明之候、不可攻之、攻之利遂不止者死、至於心煩一證、乃津液內耗、大率當調其胃、然尚有重傷津液之慮、若不由吐下所致、是津液未虧、反見心煩者、其爲邪熱灼胃審矣、當用調胃承氣、夫復何疑、然曰與、亦是少少和胃、以安津液之法、非下法也、

（十四問）少陰病得之二三日、口燥咽乾者、急下之宜大承氣湯、觀急字、似不宜緩、其症不過口乾燥、而且病屬少陰少陰又不過二三日、非十餘日之大實、有此神見、而使用承氣耶、

答　少陰病、得之纔二三日、卽口燥咽乾、其人腎水素竭可知、故宜急下以救腎水、少緩須臾、甕乾杯罄、救無及矣、所以陽明有急下三法、以救津液、少陰有急下三法、以救腎水、皆關性命、所謂如救頭燃、何商量等待之有耶、此與大滿大實之條、天淵懸絕、所當辨之於蚤矣、

（十五問）脈濡而弱、弱反在關、濡反在巔此一節有闕文否、

答　叔和以濡弱微濇之脈、見爲陽氣與陰血兩虛、分類於不可發汗不可下二篇之首、推其所以、不可汗下之故、豈非以陽症陰脈乎、而陽症陰脈、大率又歸重在陽微一邊、觀下文云、陽微發汗、燥煩不得眠、又云陽微不可下、下之痞鞕、蓋可視矣、其中風汗出、而反煩燥一語、最爲扼要、見無汗之燥、用青龍湯不對、且有亡陽之變、況於有汗之燥煩、其亡陽眞在轉盼間、此即用眞武湯、尙恐不及、奈何可更汗更下乎、本非闕文、但叔和未會仲景之意、類此不一而足、反覺重複糾擾、而令讀者茫然耳、

（十六問）脈雙弦而遲者、必心下鞕、脈大而緊者、陽中有可下之、宜大承氣湯、設遇此症、果可下否、

答　脈雙弦而遲、謂左右皆然、乃陰寒內凝、所以心下必鞕、其脈其證、必因誤下、邪未盡退、而反致其虛寒也、仲景金匱方論云、脈雙弦者、寒也、皆大下後虛脈、所以於結胸條論脈、謂太陽病脈而動數、醫反下之、動數變遲、一以誤下而脈變雙弦、一以誤下而脈變遲、可互證也、結胸條、以其人邪結在胸、不得以用大陷胸湯、滌去胸間之邪、則與用承氣、峻攻腸中之結者懸矣、然且謂脈浮大者、不可下、下之則死、是幷陷胸湯亦不可用也、垂戒甚明也、雙弦脈、即欲用下、當做用溫藥下之例、今反謂宜大承氣湯下之者何耶、至於脈大而緊者、陽中有陰、明謂傷風有寒、屬大青龍湯證、其不可下更明矣、兩段之文、迥不相蒙、叔和彙凑一處、爲可下之證、貽誤千載、誠斯道之厄也、脅間不敢行其所疑、具過人之識矣、敬服、（完）

## 中醫之辨症與西醫之驗菌（續）

王潤明

無有窮極、在人之體中、不可見也、故謂無肺癰腸癰者妄也、謂有肺癰腸癰者亦妄也、凡吐下臭膿者其病在胸也而爲肺癰、其病

在腹也而爲腸癰其亦可也、治之之法、不爲名所拘而隨其證、是爲仲景也、吉益氏所謂惟其實不惟其名、及不爲名所拘而隨其證、即吾之所謂辨證也、古今大醫其能起死人而肉白骨之本領、全在此辨二字、傷寒金匱之所注重、亦大牢在此、不知辨證、則十棗湯大陷胸湯大承氣下瘀血等湯不可得而用也、亦不敢用也、用之亦必殺人如草者也、知辨證之法者、應汗者汗、應下者下、應吐者吐、應温者温、不失汗吐下温之機用、則病無不治、昔吉益東洞治一患腫物者、喘息煩渴、小便不利、與以大青龍湯、至六十日許、始全復如常、夫大青龍峻劑也、在吾儕視之、豈有連服六十日之理、然東洞之所以敢如此者、審證眞而中有主宰也、人第見今之果子藥先生、祇能調停之術、不用有力之古方、不知其非不欲用也、不敢用耳、不敢用者、不得證耳、故不得證者、不可與言治術、昔日本象山佐久間爲人治病、內科術多不驗、以問某名醫、某曰、先生知道證之法否、先生曰、云何爲證、某曰、人參湯有人參湯之證、葛根湯有葛根湯之證、現於外表者爲外證、現於脈性者爲脈證、現於腹狀者爲腹證、各病必有定型的症狀、醫者得此定症、案之方書、乃施藥劑、病者之證與所處之方皆應、遂有確效、若證與方不相得、則雖施百藥、何效之有、先生曰、我不知得證之法、欲爲醫者、此所以無效也、遂棄醫而他職、嗚呼、今之頭痛醫頭、脚痛醫脚、或聞人之痰多、即投以二陳、聞人下痢、即用逆流挽舟、而不問病人之狀何如者、其不爲象先生之續者幾希、不如先生之知恥也、故中醫之術、莫大呼辨證、而欲辨證、非精研傷寒金匱瘟疫論醫林改錯及吉益東洞諸著作更參以臨牀之經驗不可、此其義三也、明此三義、則贊成章太炎可也、反對章太炎亦可也、

第不佞於此、尤有一言、爲中醫告者、使諸君而果能辨證、則固已能治沉疴起廢疾、然猶未盡善也、必進而研求西學、亦學得驗菌之本領、（驗菌本領、即診斷傳染病之本領也、）方能謂毫無缺憾、何也、譬有患者於此、其病爲痧症、其病狀與霍亂無異、惟無霍亂菌爲異、諸君苟不知驗菌者、則雖能治之使愈、然必不能識其病之性質、且將生信其爲霍亂矣、此行而不知之事、不足爲貴也、況乎各種傳染病、其初起時表證往往皆似、診斷極難、又如梅毒及硬軟下疳等、多非中國所固有、更往往非藉助於驗菌不可、故學得此本領、而後醫學乃得臻於精密完成之域、至西醫亦當研究中醫辨證之法、要方之理、及汗吐下温等之妙用、而後於治療上、始能奏偉大之功績、此則容俟他日論之、姑止於此、

（完）

# 四維齋醫驗集

江津羅燮元

（病名）風温、　己巳年上旬

（病者）吳孟琴之叔、年二十餘、黃州人、住沙市孝子巷口、謙益花莊內、

（症象）據述初起惡寒發熱、頭痛口渴、繼壯不退、煩躁不安、便結溲赤、遷延兩旬、閱前方、始用桑菊銀花、其後一派甘寒、因見轉甚、伊幫吳伯華君、始力薦余治、謂常過從、見羅君診暇、手不釋卷、想閱歷甚多、必有鑒別、不負所望、

（原因）因仲春氣候乍寒、失於調節、乃爲寒邪所傷、秘塞汗孔、兼以體豐氣壯、衛氣不得疏泄、鬱而爲熱、醫不用麻杏石甘、泄外清內、急逐其邪、俾從汗解、乃過信濡吳學說、始用輕清、繼用甘寒、滋膩留邪、釀成長熱不退、

（診斷）此時壯熱不退、良由裏熱亢進、觀其渴冷便結溲赤可知、然苔白中黃、脈浮而洪、表邪尚未盡解、若專用苦泄、誠恐邪引內陷、仍疏其表、又恐愈助其熱、乃權其表裏輕重、莫若表裏雙解、尤以蕩熱爲急、涼膈散加味、斯爲合宜、孟琴見方有硝黃、謂前經便血、若再用下、豈不又累血出、且病已兼旬、

（未完）

# 常識

## 最勞動的却是幸運的(續)

(四)登山、泅水、打球、競渡等、都是有益的運動、可以鍛鍊筋骨、皷勵血運、而助長身心發育的、、

(五)飯後輕微勞動、能助消化、但此時血液蓄積於消化系、劇烈勞動、尤當禁忌、

(六)運動過度、反礙健康、在肺胃心腎有病的人、往往因運動過度、而反得不良的結果、

(七)體操的目的、在使身體各部、舉止合度、並促進各官能和細胞的正當助用、並非好勝鬥雄、要做大力士的妄想、

(八)我國的拳術有許多派別、其中如動刀動槍的、不過花樣好看些、其實如太極拳、八卦拳、八段錦等、是保健防病的絕妙方法、

(九)跳舞是以舒筋骨、美觀瞻、爲交際場中很好的運動、但近時各都市的跳舞、每在空氣惡濁底舞場內表演、色慾誘惑、貽誤青春、長夜纏綿、妨礙睡眠、是很不衛生的

(十)呼吸運動、就是我國古書所載「吐故納新」的長生法、說什麼(靜坐」「調息」、也有同樣意義、吾人要行呼吸運動時、須記住四個條件、即(一)端正的恣勢(二)新鮮的空氣(三)用鼻行呼吸、切忌用口(四)每日行深呼吸七八次、

## 有益衛生的俗言

### 寓意

黃炯匡

一說、小兒食醃蛋、不准食蛋黃、食了蛋黃、過橋必會跌下水裏去、

(釋義)熟完蛋不易消化、蛋黃尤爲滯膩、多食易患積滯、蛋乃小兒愛物、知識未開時、一切衛生之道、全然不諳、若父母强制之、必啼哭不了、惟有危言嚇之、自然懼不敢食、

一說、囓肉食、不准反手向背後丟骨、恐被五通神拾去、製作陰箭、暗中射人必生陰毒、(釋義)延間反手丟骨、若不規正、必成習慣、既不雅觀、又恐背後有人、倘一失手碰中要害、爲患不小、

一說、人家食蛋、其壳必須碎而棄之、不可裂作頭壳、或兩截丟地、恐被五通神拾去做油甕、暗盜家藏食油、

(釋義)凡人家小兒、見蛋輒喜、見蛋壳亦喜、耍弄、多有劃手或向火灼手之虞、故必碎而棄之、使厭惡不拾、可免其患、

一說、病人服藥、須隨將藥碗覆放、否則必嘔、

(釋義)碗經盛藥、必沾藥臭、又經病者口啜、恐細菌病氣、傳附於上、人苟疎忽、取盛飲食、輕則嘔噁傷胃、重則傳染患病、故宜覆放、以示區別、

一說、小兒夜晚不准兩手俱執燭、如兩手俱執、後世輪迴、必變撲燈蛾、

(釋義)兩手俱執燭、則兩手俱不暇、且目光注射燭光、旁不暇顧、倘一失慎、急忙中手不及救、小則灼肌大則焚屋、

一說小兒不准兩手俱搖扇、如雙扇齊搖、後世輪迴、必變蛺蝶、

(釋義)搖扇召風、既可解熱、又可揚散飛塵、此有益衛生之事也、倘兩手俱搖、勢必左右飛塵、交搧集中、迎面撲鼻、大碍衛生、

一說小兒不許照鏡、久照必會尿床、尿床定然受責、

(釋義)小兒照鏡、不明映影之理、誤爲對面亦有一孩、喜怒象我、當必伸手撲抓、倘一失墮、不是傷手、便是破鏡・且有驚唬致病之虞、

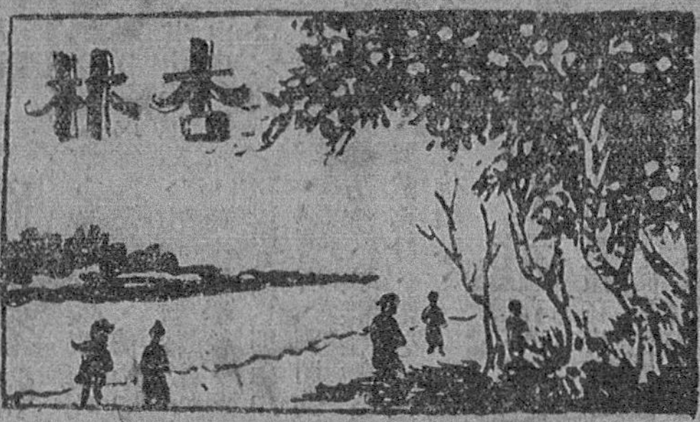


## 產生男兒之兩種新法

德國兩醫學家發表

世界新聞社云、據柏林凱尼西士貝格埠慈善醫院婦科長文陀俾教授發表、依一種注射、可使產生男兒、曾就該院學習產婦五十三名試驗、有五十二名名分娩男兒、但對於此說、異議尚多、未達完成之域、此外從事同研究之學者甚衆、尤其著名婦科學醫士布爾婦博士亦贊同上說博士並用鼠二十頭試驗、已於某程度內成功、濾其在報上報告、通常雄鼠之出牽、與雌雄合計數之四成五、而對於父鼠注射酒精時、可增爲五成五、又注射咖啡精時、亦有類似之成續、惟於母鼠同時施行該項注射、則雄鼠出生率仍返常例云、

## 世界著名的指紋研究院

履冰

指紋用以證實犯罪的確據、在歐洲方面開始一千八百餘年、時至今日、指紋的行用更廣、差不多全世界各國、都有指紋專家、精密研究、以補助偵探力所不及、世界最著名的指紋研究、乃在蘇格蘭法院裏、一片芝古律糖、小牛段的臘涉、透明的玻璃片、和吸香烟的咬咀、以及其他零碎的微物、在指紋學家觀察、恒視爲非常可貴、能於上發見罪人的痕跡、該院成立於一千九百零一年、總其事者爲專家白德雷氏、截至現在、所搜集關於指紋的重要證物、計有十六萬五十六萬五千七百餘件、白氏之下、有辦事官二十六人、因其組織最完備、試驗極精確、所以該院在國際上頗著聲譽、世界各地如富士島、中國、印度加拿大、美國、奧大利等處、時有物品送往該院、請託代爲研究、院中並不拒絕、據述世界各民族、指紋的變化、何慮數千萬種、多數已由該院攝影保存、誠可謂盡指紋的洋洋大觀矣、

指紋研究院裏的辦公室、除了四壁所懸的罪人證指紋照片外、與英國皇家所屬各機關大致相同、清潔的寫字台上、均備有鴿子籠式的木架、各式指紋、都歸類而印在片上面、足使考查者一檢便得、卡之數目、有二百萬張之多、其中白色人種的指紋、佔有多數、其他斐洲之黑人、印度阿拉伯以及美洲紅人、亦搜集不少、院中區分爲二大部、一爲檢查研究、一爲攝影製圖、此外尚有指紋陳列所、內中最富有興趣、厥爲歷年所保存的罪人指紋證據、茲節舉若干、敍之如下、

陳列品之最小塊絕薄的玻璃、長不過八分之三英寸、係盜犯碎窗行刦時、留有若干指紋、最大的則有一具重大的店板、上面羅碁布般印有不少紋跡、又有玻璃瓶內、裝一斷指、上戴金約指、覩之令人莫明究竟、其實這是一千九百零九年克拉更威爾地方一件疾案、當時警察偶在空屋門旁、發見此物、疑竇叢生、因將原指送往蘇格蘭法庭審查、研究結果、於金約指上顯示紋跡、不數分鐘而罪人斯得、原來此案由失戀而索環、終至謀殺而斷指、追詣斷指所取環、忽聞左近警鬧、遂棄以圖遁也、尚有一月份牌、血跡糢糊、指紋畢露、是一千八百九十八年彭家兒盜殺茶商的證據、斯時盜在法庭、猶抗辯不承、及出指紋相對、始俯首無辭、英國指紋在法庭上得生效力、當自此案始云、

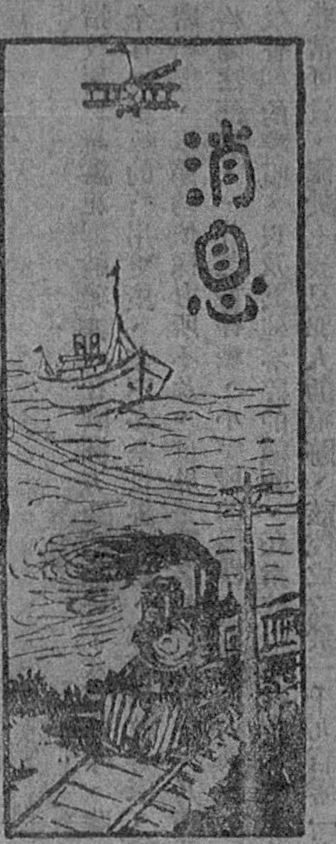


## 醫藥界一線生機
### 確否容待證實

全國醫藥總會、昨得常委張梅庵君、自南京來函云、中央常委會、適有某氏爲西醫張目、被中委譚組庵陳果夫陳立夫諸公痛駁、將其主張推翻、由中常會議決、即日頒布明令、提倡中國醫藥、並由中央撥款、興中醫學校、另有許多提倡中醫藥的具體子目云云、總會得到此項消息後、即函中央黨部秘書處、請鈔示議案、茲將原函鈔錄如下、謹啓者、側聞鈞部中常會議決、明令提倡中國醫藥、並定具體方案、以謀振興、仰見維持固有文化、發展民生經濟之至意、爰戴萬分、敢乞錄賜原案、俾便轉告同志、知所奮勉云云、是否容待續誌、

## 社會重要問題

—錢昌照在府紀念週報告—

### 中醫學術應加研究改良 當與西醫同時注意提倡

中醫學術有整理研究改良的必要、近年來我國有一種不甚好的現像、就是新舊學術、不能相容、好比有些研究新文學的人、把舊文學罵得一錢不值、研究舊文學的人、把新文學罵得不留餘地、研究新藝術的人、絕對不承認舊藝術的地位、研究舊藝術的人、根本不了解新藝術的精神、文學界藝術界如此、醫學界亦嘗然如此、中醫說西醫膚淺、學了外洋的皮毛、自欺欺人、西醫說中醫不合科學、附會穿鑿、於是中醫有中醫的團體、西醫有西醫的團體、互相傾軋、互相衝突、結果把寶貴的光陰、用在不相干的爭執上去、平心而論、中醫對於西醫學術、要是茫然無所知、而妄加毀謗、是不應該的、西醫對於中醫學術、要是沒有什麼研究、而一味排斥、也是不應該的、事實上雙方各有短長、中醫不能治之病、誠能有經西醫診視著手成春者、西醫束手之病、也有經中醫診視、才始轉機的、中西醫倘然虛懷的來互相切磋琢磨、正有許多資料可以研究、譬如中醫所用藥品、大多是植物、西醫所用藥品、大多礦物、中醫的針灸、有時確見奇致、西醫的人外科、手術神妙不可及、將來若是能融會貫通、集中西的大成、其供獻於全世界一定是極大、兄弟希望以後中西醫、都向這條路上走、現在社會上中西醫、爲營業發生的衝突、是沒有方法禁止的、而最近將來、很難說那方面佔優勢、西醫在城市裏、或能勝利、至於鄉間、則中醫地位暫時決不會動搖、一則因爲人民沒有請西醫的習慣、一則因爲西醫師太少、據衛生部長在第二次衛生會議時的報告、全國西醫至多不過五千餘人、試問在四萬萬人的中國、如何夠得分配、社會上中西醫的情形、既然如此、故政府對於雙方應該同時提倡、現在對於西醫衛生部、已是十分注意、對於中醫較少顧及、中醫學術固然不合科學、但是有數千年的歷史、著作也不下五千卷、倘然以科學方法去整理研究改良、當然可以得到極好的成績、所以希望大家不要忽略的哩、

上海醫報
第七十期

目錄





## 常評

### 中醫校改社之問題

雅圃

皇皇乎、衛生部改中醫校爲醫社之明令又下矣、其主旨蓋謂學校名稱、以科學爲根據、中醫既不合科學、則卽不得稱校、故有改校爲社之必要、然則該部又云、非欲消滅中醫、實欲矯中醫趨於科學化。故雖不得稱校、使組社以科學自由研究、俾圖改進、又云習中醫以中學畢業具科學知識者、恆不屑就、此姑不論其見之窄、祇授中醫爲全無科學之學校、習中醫爲全無科學之學子、且國家敎育人材、將使人民不可敎而終不敎乎、更有言者、醫社既不得列入學校系統、則後起者、無論具否科學知識、甯屑爲乎、再醫校既無科學、而醫社反從得以科學研究乎、煌煌高論、改進中醫、不從獎勵振拔、而反故作刁難之舉、其美言爲改進中醫、中醫絕矣、繼又云、校與社、重在實際、名稱並無關係、中醫似毋爭此虛榮、必稱爲校、然則該部、何又諍諍必使中醫校之改爲社也、其行政之乖悖、言論之矛盾、是今日衛生部之專長、

## 學說

### 傷寒標本之研究

春

中醫治傷寒病、用藥之法、在乎審病變之輕重、察標本之先後、故藥之中肯、微妙難明、眞西醫所望塵莫及也、觀西醫研究傷寒、垂至於今、尙無特效良藥、何者、蓋不知傷寒一症、變化萬端、有宜從標治、有宜從本治、有者不從標本而從中見也、夫從本治、卽治原病之症體、（如太陽病、發熱惡寒、脈浮、飲水多、小便不利者、）從標治、卽治合病之兼症（如太陽病、發熱而渴、不惡寒者、爲溫病）從中見、卽治一病寒熱兼有之症、如用熱有餘

於熱、用涼有防於寒、惟當寒熱拆裏以爲用是也、中國醫學大辭典云、（如病人脈微而澀、夏月盛熱、欲著複衣者、冬月盛寒、欲裹其身者、陽微則惡寒也、宜附子理中湯加黃連、盛寒欲裸其身者、陰弱則發熱也、宜竹葉石膏湯加附子、此卽不從標本、而從中治也）然不特此者、若六經之病、尤重標本中見、用藥纔有秩序、否則忙無頭緒也、少陽病爲標陽、屬胆經、相火內寄、火爲陽而本火、少陽胆、與厥陰肝爲表裏、肝屬木、木生火、而中見又是火、是標本中見、皆屬於火、火爲陽、故治少陽病、宜從本治（如目眩口苦胸滿、爲少陽本病、寒熱往來、爲少陽標病、小柴胡湯制膽火之上騰、卽治病之法也、）太陰病爲標陰、屬脾經、濕土內居、濕爲陰而本陰、太陰脾、與陽明胃爲表裏、胃屬土、土化濕、而中見又是濕、是標本中見皆屬於濕、濕爲陰、故治太陰病、亦宜從本、傷寒論曰（太陰病、下利腹滿脹、身體疼痛者、先溫其裏、乃攻其表、溫裏宜四逆湯、攻表宜桂枝湯）其用四逆湯之溫脾化濕、以療其本、本病已除、再圖治標、可見仲景之治太陰病、）注重在本、而略於標也、少陰標陰屬腎、其本熱、太陽標陽屬膀胱、其本寒、腎與膀胱表裏、是中見與標本、互相聯絡、故治法或從本、或從標、而用藥有先後也、（如太陽病頭痛發熱自汗爲標病、桂枝湯爲治標病之法、後六七日不解而煩渴飲水、此邪入膀胱爲本病、五苓散爲治本病之法、然太陽少陰之不從中見者（卽太陽病之發熱而渴煩滿者）如少陰病內兼太陽病者）卽少陰病八九日一身盡熱者、以熱在膀胱、必便血也、所以不從中見也、惟陽明厥陰、其治法則異乎斯、而其獨從乎中氣者何哉、蓋陽明標陽屬胃而本燥、中見太陰脾、是燥從濕化、厥陰標陰屬肝而本風、中見少陽胆、是本從火化、夫陽明燥病、卽腸胃枯燥之病、腸胃枯燥者、由於水分缺少、水涸液乾、故宜滋水以潤燥、厥陰風病卽筋厥抽搐之病、筋厥抽搐者、由於熱度太多、熱甚生風、故宜解熱以却風、然滋水解熱、卽從中法也、由此觀之、中醫治傷寒、有層層之奧妙、其用藥則瞻前顧後、應汗則一汗而知、應下則一下而愈、如誤治病變、則又有種種之救治、而西醫則不然、如發熱則投解熱藥、便祕則服下便藥、除此之外、惟有待期療治一法、吁今之習西醫者、尙不知退讓人後、乃反敢誇言亂語、攻計中醫、眞如臭虱之不知身臭也矣、

# 中西醫之論肝

李鈺琳

中醫論肝凡七叶其位在左
西說論肝謂五叶其位在右

客有自泰西而來者、不知何許人也、似曾相識、不詳姓字、吾與之過諸塗、乃執吾手而問於予曰、子非中國仲景之徒歟、吾答曰、不敢請耳、固所願也、客又曰、子爲醫、子亦曾事於解剖乎、如不事解剖、則人身臟腑、何從考驗、不幾徒有其名乎、余答曰、吾雖不敏、舉凡靈素金匱傷寒之學、及內景眞臟圖說、經脈圖攷等書、披閱靡遺、客曰、時至今時、子之學爲不善變耳、子言內景眞臟圖說、此等圖說、終屬模稜、於何見之、攷其圖說、謂肝凡七葉、其位左、僕業醫最久、解剖亦最多、祇見肝有左葉右葉前葉後葉尾葉、凡五葉、其位在右、兩相比較、其優劣自見也、言未旣、列旁者皆鼓掌譁然、遂信西說之論眞、中說之論僞矣、予乃從容對曰、吾嘗攷上古臟圖說、乃云肝在膈下、着脊九椎、上絡心肺、下亦無竅、未言葉之多少、位之左右也、難經臟圖則七葉、王清任臟圖則四葉、又西醫流入中土、又云五葉、有云四葉者、何參若是耶、不知肝之體本兩大葉、上圓厚而下披垂、外供內窩、由右大葉下分垂三葉、左連二葉、是由兩總葉而分垂五葉、玆云四葉者、尾葉之些小不計也、言七葉者、連兩總葉同計也、言五葉者、就其下垂而計也、故葉數有中西之分、而肝象

中国近现代中医药期刊续编・第一辑

無夷夏之別、是知肝臟本一、醫療不二、其葉之多寡、奚足輕重哉、至讀靈樞一書、有云、肝生於左、後人誤會一生字、以爲肝位生左也、不知此生字指氣生而言、非指肝生而解、謂肝氣之生、從左而出外也、是以肝脈候於左、而治效如桴鼓矣、不然、下文繼曰、心部於表、豈心之部位、亦在皮膚之表歟、滑氏云、肝之爲臟、其治在左、其臟在右脅右腎之前、王氏又謂胃外有總提、肝連於其上、總提稍偏右也、當時在滑氏等之說、皆主肝位右矣、何獨西說云然者、其知七葉五葉、雖異者可歸諸同、位左位右、是同者安得誤異、徵諸證治皆然、西醫論肝病謂眼白殼必黃者、非中醫論肝開竅於目之同乎、又西醫謂肝體發炎縮實、其症各處牽掣、運動不靈、非中醫論熱盛灼筋、手足抽搐之同乎、至大便或溏或痢、非中論熱氣有餘、必便膿血乎、厥陰篇心下悸、宜先治水、非西論肝病有成水鼓之同乎、至於肝癰肝瘤、中西各具詳論、其中有或異者、不過西法尚實驗、舉凡臟腑部位、皆從解剖中而知、此西人所以重實驗者、與中醫之重氣化者不同、中醫重氣化、舉凡營衛之流利、陰陽之升降、病之在表在裏、即此無影無聲者、亦洞悉靡遺、是中西醫各有所長、不無同異也、又西人但知肝內藏胆、豈識胆外更有魂、西人祇知化胆汁而益胃、豈知肝挾甲木而侮土耶、總之淺者見淺、深者見深、異者見異、同者見同、謂異也可、謂同也可、謂異而不同、同而不異也亦不可、客乃悚然而懼、肅然而敬、唯唯告退、衆亦鼓掌而散、予則拂袖行矣、

## 咯血之可畏

秦丙乙

病之至足驚人、而令人疑懼莫釋者、其惟吐血乎、然漫言吐血、其區別正自不同、有隨唾而出者、有因欬而來者、有沖逆而嘔、漉漉有聲、有痰中夾血、純無音響者、諸如此類、不一而足、其間症之輕重、勢之險夷、尤難以等量而齊觀、蓋咯血之爲禍、爲獨甚矣、良以一切吐血、率由外感引來、即內傷亦不甚深重、無非乃肺胃之傷、初未見其難治、苟非淹纏日久、誤入歧途、斷不致一蹴而即成癆者、世俗不察、一見血證、輒皇然不知所可、因而雜藥妄投、凝成騎虎、是非病之罪也、實庸人之自擾耳、獨咯血一症、喉中咯出少量之血塊、或痰內兼見血絲血點、日以數次、並未頻數、舉止行動、更無他異、世人對之、固不認爲重要、更無注意之價值也、殊不知本症之血、源出於腎、其人素體陰虧、兼以木旺、龍雷之火、上迫肺金、載陰血而上溢、是以無因無故、血塊迭出、或幷於痰而互見、蓋陰血之潛伏、已非一旦夕之故矣、其勢甚微、其終至於不可救、世之蹉跎於此症者、豈少也哉、至用藥之道、尤感困難、欲圖奏效、頗非易事、此本症之所以可畏也、先哲喻嘉言氏創爲健脾之治、發明補土之說、後世宗之、奉爲圭臬、誠可謂獨闢見解、而高人一等矣、今夫治之以寒涼、則以陰濟陰、適足轉增其勢、且血已離經而出、即欲以寒涼折之、仍苦鞭長莫及、或且有火未降而血先瘀之虞焉、苟治之以滋陰、一則滋不勝滋、無濟於事、一者根本已虧、難爲其繼、苟治之以桂附、雖引火歸元、亦屬一法、然可暫難常、豈容任意、標本俱窮、王覇無功、此其所以爲咯血歟、爰將喻氏龍雷之火論、節錄如下、以殿吾文之後、龍雷之火、潛伏陰中、方其未動、不知其爲火也、及其一發、暴不可禦、以載血而上溢、蓋龍雷之性、必陰雲四合、然後遂其升騰之勢、若天清日朗、則退藏不動矣、故凡涼血清火之藥、皆以水制火之常法、施之於陰火、未有不轉助其虐者也、吾爲大開其局、則以健脾中之陽氣爲第一義、健脾之陽、一舉有三善也、一者脾中之陽氣旺、如天清日朗、而龍雷潛

伏也、一者脾中之陽氣旺、而胸中窒塞之陰氣、如太空不留纖翳也、一者脾中之陽氣旺、而飲食運化精微、復生其已竭之血也、況夫地氣必先蒸土爲溼、然後上升爲雲、若土燥而不溼、地氣於中隔絕矣、天氣不常清乎、夫大病須用大藥、大藥者天地春夏、而吾心寂然秋冬是也、昔人逃禪二字、甚妙、夫禪而名之曰逃、其心境爲何如哉、學者遇此症、必以崇土爲先、土厚則濁陰不升、而血患自息、萬物以土爲歸元、元氣以土爲安宅、不可不亟講矣、

# 內經通因通用應用於女科之關係

何嘉濟

人身各部器官之搆造、均具有一種防禦之機能、設或一部分受外邪之侵害、或起內臟之變化、則各部均起抵抗保護之作用、此卽防禦之機能也、如傷寒症之初起、卽覺惡寒發熱、惡寒乃皮毛防備寒邪重來之保護作用、發熱乃衞氣反抗寒邪之抵抗作用、又如外瘍之發生腫痛、痛卽神經防護之反應、腫乃白血球排毒之徵象、一切病理之變能、終不外乎二者之作用、倘邪弱正強、則病勢輕淺、或不待自覺而癒矣、苟正虛邪盛、則症勢奄纏、便不能抵抗而危矣、斯時也、猶寇賊之臨城下、主困城中、危急萬分、非求救不可、於是有醫藥尚焉、然身體上原備有抵抗之兵馬、爲醫藥者、不果助其力耳、經所謂通因通用、因其欲通不得通、而助其通也、故傷風有汗、汗出不徹、一汗而已、腹痛下痢、痢下不爽、一下卽愈、豈非助其固有之能力者乎、然是理對于女科之應用、亦頗重大、蓋婦女之苦楚、莫如崩帶、而崩之治法、每可施以通因通用之法、誠以帶下一症、雖有寒熱虛實之分、終不外氣鬱濕阻之爲患、氣鬱乃體工保護津液之力弱、津液因之下流、濕阻乃體工抵抗濕邪、將去未去、遂變濁物而下注、余每見患帶下已久者、迭投補澁、非無功効、反增少腹疼脹、或投以香附鬱金澤瀉車前等品、疏利氣濕、竟獲奇効、況西醫治療帶下、有洗滌子宮之方法、豈非通因通用之効哉、再論崩漏一症、嘗見世俗用止澁之法者多、吾則非之、其理何哉、要知崩漏之原因、由于經產之後、濁瘀未盡、苟有一點停留胞宮、則防禦器官發生排斥作用、斥之不去、反爲類化、一而再、再而三、以致有大部之排斥隊猛進攻衝、突然而至、遂患崩冲、一冲苟瘀濁已盡、則兵歸將回、病遂霍然、冲之不去、則兵敗將傷、指揮乏權、遂淋漓而漏、不能自止、迨至此時、則非醫藥繼之不可、順其勢而排其濁、導其血而歸其經、自可安然、設或施以止澁之品、非不能助之、而反挫之、何異鯀之治水、苟安於目前、遺害於將來、故洪水之患、終未能免、前賢有說、濁瘀不去、新血不生、其不生者、非不能生也、乃爲賊化也、武侯嘗曰漢賊不兩立、嘉濟則謂邪正不能峙、蓋邪氣一日不去、則正氣精血、一日難安、故治帶下崩漏、當以通因通用爲主、庶不背乎生理上防護之作用、而可得治療上佳美之効果、

# 錄柳氏答友人休息痢論治

王福階

謹按休息痢一證、其故皆因餘邪尚未盡化、早服兜澁之藥、或早食葷油酸斂之物、致餘垢留匿於大腸曲折之處、人之精液氣血、流行輸貫、每至其處卽留滯、於此蒸化而爲垢、傷氣液者化爲白垢、傷營血者化爲紅垢、凡經年累月、垢下已多、而其中仍不能盡者、卽此故也、調治之法、門徑雖多、不外虛實兩端、此病因餘垢而起、純虛之證、不過因痢久正虛、或質弱、或年老、邪

少虛多者、苟能温養脾腎、扶助正氣、則氣機一旺、餘邪自不能留、此治虛之一法也、其實者、或因寒積、或因濕熱、或因痰瘀、凡腸中稍有阻塞、即能致此、治之者、寒積用温化、濕熱用清泄、痰瘀用攻性、但總須以丸劑緩之化之、與初痢之可用煎劑盪滌者不同、候宿垢一淨、即隨用培補以善其後、則中氣虛陷、身中一切病邪、均易下注、每有積垢已清、而滯痢仍不能止者、職是故耳、更有消補兼施之法、一面扶正、一面祛邪、前人醫按有用補中益氣、或用四君八珍等湯、送下疏積導滯之丸藥者、即此意也、此治實症之又一法也、尊體向來多濕、前年痢疾、想係濕蘊生熱而致、特不知垢色如何、不能決其所傷者爲氣爲血耳、鴉胆子即苦參子、瀕湖綱目、不載其能治痢疾、惟趙恕軒本草拾遺、甚推其治痢之功、其性味至爲苦寒、苦能燥濕、寒能泄熱、服之而效、其爲濕熱無疑矣、服法、用囫圇者以龍眼肉包之、空心吞下、或去油作丸、外加導氣下行之藥、食前空心服、此因留匿餘邪、必在腸中曲折之處、非此不能恰到病所也、理中湯温補脾陽、而未免助熱、歸脾湯養血濡脾、而不免助濕、其不能收效者、或此故歟、以愚見懸揣之、閣下病經兩月、脾胃必傷、能納而不能運、病在脾、能運而不能納、病在胃、刻下既得暫止、無論內伏之濕熱、清與不清、總當以補中益氣湯爲主方、其有濕熱未清、或復作痢、或糞後有餘垢、如紅痢病在血分、於煎劑外兼服駐車丸、每服二錢、如白垢病在氣分、可間服香連丸戊己丸、以錢爲度、如腹中作痛、可加入廣木香東白芍、如此調理、凡尋常休息之痢、可望痊愈、其或久病而滑脫者、當兼固濇、久痢而傷及腎臟者、當用温補、此須別有見證可據、非邈空懸擬所可作爲是論也、病未一診、路隔千里、而談病議治、娓娓不已、閣下得無笑其紙上談兵、猶是書生結習乎、特以夙承垂愛、又不能奮飛至前、一抒愚悃、用敢以一知半解、藉作芻蕘之獻、涉筆所之、亦不自覺其狂直矣、伏冀採擇而訓正之、幸甚幸甚、

# 遺精讁要

孫家驥

## 有夢之遺

凡有夢之遺、因於心腎不交、思慮積勞・誦讀過度、受驚心惕、以及情竇早開、多看言情小說等類、治法宜降火清心、俾陰陽環抱、得其樞紐之要、如(滋腎丸)(遠志丸)(歸脾湯)之屬、皆可酌量取用、

## 無夢之遺

年壯之人、不遂其慾、陰精溢洩、肝腎之相火屢動、蟄藏因之不固、疎泄又復太過、或日間疲勞、或遠行傷筋、溼熱下注、氣不固攝之類、其遺精也、皆無夢、治法宜封其蟄藏、降其木氣、補益肝腎、俾陰氣得攝、相火自潛、如(萆薢分清飲)(龍膽瀉肝湯)(六味地黃丸)之屬、因其宜而爲之治、十中可奏效八九也、

## 滑脫之遺

滑脫一症、或有夢、或無夢、甚至一動慾心而即遺、一見女色而即流、責之以相火太旺、其原因在手淫過度、或交合違理、或天氣暴熱、發泄過早、或素有血症、肝火太旺者、均致滑脫也、治法宜升其氣、降其火、固其精、止其脫也、譬如游蕩之子、出亡在外、必須據其窟宅而招之、則陰火方可得潛、關門得以下閉、如(清心飲)(猪肚丸)(金鎖固精丸等)能善爲調治者、十中可愈七八也、

## 鬼魅之遺

三者之外、又有所謂鬼魅也、此症女子有之、即內經女子夢交是

也、良因情慾衝動之時、適見奇異之形、或砰然作聲、心中一驚、魂魄失位、邪氣乘間內侵、人至臥後、陰氣用事、邪乃發作、如鬼之魅、非眞有鬼之魅、鬼之交也、治法宜用川黃柏、炒成炭、研末、水泛爲丸、每早晨服一錢、鹽湯送下、惟女子雖有夢與人交之病、卻不肯告知醫生、以致延成乾血勞者、病根均在於此、倘能不諱求醫、亦無不治之症也、

# 牽牛檳榔主治蟲蠱之奇效

樊少康

## 數年痼疾　一旦盡除

考蟲蠱一證、小兒患者甚夥、亦有經年累月、以致氣血暗耗、羸痩虛弱、而成痼疾者、數見不鮮、雖云小恙、亦最纏綿、間或有生命之憂、余弟叔良、亦患是症、已及三載、其腹痛或一日數發、或數日一發、投以殺蟲之劑、幷常食使君子等、皆不愈、後由朱鑑伯姻長處、得來一方、且甚簡單、服之不五六小時、而蟲蠱皆得瀉下矣、共瀉六七次、其初二三次、皆下死蟲甚多、及至四次、蟲已瀉盡、所下之蟲、大者長及寸餘、闊約三分、作紫褐色、且有硬殼、中者小者、「均色白無殼、」約千百計、自此而數年痼疾、一旦盡除矣、至今已將一載、未見復發、且已試驗多人、各得收效如上、亦奇方也、藥用黑牽牛、檳榔、二味炒鬆研末、各二錢、和入赤砂糖、「約適口爲宜、其赤砂糖取最佳者、倘有一種紅糖、不堪代此、」服藥時間、宜清晨空心時、「若一食各物則無效、」將藥置在碗內、用粥飲湯冲八攪和、不厚不薄、乘熱飲下、不須一小時餘、其蟲卽能瀉、「此法不必待痛時而服、然最宜施之上旬、以上旬乃蟲頭向上之期也、」按牽牛檳榔二味、雖皆具有殺蟲之功效、何得二味同用、則其功竟有如此其神乎、可見先哲定方、藥雖僅二味三味、論其功、則有不可思議之價值者、今此方所用之糖、因蟲喜食甘、隨其所欲而攻之、其議與仲師甘草粉蜜湯之用蜜一也、此方無論大人小兒、均可試服、且無蟲之人、服之亦無妨礙、爰錄之、以貢於世、願弗輕視此方、患者其一試之、方知鄙人之言不誣也、

# 前後二陰病症彙集（續）

巨川

### ■泄瀉

泄瀉者、火證恒多、得冷則瀉、而又火升齒衄者、古人所謂胸中聚集之殘火、腹內積久之沈寒也、當温補中氣、土厚則火自斂、嘔惡泄瀉、此平則彼發、互相爲患者、木乘胃土則嘔、乘脾土則泄、不乘此則乘彼、宜平肝木、下痢轉瀉者、腎病傳脾、脾因虛而受邪也、宜温化、泄嘔同病者、泄爲脾病、嘔爲胃病、脾屬土、居中、而司升降、脾宜升、不升則泄、胃宜降、不降則嘔、土衰則木橫、木橫而土益衰、最慮土敗木賊、古人治肝當先實脾、而況土弱、亟宜補中、佐以平肝、完穀不化者、飧泄也、經所謂春傷於風、夏生飧泄、此不即病之伏氣、蓋風木之氣內通乎肝、肝木乘脾、脾氣下陷、日久而成泄瀉、宜培中泄木、直瀉而下者、洞泄也、經謂邪氣留連、乃爲洞泄、可見由伏氣使然、瀉而澄澈清冷、儼如鴨糞、脈遲溺白、腹中綿痛者、寒瀉也、寒氣內襲於脾、脾陽下陷、宜煖培脾土、

瀉而脈數、溺赤、痛一陣、瀉一陣者、火瀉也、宜用苦寒、及利小便、

瀉出稠黏、小便熱赤、煩渴面垢、有汗體熱、似火者、暑瀉也、宜清涼滌暑、如夾濕者、則口不甚渴、

瀉而胸痞不渴者、濕瀉也、宜利小便

或時瀉、或時不瀉、胸腹悶、頭暈惡心者、痰瀉也、

噯氣作酸、瀉下腐臭者、食瀉也、

飧泄者、風邪也、經云、久風爲飧泄、又木勝也、經云、厥陰之勝、腸鳴飧泄、又寒氣也、經云、腸中寒、則飧泄、又脾虛也、經云、脾病者、虛則腹滿腸鳴飧泄、食不化、又伏氣也、經云、虛邪之中人也、留而不去、傳舍於腸胃、多寒則腸鳴飧泄、食不化、又脾氣下陷也、經云、清氣在下、則生飧洩、

完穀不化者、胃火也、火性急速、傳化失常、爲邪熱不殺穀也、

洞泄而身重、神疲小便短赤者、洞泄一名濡泄、因於濕勝、非但因伏氣內留、中氣失治也、

洞泄者、經謂腎脈小甚爲洞泄、蓋腎爲胃關、因腎虛失閉藏之職、伏邪乘虛而深陷也、宜補火生土、

瀉出如鴨鶩之糞者、名爲鶩瀉、實寒瀉也、或曰、又謂鴨溏瀉、兼寒也、

卒暴注瀉、裏急後重者、經謂暴注下迫、皆屬於熱、

瀉出水射糞、如湯熱、肛門焦痛、腹鳴而痛、痛則瀉、瀉復澀滯、脈數苔黃、溺赤口渴者、皆火瀉之症也、宜通利州都、

瀉而小水不利者、熱勝而火乘陰分、水道閉塞使然、

腹痛甚而不瀉、得瀉則腹痛遂鬆者、食瀉也、

渴能飲水、水下復瀉、瀉而大渴者、爲溢飲滑瀉、亦名飲瀉、由水漬於胃使然、

泄利無度者、大腸絕也、利絕則死、

小兒瀉痢清白、腹脹體瘦、目腫鼻爛身瘡、虛熱往來者，疳病也、

腹痛水瀉、小便短赤、口渴欲飲、惡心嘔吐、有時眩暈、心煩躁熱者、暑冒肌表、復傳於裏、胃與大腸受之、

腹痛作瀉、瀉下黃糜、口渴溺熱者、內傷飲食、外着暑濕也、

泄瀉腸鳴、嘔吐、淋濁者、濕氣傷入腑也、

諸嘔吐酸、暴注下迫者、皆屬於熱、君火爲病、

暴瀉黃赤、便結不通者、大腸火也、

春時瀉而發熱、口渴者、春温熱瀉、木火內焚、火先犯肺、大腸爲肺之腑、肺急而移熱大腸也、

五更泄瀉、脈遲者、腎虛也、

近五更時、泄瀉脈數者、木火剋土、蓋肝木旺於寅卯也、

泄瀉者、脾土虛不勝濕也、又脾寒土失職也、

利如蟹渤者、脾熱暑濕內搏、瀉將變痢也、

腸鳴飧泄者、上升之氣、自肝而出、肝木性升散、不受遏鬱、鬱則經氣逆也、宜泄木而安土、

鷄鳴泄瀉者、腎虛也、

自利者、濕也、濕漬脾、脾氣下溜也、

泄瀉不爽者、濕熱鬱傷氣分而不暢、逆其本性也、

洞泄腹痛者、濕傷脾陽、已傳下焦也、

協熱下利、咽痛心煩者、溫症伏邪、自內發也、

陣瀉如水、腹痛煩渴、溺赤者、暑傷腸胃、或挾食挾濕也、

食已欲瀉、運納俱少者、脾胃陽虛也、

完穀不化、脈弦腸鳴者、此名飧泄、濕兼風也、

身重腸鳴、所下多水、脈緩腹不痛者、此名濡泄、濕自甚也、

洞下不禁、脈微氣脫者、此名滑泄、濕兼虛也、
泄瀉嘔逆、腹脹者、此名脾泄、暑乘濕也、
泄瀉腸鳴、切痛者、此名大腸泄、燥乘濕也、
泄瀉便膿血、小便痛者、此名小腸泄、火乘濕也、
泄瀉裏急後重、數至圊而不能便、莖中痛者、此名大瘕泄、寒泄變爲熱泄者也、
腹痛則泄、泄後痛減者、此名食泄、
泄瀉便青綠色者、此名傷酒泄、嗜酒傷濕也、
暑泄如水、自汗面垢者、此名暑泄、
朝泄暮已、久而神悴肉削者、此名脾腎泄、由二經並虛、
飯後即泄者、由脾腎交虛、眞火不能熱腐水穀、故食下即泄、
泄水腹不痛者、濕也、
瀉後痛減者、食積也、

## 痢

便痢白膩、如水晶魚腦色、脈弦緊不數、面青不渴者、寒積也、
休息痢久不愈、色紅而黏、脈弦者、是風邪久羈於腸藏營分之中、而莫能出也、鹽砂專治腸中風邪、
痢赤者、屬血分、
痢而腹中痛者、有積也、
紅痢後重、氣墜肛門覺熱者、下焦廣腸有熱也、
痢而滑脫者、藏眞不固也、宜用溫固、
紅痢數年、腹中結塊板硬不移、按之則痛、澆澆有聲、即便下利者、此瘀凝寒積、久留腸腑也、當溫通下之、
先泄後痢、腹微痛後重、似腸風而下清血者、風痢也、經謂春傷於風、夏生飧泄腸澼、腸澼者、古之痢名也、由春令伏氣、至夏而發、是木勝土虧之候、宜培土瀉木、
痢下稀而清腥、腹中痛者、寒痢也、
痢如魚腦稠黏窘迫而痛者、熱痢也、
痢白如豆汁、胸悶不渴、腹綿痛者、寒濕痢也、宜溫化濕邪、
下痢不食、或嘔不能食者、噤口痢也、
痢而糟粕膿血雜下者、水穀痢也、
痢而時發時止者、休息痢也、
痢而五色、膿血相混而下者、五色痢也、
先瀉後痢者、爲脾傳腎、土尅水也、
痢而自汗、發熱面垢、嘔逆渴飲、腹攻痛、小便不通、痢血頻迸者、暑氣成痢也、
痢下赤色、或淡紅焦黃、裏急後重、忽思飲、飲亦不多、忽思食、食亦乏味者、濕熱痢也、可利小便、
噤口痢、痢而能食、知胃未病、今不食者、緣脾家濕熱壅塞胃口使然、又誤服利藥、犯其胃氣也、又止澀太早、留邪於中也、又脾胃虛寒、濕邪干犯也、又氣機閉塞、熱邪阻隔也、又穢積在下、邪氣薰蒸也、又肝木所勝、乘犯脾胃也、又宿食不消也、又水飲停蓄也、
下痢無度、絕不思食者、不可治、惟有獨參湯、合陳廩米、濃煎頻服、冀幸萬一耳、
水穀痢者、脾胃虛寒也、風木尅土、土虛不運也、勞役過度、脾陽困頓也、下焦無火、不能熟腐也、痢後中虛、飲食停積也、
休息痢者、止澁太早、積熱未盡也、飲食不節也、過服寒涼也、肝脾內傷也、元氣下陷也、腎虛不固也、
痢而腹中隱痛者、中焦寒也、
赤痢纏綿者、肝脾血分不清也、
痢而肛門重墜者、元氣下陷也、
痢而虛滑不禁者、下焦脫也、

（未完）

中国近现代中医药期刊续编·第一辑

# 藥物

## 遠志之研究

章次公

**基本** 遠志、屬遠志科、生于山野中、常綠草本、高七八寸、莖細、多倒于地上、叶卵形、或橢圓形、亦有長卵形、或長橢形者、互生、夏月開花、紫色、花冠不整齊、如蛾形、總狀花序、花數稀少、常側生于叶腋中、花后結實、扁圓形、大二三分、——見植物學大辭典、

**性味** 苦溫、

**成分** 辛依精、及遠志精、能刺激氣道、增加粘液之分泌、

**主治** 本經 欬逆傷中、補不足、除邪氣、利九竅、益智慧、耳目聰明、志強不忘、倍力、

別錄 利丈夫、定心氣、止驚悸、益精去心下膈氣、皮膚中熱、面目黃、

甄權 治健忘、安魄魂、令人不迷、堅壯陽道、

時珍 治一切癰疽、幷善豁痰、

**近世應用** 祛痰利竅、溫腎安神、

**入藥部分** 根、

**用量** 八分至三錢、

**方劑名稱** 遠志肉、炙遠志、

**泡製** 甘草湯泡去心、晒干生用、或蜜炙用、

**禁忌** 陰虛火旺者勿用、

**驗方** 范汪東陽方、胸痺心痛逆氣、膈中飲食不下、用遠志桂心干姜細辛蜀椒炒出汗、各三兩、附子二分泡、六物擣下篩蜜和丸、梧子大、先食米汁、下三丸、日三服、

**著名方劑** 、不知稍增、以知爲度、忌猪肉冷水生葱菜者、

定志丸——遠志菖蒲人參茯苓、治目不能遠視能近視者、

天王補心丹——遠志柏子仁棗仁天麥冬生地當歸人參元參丹參桔梗硃砂茯苓菖蒲五味子、治思慮過甚、補心益智、

琥珀多寐丸——遠志茯神黨參琥珀羚羊角甘草、安神寧心、治寐寤不安、

桑螵蛸散——遠志菖蒲人參桑螵蛸茯苓龍骨當歸龜板、交通心腎、治小便頻數、

**醫案示例**

舊有痰飲咳嗽、觸受風溫之邪、由皮毛而上干肺系、蘊鬱陽明、飲邪得溫氣之薰蒸、變爲濁膠之痰、互阻上焦、太陰清肅無權、以致氣喘大發、發熱畏風、咯痰不出、脈象浮弦而滑、閱前方降氣化痰、似亦近理、然邪不外達、痰濁膠固益甚、頗慮壅閉之險、書云、喘之爲病、在肺爲實、在腎爲虛、此肺實之喘也、急擬麻杏石甘湯加味、清開溫邪、肅肺滌痰、冀望熱退氣平爲幸、

蜜炙麻黃、光杏仁、生甘草、炙白蘇子、全福花、竹瀝半夏、水炙遠志、炙兜鈴、海浮石、冬瓜子、活蘆根、淡竹瀝——錄丁甘仁先生醫案

**前代記載**

黃宮繡曰、遠志辛甘而溫、入足少陰腎經氣分、強志益精、凡夢遺善忘、喉痺失音、小便 赤濇、因于腎水衰薄所致者、宜用是藥以補之、蓋精與志皆藏于腎、腎氣充、則九竅利、智慧生、耳目聰明、邪氣不能爲害、腎氣不足、則志氣衰、不能上通于心、故迷惑善忘、不能蟄閉封藏、故精氣不固也、昔人治喉痺失音作痛、遠志末吹之、涎出爲度、非取其通腎氣而開竅乎、

（未完）

# 醫案

## 止愚軒驗案（續）

羅止愚

丸方　炒白朮一兩、杜仲一兩五、秦艽八錢、桔梗六錢、防風七錢、玉金八錢、桑寄生一兩五、全歸身一兩、續斷酒製一兩二、製半夏一兩、酒製牛膝一兩、威靈仙一兩、雲茯苓一兩五、柴胡八錢、獨活八錢、陳皮一兩、製附片八錢、毛狗脊（去毛酒拌）一兩二、正川芎八錢、肉桂（研末）八錢、乾姜六錢、

以上各製爲末、用酒炒桑枝四兩、煎水和蜜爲丸、梧子大、每早晚溫開水吞三錢、以善其後、

### ■奔豚瘕聚

病者　俞右、年三十六歲、住仙女鎮、

症象　臍腹上下左右劇痛、連及肋腰、腹內腫起一塊、繞臍上下左右、或膨脹刺痛、甚則上衝心腹、偶然噫氣、得下氣則略鬆、飲食減少、形瘦體弱、夜寐驚悸、月事停滯、間或便血、紫塊片片、頭眩目昏、苔色淡紅、兩脈濇弱、

原因　據述因經水適來、與夫口角、驚恐異常、遂致臍腹內部作痛、漸成一塊、形狀如拳、推之則移、有時走動、劇痛、坐臥不安、以後經水斷續不一、血色黑紫、一二日卽停、若憂怒受寒、則痛劇且嘔酸水、頭目昏暈、屢治無效、纏延至今、

診斷　病由素性急燥、氣血易於凝滯、積於臍下少腹、復感寒涼、致宿瘀內阻、積久遂成瘕症、經云、積者推之不移、成於五臟、多屬血病、聚者推之則移、成於六腑、多屬氣病、良由經水適來氣鬱中阻、以致氣與血忽然凝滯、幸而日期未久、故推之尙可移動、經云、任脈爲病、女子帶下瘕聚、又曰、腎之積在臍下、發於小腹、上沖心而痛、名曰奔豚、故結塊有似拳狀、況女子善懷、每多憂鬱、等經水失調、肝乏血養，故有不時頭眩目昏、痛嘔酸水、及驚悸之象、（未完）

民間治療

# 大德生主人驗方

宜豐黃烱匡

□誤吞銅錢方

生馬蹄煎水服、或炒燥研末、水調服、約三四日、其錢即從大便而出、他方皆不及此方之妙、

（證）此方乃漆君聲牖、客南洋時得諸友人所傳、據云有黃某第四子、誤吞銅錢、羣方無效、後遇友人傳用此方、其錢果從大便而出、瘀血包裹、撥視其錢、則已爲馬蹄削磨過半矣、

（按）本草載馬肉味辛苦性寒、入足陽明胃、清金下氣、其蹄有削銅之功、試以銅器煮馬蹄、當水沸時、其銅器必穿一孔、可爲明證、蓋馬之健力、貫注於蹄、故駒行千重、不倦不疲者、全賴此壯健堅剛之蹄也、可知踩踏下行之力量、絕非他物所能比、宜乎削銅之力、有如是之峻、余意此方不獨可下銅錢、即蠱脹積聚、皆可試用、而產難元氣未竭者、無妨一試、

□積滯簡方

六方草、又名消食草、晒乾、量兒大小與服、或煮猪肝雞肝更妙、或燉精肉、或煎之代茶均可、能消食導滯、健脾除積、眞有利無弊之良方、

（證）此方乃芳溪熊鑑衡所傳、據云渠處習用已久、凡小兒患疳積、及傷食者、服之無不著效、及余見各友用之、生效者比比、余又以此方與自家兒女服之、宿食滯氣、過夜即消、余故樂而信之、

（按）此草生田塍及水圳間、氣味似萊菔菜、色青、蔓生、梗現六稜、莖質濇硬、卷之不斷、細者如線香骨、粗者如小燭骨、每距寸許、對節生枝、作十字形葉、狀如山椒葉較小、葉背微有嫩毛、秋時開霞色單瓣花、小如米粒、形狀如缺啦叭、稍頭結條形、叢球如夏枯、球內胎黃色、小子、萼枯子落、歷春自生、另有一種較粗大者、形色相類、惟梗現四稜、性劣不堪入藥

（待續）

## 治目翳良方

孫家驤

蜜蒙花一兩、黃柏根一兩、共研細末、水泛爲丸、如梧桐子大、每臥時、服十九至十五丸、開水送下、

## 經水不止良方

前人

木芙蓉花、蓮蓬殼、等分爲末、米飲湯下、每服二錢、神效、

## 治婦人陰腫方

前人

用地骨皮煎水、頻洗甚效、又有用蛇床子三錢、煎湯洗之、亦效、

## 痔瘡紅腫方

前人

以大田螺用尖刀挑起螺蓋、入冰片末少許、平放瓷盤內、其漿水即從螺殼內滲出、用此水搽之、神效、

## 小兒瘧久不止方

前人

徐忠可云、幼兒未進穀食者、患瘧久不止、用冰糖煎濃湯服之、即愈、余試果驗、

## 蛇咬良方

前人

毒蛇齩傷、用五靈子一兩、雄黃五錢、酒調服、滓敷患處、不日可愈、此乃驗方也、

## 專著

# 四維齋醫驗集（續）

江津羅燮元

恐難勝任、意請更方、余謂前雖便血、亦由熱刺微絲血管、腸臟先進、已在可下之例、況今又便結經旬、更宜急下、使熱仍從腸臟排出、陰庶可存、且涼膈非承氣之峻烈、可懼何爲、他非所知、惟此無二、

（療法）大黃芒硝、鹹寒軟堅、竹葉薄荷、辛涼泄表、梔芩滌其肺胃、銀翹清其頭目、佐以蘆根之甘涼、使以黃連之苦泄、以助上藥之不及、再以甘蜜之緩、留連膈上、下不劇烈、則邪去而正亦無傷、

（處方）水竹葉三錢、連翹殼三錢、炒梔子三錢、川黃連一錢、金銀花四錢、酒子芩三錢、生大黃三錢、玄明粉三錢、粉甘草二錢、蘇薄荷錢半、鮮蘆根八寸、白蜂蜜三匙冲、

（二診）藥服兩次、連泄數回、果雜微血、膚表湊湊有汗、苔色轉赤、熱度略減、派仍如前、心煩不寧、倘見渴冷、據此現象、勢已轉機、惟燎原之火、未即劇除、泄衛清營、此時方當、

（二方）生石膏一兩、炒知母三錢、杭寸冬四錢、大生地六錢、犀角尖一錢、連翹殼三錢、水竹葉三錢、鮮蘆根八寸、黑玄參四錢、粉甘草一錢

（附識）次日因余應診赴城、來延未遇、由是五日、其疾進退不知、正惑間、適伯華命价延診伊內、余嘗詢价、前病愈乎、抑有他變乎、何數日無音、价言、因前延先生適城、停藥一日、次日其疾頓變譫語昏沉、摸床尋衣、舉室惶恐、不得已乃延西醫（此是沙市最喧嚇有名之西醫院）打針兩日、愈甚、昨又經西醫聽筒審察、言腸已腐、勢不可生、業已辭退、現備棺衾以侍云云、余竊患此疾、經余藥兩劑、日見起色、何以數日劇變如此、終不釋然、乃謂价曰、俗謂醫不叩門、然醫以活人爲天職、故古之良醫、每不請自去、是否可治、我願一觀、汝歸告之、當急速來、

（三診）竊查病至神昏、經中西醫認識、均視爲莫大之重症、故一經見此、便多委爲不治、然以余之經驗所得、苟其人之生元未盡、津液尙存、而治得其法、亦每有獲愈者、卽以此症觀之、症雖危險、尙有可治者六、（一）齒雖燥而舌液未乾、（二）身雖熱而溫度已平、（三）呼吸和、（四）脈搏緩、（五）無痰聲漉漉、無大汗湊湊（六）肌肉未脫、兩目有神、綜此數點、其治可必、至問神昏何也、然此理、在吾國學說上亦有爭執之點、因吳鞠通輩、祖述葉氏、謂心不受邪、胞絡代之、胞絡受熱、遂致神昏、一時風靡全國、至今不衰、惟陸久芝、力攻其妄、言溫熱以陽明爲淵藪、胃熱波及於心、是爲主動、考之西說、則又謂腦之迷走神經、爲延髓所致、查迷走神經生理、乃屬於腦神經第十對、起於延髓而終於胃部、是與陸氏所論相合、西人又謂心臟衰弱、亦常有此、則又與葉吳之說不差、然則岐說紛紜、莫衷一是、果腦病耶、抑由心胃病耶、但以余臨床實驗、胃熱則用白虎、腸結則用承氣、譫語無不立愈、是陸說較長、惟舌赤液少、而便不甚結、用牛黃至寶、亦有獲效者、乃葉吳之說、亦未可厚非、是症不全屬腦、不全屬心胃、治心治胃、尤在臨別其症候、何部側重、斯爲有得也、今據此症、

正是水不濟火、心臟亢進、承氣峻烈、既非所宜、牛黃之辛泄、又不可用、惟查少陰篇中、鷄子黃湯、乃爲此症不移之特效、按鷄子黃、時賢張錫純、謂含有副腎髓質之分秘素、有交水火之機能、佐膠芍育陰、芩連瀉火、再加紫雪甯神、菖遠開竅、面面俱到、謂腸已腐爛、乃彼曾聞前日腸經下血、繼見神昏、無法可治、聊作謝責之辭、如果腸腐、必有膿垢可見、今大便又兩日未通、腐爛何從說起、不料堂堂之西醫、而有如此之診斷、寧非可笑、至若與其坐而待斃、曷若飲藥、猶可得生、君能俾我重任、盡我所長、其效必跛足而待矣

（三方）川黃連三錢、酒子芩二錢、東阿膠四錢烊化、生白芍三錢、石菖蒲二錢、遠志肉三錢、紫雪丹一錢冲、鷄子黃每次一枚生冲

（效果）午後服藥一次、入暮便得安枕、次晨神識亦清、惟口燥不時思飲、改用竹葉石膏湯、去半夏、加花粉、西洋參、兩劑、後繼以硃砂安神丸、參湯送服、終以天王補心丹而痊、但此病雖愈、尚有一故事可述、當共神清後、數日未便、病者屢求攻下、余謂食入則胃實而腸虛、食下則腸實而胃虛、新陳代謝、原有自然、今兼旬未食、且又攻下數次、腸中宿食已無、現病稍愈、飲食少進、便安從來、若徒逞快一時、豈不慮反傷元氣、後患何堪、余力堅持、聽其自便、果又一日而便始下、似猶是先硬後溏、若無主見、專殉病者之請、有不功敗垂成、此等雖是小節、醫者不可不知也、其後孟琴果服余見、而讚歎不置云、

變元按 年來每見西醫、一聞病者唾吐稠痰、即謂肺爛、聞發熱便血、即謂腸腐、委爲不治、而病家一聽斯言、不啻視若司法官、下一宣告死刑書、爲鐵案不移、遂惶恐莫名、束手待斃、殊知彼委不治而由國醫治愈者、已數見不鮮、足見我國人之不諳醫學常識、任人宰割、良可悲也、曾記今春吾川鄉長、白君少玉之次公子、甫四齡、因看電影受驚、旋家即作熱腹疼、初延國醫治之、未效、甫半日、又改他醫亦然、次日乃延西醫、一連數針、（但未悉何藥）轉甚、再延審察、言腸已斷、不可治療、於是中西束手、果不一日殤、惜此症余未臨視、未悉其狀、彼謂腸斷、是否眞確、且由何而得知、亦不可解決之疑案也、附於篇末、以質高明、

（病名）瘀脹

（病者）沙市商會主席、佘君克明之內人、年廿歲、住沙市花家攤、正明米廠公司、

（症候）產後三日、惡露劇止、其腹驟脹、時噫腐氣、常吐清水、外無寒熱、惟大便兩日未行、尚無痛苦、只覺脹滿不安、不欲飲食而已、

（原因）佘君、蜀之大甯人、年甫冠餘、談吐風雅、下士禮賢、與乃兄燕昌共營商業於沙市、和藹可風、由是介其入社、共襄善舉、癸亥六月中旬、其令正坐蓐、擬朝不產、舉家惶恐、急延變元商治、比治已服大劑佛手散一次、接生言兒頭已到產門、欲產不得、幸佘君有識、敎其室坦臥、藹其瓜熟蒂落、力戒張惶、余因謂曰、臥固是法、但後宜棉絮貼背斜臥、兩足斜豎、則小腹皮鬆、內部自寬、兒易活動、果如法用之、未及半鐘、已生如達矣、舉家喜慶、遂疏清逐瘀血之劑而還、越三日、倏延過診、言彼室胞脹腹膨、一日驟發、比至時、已入暮、察其症狀、頗爲險惡、其可疑者、後產無恙、何也三日而遽至如此、此中必有隱情、細詰其因、乃言彼室、上年初生一女、此胎本望一男、殊仍產女、意已抑鬱、即覺腹滿、曾服他醫小劑生化湯兩劑、惡露遽淨、而腹滿如故、尚進飲食、因余商業事繁、少有人入內周旋、彼即疑我不喜、忿怒愈甚、余亦未介意、今則驟然而增劇也、仍延前醫治療、不但不減、反加脹滿云云、及閱其方、仍用大劑生化湯、烏藥陳皮紅花絛參茯苓熟軍、攻補兼施之法、病由是而成矣、（未完）

## 常識

# 有益衛生的俗言

## 寓意（續）

黃烱臣

一說、孕婦不可入廟燒香、恐被菩薩換去胎孕、日後必產怪相之子、

（釋義）廟中偶像、類多怪異、懷孕婦女、驀然驚見、勢必受唬傷膽、急則恐患卒中、慢則恐成子癇、

一說、晒衣不宜晴晡始收、恐被鬼狐作祟、穿之必然生毒、

（釋義）太陽西下、陰氣騰空、一切陰類微生、布滿空際、倘晒衣不收、恐陰邪之氣集附布毒、穿之令人患病、

編者按　吾國中古時代、風尚迷信往往對于保衛身體、防範道德、而實際難促以成功者、不從事普及教育、以資糾正、而以迷信神權恫嚇、遂致正理不彰、此愚人策也、作者能說明正理、雖事屬平常、然平庸中自有正理存焉、

# 食物中的調味品

農隱

調味品爲調入食物中的附屬物、使有美味且有催促食慾的功效、如食鹽、白糖、除調味外、又屬營養上所不可缺的、醬油、醋、及脂油等、因生活程度漸進、加工調製、添附美味的附屬物、至今日殆爲日常所必需、至於辛香類、向來不多用、只認爲一種藥料、後來肉食性的食物多發達、又取胡椒、肉桂、等、同爲配附上的芳香品、

食鹽、不但爲調理饌品的主要材料、貯存魚類菜類、非此不能持久、而且對於人體內的營養上功効亦很大、其品質有精粗兩種、精製的食鹽、直接可爲調味品、粗製的食鹽、常供製造醬油、豉醬、又爲醃菜鹹肉魚鯗等的要件、

我國沿海各地方、便於煮海水爲鹽的、又如四川等處有鹽井可以製鹽的、該地人民都歡喜用食鹽作爲調味品、用量的多少、隨習慣而異、大凡用鹽過多的人　除身體內需要之外、餘剩的概從腎臟排出、有一種好淡食的、每不欲多用食鹽、又所食的食鹽、與皮膚的色澤很有關係、食粗惡食鹽的人、皮色常有漸漸化爲黝黑的傾向、

醬油、用麥類、豆類、及麵等、依法調合、再加食鹽水、化爲醬、貯於缸中、經日久的醞釀、榨取煎煉而得製造、時用鹽的分量頗不少、由此製出的醬油、氣香味美者爲上品、依用途而有蘸物用、漬物用、煮物用、的分別、更有連用其滓而稱爲豉醬（或省稱醬）者、亦是一種調味品、爲家庭中所常用的

鹽汁、又稱鹵汁、取食鹽與硝石溶化爲汁、凡製造火腿必需此等鹽汁、直接取以調味者、是很少的、

醋　爲食物附加酸味的常用品、有誘動食慾的功能、製法有直接從米穀造成的、稱爲米醋、從廢敗的酒類改造的、稱爲酒醋、選擇上不可不注意、大概米醋的品質、總比酒醋高一等、貯藏中的醋、任其發酵、作用不止、則漸次變化醋酸、所以爲貯藏便利起見、加入食鹽少許、足以遏止其變化、西洋各國所用的醋、以葡萄酒醋爲最良、從白葡萄酒製成的、常以赤葡萄酒製成的更覺優良、所以白色醋爲上品、此等葡萄酒醋、含有醋酸百分之七——八、爲調味的上品、

醋雖無特殊的營養力、却能補助胃腸的消化、此外如魚骨、獸骨等、所含的燐酸石灰、一遇着醋、就容易軟化、又的利尿有性質、通利小溲、是很有效的、

砂糖　俗稱白糖、從甘蔗汁內製取而得、不特爲調味品、在營養上有發生熱力的功能、故多認他爲食用品的、（未完）

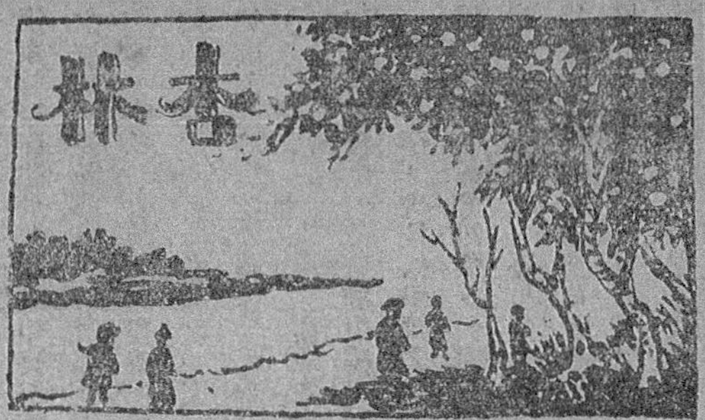


## 怪胎

樊少康

讀本報六十二期、載有怪胎記一則、係貓首人身之怪孩、鄙人尤憶我（洞庭西山）消夏灣、漁人之妻徐氏婦、於八載前、有此相同怪胎之產生、蓋徐氏懷孕十月、及至臨盆、產下則一怪孩也、其貓首之形狀、悉與燕士君所述相同、頭部以下、則與尋常人體無異、口中時作貓叫聲、其親戚咸以此孩屬怪物、應棄之、遂拋於荒山野間、後竟餓死、天下之事、無奇不有、因追述之、並爲證明、

## 藥談

嫵卿

等到要吃藥這個人總未見健康了、藥的種類是很多的、現在有病自然是到療病房裏請醫師診治、渴藥水、這是敝公司的福利設施的一種、去歲晚生惹進瘧疾、飲的藥水甜滋滋、好像吃玫瑰露、從這裏到減少我日常一筆糖費、西藥味有些是甜的、這確是比我飼苦的藥汁較勝、中藥味苦、像幼時雖祖母謳着說這是甜湯呀快些喝，但喝過半口，就覺得出是相反、於是張嘴噴出、最後祇有憑武力強給我灌，說到這裏、諸賢明的讀者，休誤會我在替西藥宣傳、我不過作個報告而已、在可能範圍中我們自然應該提倡中藥業的發展的、

友朋間時常談起，在鄉間實在有許多藥草，沒給世人認識它的效能，即如蛇咬的草藥，乞丐差不多都能採取，確很靈驗，像黃斑痧（俗名）普通採取滿長着刺的灌木煮雞吃數次就愈、我們門外漢是毫無常識的，但對於這些事實的證明，自然覺得中藥實有許多偉大的地方、惟乏有學問的來闡發宣揚耳、

藥率分丹丸膏散等等、這不過是形式相異而已、除出臨時配合的外、丹丸膏散則常具普遍性、傷風好服、頭痛也與、寶山路口菜場過去是塊空地，晚生昨日閒走到那裏，會聽到山東老打拳頭賣膏藥的說、這種膏藥不論何種跌打損傷，祇要貼了都能藥到病除，同時他用粗棒自敲胸膛現出紅痕、就當場試驗、我想這大概是真的、否則他自己怎麼樣呢、然而這種方法賣藥、或可說是中國的特種商業了、

關於服藥、俗傳是有許多顧忌的、例藥湯不可拿過門檻、藥滓必得倒在行路大道等、但這種迷信在開達者自然沒有多人着重、藥的治病難道會犯着了前述的顧忌而失其藥性嗎、學醫的人分藥質爲礦植兩類、中藥多爲植物、不過澈底的說、我國有許多超於這種分類的神秘的藥的、如害想思病、據說祇要能夠偷到想思的女人的襪或辮帶來煎湯喝下包可全愈、唐伯虎却是這樣、他道、

『杏花庵寺日斜時、瞥見婷娉軟玉枝、覓得繡鞋尖下土、搓成丸藥救相思』

## 怪胎

（朗）

無錫北門外泗堡橋、有居民周阿林同妻某氏、夫以造船爲業、妻前已生子女、在去年忽又懷孕、今春十九日、某氏乍覺腹痛、知要臨產、即倩守生婆到家、不一時小孩頭部、先行墜下、然而身體壓久未出，家人惶急非常，後請某西醫到家、用手術、方始產下、詎係一怪物、頭角廣闊、如二三歲之孩子、面色青黑、鼻下有如意狀之紅肉一塊、滿口皆有齒、且甚犀利、目光炯炯、聲音洪大、而身如南瓜、手足有而不全、產後未及一時即氣絕、聞者莫不交口稱奇、

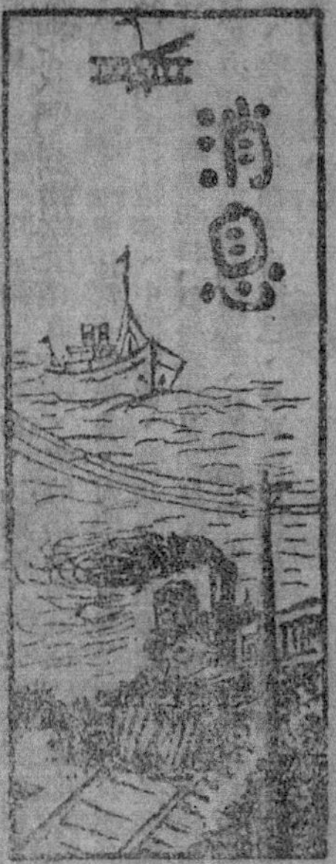


## 粵省力爭醫校改名

廣東醫學衛生社及光漢中醫學校光漢醫院等通電云、各院長各部長中央黨部各省市政府各省市黨部各省報界公會鈞鑒、萬急、頃讀全國醫藥總會抄發敎衛兩部呈復國府原文、擬將中醫學校改爲中醫學社一案、實屬變本加厲、誦悉之餘、不禁愕駭萬狀、竊查最近西醫設立研究院及專科學校、何嘗非自由研究、入學資格何嘗不有高中畢業、乃敎部竟提高西醫敎育程度、准照學院規程設立、而對於中醫、則降低程度、改設學社、揆之情理、豈得謂平、夫技術學校之設立、當幼穉時期、均賴政府提高獎勵、方有發展之可能、敎衛兩部、如果提倡中醫、及誠意令中醫自由研究、有何嘗不可任令設立學院及專科學校、幷可飭令遵照學校規程辦理、以期日臻完善也、查我國中醫於十年前、已設有醫社及研究所等、專研究中醫科學、以爲設備學校之基礎、積十餘年之經驗、以編選敎科、所有學科之設備、已大有可觀、故近年國內中醫學校、設備之完善、成績之優良、不落其他專科學校之後者、爲數實不少、所收受學生、亦多有在舊制中學畢業、及其他專科學校畢業者、中西醫校自應平等待遇、以昭公允、乃敎衛兩部、絕不從根本解決、任意臆斷、揚西抑中、昭然若揭、謂非擯棄中醫、立意消滅中醫、又將誰信、玆查呈復原文、全屬甘言欺世、不惜摧殘國醫國粹、爲外醫傀儡、直價我國民生經濟於不顧、殊屬藐視先總理提倡固有學術之遺訓、違反中醫之功令、此等變本加厲之違法命令、全人等誓不承認、伏乞鈞處主持公道、力挽狂瀾、以維民族而保民生、無任屏營待命之至、謹電、廣東醫學衛生社廣東光漢中醫學校廣東光漢醫院全叩元

## 第七十六次國務會議議案

十九年五月十六日

中央政治會議函、爲本會議、第二二六次會議准譚委員等提議設立國醫館、以科學方法、整理中醫學術、並爲中藥之研究、其工作約分爲(一)學說的整理(二)診斷之整理(三)藥品的研究(四)針灸法的整理、務期統系秩然、便於實施、並擬組織大綱、請核議等由、當經議決、國醫應整理研究改良其辦法、交國民政府定相應錄案、並檢同原提案及組織大綱、函請查照辦理案(決議)交行政院就現有之醫藥團體、督促其整理、俟其整理完善後、准予立案、幷予以爲國術館之補助

上海醫報

第七十一期

目錄





## 常評

# 中醫界所必爭者二事

王一仁

◉教育權

◉考試權

中醫學是絕對科學、而兼有哲學精神、潮流趨蕩、名詞與形式方面、應有改革更新之必要、同時非吸收西醫藥之長、不能完成中國醫藥之獨立、在今日中醫界、應有眞確之認識、同立在一條戰線、則中醫經驗、可以闡揚、本身生活、可以無慮、然有必爭者二事、所以定中醫界之基礎者在此、所以謀中國新醫藥之獨立者、亦在此、其一曰教育權、教育爲明學術之啓後進于方來、無教育、則不啻無學術、既無學術、則今日懸壺市上之中醫、不啻社會之蠹、稔秧之流、蓋謂有經驗足以醫病、人皆謂之倖中、反是、一有疏虞、則授人以隙、立足更危、是可忍、孰不可忍、市醫之負盛名者、廉恥未必盡無、而淡視中醫教育、不肯積極以爲之者、皆有所不暇、亦有所自慚、唯有所不暇者、診務多、而可有經濟之助力、唯有所自慚者、應導揚學術以懺悔、而間執西醫之口、教育部廢中醫學校爲學社、謂中醫學須先加整理工作、乃可以設學校、其言非不堂皇、唯就中醫界之本身言之、降學校爲學社、每況愈下、灰學者之心、短同志之氣，聰明俊秀之青年、既不能賴空洞之學社以集合、則中醫之腐化程度、將與日俱增、而學術永無倡明獨立之希望、故欲先學社而後學校、實事勢所難能，亦河淸之難俟、正如莊子所謂、索于枯魚之肆、生氣已無矣、是以學社可以設、而學校教育之權、更不能不爭、全國醫聯會、非不知教部改學校爲學社之用意、而必呈請解釋、是僅欲苟延廢止學校之期日、故作癡聾之問耳、凡事不論進退、皆須含有積極之義、以中醫界現狀論、固僅有消極之自保、而無積極之進取、要知個人生活、非有保障、亦不得安寧、而保障之必以其道、若中醫無教育、轉言之、即謂爲無學術、既無學術、職業之本身、便生問題、而號爲職業團體之醫會、即失其根據、因僅有經驗、無學理、即鄉間老嫗、草頭郎中、于疾病亦知用藥、有時且有奇驗、何以不能列于醫士之林、何以不能立一職業團體之會、其故可思矣　(未完)

## 學說

# 讀鄭君鴻翔研究男子熱入心包婦人熱入血室之我見

吳琢之

貴報載鄭君鴻翔研究男子熱入心包、婦人熱入血室一文、名言偉論、曷勝欽佩、然有不能不商酌者、謹具于下、鄭君云(男子熱入心包、婦人熱入血室、同一熱也、何以男子熱入心包、婦人熱入血室、夫男子亦有血室、婦人亦有心包、又何以男子能熱入心包、而不能熱入血室、婦人能熱入血室、而不能熱入心包、此皆可研究之處、不可不詳察也)是誠有價值之研究、足徵別有會心、又云(考男子之心包、與婦人之血室、以實際論之、心與包宜分立、心爲心、包爲包、心居膻中、包居少腹之中、包即血海、血海即血室、兩者相同也)蓋心包、即包絡、亦名心主、居心之下、代心行事、祗能分心與心包爲二、安能分心與包爲二、經所指居膻中者、爲心主、非指心、因心居上、一爲手少陰、一爲手厥陰、所謂『膻中者心主之宮城也』素問五藏別論、『腦、髓、骨、脈、膽、女子胞、此六者、地氣之所生也』經明言女子胞、別于男子者、以胞爲胎孕之所、內經從未稱胞爲包、又云(內經名包中、曰卽衝脈、)此語因學淺、不知出自經中何處、按內經云『衝脈起于少腹之內胞中、』是明明衝脈與胞中爲二、不過衝脈起于胞中、非衝脈即胞中也、又云(男子之熱入心包、即熱入血海衝脈、經云、衝脈起于少腹之內胞中、挾臍左右上、並足陽明之脈、至胸中而散、又云、胞脈繫于心、血海有熱、則熱由衝脈手厥陰經、上繫于心、心爲君主之官、神明出焉、又主血、受熱氣薰蒸、影響不甯、則血液耗傷、心與大腦相通、大腦主知覺、心熱則大腦亦熱、故神明內亂、智識昏迷、閉塞絡脈、而爲譫語等證、實際其熱仍在血海、惟影響于心、)蓋心包、衝脈、胞中者、三也、雖可貫通、而有專屬、若推廣言之、則三陰三陽十二經、均有相通之道路、豈獨心包、夫胞中無經脈、而爲膀胱之後、大腸之前、中間一個夾室、乃衝任督會合之所、衝脈則有兩條、夾臍左右上、屬奇經八脈之一、非手厥陰經、手厥陰經爲心包絡、衝脈既並足陽明胃之脈、上至胸中而散、又焉能說熱由衝脈手厥陰經上繫于心也、所引經又云、胞脈繫于心、亦因學淺、不知出何處、夫男子熱入心包、以心包主血、（主血者爲心主、非心、心者生血、非主血也、）主火、與手少陽經相表裏、同爲化火、熱入其中、自然神亂譫語、似不必推及到衝脈與胞中、因男子之胞名精室、不名血室、以男子血不注蓄于此也、男子血之作用在上（屬心包、）婦人血之作用在下、（屬血室、）血之作用處熱熾、火亂神明、而致譫語、本極簡明、內經云『故諸邪之在于心者、皆在于心之包絡、心主之脈也、』熱入心包、神亂譫語、即屬心主受傷、非傷心也、所云熱由衝脈干厥陰經上繫於心、亦似未合、傷寒、熱入陽明胃府、則神亂譫語、溫病熱入心包、亦神亂譫語、事屬常有、則所云心熱則大腦亦熱、故神明內亂、智識昏迷、閉塞絡脈、而爲譫語等症、亦覺似是而非、若云其熱仍在血海、惟影響於心、則血海當指衝脈、對心更是相隔、經云『女子太衝脈盛、月事以時下、』男女雖同有衝脈、而女關係甚大、稱婦人熱入血室、而不稱熱入血海者、蓋以衝脈爲十二經之血海、胞中爲衝任督會合之所、即有時亦稱血海、而與衝脈大別、不能絲毫相混、經文具在、可以議核、若執血海衝脈、以證男子熱入心包、殊覺多費解釋矣、就男子論、衝脈能藏精乎、就婦人論、衝脈無容量、反能爲胎孕之所乎、此則無待呶呶置喙也、弟與鄭君、素昧平生、此不過就管所及、與鄭同志一討論之、

# 傷寒脈結代心動悸炙甘草湯解

余亦仁

病理　由於氣血之兩虛

治法　存救陰退陽之妙用

附　復與小建中湯一作比較

傷寒脈結代、心動悸、炙甘草湯主之、此蓋論燥傷裏陰、氣血兩虛之證治也、茲以病理及治法分論、以明題旨、請先言病理、夫既曰傷寒、是症屬外邪未解可知、然其人平日血氣衰微、不能任邪、一旦感受外邪、血氣益虛、正氣內餒、遂見脈結代心動悸之症、夫脈結代者、血虛且絕、故其脈來參擊、乍疎乍大、不相連續、血不足則結、氣不足則代、而氣之不足、由血之不足而然、故脈見結代、可見其陰血之虛竭、心動悸者、眞氣不續、故心惕惕然動、有若驚恐也、心中空虛而驚、可見心陽之虧弱、比症既未因誤治而然、純由營血不足、無以運行、血液不充、心陽不振、陰不戀陽、心臟震悸、心陽有熄滅之危、由此觀之、此症病理、初未爲外邪所應響、特其自身之陰血不足、燥熱內生、故有此虛熱之見象、而陰不戀陽、心陽亦有熄滅之勢矣、病理述竟、乃再論其治法、夫此症既由血虛燥熱、陰不戀陽、心陽有絕滅之勢、則治當急、補陰血、而振心陽、以救裏爲當務之急、不可因其外有表邪、而斤斤於治表也、故仲景治之以炙甘草湯、乃陰陽幷補之法、方用人參桂枝以生脈、生姜大棗以調中和胃、麻仁麥冬阿膠地黃滋血、甘草以通經脈、利血氣、更煎以淸酒、經脈通而血氣暢、斯結代可和、而心悸可止矣、且地黃麥冬、味雖甘而氣則寒、非發陳蕃秀之品、得姜桂流行之性、方可相得益彰、此蓋因方論藥耳、其尤可注意、而富於研究者、卽方中重用桂枝地黃二味、實含有重大之興味、可知其製方之妙、且可據此以補病理之不及焉、蓋此症既由血虛生燥、其法當以補血爲急、故方中若麥冬、若阿膠、若麻仁、皆峻補陰血之品、然此數品、要終不免含有其他副作用、不得專致力於補血、獨地黃乃補血之專藥、故獨用至一斤、使牽諸陰藥、以專力於補血、大劑養血、則有形陰血、不難於短時間內恢復、又用生者、既不致有礙外邪、更無停滯不化之患、用藥之適當、無復過之矣、然陰陽本相連續、陰血消亡、心無血養

、心陽亦有熄滅之危、故於養血之中、亦應兼顧其陽、故亦重用桂枝、以桂枝本具刺激興奮之力、用其猛提之氣、以刺激心房、振發心陽、催進血液流行之力、更助以同量之生姜、而其效益速、雖云辛溫之品、於燥病有所不宜、然有地黃等大劑寒藥監之、自無慮其辛熱、况本症之燥、由血虛而然、熱屬虛熱、非外邪實熱可比、雖用辛熱、亦無傷裏、且辛溫流行之性、以濟阿膠麥冬等滋膩之品、而心陽不振、更不可無此、相反實相需也、所謂潤之溫之、即可所以清之也、何懼其燥邪、試再言其製方之義、則姜棗桂草、即桂枝湯之本意、急於治裏之中、仍不忘其表症、以本症雖燥熱在裏、而病本猶在於表、因急於救裏、而竟忘其表、數典忘祖、亦非治法之正也、不用芍藥者、恐其苦平下降、發泄太過也、况桂枝湯用芍、不過用之引內、爲安內之藥、今本湯有生地等大劑養陰以治內、足以代芍藥而有餘、用之亦無益也、故吾謂其有桂枝湯之意義、而書未明言之耳、或曰、津液枯槁之人、宜防二便之秘濇、故本湯用麥冬生地、溥滋膀胱之化源、麻仁阿膠、專主大腸之枯約、免致陰虛泉竭、火燥血枯、此仲景救陰退陽之妙用也、此說亦頗有理、然愚意以爲仲景之立此方、當以補陰血、振心陽爲急圖、使其營衛流行、脈復神充、然後徐圖調治、至謂因防便秘而用此潤之、恐危急之時、未能謀及此也、治法當分先後、以本湯治他症便閉則可、以本湯治本症、而謂其有預防便秘之功、則期期以爲不可、理雖通而實不可通也、綜此、則論此題者既如上述、閒嘗考之傷寒、覺傷寒二三日、心中悸而煩者、小建中湯主之一條、與本題頗有關係、故幷論之、以期明義、夫傷寒二三日、心悸而煩者、足見其人中氣素虛、故治以建中、以建立中氣、此即本條之意、以與本題幷論、可研究得下列數條、小建中湯之治症、但心中悸而煩、乃中虛陽微、陰血未嘗虛弱、故治法但補陽益氣、而不及陰血、用芍而不用地、炙甘草湯之治症、非但心悸、抑且脈見結代、則陽虛之中且兼血虛、故治則補血助陽兼重、桂地幷用、此其一、由此可知兩湯用藥之不同也、炙甘草之心悸、乃氣血皆虛、故兼見結代、小建中之心悸、乃中氣不足、故兼見心煩、此其二、由此可知病症之差異也、程知曰、觀小建中湯、而後知傷寒有補陽之方、觀炙甘草湯、而後知傷寒有補陰之法、足見兩方同爲補益之劑、然小建中症、病未至極、故但倍芍加糖、以小建立中氣、毋庸大補、炙甘草症、病勢已極、非大補無以見效、故用大劑補益治之、一則因外有邪而正未極虛、故但小補之、一則雖有邪而正氣大虛、故大劑補益、不顧其邪、此其三、由此可知兩症補法、輕重之不同、更可知治法之當分先後緩急也、

# 氣病當理痰

吳公

▲治水以決沙爲先

▲補血以逐瘀爲急

▲氣病以理痰爲要

血病以逐瘀爲急、瘀不去則新血不生、氣病以理痰爲先、痰不除則氣機不暢、乃人但知血當逐瘀、不知理氣當理痰、是不可以不論也、人生之氣、本於大氣、內經所謂生氣通天是也、天氣無盈虛、則人之所吸受者亦無盈虛、養性云、凡吐者出故氣、亦名死氣、納者取新氣、亦名生氣、故老子曰、玄牝之門、天地之根、綿綿若有、用之不勤、言口鼻天地之間、可以出納陰陽死生之氣也、若氣既賴口鼻呼吸、一出一納、新舊互換、原無增損於其間、非如精血之在人身、隨年歲以爲盛衰消長也、故精血有時虛、而氣

中国近现代中医药期刊续编·第一辑

未嘗虛、其有病似氣虛者、是必有物焉、以阻撓其流暢之機也、其能阻撓氣機之流暢者、則必痰也、夫痰何因而有哉、蓋氣中含汽、汽者津液之所由生、精血之所由出、或起居不時、飲食失節、六淫攻於外、七情擾於中、則氣爲之挫鬱、氣既挫鬱、則所含之汽、亦凝結不散、因循承襲、日積日深、而痰病以起、譬猶江潮含沙、水瘀則沙淤、治水者當決其淤沙、治氣者當理其積痰、淤沙去而水道通、積痰清而氣機暢、自然之理也、其不知氣病當理痰者、專事參芪以補氣、氣愈盛、則痰愈稠、痰稠氣盛、而眩暈心煩欬嗽上氣走痒疼痛嘔逆不寐之證作矣、甚則氣高而喘、坐不得臥、身熱鼻煽、胸高目突之候見矣、猶治水者、不導其下流之淤、而決其上流之水、其不致於滔天者幾希、吾於是歎仲景之書、不可不讀也、仲景金匱虛勞篇、黃芪建中湯方、下注云、補氣加半夏三兩、半夏非補氣藥、補氣莫若參芪、處方既以黃芪爲君、而補氣反加半夏、一若補氣之功、在彼不在此者、正是氣病理痰之妙旨也、此補字、與本篇下文緩中補虛、大黃䗪虫丸主之、可以互勘、一以去淤爲補血法、一以理痰爲補氣法、皆是以通爲補之義、又婦人產後篇之竹皮大丸、自注云、安中益氣、按方以竹茹爲君、而竹茹能滌痰通絡、然則仲景所謂益氣者、固與東桓不同也、夫以虛勞之與產後、亦爲大虛之時、而仲景所謂補虛者、乃如彼、然則一遇氣病、而概事參芪、謂非仲景之罪人乎、

# 氣化與微生物

一塵錄

中醫論病、多言氣化、西醫論病、多言微生物、以顯微鏡驗之、微生物之說爲精矣、然氣化之說、安可誣也、觀夫春陽啓蟄、桃李芳華、大火西流、梧桐葉落、在高等之物、尙隨氣化以推移、則此幺麼生物、何能獨外、傷風之菌、必藉風氣以生、中暍之菌、必隨熱氣以化、風熱一除、病菌卽滅、是則致病者微生物也、致微生物者氣化也、至西人論病、必有系統、非有微生物傳染、則病不自生、此因不信氣化之說、故拘泥若此、夫感染微生物、固能致病、然感觸氣化、亦能發生微生物、蓋情隨境遷、形以氣變、㴱氣淆神、乃失其眞、故田鼠化爲鴽、雀入大水化爲蛤、見於戴禮、烏足爲蠐螬、斯彌爲食醯、見於莊列、蕨化爲鱓、蛇化爲鼈、見於後人雜記、言之歷歷、固非盡妄、況組織人身之細胞、其體至微、其變化亦至易、卒然感觸非常之氣化、則向之營養身體之細胞、卽變爲分泌毒素之微生物、豈必由外界傳染、始能發生乎、試卽西說例之、意大利秋林大學教授安息爾穆氏、致驗人之疲勞、由體內發生疲勞毒液所致、取此液注入其他安逸動物、則亦立起疲勞態度、此其說非無見、然不可謂此液、非由疲勞而生、亦不可謂此液非由體內諸質變化而成、更不可因注射此液卽見疲勞、遂謂凡疲勞皆由此液傳染而成、設有藥焉、對此毒液爲有特效、然終不可甞休息爲非治疲勞之大法、由此推之、氣化與微生物之關于病理者、可恍然矣、若夫論治、則又當參以人身氣化、蓋同屬一病、而症有寒熱輕重之判者、各人氣化之異也、人身由萬千細胞組織而成，自有捍禦外邪之能力、惟夫一部有虛、斯外邪得以侵入、人之體質不同、各如其面、或毗於陽、或毗於陰、當其偏也、邪復凑之、故偏者愈偏、勝者愈勝、調其偏勝、俾儕於平、則抵抗力爲之增加、自足以殺滅外來之微生物、例如瘧疾、同一麻拉利亞原虫也、因人體氣化之不同、而有風寒暑濕痰食之各異、故中醫治瘧之方、或寒或熱或補或瀉、用之中肯、皆能奏效、較之西人僅恃雞那爲特效殺菌藥者、反覺無弊、此無他、治標與治本之異也、夫以天地之氣化、合人身之氣化、參伍錯綜、神而明之、醫之能事畢矣、卽西醫之微生物學理、又何能出此範圍耶、

# 人年四十而陰氣自半義

楊野鶴

夫人年屆四十 適當盛衰之半

■如日之方中 由此則漸西矣

■如月之正圓 由此則漸虧矣

人生由少而壯而老、皆視腎氣爲轉移、腎氣盛則少壯、腎氣衰則老、故經云、男子八歲而腎氣實、二八而腎氣盛、三八而腎氣平均、五八而腎氣衰矣、女子亦猶是也、惟數則以七紀之、所以然者、七陽數、八陰數、男陽而得陰數、女陰而得陽數、陰陽相生之道也、然則腎氣者、其爲人生命之原乎、而四氣調神論曰、年四十而陰氣自半、殆謂人當五八之年、而腎氣始衰也、然而不曰腎氣、而曰陰氣、不曰衰、而曰自半何歟、蓋腎陰藏也、眞陰之所藏也、人之强弱、雖視乎腎之盛衰、而其所以爲盛衰者、眞陰足與不足之別也、不然衰老之人、何嘗無腎、胡以不能作强乎、故不曰腎氣、而曰陰氣、言陰卽知其爲腎中所藏之眞陰也、其曰自半者、蓋人年四十、如日之方中、由斯則漸西矣、如月之正圓、由斯則漸虧矣、經不云乎、四十藏府經脈其盛已定、謂從此則不復盛也、由前言之、則爲盛之極、由後言之、則爲衰之始、四十適當盛衰之半、自從也、言從此而衰也、故不曰衰、而曰自半、言自半卽知其爲盛極衰始也、由此觀之、經謂年四十而陰氣自半者、猶言人當四十之年、而腎中眞陰所化之氣、其盛已至、自此而漸衰云耳、其文雖與五八而腎衰之句異、其義則又加詳矣、雖然此就常人不善調養言也、酒色搖其精、貪嗔慽其形、利欲困其心、哀樂傷其情、故不能保持其已盛之氣、而益其壽命、男不過盡八八、女不過盡七七、而天地之精氣皆竭矣、甚有並此而不能至者、又烏知人之生命、雖稟於天、而培養之道、則在於人乎、世固有年登耄耋、而精神矍鑠者矣、亦有年未不惑、而二毛蕭搔者矣、在彼者何其盛、在此者何其衰、豈天之賦於人者、有厚薄耶、抑養生之術、愚智有不同耳、故苟善調養、則陰氣雖自半、而未必遽至於衰也、又烏可以年四十而謂其必衰耶、廣成子曰、毋搖爾精、毋勞爾形、乃可以長生矣、旨哉言乎、

# 喜則氣緩

孫家驥

■根據內經上列論

蒙讀素問舉痛論喜則氣緩句、間嘗反復以思、喜則氣緩者、正以喜屬於心、喜則氣已和、志已達、營行經脈之內、衛行分肉之間、自然通利而無間、大氣自覺舒緩矣、若是九氣之內、惟喜氣爲至和之氣也、喜雖爲至和之氣、然列於九氣之中、亦不得謂非病也、何則、黃帝曰、余知百病生於氣也、怒則氣上、喜則氣緩、悲則氣消、恐則氣下、寒則氣收、炅則氣泄、驚則氣亂、勞則氣耗、思則氣結、九氣不同、何病之生、蓋夫九氣者、皆能生病、此非喜則氣緩、屬於氣之爲病之明驗乎、再觀陰陽應象大論云、心在志爲喜、喜傷心、然則喜之爲病也明矣、玉機眞藏論云、因而喜大虛、則腎氣乘矣、夫氣既虛矣、其行焉得而不緩也、然則緩之爲病也益明矣、此喜與緩之二者、分言之皆能生病、合言之則喜爲氣緩者、自不得爲和也、且宣明五氣篇云、精氣并於心則喜、本神篇云、喜樂者、神憚散而不藏、又肺喜樂無節則傷魄、經脈篇曰、心主手厥陰心胞絡之脈動、故病喜笑不休、行鍼篇云、多陽者多喜、凡此者、又皆喜之爲病之形也、又藏氣法時篇云、心苦緩、急食酸以收之、蓋緩者、緩慢不收之義也、斯又緩之爲病之說也、明乎此、則喜則氣緩之義、或少窺見萬一云、

# 四維齋醫驗集（續）

羅燮元

（診斷）脈沉實有力、苔白有津、乃思產後、兩日惡露遽止、必為瘀滯無疑、噫氣吞酸、是又兼停飲食、加以情懷不暢、氣機拂鬱、於是氣血交阻、滯於胞宮腹膜、前醫逐瘀固是、但不宜參苓之牽制、且逐瘀而不兼去食、猶是得半失半、其增脹也固宜、此時急宜從事苦溫、佐以去瘀消食、方為有濟、切勿惑於產後溫補、以免實實之咎、

（療法）用厚朴陳皮蒼朮之苦溫、平胃而疏氣、失笑桃杏之苦辛、入胞而逐瘀、佐以黑姜之溫血、恒粬之消食、大黃之走而不守者、傾導瘀滯、從大腸排泄而出、庶面面俱到也、

（處方）紫油朴二錢、廣陳皮二錢、山查炭四錢、桃仁泥四錢、炒蒼朮二錢、黑姜炭二錢、生大黃三錢、存恒粬二錢、粉甘草一錢、失笑散三錢、

第二診　查昨藥連服二次、迄無進退、便仍未通、切脈如昨、及問小溲、言已兩日未便、及審其腹自小腹連胸、高如箕覆、堅硬拒指、俯仰不能、臥難就枕、只能斜坐几上、而夜不成眠、此症之惡、從未有見、昨夜因有內外之嫌、未經審察、只以常疾視之、今視此種惡狀、昨藥尚未究其原委、宜乎不效、因前但知大便不通、今始知小溲亦秘、即使天熱汗出便少、斷無兩日一溲不通之理、此正水血俱結於血室、阻滯氣機、故有是狀、正與金匱、謂婦人少腹滿如敦狀、小便微難而不溫、生後者、此為水與血俱結在血室也、大黃甘遂湯主之之文、確切不移、然症既同、方亦宜此、未知君能信任否、余君力信余言、概然不疑、遂與此方、

二方　東阿膠四錢烊化冲、生大黃四錢、甘遂細末錢半、分兩次冲、

第三診　據述上藥服後、距二時久、大便微通、小溲略利數次、次服亦然、但察腹脹如故、大便覺墜、小溲猶赤而疼、仍師前法、變攻為清、以猪苓湯加味主之、

三方　桃仁泥五錢、飛滑石四錢、淡猪苓二錢、鹽澤瀉二錢、東阿膠三錢化冲、生大黃三錢、建梔子二錢、雲茯苓二錢、血靈脂二錢、天台烏二錢、

第四診　內經謂按之窅而不起為氣腫、即起為水腫、後人多反其說、謂即起為氣、不起乃為水也、此症四肢如常、頭面略浮、惟少腹及胸、連如抱甕、不但按之不窅、且堅抵指、是為氣滯瘀凝之癥脹也、無疑、昨藥服後、便雖通而不爽、溲雖利而猶赤、第思便溲既通、服脹何也毫不能減、深揆其理、前藥雖能逐水消瘀、但有阿膠之沾滯、阻塞腹膜微絲絡管、氣機因而不利、血愈滯而不通、是但逐其水而不疏其氣、猶為未盡入扣也、況症起於情懷拂鬱、氣滯尤有明徵、所幸稟賦尚強、食已漸進、而別無所苦、尚堪攻擊、茲變水血兼逐、而為氣血並攻、斯為的當、其效可必也、以桃仁承氣湯加味、另用四磨飲冲服、

四方　桃仁泥五錢、桂枝尖二錢、生大黃四錢、玄明粉三錢、血土鱉三錢、粉甘草二錢、血靈脂二錢、另用天台烏一枚、大檳榔一枚、廣木香一寸、眞沉香一塊、酒一鍾、以上四藥、各磨千轉成濃汁、冲上藥服、

第五診　昨藥服後、又泄二次、便仍墜、脈如前、脹雖未減、而

四圍略見皮鬆、食更轉強、每餐兩碗、可見受病雖深、而胃氣甚固、此誠可喜、若在他人、此等大劑、早已不能勝任、是謂邪甚而正亦甚也、其未即遽退者、良由蒂固根深、非旦夕可除、苟能一致進行、不難消滅、切莫惑於產後宜補、致生中變、蓋體強以去邪爲急、無俟遷延、況食進皮鬆、其效已著、可無疑慮、不過百尺竿頭、尙爭一寸未達耳、是所望於君之信任不疑、以竟厥功、謹遵經旨、中滿者、瀉之於內、用當歸承氣湯加味主之、

五方　紫油朴八錢、陳枳實五錢、當歸尾四錢、桃仁泥五錢、蓬莪朮二錢、生大黃四錢、玄明粉三錢、查肉炭四錢、

第六診　據述昨夜便泄數次、大腹如鳴、脹頓減半、少腹內部雖結、而外皮亦鬆、漸能起牀側臥、脈變和緩、飲食如常、知藥已至病所、告捷不難、仍用前法、減其制、

六方　紫油朴三錢、桃仁泥四錢、當歸尾三錢、川鬱金二錢、陳枳實三錢、生大黃三錢、蓬莪朮二錢、玄明粉二錢、

第七診　昨藥服後、便又微泄兩次、腹中不時轉潏、脈現和緩、起臥復常、惟是大腹平而少腹內部仍然團結、有如杯大、小溲雖長、而常有微血溺出、幸無痛澁、以大憝雖除、餘邪尙有未盡耳、經謂大毒去病、十去其六、蓋恐藥過病所、轉傷正氣、據此現象、急宜改弦易轍、變攻爲和、更無容議、此醫之貴乎臨機應變也、乃仿溫經湯加減、送抵當丸、爲溫通兼施之法、使血和氣順、自能潛移默化、毋須再擊也、

七方　川芎片二錢、生白芍二錢、全當歸三錢、東阿膠二錢、上肉桂錢半、粉丹皮二錢、法半夏二錢、吳茱萸二錢、杭寸冬三錢、醋香附三錢、妙蘄艾二錢、廣木香一錢、黑姜錢半煎湯、送抵當丸、每次三錢、一日兩服、

第八診　方同前

第九診　兩手脈和、諸恙悉退、惟獨少腹仍有微脹、大便燥滯、時有氣墜、知攻擊之餘、營液已虧、腸液安得不損、乃以溫潤之劑、略佐和氣、氣血通而便復常矣、

九方　製熟地四錢、全當歸三錢、大川芎錢半、酒白芍二錢、製熟軍二錢、桃仁泥三錢、上肉桂一錢、炮黑姜一錢、醋香附二錢、火麻仁四錢、東阿膠二錢烊化

第十診　方同前

第十一診　、治經三候、現在雖云諸恙告痊、然而據述其少腹有時內部仍脹、或時大便据結、蓋緣大敵雖除、餘邪未殄、氣機因而失利、若不犂庭掃穴、誠恐又遺他日之憂、反滋蔓延、所謂除惡務盡是也、獨是產後攻擊之餘、而陽氣陰津、不免受損、是大毒之藥、又不可過服、然專用補、又恐滯其樞機、故攻補此時均不可獨施、惟以溫潤之中、兼以行滯、斯爲盡美盡善，查古方中、獨仲景大黃䗪虫丸、斯有寓攻於補之義、與現症洽合、茲以是方、合溫經湯增減、俾茲常服、培氣血而去病根、則誠兩得之也、列方候政、

西洋參二錢、製熟地五錢、妙白芍二錢、當歸身三錢、大川芎錢半、東阿膠三錢、上肉桂錢半、粉丹皮錢半、杭寸冬四錢、淡吳萸錢半、醋香附三錢、桃仁泥三錢、廣三七二錢、酒子芩二錢、炙甘草二錢、製虻虫二錢、製水蛭二錢、血土鱉二錢、血靈脂三錢、益母膏四錢、醋大黃三錢、火麻仁三錢、柏子仁三錢、白蜂蜜八兩、以上廿四味、除蜜、各藥均照法製末、煉蜜爲丸、如梧桐子大、每日隨便湯送服三錢、每日兩次、(未完)

# 醫案

## 止愚軒驗案

羅止愚

療法　金匱云、奔豚病、有物滑淪、其象如豚、從下焦少腹起、上衝咽喉、發汗欲死、作已則氣衰、復還於腎而止、皆從驚恐得之、主以奔豚湯、氣從少腹上至心、灸其核上各一壯、與桂枝加桂湯、故開始擬以奔豚桂枝複方、加減圖治、幷用艾火、灸其塊上、

處方　桂枝尖二錢、芍藥一錢五、陳皮一錢五、川楝子二錢、當歸二錢、川芎一錢，丹參二錢、元胡索二錢、製半夏一錢五、柴胡一錢、製香附一錢五、製五靈脂二錢、李根白皮三錢、生姜一片、紅棗二枚、

二診　十劑後、劇痛止、塊略消、夜寐如常、飲食增進、精神爽快、仍擬疏氣逐瘀、通陽和絡、仿通則不痛之意、

復方　桂枝三錢、製附片八分、延元索二錢、製香附一錢五、生熟穀芽各三錢、當歸二錢、細青皮一錢五、淡吳萸八分、淨紅花一錢、生薑一片、茯苓神各三錢、川楝子二錢、炒白芍二錢、紫丹參二錢、甘草八分、

三診　腹塊全消、氣不上衝、頭眩目昏、驚悸吐酸皆止、因畏服藥劑、改吞丸藥、擬用四君四物、參以調經劑、製以丸方、囑其調理、

丸方　炙黃芪一兩、當歸一兩、柴胡六錢、元明索一兩、土炒白朮一兩、熟地八錢、製半夏一兩、製香附一兩、茯苓神各一兩、炒白芍一兩、陳皮八錢、海螵蛸一兩、炙草八錢、川芎八錢、山藥一兩、煆龍齒八錢、炙遠志一兩、酒炒續斷八錢、酒製巴戟一兩、茺蔚子一兩、酒炒兎絲子一兩、炒山萸肉八錢、黑荊芥穗八錢、以上法製爲末、蜜水爲丸，如梧子、

# 特載

## 臨證錄

黃炯匡

### 小引

士各有志、志之大小視乎才、志之伸否聽乎遇、天生民爲有用、或道臻平治、或養晦待時、亦各隨其志與遇耳、昔范文正公有云、不爲良相、便爲良醫、而不及卜筮星相青鳥者、以醫能參贊調燮、功侔良相、賢者一言、足起後人之仰慕、其才志豈非大且正歟、余生不辰、賦性恬淡、自愧才疎、當然志小、爲求民生大要、與養生壽世兩有裨益者、莫醫若也、爰是就傅攻習、旣又帷下章門、幾經寒暑、厥後遊歷華南、頗多領略、嗣因鋒烟告警、買棹言旋、承乏港口博愛醫局主任、十有六年、暇輒記四診之機要情形、釋方義、載效否、另擇尤有心得者若干案、彙成四冊、名曰臨證錄、非敢冀以問世、不過於醫界中留一鴻爪、且各家醫案汗牛充棟、未必因我數冊蒭蕘爲病多、惟天旣賦我才疎、予我志小、余亦祇好樂乎天命、恪盡微尠之小職、還報於天所愛眷之民、是則余之臨證錄、謂爲草野之貢獻品也可、謂爲診務日記也可、使能邀　高明指政、則又余之所禱切而深感者矣、

蕭上林妻、年三十六歲、丁卯春、陡起無熱惡寒、甲醫以麻桂細辛等强責其汗、汗大洩、而寒尤甚、戰震肢厥、乙醫誤認爲瘧、投敗毒散、君柴胡、竟爾渾身壯熱、面赤唇燥、口乾欲飲熱水、舌苔光黑、丙醫誤認爲熱、投以苦寒、旣而昏憒無知、牙關緊閉、涕涎交流、口中氣出、聲如曳鋸、兩手緊握、厥逆尤甚、踡臥頭垂、二便自遺、後求診於余、切得脈沉微欲絕、時而浮緩帶滑、時而停歇全無、默思此病必起於太陽傷寒、其人本素陽虛、初病無熱惡寒、便是發於陰分、甲醫或以頭痛惡寒宜發汗、不思汗亦非易、爾時設用溫經發汗、庶不致壞、奈不知太陽本有禁條數則、坐令妄汗亡陽、柯韵伯曰、用麻黄不當、則亡陽於外者多、故寒甚而戰、手足厥冷也、而乙醫又繼以發散之敗毒散、重逼其汗、使衛虛邪竄、反向內攻、擊動少陰眞陽外越、經云、太陽之上、寒氣治之、中見少陰、夫太陽之根、起於至陰、結於命門、與少陰從乎標本、陰內陽外、證變戴陽、故面赤唇朱、重衾烈火、不能制其寒、經云、病人身大熱、反欲得近衣者、此爲熱在皮膚、寒在骨髓也、更遭丙醫妄用苦寒、致使陽愈微而陰愈盛、以致危象畢現、是緣一誤再誤、極而至於三誤也、傷寒論脈陰陽俱緊、口中氣出、唇口乾燥、鼻中涕出、踡臥足冷、舌上苔滑、載於少陰條、少陰脈絡肺、肺主鼻、故涕出、又絡舌本、故不言而苔滑、大絡注諸絡、以溫足脛、下寒盛、故足冷、其痰响涎流、手厥者、亦水寒土溼、陰霾上犯之徵也、少陰爲樞、故見寒熱相持、病雖發於陰、而口鼻唇舌之半表裏、恰與少陽口咽目之半表裏相應也、然雖寒熱相持、究之寒爲眞寒、而熱係假熱、不過陽被陰格、屑越於外耳、又少陰病下利清穀、裏寒外熱、手足厥冷、脈微欲絕、身反不惡寒、其人面色赤云云、金鑑謂陰盛於內、格陽於外者、主以通脈、陰盛於下、格陽於上者、主以白通、總宜運行陽氣、此時生氣將離、亡在俄頃、必假是方、疾呼外陽、安養元氣、又少陰病、六七日、息高者死、氣息乃腎間動氣、藏府之本、經脈之根、呼吸之蔕、三焦生氣之原也、息高但出心與肺、不能入肝與腎、生氣已絕於內也、喻嘉言云、息高則眞陽上逆於胸中、不能復歸於氣海、六七日是邪中少陰之期、非二三日之在陽

可比、參攻義理、主用通脈四逆湯、加人參生氣復脈、葱白通陽、肉桂引火、白朮燠土、半夏燥溼、菖蒲通竅、縮砂行鬱、人尿鹹寒、取其與陰同類、直達下焦、南星佐半夏化痰、制以牛膽、殺其烈、且膽有益肝膽之功、又與用豬膽苦寒從治同義、大劑濃煎、先以烏梅擦牙、撬開徐灌、計一晝夜、約下喉者三分之一、絕而復甦者數次、至次日下午、又復昏絕、家人營辦後事、行將掛孝舉哀、直至三鐘之久、氣才駁轉、仍以原方徐灌、一面飛輿迎余、至即命灌黑錫丹五錢救急、隨將原方去菖蒲縮砂、加白附故紙益智、大劑煎灌、未幾喉間汩然有聲、痰波下行、手足厥回、迨至盡劑、略有知覺、再進一劑、面赤漸退、涕涎亦止、脈已微續、呼問勉强可答、但呢喃不清耳、乃以理中湯、人參一錢、白朮三錢、川姜二錢、炙甘草錢半、加附子五錢、肉桂一錢、故紙益智各三錢、服六劑、方克脫險、半月復元、

賴魏氏、疾患隱奇、累月經年、醫藥罔效、乙丑夏、遠迎余診、見其髮禿面赤、知爲相火不闔、其脈寸浮大、尺細數、關革無根、且上下不相貫串、師曰、寸脈浮而大、尺脈反弱、此爲氣强血弱、革爲寒虛相搏、是乃脾胃虛、與相火相合上下爲患也、汪石岩曰、此氣病、非血病、當從根本而申治法、否則不惟無效、世有終身之憂、余謂病者曰、爾病由月事不調所致、腹內必有痞塊、且必頭痛目眩、腰腹脹痛、答曰、先生明見、如洞臟府、但尚有隱奇之病、難以相告、余曰、令若夫代白可也、於是召夫密告余曰、內人月事愆期已二年矣、有行無行、兩難斷論、如無房事、雖數月亦不一行、倘一交接、經水隨下、或稍動慾念、雖不交亦下、不識可治否、余曰、此因相火不安、上動心火、致令損傷肝脾也、法宜溫補眞元、兼伏相火、使各安其位、則氣得調而血自不妄隨火泄矣、疏以附子三錢、姜灰八分、艾葉炒八分、溫補元陽、半夏一錢、降胃交脾、白芷木香橘皮各一錢、疏氣散痞、鹿角霜牡蠣粉各一錢、歛固滑脫、當歸二錢、引血歸經、俾循軌道、丹參一錢、柏葉二錢、生用、清瘀化濁、黃柏錢半鹽水炒、瀉柏火於下、甘草八分、緩氣血於中、服十劑頭痛愈、面赤退、血不妄下矣、惟痞未消、稍經房事、雖頗動紅、但不似從前之多、更用四君子湯補氣、人參一錢、白朮一錢半、茯苓二錢、甘草炙八分、加當歸二錢、姜灰七分、丹參生柏葉各錢半、生化血液、黃柏鹽水炒一錢、瀉相火之餘焰、艾葉炒七分、壯命門之眞元、服六劑、經事如期、痞亦消軟、再用前方去姜灰丹參、加鱉甲炙二錢、檳榔一錢、消除痞塊、遠志資生心血、狗脊二錢、通其督脈、以利奇經之循環、耐服十餘劑、諸病全瘳、

易厚全年七旬、乙丑秋、患瘡毒、膿血過多、食減肌瘦、痰咳心煩、腰腹刺痛、身熱起疹、足重而疼、繼因酷嗜水酒、恣啖腥冷、漸而胸腹脹悶、大便燥結、小溲黃濁、氣促神昏、臥不安枕、面目黯黃、脈細濡無神、脈證合參、此血虛濕勝之痺證也、經云、風寒溼三氣雜合而成痺、以秋遇此爲皮痺、痺在皮、本當寒、而反發熱癮疹者、乃血虛遇燥令之亢也、皮者肺之合、復受燥邪、則舍於肺、故煩滿而咳嗽也、總緣下焦受溼、經云、溼則下先受之、腰者腎之府、腎爲水藏、虛則風溼之氣凑之、溼流關節、血不榮筋、所以腹以下皆疼重也、脾因溼而生痰、肺因燥而致咳、柯韵伯曰、溼病得之地氣、燥病得之內因、加以腥羶冷果、濁酒腐氣、塡塞於中、以年老久病之人、何能勝此叢挫乎、經云、飲食不節、陰受之、則入五藏、塡滿閉塞、陽受之、則傷胃氣、又云、納穀者昌、今不納五穀之正味、而喜傷尅之異味、薰蕕同臭、六腑之邪斥可知、乃疏人參一錢益胃、當歸二錢養營、陳皮厚樸杏仁各一錢、半夏錢半、理氣化痰、茯苓三錢、茵陳錢半、防已一錢、狗脊秦艽各二錢、葛花三錢、除風溼而解宿酲、馬兜鈴東阿膠各一錢、滋肺潤燥、合蟬衣以息皮膚之風、服四劑、腰腹痛減、乃去葛花茵陳狗脊、加木香八分調氣、赤芍銀花各錢半、清解血分餘邪、進六劑遂見痊可、養以白飯青蔬、體日加健

# 討論

## 泄瀉關係痲疹(痧子)順逆的討論

朱阜山

痲疹為小兒之普通病、無年蔑有、其死亡率、雖無確實統計、以意度之、較其他任何病症為多、在窮鄉僻壤、小兒患痲疹者、病家大都不請醫生治療、其較為富有之家、請醫生診治、亦無健全之治療法、即泄瀉關係痲疹之順逆、學說分歧、如下走之經驗淺薄者、無所適從、故將各家學說、條舉如下、

(一)以泄瀉為順證者、

(甲)陳飛霞幼幼集成曰、「痲疹發熱吐瀉、純是熱證、不可作寒論、乃火邪內迫、毒在上焦則吐，毒在下焦則瀉、毒在中焦則吐瀉兼作、……」

(乙)翁仲仁幼科痘疹金鏡錄曰、「……自行者不必遽止、毒以利鬆、……」

(丙)朱載揚痲症集成曰、「痲之初起、吐瀉交作者順、……」

(丁)夏禹鑄幼科鐵鏡曰、「有痲方見點、隨即收入、或瀉清水、饕非風寒為害、唇色慘白、口氣微微、此乃內虛不能送毒、不可分利止瀉、……」

(戊)陳氏幼科秘訣曰、「泄瀉毒下、肺與大腸相表裏也、……」

(巳)吳雲峯證治心得曰、「……痧由肺經邪毒、肺與大腸相表裏、此證初起、每多自利、不必治其利、但當以疎表化毒為主、蓋毒遏抑大腸、稚瀉斯解、……」

(二)以泄瀉為逆證者

(甲)惲鐵樵保赤新書曰、「痧子見點的時候、講究很多、歷來傳說的話，都不很靠得住、……這傳變期內、最要緊的、是大便不可泄瀉，瀉則下陷，痧子不得出、以後就步步棘手、這個病有一件奇處、病毒一定要從皮膚裏出來、所謂出來、就是見紅點、紅點見得越多、病勢越見得輕減、若是紅點見之無可再見、就是病毒淨盡、病就好了、若是泄瀉、紅點就不見、或見得很少、若是瀉得利害、紅點已經見的、就會忽然沒有、病必增劇、那病毒斷斷不從大便裏出去的、所以泄瀉是痧子最危險的逆證、」

(乙)醫宗金鑑曰、「……痲疹泄瀉、乃熱毒移入腸胃、使傳化失常也、……」

(丙)秦景明痘疹折衷曰、「疹出時、自利不止、或瀉糞水、最為惡候、……」

(三)痲疹未見時、以泄瀉為順、已見後、以泄瀉為逆者

(甲)朱載揚痲症集成曰、「泄瀉為痲疹之常候、熱邪得以開泄也、發熱時得瀉而黃赤稠粘、小水短澀者、屬熱……如瀉下清稀白沫水、腹痛喜得溫按者、屬寒、……得痢窘迫、而腹痛脹滿、或噯氣如敗卵者、為飲食傷滯、……痲疹泄瀉、屬熱者多、屬寒者少、辨治宜早、不可任其久瀉、則正氣下陷、或成腫滿、或變下利、……痲後得利不止、口渴目閉、四肢不溫者、不治……」

(四)以病者稟賦之強弱為順逆者

(甲)張景岳痘疹詮曰、「疹之初起、最忌泄瀉、然亦有始終泄瀉而不妨者、稟賦之強弱異也、若因瀉而嗽減、變為喘者、則危矣、……」

下走讀書不多、不能多所徵引、暫止於此、上列諸家學說、各有

理由、誰是誰非、如下走淺學、無從臆斷、所望海內學者、加以討論、以明病理之傳變、歸於一致、俾便遵循、不獨下走之幸也、

# 關於磁石眞僞與龜板生虫之答案

本報自六十二期李君論磁石之眞僞、與六十四期秦君論龜板生虫二文刊出後、蒙讀者不棄、以其學說經驗、舉以見告、足供研究之資、特錄出以告讀者、

編者

●其一

昨閱六十二期報載李健頣君論磁石之眞僞、查該品祁陽亦產、並無若何眞僞分別、但有頑與活者之辨、頑者固如李君所言、活者確有吸鐵引針能力、試盛鐵砂於銅質簿盤內、盤下以磁石引之、則盤內之砂、可豎直如毛、或用瓷碗盛水、水面浮一小簿紙、再置針於紙上、外以磁石隔誘、而碗內之針、即隨其順逆轉動、然初採之於山中、未能全活、須用鐵砂蓄養、若藏之於枕畔、使其得沾人體熱度、尤爲更佳、如索該品研究、示知、即當奉上、（下略）

湖南祁陽壽井門呂尙德藥號呂雲和

●其二

貴報第六十二期、李君磁石眞僞一文、蓋磁石一味、有死活之分、根尖之別、活磁石試驗之法、取磁石一塊、再用銅盤秤之、銅盤上面、攙勻針砂、銅盤下面、再用磁石靠盤底亂動、磁石到何處、則上面針砂即豎立、但磁石年深日久、亦就不靈、即爲死磁石、因在藥店內、年久不能吸受天地之精氣、故無吸鐵之能、但磁石根、無論新取年久之貨、均無吸鐵之能、體質本堅結、與赭石不同、赭石體鬆、打碎有層層凸頂色赤、磁石如用火煅醋製、亦乏吸鐵之能、但磁石研粉、又非用醋製不可、

首都張銘德

●其三

閱貴報六十四期、藥物欄內、有龜板生虫之紀載、惟其理由未詳、故編者徵之以研究、余也不才、何敢忘談、今以讀書所得、理想所及、應編者之徵、特爲文於后、

嘗讀方書曰、風字從虫、虫由風化、亦必由濕熱鬱蒸而生、觀之日中有雨、則禾節生虫、其理明矣、子和云、虫者、得土之氣乃生、得雨之氣乃化、此言生虫之原理也、故人有以動物之骨、種於土中、期年掘之、即得活物、是乃得土氣之氤氳、風氣之律和、雨氣之潤澤、而生成者也、至服龜板而生虫、蓋亦得太陰之土氣、厥陰之風木、肺液之潤澤耳、夫人身一小天地也、過食龜板末質於腹中、無異種動物之骨於土內、如是則服龜板生虫之理由、殆在此乎、

平湖居信義油號、蔣雪堂

●其四

秦君所論龜板製法、切須道地、如誤服製煉未精之龜板、致腹中生蟲、但以予平生廿餘年事實之經驗、夫龜板無眞僞道地之別、祇有板之大小之分、又乏特殊製法、所藥劑用者、不外生炙二者、蓋體質又重、汁少味薄、取製淨龜板一斤、祇煎二兩膠、而龜板在藥店中、最易收藏、他物尙防霉虫蛀爛、獨龜板無之、聽其收貯若干年、終不生虫蛀爛、此事亦經敝會研究、詳細討論、結果均否認多服龜板生虫等事、其他各物、不敢武斷、獨龜板、決無眞僞道地、認憑到何處小藥舖配藥、決無用僞品代替、即或生炙亂服、亦無生虫之害、但前所載、空非事實、而該僧憑空指定、誤服龜板之害、或者龜肉生虫、亦可研究、或他物生虫、獨龜板、決乏生虫爲害之理、

首都張銘德

## 常識

# 食物中的調味品（續）

農隱

我國之製糖果、由來已久、自西洋的糖果法傳入以後、砂糖銷費更見擴充、世上考究衛生的、常說食糖果過多、爲害很大、但是食用適合其量、不僅爲有力的調味材料、可以增進食慾、在腸中與腸液相會、受其變化、殆能全部吸收於體中、獨於筋肉組織內、對於砂糖有特效、能救治疲勞、所以勞力人認砂糖爲補品的、並非空言、更有赤砂糖、黑砂糖、等、皆屬砂糖的一種、唯品質稍卑下耳、

糖蜜　爲濃厚的粘液、甘味强烈、不能凝結、常呈密形、爲甘蔗製造砂糖時的副產物、可釀造酒類及製造糖藏的果品、

甜菜糖　爲甜菜的根所製的、功用與前種相同、

飴糖　從米或馬鈴薯所製的、爲塊狀、色白、可作食品、調味上間或用之、

水飴　爲液體狀的飴、可供食用及調味用品、

糖蜜　又省稱蜜、從蜜蜂巢中採取而得、原來此是蜜蜂自備的養料貯以過多的、當蜜蜂採取花中的汁歸巢後、經過蜜蜂的唾液及胃液、纔能轉化爲粘液狀、味甜、有香氣、略含有樹膠及蠟、我國向來供藥用或與水果製爲食品、稱爲蜜餞（近來所稱爲蜜餞的概用砂糖及蜜糖所造而仍襲舊名）、蜜糖爲輕微的弛緩劑、有潤腸的效益、所以有時患便閉者、以此爲日常的潤腸之砂品、

糖精　又稱薩卡林、或石炭糖、爲白色結晶狀的細末、甜味很强、比砂糖强三百倍、作爲調味品、風味不佳、因其甜味强烈、製造果汁露、混合酒、汽水、等所常用、唯無滋養價值、爲衛生家所不信任的、又含有糖精的食物、即蠅等不來吸附、亦是一種徵象、現在各國政府、因其非滋養品、課以重稅、有防止的意暗伏於其間云、

油脂　爲甘油（即洋蜜）與脂酸肪所成的物質、作爲食品、有發生溫熱及活力的功能、與砂糖同、作爲調味品、能增食物的旨味、動物體內的脂肪、熔度不一樣、羊脂、四三至一五度、牛脂、四〇至四九度、豚脂三三度、牛乳脂、三一度、鷄脂、鵝脂、二四至二六度、至於植物的脂肪、在尋常溫度中多爲液體、概稱爲油、如豆油、花生油、菜油、麻油、等今將常用爲調味品的、略說於下、

豚脂　亦稱猪油、大概從猪體腹內的脂膜煎熬而得、鷄油及鵝油亦從鷄鵝等腹內收得、功用同前種、

牛乳油　從牛乳內提煉而得、亦爲饌中的調味品、

豆油　從大豆內榨出的、爲滿州的特產、

菜油　從油菜的種子榨得的、

麻油　從胡麻（即脂麻）的種子榨得的、功用比菜油爲佳、有芳香、爲植物油中調味上品、

花生油　從落花生的種子榨得的、味肥美、功用亦比菜油爲佳、

茶油　從山茶的種子榨得的、常作油浸魚乾之用使魚、乾等、可以久藏而味不變、

罌粟油　從罌粟的種子榨得的、亦可調味、

棉子油　從棉花的種子榨得的、功用略同前種、

辛香料　有種種、各有特性、滋養力很少、不過用以增進食物的旨味、刺激消化器、使有强壯的消化作用、然用量不可不注意、取用過多、則胃腸受其刺激、活動力太劇烈、有惹起焮衝的患害、

辛香料　古時多認爲藥物、近來取爲調味品者不少、有生姜、芥末、番椒、胡椒桂皮、丁香、茴香、花椒等、

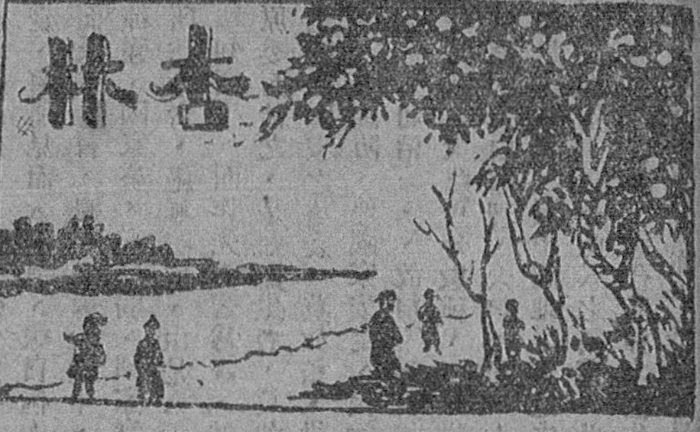


奇病詳記

# 婦人腹中六十八磅之巨瘤

樊少康

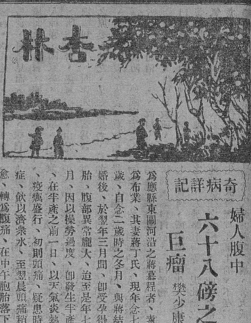

爲應縣東關河沿之蔣慕程者、素爲布業、其妻蔣丁氏、現年念七歲、自念二歲時之冬月、與蔣結婚後、於翌年三月間、即受孕得胎、腹部異常龐大、迨至是年七月、因以操勞過度、即發生半產、在半產之前一日、以天氣炎熱、疫癘盛行、初則頭痛、疑患時症、飲以濟衆水、至翌晨頭痛稍愈、轉爲腹痛、在中午胞胎落下、腹痛亦止、惟腹部之膨大、依然如故、後並逐漸擴大、遂致不能工作、屢經醫藥、迄無效果、念四歲之二月間、請婦科職症之中醫、診治服藥、瀉洩腹中水分、腹部雖稍形縮小、而腹中臍部則覺有硬塊、未幾、腹部又漸膨大、至是年四月間竟累累如鼓、不能動彈、攤臥床褥、日夜不起、除飲食時勉予起坐外、其餘大小便、均須倩人接洩、旋經中西醫、用針插入腹中、吸放黃黑水多量、每次約兩面盆、當時雖略縮小、但不久又漸擴大、而其腹中硬塊、亦遂漸大、迄今四年中、洩放惡水六次、服藥無算、但終無效、身體亦漸形瘦削、臥時必須墊高枕頭、否則不能安睡、但亦不覺疼痛、飯量則每頓仍有兩盌、並不因此減少、所以精神尚佳、得以久持、至上月間、(即今年四月、)乃將病人用船運送來蘇、就博習醫院醫治、經該院外科主任蘇邁爾、及產科施主任診察後、謂係『卵巢袋瘤、』由於平日卵巢惡水積貯而成、遂用手術自少腹至胸下割開、始將該瘤肉取出、如五石匏、權之計重六十八磅、合之十六兩秤、則成五十一斤、但腹中竟能生此巨大之肉瘤、亦世所罕聞、余非爲西醫彰功、乃因病之離奇、故特錄投上海、醫報、以供海內同道之研究、至於病人、現無性命之憂云▲

# 膀胱者州都之官解

楊野鶴

內經素問靈蘭秘典有云、膀胱者州都之官、津液藏焉、氣化則能出矣、夫腎合膀胱、而膀胱爲腎生津液之府、然則膀胱即水府也、水入膀胱、化氣上行、則爲津液、所瀦餘質、乃下出而爲溺、然則膀胱又水道也、若州都爲平陸之地、與水義不合、其何以稱焉、致內經原注曰膀胱爲水府、乃水液都會之處、故爲州都之官、以都會解、究屬望文生訓、且又置州字而不釋、亦非詁經體例、惟容川唐氏醫經精義曰、凡人飲食之水、無不入於膀胱、膀胱如人身之洲渚、故曰州都之官、以古義釋古書、乃爲精碻不學試引而申之、古字不若今字之多、凡形聲相近者、皆得互相通叚、州本文從川、即不加水旁、亦有水義、況今所云、亞洲歐州非洲澳洲美洲者、皆故昔日之洲島、蔚成今日之州國、州也洲也、其義一也、是則州之爲字、加水旁可、不加水旁亦可、抑余走云、水中可居者曰洲、小洲曰渚、洲與渚均水中可居之地、都與渚又均從者得聲之字、(古音者聲近煮)是則渚之爲字、從水作渚可、即從邑作都亦無不可、再以內經本義言之、膀胱爲太陽寒水之經、而洲渚固蓄寒水之域也、膀胱居少腹卑濕之位、而洲渚亦極卑濕之區也、津液藏於膀胱、津液水也、與洲渚之義尤合、泥州都之字形釋膀胱、義不可通、叚州都之字音釋膀胱、義始脗合、嗟乎內經古書、其中多古言古義、而近世之醫人、今字且不盡識、遑言古字、經旨其能明哉、醫理其可通哉、

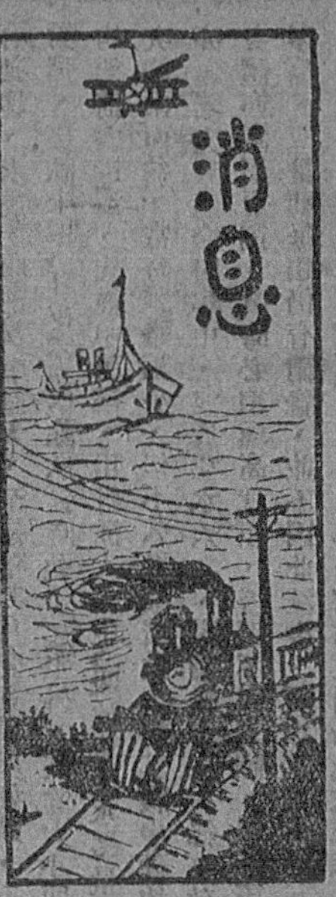


# 全國衛生運動大會告民衆書

蓋聞衛生之道、首重飲食起居、故諺有云、飲食起居調攝、自然無病、誠哉是言、竊維衛生兩字、大有關於人種之强弱、國家之盛衰、何所見而云然哉、緣自個人守衛生、傳習而至於家庭、推廣而及乎社會、擴充乃遍于國中、則滔滔者、天下皆是也、故曰人種强、國家盛、人種弱、國家衰、試思我國、自鴉片流毒以來、所沾染者、絕無衛生、由是人種漸弱、國家日衰、此爲殷鑑、細揣知衛生、而作先導者爲誰、其爲醫者否耶蓋醫者、能究其病之原委而治之、是知衛生者、莫如醫、而醫者之責任、重且大矣、然則知國家之盛衰、莫如相、緣宰相施政於一國、關財源、塞漏卮、佈國防、俾國家安定、民物繁衍、治一國如治一人、則醫者治一人如治一國、故曰不爲良相、當爲良醫、旨哉斯言、且夫衛生之道、大略可分數種、一曰辨別、二曰自治、三曰治物、四曰取舍、五曰處理、六曰傳習、七曰宣傳、所謂個人衛生、推廣普遍於國中也、蓋中國地居赤道之中、寒暑略有均等、況此地之氣候及物品、適合此人之營養、此地發生之疾病、適合此藥之治療、此種之胃腸、適合此種之衛生、故醫理重在氣化的、不在科學的、如天氣酷熱、亦不宜過於貪涼飲冷、免啓霍亂之端、暑天戒食濃味、取以清淡素養、免致痢疾之患、政府善用衛生政策、卽是施仁佈德、惡用衛生政策、便爲苛政虐民、蓋衛生之美名、能爲帝國主義、殖民政策之最大利器、此爲辨別衛生之大略一也、惟是要有公共衛生、須從個人衛生起點、若氣候乍冷乍熱、飲食起居、須要謹慎、個人守衛生、即是公共衛生、痰涎不可隨便浪藉、則個人道德、即爲公德、時常沐浴、衣服常洗、被褥常曬、是爲免藥之療養、奮勵自重、戒勿早婚、免致弱種弱國、此爲自治衛生之大略二也、至於蒼蠅撲滅、須從公共廁池、打掃消毒、蚊蟲撲滅、須將溝渠清淨消毒、咬蚤撲滅、須將螻蟻先除淨盡、養貓捕鼠、庶免發生鼠疫、菜蔬切要熟煮、以防發生霍亂、天氣燄熱、飲食猶宜溫暖、則易消化、自無凝滯霍亂、此爲治物衛生之大略三也、魚餒而肉敗不食、病死之禽畜不食、此爲取舍衛生之大略四也、寢室要光亮、空氣要流通、天棚窗壁、埃塵蛛絲、要掃除清淨、早晨要打開門窗戶牖、排出舊空氣、納入新空氣、是爲天然之營養、廚房一切器皿、須要整潔、飯菜未吸以前、既膳之後、均宜覆蓋、免被蒼蠅沾染遺污、此爲處理衛生之大略五也、信能行此五者、更宜由個人、而教誨家庭、指導親戚朋友、此爲習傳衛生之義務也、又須提倡社會運動、喚醒一般民衆、是爲宣傳之要切也、顧夫衛生兩字、名辭最佳、用意最良、盡人歡迎、如政府愛民如赤、施仁佈德、則在乎實行衛生政策、如　孫總理之民生主義、若父母愛子之心、無所不及、反是、能爲帝國主義、殖民政策之最大利器、用爲精神制裁、外用衛生之美名、內行虐民之政策、其使人種日漸消極、民不聊生、殆無立足餘地、因而自動移民、此則近以台灣爲鐵證、遠以朝鮮小呂宋作殷鑑、是爲政者、利用衛生名辭、以治殖民、名爲愛民、實則虐民[、]以上略舉數端、爲吾人今日宣傳之大旨趣、須知由個人而至於家國、不務衛生、是爲弱種弱國之要素、自講之衛生、猶勝外來殖民政策之衛生遠矣、願我同胞、其共免之云爾、

上海醫報
第七十二期

目錄





## 常評

# 中醫界所必爭者二事（續）王一仁

◉教育權
◉考試權

總理有言、政治者一人羣心理之表現也、教育部衛生部已連接加中醫界以打擊矣、社會之觀聽、輿論之傾移、其影響之大、實非吾人此時耳目之所能聞見、長此以往、鄉間老嫗、草頭郎中之殷鑒、恐即爲中醫之結局、悲哉、是以消極自保、萬萬不能澈底、唯有積極前進、誠能整理中醫學說、學社亦積極之事，即個人爲之、亦積極之事也、然而學校尤積極中之積極、此關能透、則萬事坦途、此關不達、則沿途荊棘、吾人必爭中醫教育權、以爲改造中國醫學之基礎、以爲現在醫界職業之保障、會與社、皆空洞、唯學校爲實在、唯學校爲有望、唯學校爲有力、是以第一步必積極以爭教育權、能于各會推出數人、專爲此事努力、方可集中力量、以底于成、其二則爲考試權、當上海特別市衛生局辦理中醫考試登記之初、頗有懷疑攻難、不願登記考試者、不知凡事非可專事反對、如醫士登記考試、不特今日各國皆行之、即我國先代、亦設醫官以督其事、唯其權落于中醫以外之人、對于中醫歷史學理經驗、完全不明其旨要、如余雲岫輩、則人爲刀俎、我爲魚肉、能將中醫藥之眞實學理効用、完全抹煞、而誘我于半開化今日中國西醫之岐路、是誠吾人之大懼、苟其權不旁落、則游刃有餘、正可從容補救、現今考試院考試科目、有醫學一科、然亦僅限于西醫、在今日中醫界、或以考試爲卑陋、或以考試爲長技、是誠大誤、要知此項考試、卽繼承前項中醫教育而來、無教育卽無學術、不能考試、亦非眞學術、(未完)

## 學說

# 張仲景事狀考

章太炎

林億傷寒論序、引甘伯宗名醫錄、張仲景、名機、南陽人、舉孝廉、官至長沙太守、始受術於同郡張伯祖、時人言識用精微過其師、

太平御覽七百二十二引何顒別傳、同郡張仲景總角造顒、顒謂曰、君用思精而韵不高、後將爲良醫、卒如其言、顒先識獨覺、言至無虛發、王仲宣年十七、嘗遇仲景、仲景曰、君有病、宜服五石湯、不治且死、後年三十當眉落、仲宣以其貫長也、遠不治也、後三十、病果成、竟眉落、其精如此、仲景之方術、今傳於世、

皇甫謐甲乙經序、仲景見侍中王仲宣、時年二十餘、謂曰、君有病、四十當眉落、眉落半年而死、令服五石湯可免、仲宣嫌其言忤、受湯勿服、居三日、見仲宣、謂曰、服湯否、仲宣曰、已服、仲景曰、色候固非服湯之診、君何輕命也、仲宣猶不言、後二十年、果眉落、後一百八十七日而死、終如其言、此事雖扁鵲倉公無以加也、仲景論廣伊尹湯液爲數十卷、用之多驗、

抱朴子至理篇、仲景穿胸以納赤餅、

案、何顒在後漢書黨錮傳、南陽襄鄉人、別傳言同鄉張仲景、則名醫錄稱仲景南陽人信矣、顒于郭泰賈彪爲後進、而能先識曹操荀彧、仲景與操彧、殆行輩相右者也、顒別傳載王仲宣年與甲乙經序不同、尋魏志王粲傳、建安二十一年、從征吳、二十二年道病卒、時年四十一、然則由乙經序稱年四十眉落後一百八十七日而死、視何顒別傳爲得實、仲宣終于建安二十二年、前二十年遇仲景時、則建安二年也、魏志粲年十七、以西京擾亂、乃之荊州依劉表、仲景生南陽、仕爲長沙太守、南陽長沙、皆荊州部、故得與仲宣相過、然據劉表傳及英雄記、長沙太守南陽張羨叛表、表圍之、連年不下、羨病死、長沙復立其子懌、表遂攻幷懌、桓階傳、太祖與袁紹相拒於官渡、表舉州以應紹、長沙太守張羨舉長沙及旁三郡拒表、則建安四五年間事也、羨父子相繼據長沙、仲景不得爲其太守、意者先在荊州、與仲宣遇、表既幷懌、仲景始以表命官其地、則宜在建安七年後矣、南陽張氏、自延尉釋之以來、世爲甲族、故廣韵刈張氏十四望、南陽次於清河、仲景自序、亦稱宗族素多、其與羨懌或爲一宗、表亦無所忌、觀桓階說羨拒表、城陷自匿、表尙辟爲從事祭酒、則於張氏同族、愈無嫌恨可知也、何顒嘗與王允謀誅董卓、未遂而卒、計卒時未篤老、仲景則爲其所獎進者、自序稱建安紀年以來、猶未十稔、是在建安七八年中、傷寒論于是始作、上與何顒相校、其時不過中身也、抱朴稱仲景穿胸以納赤餅、其絕技乃與元化相類、而法不傳、魏晉間人、多以元化仲景並稱、其術之工相似也、計元化長于仲景、蓋數十歲、何以明之魏志華佗傳、時人以爲年且百歲而貌有壯容、爲太祖所收、荀彧請含宥之、太祖曰、不憂天下當無此鼠輩邪、遂考竟佗、或以建安十七年死、元化死復在其前、而年且近百歲、其視仲景、蓋三四十年以長、然兩人始終無會聚事、穿胸之術、亦不自元化得之、抱朴至理篇、淳于能解顱以理腦、元化能刳腹以滌胃

、此則倉公已有列治之術、仲景元化蓋並得其傳者也、元化臨死出一卷書與獄吏曰、此可以活人、孫奇以爲卽金匱要略、亦無據、尋抱朴雜應篇、余見戴霸華佗所集金匱綠囊、崔中書黃素方、及百家雜方、五百許卷、明元化書亦稱金匱、奇乃誤以仲景相傳耳、仲景處荊州、元化譙人、蹤迹多在彭城廣陵間、故兩人終身不相遇、且甲乙經序稱華佗性惡矜技、焉肯謂佗人書能活人也、仲景在後漢書三國志皆無傳、史通人物篇曰、當三國異朝、兩晉殊宅、若元化仲景、時才重於許洛、何楨許詢、文雅高於揚豫、而陳壽國志、王隱晉書、廣列諸傳、遺此不編、今謂仲景事何顒、依劉表、交王粲、所與游皆名士、疑者言行可稱其衆、不徒以醫術著也、

# 陽常有餘陰常不足

楊野鶴

其說則是
其方則非
知柏苦寒
終非良劑

自朱丹溪格致餘論一書、標舉陽常有餘、陰常不足之旨、後世信之者半、譏之者半、信者何、喜其滋陰降火之說、殆爲舉世所樂聞也、譏者何、惡其扶陰抑陽之義、未免戕伐夫生氣也、不知皆是也、亦皆非也、要當分別論之也、奚以明其然也、夫陽有餘陰不足云云、丹溪原本古書、初非前無有徵也、內經曰、亢則害、非陽有餘之謂乎、內經又曰、年四十而陰氣自半、非陰不足之謂乎、且其說沾被來葉、亦非後無所襲也、徐靈胎爲清代名醫、其言曰、世人陰盛者、十之一二、陽盛者、十之八九、試觀千年之木、往往無故自焚、陰盡火炎、萬物一體、憤勿助亢陽、竭陰氣、加以焚如之慘、由是觀之、其發明陽有餘陰不足之蘊奧、至爲深切著明已、雖然丹溪之說則是、而其方則非也、湯藥莫先於仲景、而仲景傷寒金匱諸方中、從無專用重用黃柏知母之劑、以外感言、仲景以存津液爲本、夫津液卽陰也、是故葛根芩連、所以救陰而存津液、卽大黃芒硝、亦所以救陰而存津液、以內傷言、仲景以保精血爲本、夫精血又卽陰也、是故人參白芍、所以固陰而保精血、卽龍骨牡蠣、亦所以固陰而保精血、是豈陰冷之知母、苦寒之黃柏、所可同日語乎、不惟是也、人之一身、陰陽二氣所環周、而不可或離者也、陽非陰無以斂、陰非陽無以生、卽在面赤口渴耳鳴、明明其陽有餘矣、然陽有餘者、當藏之於中、驟用知柏寒涼不愈、使孤陽外越、而無由入乎、抑在欬血肌瘦晡熱、明明其陰不足矣、然陰不足者、當補之以味、純用知柏寒涼不愈、將納穀稀少、而陰難生乎、繆仲淳之喜用石膏、張景岳之勤用熟地、皆不明此理故也、皆自丹溪倡之也、然則丹溪有餘不足之論誠是、而黃柏知母之方殆非也、吾故曰、當分別論之也、

# 論骨蒸五勞六極與某君書

章太炎

某某先生左右、據孫生傳君來言、有女子日發寒熱二次、自汗卽退、頗如烟支、小便混濁、先生以爲虛勞難治、鄙意此證寒熱自汗、當非骨蒸、卽血痺虛勞之類耳、據外臺五勞六極與虛勞各爲一門、其治法截然有異、金匱所謂血痺虛勞者、卽外臺所謂五勞六極、外臺所謂虛勞者、卽傳屍骨蒸、亦包肺痿在內、今人於此多不分辨、故治此而愈者、治彼則邈然無效、大氐肺痿應以鍾乳補肺湯救之、卽西醫用石灰質之義、骨蒸應以苦參青葙等攻之、絕不可用溫補、至五勞六極、乃病之淺者、雖甚疲憊、亦不遽死、此證

寒熱自汗、自應以小建中調其營衛、營衛得諧、則寒熱自汗自止、至於色如烟支、血虛應有此象、小便混濁、凡寒熱交作者多、然亦不必爲勞光病也、以黃芪建中去大棗加茯苓、乃爲的方、此雖老生常談、而於此則爲確中也、如果眞是骨蒸、則前用大黃、乃是中病之藥、（古人治骨蒸多用大黃芒硝）不應反至增劇、又況存中稱去骨髓中熱無如柴胡、如果是骨蒸、則前用大柴胡湯、何以反不效耶、鄙見如此、未識先生以爲然否、手肅卽問起居康勝、章炳麟頓首、

# 五積見症概要及其治療

楊野鶴

肝之積、名曰肥氣、在左脅下、如覆盃、有頭足、久不愈、令人發咳逆、瘧連歲不已、

□肥氣丸　治肝積　黃連七錢、厚朴五錢、柴胡一兩、川椒四錢、廣朮三錢、人參、昆布各三錢五分、炙草三錢、皂角、茯苓各錢半、巴霜五分、乾姜五分

右除茯苓、皂角、巴霜、另研末外、諸藥共研成細末、入前藥和勻、蜜丸、梧子大、初服二丸、日加一丸、二日加二丸、漸加至大便微溏、再又從二丸加起服之、周而復始、減至大半即勿服

心之積、名曰伏梁、起臍上、大如臂、上至心下、久不愈、令人煩心、

□伏梁丸　治心積　黃連兩半、厚朴五錢、黃芩三錢、桂枝、丹參、茯苓各一錢、乾姜、菖蒲、巴霜、川烏各五分、紅豆蔻二分　右除巴霜另研、餘俱共研爲末、旋入巴霜和勻、蜜丸、梧子大、服如上法、淡黃連湯下、

脾之積、名曰痞氣、在胃脘右側、覆大如盤、久不愈、令人四肢不收、發黃疸、飲食不爲肌膚、

□痞氣丸　治脾積　黃連八錢、厚朴四錢、茱萸二錢、黃芩二錢、乾姜、砂仁各錢半、人參、茯苓、澤瀉各一錢、川烏、川椒各五分、桂皮、巴霜各四分、白朮二分

右研末、服法俱如前、淡甘草湯下、

肺之積、名曰息奔、在右脅下、大如覆杯、久不愈、令人洒淅寒熱、喘咳、發肺癰、

□息奔丸　治肺積　黃連一兩三錢、厚朴八錢、青皮五錢、川烏、白豆蔻、桔梗、陳皮、三稜、天冬、人參各二錢、乾姜、茯苓、川椒、紫菀各錢半、巴霜五分

右研末、服法亦如前、淡姜湯下、

以上四方、如秋冬月服加厚朴、加黃連四分之一、

腎之積、名曰奔豚、在小腹、上至心下、若豚狀、或上或下無時、久不愈、令人喘逆、骨痿少氣、

□奔豚丸　治腎積　黃連五錢、苦練三錢、茯苓、澤瀉、菖蒲各二錢、玄胡錢半、全蝎、附子、獨活各一錢、厚朴七分、川烏、丁香、巴霜各五分、肉桂一分

右研末、服法亦如前、淡鹽湯下、

# 傷寒中風脈證治法之區別

侯宴瓊

天有六氣、淫生六疾、以傷人之六經、但六氣有陰陽之分、六疾有傳變之異、而六經亦有綱領之別焉、私淑長沙者、當嚴明縷晰、方免治理之混淆、夫寒者、天之陰氣也、風者、陰陽摩盪而成之氣也、雖然皆屬空氣、亦有陰陽溫冷之殊、故病於人也、脈證

各自不同、治法亦有攸分、蓋寒之侵人、由皮毛衞氣先傷而後傳故曰傷、風之侵人、貫革衞入、猶矢之中的、故名中、且寒爲陰邪而氣冷、寒傷衞氣、則氣爲寒閉、而經脈受束、故脈象應之於緊、風爲陽邪而氣溫、風中營血、則血管受戕、而脈動之勢弱、故脈象應之於緩、至傷寒證之惡寒、雖蔽藏密室、厚覆衣被、猶覺洒淅而寒也、中風證之惡風、見風始惡、不見風則自若也、此傷寒中風脈證病情之不同也、惟發熱頭痛則相同、傷寒無汗爲表實、用麻黃湯以開毛孔、覆厚被以取微汗、則寒邪從汗而解矣、中風有汗爲表虛、用桂枝湯以調營衞、啜稀粥以助藥力、而資汗源、俾風邪盡而汗止矣、設中風證之表實而無汗者、則當用葛根湯、解肌膚以達表氣、肌表通、則汗出而邪去矣、若傷寒因誤治以致表虛而漏汗者、則當以陽旦湯、振元陽而袪寒邪、元陽固、則汗止而病並除矣、或更有變幻、當從所變而治之、惟陰陽虛實、最宜明辨耳、至靈機活潑、權宜妙化、神而明之、存乎人其也、

## 前後二陰病症彙集(續)

巨川

休息痢脈沉實有力者、裏滯未清、雖日久仍當下之

五色痢、有臟腑屍臭之氣者、凶兆也、

五色痢者、止澀太早也、滯熱下之未盡、蘊於腸胃、傷臟氣也、

五色痢者、由臟腑之氣化并傷也、古人皆言腎病、以腎藏精之室、位最深下、深下者既病、淺而上者可知、須益火消陰、實脾隄水、分理其氣、使失於氣化之積、隨之而下、未失氣化之精、統之而安、

五色痢者、仲景謂五液注下、臍築痛、命將難全也、小兒瀉痢清白、腹脹體瘦、身瘠目腫鼻爛虛熱往來者、疳病也、

痢而發熱頭痛者、中宮久有水氣、今被外邪閉鬱、衝突於下竅而作也、

赤痢者、內蘊濕邪、鬱其木火而成也、

赤痢者、脾熱、暑熱傷血也、

白痢者、脾寒、積寒傷氣也、

久痢者、脾氣下陷也、又大腸虛、氣不足也、

久痢腹緜緜痛者、寒積在臟、

痢疾初起、目黃舌白不渴者、濕重於熱也、

痢者、即內經之腸澼也、由胃府濕蒸熱、致氣血凝結、挾糟粕積滯、迸入大小腸、傾刮脂液、化膿血下注、

腹痛嘔吐、口乾溺澀、裏急後重、氣陷肛墜者、此名滯下、

下痢赤白相間者、外感暑熱、內因停滯也、

下痢白膿、脈弦弱而嘔逆者、生冷不節、脾失轉輸也、

下痢純血、鮮紅或塊者、心脾伏熱也、

痢血紫黯稀淡者、陽虛不能攝陰也、

痢下焦黑者、熱極反兼勝己之化也、

痢下黑如漆者、瘀血也、

痢下純清白、如凍膠、如魚腦者、由氣分致病、爲臟寒滯下、

白痢初起、裏結後重者、濕鬱化熱也、

痢血發熱、煩渴、至夜轉劇者、陰虛也、急宜救液存陰、

下痢漸減、肛門澀滯者、津液枯燥也、

痢後便閉後重者、氣虛下陷也、

下利後重者、濕熱也、

後重不除者、風邪傷衞也、

裏急仍不便者、屬氣滯、裏急頻見汚衣者、氣脫也、

下痢大孔痛者、火因瀉陷、升其氣則痛自定、

純下青沫者、風痢也、

## 專著

# 傷寒新解(續)

大梁鄭霄纂

太陽中風脈浮緊發熱惡寒身疼痛不汗出而煩躁者大青龍湯主之若脈微弱汗出惡風者不可服服之則厥逆筋惕肉瞤此爲逆也

太脈浮緊、發熱、身疼痛、不汗出、等現象、俱傷寒之太陽症也、今傷寒之太陽症具、而曰太陽中風者、何也、蓋傷寒而煩躁、是寒邪與風邪合併也、緣寒邪閉塞毛孔、能使血管之收縮、是以雖兼中風、則脈緩自汗、亦不或見、風邪原屬溫化、加以毛孔閉塞、炭氣內蘊、與風邪相溷、化爲燃燒、燃燒內鬱、故爾煩躁、此大青龍所以用麻黃　、以解傷寒之表邪、則諸恙俱瘳、加石膏以解內鬱之邪熱則煩躁自息、蓋風寒兩感、內熱外寒、施此兩解、良有以也、若脈轉微弱、汗出惡風者、是陽氣虛極、勢將外脫、扞固不暇、遑云兩解、倘用此法、卽犯虛虛、則亡陽厥逆、筋惕肉瞤、皆因逆治之故也、所謂筋惕肉瞤者、言其患者之筋肉抖動振搖也、試觀高年陽虛、多見頭搖指抖、可知陽氣虛極、方有是症也、

傷寒脈浮緩身不疼但重乍有輕時無少陰証者大青龍湯發之

此亦風寒兩感之症也、前條所論、寒邪勝風、是以獨見傷寒之証、本條所論、風邪勝寒、是以獨見中風之證、而身不疼、但重者、是血液雖爲寒凝、循環不利、然黃氏鞘尚未硬固也、神經纖維未受硬固之壓迫、故無身疼之自覺、血行不利、故覺身重、風屬溫化、且有彎刺細胞之作用、能促進血輪之興奮、是以乍有輕時、苟無少陰證所代表之脈微細但欲寐、是必風寒兩感也無疑、所以發之以大青龍、不亦宜乎、

脈浮而緊浮則爲風緊則爲寒風則傷衛寒則傷榮榮衛俱病骨節煩痛當發其汗而不可下也

風屬溫化、其性外達、有鼓動血液之作用、故脈見浮、寒則血管收縮、故脈見緊、此緊脈見、於浮候、乃寒因風感之徵也、風性外達、寒性收縮、故曰、風則傷衛、寒則傷榮、此指獨傷於風、獨傷於寒而言也、若風寒兩感、則寒邪展其收縮之能、風邪失其外達之性、於是風邪內蘊、與炭氣合化而爲鬱熱、神經纖維受其薰蒸、此骨節之所以煩疼、當用麻黃湯以發其汗、俾解在外之寒閉、加石膏之涼散、俾解內蘊之鬱熱、愼不可妄行下法也、

太陽病發汗汗出不解其人仍發熱心下悸頭眩身瞤動振振欲擗地者眞武湯主之

此言陽虛過汗、以致陽氣外脫、汗出不解者、陽氣外泄、體溫降落、不敵外界之空氣、式如外感之惡寒、仍發熱者、陽氣浮游於外、內虛已極、即所謂戴陽之象也、心下悸者、陽氣過虛、寒濕滿乎胸廓、該部、之神經失其溫化、而遇寒濕、此悸之所以作也、故內經以悸爲心下有水氣者、卽此義也、頭眩身瞤動、振振欲擗地者、俱陽虛之甚也、此所以主以眞武湯、用附子以救垂絕之陽氣、用生薑以助陽氣之復振、用白朮以燥濕、用茯苓以滲濕、又恐剛燥之劑、有傷營陰、故有芍藥之酸斂、防變於未然、誠上工處方之法也、

太陽病二日反躁反熨其背而大汗出太熱入胃胃中水竭煩躁必發譫語十餘日振慄自下利者此爲欲解者也故其汗從腰以下不得汗欲小便不得反嘔欲失溲足下惡風大便鞕小便當數而反不數及多大便已頭卓然而痛其人足心必熱穀氣下流故也

此條文義繁雜、倫次難識、故不敢强解、姑缺之、以待明達、

服桂枝湯大汗出脈洪大者與桂枝湯如前法若形似瘧一日再發者汗出必解宜桂枝二麻黃一湯

夫桂枝湯、雖係興奮之劑、倘服後汗出邪去、則陽氣隨之而外泄、脈何洪大之有、今服桂枝湯、大汗雖出、其脈洪大、可知表邪未去、桂枝鼓動之陽氣、碍難外達、徒使血液之沸騰耳、是以仍與桂枝湯、再助其抗毒之力也、若服桂枝湯後、其形似瘧、一日再發者、是桂枝湯能助抗毒之力、而不能開門逐盜也、所以再用麻黃湯、以開毛竅之閉、則表邪去、諸症愈、又恐屢用辛溫、有傷營陰、故加芍藥之酸斂、以防致變於未然、

# 四維齋醫驗集（續）

羅燮元

（效果）以上丸藥、服未終劑、少腹已痊、康健倍昔、佘君雖喜、惟恐胞宮受傷、後難生育、卒於民國十八年冬、產生一子、體甚健壯、由此放心、

羅燮元按、歷年經治產後諸症、宜於淸逐者十齊有九、而至宜溫通者、十得其一也、至佘君令正來病之暴、與夫用藥之大、歷數日之久、而始能攻克者、考之古案、亦未嘗有、可爲創見矣、然此症之難、不難於識症、而難於堅持、不難於堅持、而難於轉環之速、然尤不難於轉環之速、而更難於佘君之知人善任、深信不疑、渠正之賦氣獨强、堪任其力、故余得盡其長、而終得收效之一日、非然者、症雖識而志不堅、志雖堅而機不轉、猶爲得半失半、即識症也、志堅也、隨機應變也、而無佘君之深信、亦不能收最後美滿之效果、蓋無深信、一見屢攻不退、必移他醫、他醫明者、尙知前藥之不錯、猶可繼其志而善其後、昧者見之、不問可否、但見前藥未效、乃卽改弦、一經改弦、非溫則補、由此輾轉增病而死者、寧鮮有徒、至醫之識症處方、明達事體、其天職、何足可頌、否則販夫賤子、皆可立方、而用醫何爲、是醫之明不難、而求病家之明尤難也、佘君之力排衆議、深信余見、是爲我之知己、我未感君而君轉感我、且酬以厚幣、不幾轉增余愧乎、故余常歎世之產後死於病者少、死於醫之不明者多、蓋因過信朱丹溪之書、謂產後當大補氣血、卽有雜病以末治之而有以致之也、夫丹溪、四大家之矯矯者也、其立論之精深、處方之玄妙、有非他家所可及者、獨以此語而殃民病世、其爲智者千慮一失之謂乎、非然者、焉有表裏寒熱不問、專執產後百脈空虛而一補卽可了事哉、其謬已經景岳駁傷、且產後宜攻宜補、仲景俱有明文、如汗出鬱冒、有小柴胡之轉樞、大便難、有大承氣之攻裏、腹痛者、疏有枳實芍藥散、溫有生薑羊肉湯、宜於淸外者、則用竹葉、宜於淸內者、則用石膏、是攻補溫淸於產後均有可施、何嘗有丹溪一偏之見存焉、然而丹溪明者也、何至妄言竟若是、余因深推其理、必丹溪在於當時、見產後爲妄攻致死者實多、故發此言而救一時之弊、非謂可概於萬世也、時醫不知、遂據此言爲鐵案、使產後有疾、由此釀成重症而死者、比比皆然、嗟乎、一言之弊、而流毒於後世有如此者、丹溪亦未之料也、立言其可不愼乎、夫產後去血過多固虛、不知六氣淫身、則成實也、虛者固宜補、實者不當去耶、徐靈胎曰、病去則虛者亦生、病留則實者亦死、今之畏虛樂補者、可不於徐氏之言三玩之、今此症、如不明仲景法治、專執丹溪之見治之、寧能免乎、以此推之、不知時醫固執成見、每年枉死若干人也、曷深浩歎、余因佘君令正之恙、旁及於此、爰將是症病因治法始末詳言、敘於案後、俾世之治產後囿於一見者、有所借鑒焉、非好衒前人之短而自彰其能也、然是法、非有確識其人之體與症、果如是之實、猶恐浪投、又毋泥此案而謂凡產後皆然、是識症隨機、又在於深信之先也、（完）

# 醫案

## 止愚軒驗案

羅止愚

效果　每早晚用溫開水吞服三錢、一月後經水如舊、諸症全愈矣、

說明　此症據病者云、已有年餘之久、屢治無效、皆緣病者身體羸弱、經水不調、飲食少納、他醫開手即以補劑從事、殊不知積聚、乃氣血凝結、經水不調、亦腹內宿瘀所致、若不先解散凝滯、宣通瘀結、則病根未去、即用大補氣血之劑、有何益哉、鄙人即用金匱奔豚桂枝湯複法、參以灸法、爲直剿賊壘、復以疏氣逐瘀通陽和絡法、爲剿撫兼施、終以四物四君、參以調經建脾、以善其後、是以逐漸收功、亦審症用藥之次序也、

### 鶴膝風症

病者　張左、年四十八歲、江都磚橋人、

病象　左膝蓋及腓脛骨、漫腫疼痛、不能移動伸屈、微寒微熱、口略乾、苔灰白、脈浮且弦、飲食無味、夜寐欠安、

原因　夏夜臥竹榻貪涼、感受邪風、始則膝蓋酸痛、不能伸屈、繼則脛及腓骨膝腿日粗、行走維艱、皮色不紅、疼痛異常、先延醫用針刺法、僅有黃水少許、並無膿血、腫痛未減、已延期月、

診斷　良由氣血兩虧、風勝則走注作痛、寒勝則如錐刺痛、濕勝則腫屈無力、病在筋則伸不能屈、在骨則移動維艱、久則日腫日粗、大腿日細、痛而無膿、顏色不變、成敗症矣、經云、邪之所湊、其氣必虛、此之謂也、

療法　茲擬益氣除邪、化濕通絡法、並外以芥子泥酒、調敷患處、

處方　生黃芪三錢、西秦艽二錢、嫩桑枝三錢、歸身二錢、生薑一片、青防風二錢、炒蒼朮一錢五、威靈仙二錢、川芎一錢、淮牛膝二錢、福橘絡一錢、海風籐二錢、生草五分、生熟穀芽各三錢

## 藥物

# 論厚朴麻黃杏仁之治喘

章次公

傷寒明理論、其氣逆而上行、衝衝而氣急、喝喝而息數、張口抬肩、搖身滾肚、是爲喘也、讀者於喘之定義、當注意張口抬肩之證狀、蓋惟呼吸急迫、兼見張口抬肩者、方爲喘之的據、若僅見呼吸急迫、其口不張、其肩不抬、此卽氣急之症、不得以喘名之也、近世於氣急喘息兩者、俱混稱喘病、病名界說不清、用藥乃少準確、卽不佞治醫十年、一年前、曾治此症、亦嘗有以藥試病之譏、過後思量、良用愧恧、當日所處方劑、彷彿記憶、錄之如次、

朱先生　丹徒章次公處方

痰喘有年、遇寒則發、病作時、喉中吼吼有聲、氣息窒礙、胸脘苦悶、處方當側重溫肺以化痰飲、仲景小青龍湯、莫妙於此、生麻黃二錢炒、白朮三錢、五味子二錢、淡干姜二錢、川桂枝三錢、炙甘草錢半、北細辛錢半、製半夏四錢、

上藥濃煎分三次服、每次隔一小時、氣喘痰少、止後服、

上藥凡三劑、病雖略痊、而大效不見、以爲病重藥輕、乃更製一方、麻黃加至三錢、細辛加至二錢、更增添三錢附子、藥二服、病勢視前略減、而康健未能恢復、于是迺推敲其究竟、因悟及病者嗜烟酒、好膏肥、濕痰必盛、此病當着眼祛痰、緣改擬一方、藥五服、所病漸退、然小青龍只能治痰喘之標、匪根治之法、今從事燥濕、直搗巢穴、

根川朴二錢、姜半夏五錢、北細辛三錢、茅山朮三錢、萊菔子三錢、光杏仁三錢、藥二服、痰去喘平起坐如常矣、「認朱君病屬痰喘故處方未能中肯說詳後」

不佞自有此經驗後、稽攷古籍、兼參西說、再以苦思、恍然有啇、夫朱君喉際吼吼痰聲、兼有喘促、是喘促之來、正因痰涎壅阻肺之道路、障碍呼吸之故、痰爲病之主因、喘爲病之副證、治療當以祛痰爲先、不當以定喘爲亟、麻黃之主要功用在定喘、故第一方用之無效、然三服小青龍、病亦見減輕者、誠以原方有桂枝細辛半夏、亦能祛痰、用之治因痰而喘、不能立時見效則有之、用之立生他變則未必耳、

朱君之喘、第二方側重燥濕祛痰、故能奏效、吾從此因解仲景喘家作桂枝湯、加厚朴杏仁之理、東洞先生類聚方、謂此方『治桂枝湯證而胸滿微喘者、』其意以去滿之功歸諸厚朴、絕不認朴有定喘之效、東洞先生學說特長、在辨證用藥、而其失則在太拘泥、讀東洞書者、宜知之、

燥其濕則痰自除、吾又悟及時醫治此等證、恒用蘇杏二陳合三子養親苓桂朮甘亦能奏功之理、可知治病當以病爲主、有此病用此藥、但問其藥是否有效、至于仲景方後世方蘇派方之成見、應一概破除矣、

附時方之治痰喘處方式

新寒引動痰飲、漬之于肺、咳嗽氣急又發、形寒怯冷、胎薄膩、脈弦滑、仿金匱痰飲之病、宜以溫藥和之、

桂枝、雲苓、白朮、杏仁、炙草、姜夏、橘紅、志遠、炙白蘇子、仝福花、萊菔子、鵝管石、按痰多者加白芥子、先師丁甘仁先生醫案五卷、

按丁先生上列醫案、曰、欬嗽氣急、不曰氣喘、是先輩于疾病名稱、不肯輕易放過也、

然則厚朴之平痰喘、學理究如何、曰喘家之用朴、爲間接作用、直接在能祛痰、考日本長井言、中國產厚朴、揮發性芳香性成分、頗似蒼朮、幷發見同一揮發性芳香性結晶體、又久保田晴光藥物學講義、凡揮發油類之藥品、均有祛痰作用、凡祛痰用揮發油類內服時、用常量雖不現吸收作用、然其一部則自肺排出、有稀釋粘液、使痰容易略出之功效、然則古籍謂蒼朮厚朴有燥濕祛痰之用、殆以此也、

# 特載

## 臨證錄（續）

黃炯臣

劉運富幼孫、年三歲、發熱過經不解、鄰醫以退熱祛風藥進、汗泄而危象畢呈、身熱頭搖、口噤目直、齒齘痰鳴、週身及面目盡腫、色現淡黃、氣促神敗、大便醬色、小便忽黃忽清、摩其遍體、表雖灼熱、久按則否、脣舌紅而不乾燥、指紋淡紅帶青、神氣有時略醒、余曰、此風溼相搏、因過汗而變成痓證也、經云、諸痓項強、皆屬於溼、諸暴強直、皆屬於風、仲聖曰、發汗過多因致痓、有汗者爲柔痓、謹遵經旨主以桂枝加括蔞根湯、合五皮飲加秦艽茵陳、分解其邪、方用桂枝五分、白芍一錢、甘草四分、生姜二片、大棗二枚、括蔞根二錢、桑白皮八分、大腹皮陳皮各五分、茯苓皮錢半、姜皮三分、秦艽錢半、茵陳八分、按括蔞根長於潤燥生津、龐安時曰、用括蔞根者、不令肺熱移於腎也、加於桂枝湯中、則可以徹熱榮筋、調和營衞矣、喻嘉言曰、括蔞根味苦入陰、擅生津液之長者、其合五皮飲加秦艽茵陳者、取以皮行皮之義、外治膚腫、內理脾滯、能疏解溼邪而不傷夫正者也、晚服一劑、熱退神清、次日接服三劑、得微汗而解、後用黨參一錢、山藥錢半、茯苓一錢、甘草三分、補土泄溼、龍眼十粒、當歸一錢、和血息風、日進一劑、不數日巳活潑如常矣、

熊文沼孫名克昌、年二歲、發熱無汗、渴而下利、手足厥冷、甲醫數進參朮、利益甚、壯熱神昏、口舌糜爛、大渴溲多、煩躁肌瘦、指紋青紫粗呆、巳越命關、目睛不轉、一醫主柴芍六君子湯、利雖止而熱甚、頭搖、不啼不食、面色青白脫神、命若懸絲、惟丙醫尚知謹用甘寒、惜見識不到、未敢非前醫而主用涼瀉耳、文沼命駕迎余、審察色脈證象、深慮嬌嫩之體、奚能勝此險惡、幸氣息尚勻、日夕略可睡覺片刻、頗能吮乳、且頭部熱癤尚紅腫不陷、生機微透、或在斯乎、經云、暴注下迫、皆屬於熱、諸風掉眩、皆屬於熱、身熱煩躁、四肢厥逆、亦爲熱結在裏、陽氣不能達於四肢、其面色青白者、心神爲熱所困、陽極似陰也、下多亡陰、津液將涸、此爲心移熱於肺、渴飲水多名曰上消、小便亦多、由其水不能停、所以飲水無厭、小便色白不變也、此飲一溲一、尚屬可治、 但此病起於冒暑過甚、 暑先入心、心液爲暑邪所奪、血分先燔、傳於肺胃、下注於腸、故暴注下迫也、 先其時若以黃芩湯合四逆散、少加香薷扁豆則得矣、乃不此之求、反以溫補助火、有不燎原莫制者乎、前醫不知惟下利不渴者屬太陰、當溫之、此下利而渴、顯係熱結在裏、救焚不暇、豈可添油、但發熱而厥、下利者本屬難治、今權作萬一之希望、以犀角地黃湯救血分之亢熱、加黃連香薷飲、分解暑邪、方合法度、即疏真犀角屑一錢、生地黃五錢、牡丹皮一錢、赤芍藥一錢半、川黃連八分、川香薷五分、炒厚樸五分、生扁豆二錢、晚灌一劑、至雞鳴略可安睡片時、次晨再進一劑、外用蛋清調燕巢泥敷胸腹、至下午兩足陽回、溺色轉黃、余曰熱邪將解、勢趨下行、次日、改用導赤散、生地黃三錢、淡竹葉五分、木通一錢、加犀角屑一錢、先煎、滑石三錢、荷葉包煎、分三次灌完、天明下宿糞頗多、色黑奇臭、神醒熱退、再進二劑、熱除身涼、惟四肢尚覺攣急、家人浪用生姜菖蒲艾葉葱白橙葉等搗爛、酒炒乘熱推熨全身、致熱氣逼入、前症蠭起、乃以調胃承氣湯大黃錢半、元明粉八分、甘草八分、服二劑、瀉燥糞二次、病勢稍殺、投以清熱涼生津之品、相宜調劑、遺邪聚結左膝外側下寸許、起一硬塊、調治匝月、乃克

起一生於九死、雖曰勞瘁已極、亦算增一番經驗矣、

吳望森年二十四歲、丁卯仲冬、客軍過境、於路拉夫、望森亦在數內、勞形驚神、刻無甯晷、爾時正小陽春暮、天氣猶暖、長途跋涉、日暴夜涼、風餐露宿、巽氣薰蒸、加以水土不服、病厲叢生、迨逃回故里、已經半月、兩足攣急掐痛、目陷神衰、面垢鼻煤、唇紅舌燥、胸板脊痛、咳嗽痰涎、心神煩躁、恍惚譫語、脈沉細無力、余曰、此時疫險證也、按足攣急抽痛者、乃腎氣不足、熱邪傷筋也、神乃氣之華、壯火食氣、故目陷神衰、疫乃異類之氣、傷於上、則面垢、與暑溼證之面垢不同、鼻煤唇紅、舌燥胸板、脊痛咳嗽者、皆緣火炎土燥、中焦堵截、腎水不能上濟心火、火氣上炎、爍肺則鼻煤欬嗽、蒸胃則唇齒乾燥、經云陽明經熱、前板齒燥、身熱目疼、鼻乾不得臥、其煩躁譫語、總屬疫熱併入心包、其脊痛胸滿者、乃痰氣血三者爲患、而脊部譬之僻巷、塞則難開、統是疫邪充斥所致、治之之法、須疏利清潤、寓戰於和、聽其戰汗而解則得矣、若以神衰脈沉細、誤作虛治、必難救矣、乃以枇杷葉、杏仁、菖蒲、銀花、藿香、白芷、菊花、之清中清者、入陽而舉邪、檳榔、茵陳、連翹、白芍、協人中黃童便、之濁中濁者、入陰而導穢、貝母、括蔞、車前仁、桑皮、秦艽、石膏、分解營衞上下諸痰氣、進退擇用、四服足痛稍愈、上焦燥熱略退、纔顯腹痛下利之證、痛極則汗淋、渠家異常恐慌、誤爲陰證發脫、自用參附理中等湯、藥下病勢復熾、神形昏亂、飛輿迎余、且告以故、余曰是豈爾所知耶、須知腹痛下利之證、初見者爲邪熱犯太陰也、其異於太陰寒證者、以有口穢、舌燥、便赤、爲辨、今此病已過二七之期、而見腹痛下利者、乃正氣有來復之兆、腐穢當去、痛極汗淋、名曰戰汗、已有內外分解之機、正爲佳兆、何竟不待問余而自行此孟浪、所未敗事、亦云幸矣、蓋疫證不論初起傳變末後、俱以戰汗爲佳、以戰則正與邪爭、汗則正逐邪出也、然有徹不徹之分、如餘邪未盡、則有再作戰汗而解者、有須三四次而解者、惟此病夾有腎虛、所以療治更難、凡腎陽虛者、一經汗下、則脫絕之證隨見、腎陰虛者、一經汗下、則枯竭之證隨見、今病者乃夾腎陰虛、宜於前藥中去芳香之品、加人參、枸杞、生地黃、以顧腎陰、四服腹痛下利愈、尚餘氣促欬痰、脈現浮細、再以西洋參、麥冬、胡麻仁、生津化元、滋養枯竭之肺胃、貝母、括蔞、竹瀝、竹黃、滌除膠結之粘痰、生地黃、白芍、丹皮、清血分之餘熱、車前仁、茵陳、木通、燈芯、以導下焦餘熱、甘草、銀花、連翹、枇杷葉、石膏、清道除氛、撫傷災區、每日早晚加減斟酌、連服十劑、旬日平康、

張謹中外孫、誕甫兩月、因母病竭乳、疎於調護、致患臍風撮口、拒乳發熱、四肢厥冷、二便不行、面灰白而眉稜山根青黯、口內白粒布滿、兩目上竄、昏昧不啼、指紋青淡、涕淚俱無、有鄰嫗挑破口內府粒、揉以地雞水、又爲之按摩、似頗合目略睡、譏中係余良友、處事精明、料此危證、非外治可愈、見鄰嫗採來草藥、力阻不用、折柬召余、余曰、小兒諺稱啞科、古有甯治十婦人、莫治一小兒之嘆、蓋醫法對於兒科、四診惟望可憑、今望其色證、如鄰嫗所謂之臍風是也、但彼意中之臍風、與書中之臍風不對、彼所云云者、是得之耳食、以爲一種怪症、而不知其所以然、故除挑割按摩、及採幾味呆板草藥外、別無他技、醫書所謂臍風者、指斷帶失慎、邪襲爲患而言、臍爲百風總竅、五藏寒門、乃人身之命帶、邪入致病、統稱臍風、其實病因不一、有風毒甚盛、無從發洩、形見於喉口舌牙唇者、故有鎖口撮口鵝口等俗名、然不盡關斷臍失慎、凡於胎產前後、或數動慾火、或陡受虛驚、或疾風邪氣、或乳汁不潔、均能發作、

（未完）

## 問答

### 生理衛生學問答

呂子厚

問　血之色素由於赤血球、考赤血球本係黃色、何以血液是紅色〔、〕

答　此乃濃淡之關係也〔、〕濃則紅、淡則黃矣、一個血球在顯微鏡下視之是黃色、若無數萬個堆積起來卽成紅色、

問　赤血球何故爲黃色呢、

答　因其中含有鐵質故也、如將血液蒸乾、用分拆化學化分之、知其中約有二十分之一爲鐵、大凡人身有病、則血中鐵質減少、而體中各動機遂倦而無力、必令服含鐵質之藥以補之、方能復元、市上所售之自來血等藥品、亦不過用一種含鐵質之藥、卽用檸檬酸鐵錏、及大分之糖漿調和而成、自若製之、可價廉數倍也、吾國熟地黃、中醫恒用爲補血之品、常服頗有效驗、近經化學家研究、熟地黃中含有鐵質、足徵其補血之功不虛、

問　鐵在血中有何功用、

答　鉄在血中能攝取肺中所吸之養氣、運行於週身各處

問　血中之鉄如何能吸收肺中之養氣呢、

答　在化學上鉄之原子價有二、卽二價三價是也、二價與養化合者、謂之寡養之鉄、三價與養化合者、謂之多養之鉄、寡養之鉄、最易吸養而變爲多養之鉄、迴歸之血、流到肺經、血中缺乏養氣、成爲寡養之鐵、故易吸收肺中之養

問　多養之鐵與寡養之鐵、其顏色有何不同、

答　多養之鐵係黃紫色、寡養之鐵係青色、平常土中所含之鐵、大半是寡養之鐵、與土色相混、不易顯見、若將土乾而燒之、久則變爲紅色、卽因燒後則養氣增加、寡養之鐵、一變而爲多養之鐵、市上所售之紅磚紅瓦、卽本此理製成、鐵在地上之分佈、無處不有、不過有多寡之分耳、

問　鐵質對于動物固然重要、不知可爲植物所必須否、

答　鐵質爲造成植物綠色所必須、葉色之綠、日光固爲其主因、而土中鐵質、亦不可缺也、管理花園者、往往用皂礬水澆花、據云可使葉綠而茂、卽因皂礬爲鐵之化合物故也、由此可知植物葉色之綠、頗似動物血色之紅、故多食青菜者、實有利於血分、

問　服鐵劑者、何以不准吃茶呢、

答　鐵之化合物、遇見了單樳酸 Tannicacid 則變爲深藍色之新物質、而鐵性完全消失、墨水卽本此理製成、茶中含有多量單樳酸、故不可用、此外烏倍子、兒茶、石榴皮、(樹皮、樹葉)生柿子、(樹皮)、鮮藕、烏桕樹葉、及臭椿樹葉、臭椿樹皮等、均含有單樳酸、

a, 刀切鮮藕或石榴生柿等、不久刀上有藍色何故、

b, 將生柿子放在水鍋中浸之、不久則水變藍色何故、

C, 豌豆湯同蠶豆湯帶有藍色何故、

d, 菱角放在鍋中煮之、菱之外皮及水均呈深藍色何故、

e, 鄉婦染黑者、好用石榴皮石榴樹葉烏桕樹葉等煮水、然後加以皂礬、何故

f, 服鐵劑者若飲茶湯則舌苔常呈何色、

以上數問題、係在課堂內令學生當面答覆、以資練習、(未完)

## 常識

### 譚蠅

清癯

蠅實產於未交夏令之前、與衛生上稱爲莫大之敵者、無如此蟲已、蠅之爲物、毛詩譽之讒人、歐公憎而作賦、然猶未極其害之足以殺人也、淸初張石鄰曰、是蟲也、性喜吟哦、態善側伺、比螢腹暗、方蚊喙脫、潔非蟬蛻、螫無蜂毒、高踞樽俎、酣飲酒肉、天之生爾、俾爾多福、故作怨詞、其明證也、

今科學日進、博物家知蠅之生存、與人世間之種種疾病、有密接之關係、注重攝生者、無論家庭及公共之場所、皆當於春末夏初盡力撲滅之、勿使繁殖、其最要焉、蓋人生之病原在於細菌、而細菌傳布最速者、而蠅實爲之媒介、試言其理、則有二因焉(一)黏附於蠅足而傳布者、如一切細菌具有芽胞者、若爲蠅足所刷、此細菌即得其生活、可至十八小時、或二十四小時不死、而蠅之飛行力尤遠且速、每由甲處可遷至乙地、遠至一千七百碼、可三里之遙、且喜逆風進行、故不聞聲蠅者、實所罕睹、而疫癘之傳染、由乃是而發、(二)爲蠅所吸收而傳布者、因蠅之食物多不潔、附着之細菌、先由蠅吻以入嗉囊、而後及於腸胃、而菌能延長壽命、雖至四五日不消化、或兩星期猶能潛伏其間、故蠅之素囊、不啻菌類之貯蓄器、在棲息時、恒見蠅口有沾潤之濕點、若嘔吐者、使在玻璃或白紙上、必留有黃褐色之痕跡、宛然可見、而染病傳之途徑、可知由是而廣闢、

昔某西人謂蠅雖有大害、亦非無益者、曾以顯微鏡窺見蠅之後兩足、不時相互交加無已、甚且向上外側以拂拭其翅膜、前之四足、亦掉弄不息、一如貓之以爪洗面然、初疑蠅爲淨身、繼乃知其全體叢生小虱無數、至不可以計、前後足之伸動、非舒展其筋肉之作用、乃爬羅蠕動之微物、積聚而吮啜之也、不然此無數之虱、蠢散之空間、亦人身之害、蠅乃食之、俾勿滋蔓、此非蠅之功乎、然此說究近於理想、未可爲徵、

蠅之產生、以五六月爲多、至七八兩月爲尤盛、蓋夏時不及秋時之易於生殖也、試最自卵孵化、而蠛以迄蛹至成蟲、其時期不一、而每次所產之卵、至少一百數十枚、雌雄各估其半、復以時交媾、而增其子孫、約計傳十代、而總其世系、可估有一百兆兆之多、幸而氣候之不適、或禽類之所食、得減其數量、蠅之生命、最長十一周已死、短則三周餘、歐洲有格利夫斯者、動物學專家也、嘗畜一蠅、經一百餘日之飼養、名是蠅爲長壽之蠅、亦趣聞已、蠅有隔歲者、因値秋末氣寒、蟄伏於灶畔或爐邊、或在壁角窗隙溫暖之所、雖經過嚴冬、不飛不食、是爲冬眠、驟撥之、若成殭物者、如以熱氣呵之、依然未死也、蠅雖細蟲、而撲滅爲難、

前吾邑公安隊池楚翹君、謂有一種水鳥俗名看牛郎、形似鶴而小、長頸、喙銳利、足高時作鶴立狀、可以魚類豢之庭間、恐其飛、繫其羽翼、至夏初時、能捕蠅、可使至滅跡、勝於其它驅除之法、此鳥近海處、値僅二角左右、可購一頭、余以便於衛生者利用、故特附志之、

### 食物中的調味品（續）

生薑　爲植物的根、切爲薄片、或爲末、古代早已採用的、

芥末　取芥菜種子研末、藥肆中均有出售、或有裝入玻瓶、從外國輸入的、稱爲洋芥末、

番椒　即辣茄果實、除去種子、磨爲醬狀、稱爲辣醬、

胡椒　爲胡椒的種子、採取種子而乾燥之、色黑、稱爲黑胡椒、從成熟末熟的種子剝去外皮、色白、稱爲白胡椒、辣味比黑色强烈、爲家庭中常用品、胡椒爲細末、容易失去香氣及辣味、故必貯於特製小瓶中、

桂皮　爲熱帶下所產一種樹皮、燉肉時加入、使有香氣、

丁香　爲一種植物花蕾乾製而成、

茴香　爲一種植物果實、皮雖有香氣、因含有毒質、已多不用了、

花椒　亦屬一種植物果實的皮、殼、有香氣、

柚皮　即柚子外皮、只取其最外一層、內面像綿絮的、概棄置不用、

（完）

# 民間治療

蔡濟平

## 治腋臭方

用大蜘蛛一枚、以黃泥包裹、入赤石脂、鹽、各少許、包好煅研、加粉輕一分、臨睡時用醋調敷液下、次日登厠、必泄下黑水、

## 鯽魚腦治急慢驚風

邇來天時不正、易染疾病、鬧小孩之急慢驚風、亦屬不少、患者用活鯽魚腦施治、可隨治隨愈、其效如神、取活鯽魚腦汁、點患者之舌上、無論急慢驚風、立即就愈、或因魚小、一時不易去取、就用小鯽魚布包搗汁灌之、亦神效、鯽魚須要活的、此方已屢試屢驗、望廣爲傳佈、

## 鵝掌瘋

余病此五年百藥罔效、後經友人告以糠油治法、兼去皮膚堅硬、試用極驗、半月而痊、(取糠油法)用大碗一隻、將紙緊糊碗口、取針於紙上刺孔、刺後鋪以細糠、約二三寸厚、纔取燒燃炭火、於糠面綫綫燃之、即有糠油、滲入碗內但炭火離紙須有二三分光景、不可將紙燒破、取此糠油、時時擦手、有效云、

## 咽喉腫痛

用燕子窩泥、加雄黃少許、同研細末、入燒酒調勻敷痛處外面、立吊腫出外、即去敷藥、稍延腫消自愈、

## 腋下狐臭

用石綠三錢、輕粉一錢、古銅錢(火煆醋炙)二錢、共研細末、先用生姜擦患處、後用米醋調藥末擦之、十餘次可愈、

## 體弱遺精

體弱遺精、用蓮子心二錢、硃砂一分同研、開水冲服而愈、

## 胃氣痛

用荔枝核煆灰七分、廣木香三分、同研末、燒酒調服、立刻止痛、

## 肺癰

肺癰一症、發熱、咳嗽、咯痰腥臭、胸隔隱隱作痛、仲景金匱、謂膿未成者可治、膿已成者不可治、此特道其常耳、苟得良方服之、亦有能治愈者、鄉人王某昔年在南京患此症、咳嗽如膿、服藥無效、自謂已絕望矣、有人教取陳芥菜汁一瓶、逐日用開水少許冲服、後竟不藥而愈、語余時極稱道之、余謂此乃古方、折肱漫錄、醫學廣筆記、外科全生集、均有載之、人多忽視、殊不知其奇如此、古來良方之湮沒失傳、類此者多、安得有心人而一一裒集之也、

## 水月軒集驗錄

趙明

▲兩腮赤腫　皂角三兩、生南星二錢、糯米一升爲末、姜汁調敷、立效、

▲久欬不止　煨姜五錢、川貝二錢、麻黃二分、合豬肺一個、清水淡煮食之、神效、

▲心氣怔忡　龍眼核一斤去黑皮、長流水煮爛、加大黑棗一斤、搗爛如泥、每日取鹽湯下三錢、即效、

▲水停心中有聲如雷口眼歪斜不省人事　胆礬一分、爲末、溫甜酒送下、以吐盡痰爲度、

▲惡心吞酸　核挑嚼爛、姜湯送下、

▲脾胃虛冷不思飲食、　鯽魚和豆豉胡椒老薑陳皮烹煮、空心食、

▲白濁　紅花二錢、槐花二錢、滑石二錢、生軍三錢、共末、陳酒冲服、

又方田雞草(俗名狀如浮萍)搗汁服、忌發物、

# □人腦無關思想之奇論

國新

芝加哥五月通訊、約翰霍必金斯醫院之著名外科醫生談第博士、近在此間全美生物學聯社發一驚人之新學說、謂據常人所知、人之腦部愈大、其思想力亦愈足、而究諸實際、則大謬不然、人腦之三分之二、與思想作用、並無何種關係、留之不足以增長思想力、而去之亦無絲毫流弊、邇來曾有一人、以患腦部毒瘤症、來院求治、察其症、非用解剖手續、將其腦髓之前半部割去、不足以去病根、因毅然爲割去之、初料其經此解剖後、思想力必銳減、乃結果則不然、其思想力、並未受絲毫之損失、嗣後又有一病人、亦患頭部毒瘤、較前者尤甚、欲治療之、非獨須割去其腦之前半個、並須連腦之上半層、亦削去之、上次之治療方法、既有效而無弊、因復襲用前法、爲之割劃、結果病愈而思想力亦無恙、有此兩次實驗、足證人腦除中部及左半之機能外、餘均無關思想力之作用云云、當談氏發此奇論時、在場各大醫家、無不爲之舌橋不下、咸謂作醫生數十年、從未思慮及此、談氏可謂爲人腦專門學上闢一新途徑云、

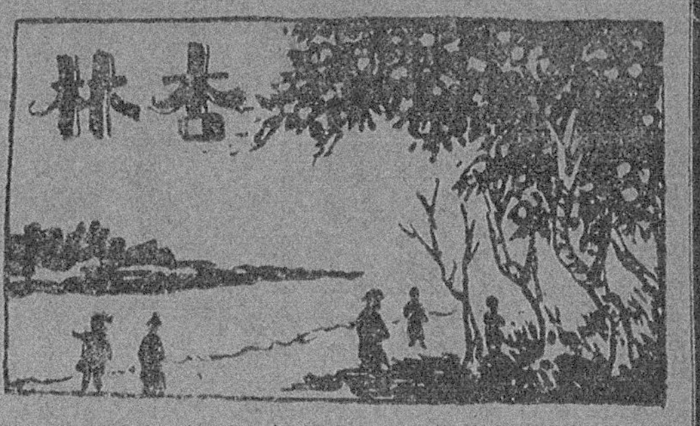


# □唾液

嫵卿

歷史告訴我們、漢末有聰明寶貝曹阿瞞者、某次行軍絕水源、兵卒渴得嘴腔幾乎冒烟、他造謊道前面有梅林實青酸可餐、於是許多兵卒、流起唾液來、唾液能潤澤口、這當然是生理的微妙現象、像熱的季節、薰海的暑氣、使舌頭亢燥、唾液就分泌出來滋濕着、還有當說話過久、辯論激烈、唱戲耗神、唾液也會効力幫忙、好像油加機器樣的使發音各部都得繼續運用、我們的嘴難道缺得唾液嗎、唾液即涎、到路過番菜館、偶聞烹調的香味、難禁饞涎倒嚥、房東的細君現懷孕、見各種茶食果品時、覷得兩頰鼓動、堪知涎在口腔裏滑流、有些嗜酒者、看花雕陳紹、眼紅得要命、而涎的激動、就得考查他對於酒的感想的心理變化、唾液也顯然是食慾需求的照會了、

唾液普通多作醫藥、如臂膀被蟲豸咬過一口、就在紅痕上搽抹唾液、好像當得起代替火酒花露水般的、迷信的則當烏鴉鳴時、吐唾液應付、聞能解除晦氣、還有孩童以唾液互唾爲交戰武器、在旁觀者覺得也是奇特的玩意、

往常、唾液每得實用而占很廣的範圍、華笔洋毫綠穎初用時、必先以唾液潤澤、將筆端化軟、俗稱「開筆」、幼齡之際、我們開筆、是每央諸老師擔任、因爲怕自己咬斷筆的鋒芒、姑娘們縫紝、若絲線脆弱、則將線到嘴裏一吮、把液塗上去、這樣便比較的柔韌了、吹笛膺衣、忌漿糊或膠汁貼黏、最妙用唾液、中國的黃表紙、這類箋幅、要裁分祇消以唾液濕紙痕、麼用手可撕開來、要偵探哥嫂房裏研究什麼體育、儘可吐唾涎窗格的挑花紙、則露微隙便利得很、竟至一目了然、還有貼郵票多數朋友都簡捷的唾液在乾膠面一舐就算、據說有微生蟲附着、但肉眼既無覩、亦無警誡、便成習慣了、

教授告訴我們唾液的主要作用、在助食物消化、像我們在學校裏倒沒這樣餘裕來、使唾液滿敷飯菜間、因爲吃是差不多好算搶、假使和老太婆嚼豆腐樣的緩慢、老實說黃魚肉、沒分兒嘗、細毛的肉絲也無福進腹、這種鉅大犧牲誰願意、故學生多胃病、有唾液而捐棄不用、誠屬奈何啊、

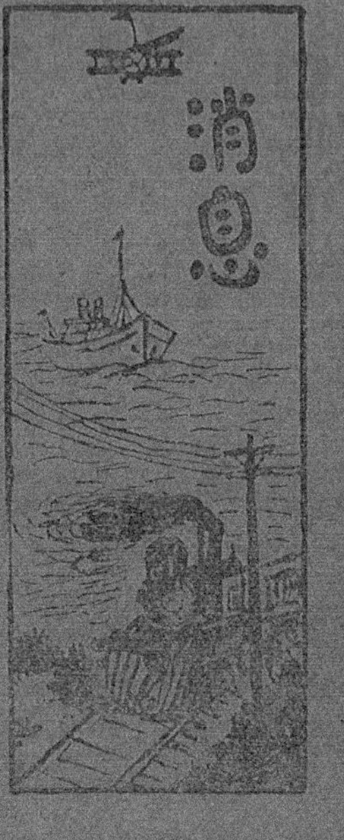


# 全國醫藥總會最近工作

## 呈請緩更中醫學校名稱

全國醫藥團體總聯合會、昨呈教育部文云、竊屬會前奉鈞部訓令將中醫學校改稱學社、頗滋疑慮、提出中醫學社是否可以招生、畢業之後、是否可以免試登記、准予開業、其訓練辦法、成績考查標準、是否計畫就緒、及辦理較良之中醫學校、是否仍准設立各點、備文呈請解釋、玆奉鈞批略開、中醫學社、既爲傳習醫學而設、自可招收學習生、並延請導師指導親習、至于訓練辦法、成績考查標準、以及開業行醫登記手續、事與衛生職掌有關、前經本部函詢、旋准函復略開查中醫開業登記以及考核標準、在中央尙無文明規定前、准照各地方單行章則辦理等語到部、仰即知照此批等因、奉此、仰見鈞長維護中醫之至意、欽感萬分、伏讀鈞部會衛呈復國府、關于此案之原文、對于中醫訓練辦法、成績考查標準、尙未原訂、各校畢業生、所習學程、是否足以應用、深以頗難考核爲慮、即屬會亦切望是項辦法及標準、早日頒佈、俾有遵循、夫中醫固爲一種學術、亦爲一種職業、故學習者、一方固應作學術上之研究、一方仍須謀職業上之保障、中醫學校、果欲必須改爲學社、若不先將訓練辦法成績考核標準正式公佈、仍使辦學者無所適從、仍使畢業生所習學理、有是否足用之疑問、終致導師務復、學生裹足、可以斷言、鈞長函詢衛生部、准復在中央尙無明文規定以前、應准照各地方單行章則辦理等語、竊查各地方對于中醫之單行法規、其訓練辦法、均未規定、惟于登記手續、均經明白規定中醫學校畢業爲中醫應具資格之一種（例如上海特別市衛生局中醫暫行章程第十一條甲款、）現在所有之中醫學校、自應遵批靜候中央規定明文、以資改革、在未奉明文規定訓練辦法成績考核標準及登記資格之前、亦自應遵批准照各地單行章則辦理、仍稱學校、以資銜接、爲敢備文呈請鈞長、上體中央政治會議暨國府最近提倡國醫之決議、下念全國民衆擁護本國醫藥之熱忱、並念中醫學校無法依據之實情、暫緩變更中醫學校名稱、俾中國醫藥學術傳授機關不致中斷、實爲德便云云、

# 中醫協會二屆委員就職

上海特別市中醫協會、舉行第二屆執監委員就職典禮、出席蔣文芳、戴達夫等三十九人、主席謝利恒、開會如儀、（一）膺選執監舉行就職典禮、（二）分選蔡濟平、蔣文芳、丁仲英、謝利恒、黃寶忠、顧渭川、薛文元、陳存仁、郭柏良、夏重光、張贊臣、龔瀁文、蔣鴻聲、張鴻遠、余鴻孫、唐亮臣、程迪生、秦伯未、陳耀堂、劉佐彤、沈心九、朱小南、盛心如二十三人爲執委、（三）分選包識生、夏應堂、丁濟萬、蕭退菴、徐相任、殷受田、陸仲安、朱少武、許蕃彭、沈琢如、祝味菊、戴達夫、方公博、卞海程、傅雍言十五人爲執監委、（四）凌蘂勳、包天白、張潤生、夏伯堂張德意、張禹門、賀芸生、江仲亮八人爲候補執委、（五）談幹臣盛渭洲、黃槿堂、臧遵舫丁筱蘭爲候補監委（六）推選蔡濟平、丁仲英、郭柏良、謝利恒、薛文元爲執會常務委員、（七）推選陸仲安、夏應堂、戴達夫爲監會主席團、（八）推選陳存仁爲祕書科主任、蔣文芳爲組織科主任、秦伯未爲審查科主任、朱鶴皋爲財政科主任、黃寶忠爲庶務科主任、（九）即由祕書科起草呈報市衛生局、十各委即席就職、由會不日繕發各科證書、以昭慎重、

上海醫報

第七十四期

目錄





常評

# 對於教衛兩部摧殘中醫中藥之感言

黃炯匡

閱醫報、載有衛生部廢除中醫中藥之命令、及教育部令上海中醫專門學校改校爲社之訓令、不禁駭痛、竊中國開化最早、百科藝術、創自先民、而醫藥亦始於神農軒岐、科分十三、藥列三品、繼以越人難經、仲聖金匱傷寒等書、法理備精、後先輝映、垂數千年之歷史、效驗彰彰、彼歐西開化落後、一切科學藝術、亦後中國而興、西醫診法、分聽打觸及檢驗等、與中醫之望聞問切稍異、第中以神化見長、西執定法測驗、西藥惟重礦物、與中藥之多用植物亦稍異、表視之、似中不及西、實究之、中藥廣羅飛潛動植、各因其利、各極其妙、神明配製、何亞於西、若謂中醫不明礦化等學、然則五金寶玉、以及七十二石、皆係國人開採、初非學自於西、且中醫方劑、原有昇煉丹降、硝磺鉛汞、冰硼膠膏等製、何非化學、至若華陀孫思邈之刀針、尤其神妙莫測、西醫解剖、亦不過是、推之聲光化電、生理衛生各學、又何非中國首先發明、無如西重藝術、中重文章、西重智巧、中重道德、西國對於藝術、政府提倡獎勵、不遺餘力、中國反是、學子爭習舉業、唐以後士恥爲醫、至清乾隆朝、始知注重、奈未幾中墜、以後竟等醫學爲個人吃飯問題、一若於國無關、嗚呼、中西輕重如此、國粹幾難自存、邇幸憂國之士、創設醫院醫校於上海廣東等處、勉扶墜緒、當此之時、在位者、正宜極力獎勵、以期光大發揚、不意教衛諸公、反而行之、不恐國人信用中醫中藥、世代相沿、今一旦忽迫而他向、無論事實上不能、卽强而制之、亦祇特別市鎭粗有西醫西藥、國人之居特別市鎭者什之一、若偏邑鄉村者什之九、西藥西醫縱有起死回生之大能　亦祇可救什之一、豈彼什之九者而可漠視耶、若謂國家正在提高西醫西藥、廣造人材、將必普及、誠如是、勢必使偏邑鄉村之病人、須待普及後始得謀醫面、嘗藥味、能乎否乎、在甘心媚外者、極誇西醫之診斷若何奇妙、若何準、有直接觀驗藏府之特能、不似中醫之恃乎理想、余則曰、西醫徒誇科學、未必能操必勝、假如剖視肝藏、或腫脹、或血敗、或色變、固爲肝病鐵證、然致病之因不一、六淫七情、寒熱虛實、傳變夾雜、又未必能一視卽明、中醫臨床手續、雖不似西醫之周密、然參究四診、細心體察、往往得其要領、如陽極似陰、陰極似陽等證、西醫不能斷定者、中醫能斷定之、况海禁未開已前、中國無西醫西藥、而無量數之生命、皆賴中醫中藥以保全、豈歐風東漸以後、國人之氣質病情、亦悉隨之俱變、而中醫中藥至此無用耶、須知歐西之風土氣候、飲食起居、與中國本自不同、而病症病因、當然各別、若必以西醫西藥統治中國人民之病、吾恐四萬萬同胞、不待百年、將盡喪於西藥西醫矣、甚願執衛諸公、各念生長中國、祖若宗皆係中國之先達、其間豈無以醫見志者、又豈無老幼沉疴、賴中醫全其天倫、延其嗣息者、今諸公榮秉大權、尤宜紹光前烈、作軒岐之護法、爲國粹之干城、他日倖而無病、於己無損、不幸而有病、西醫不能起者、亦可轉就中醫、勿使一時躁性、變本加厲、親遠近疎、發愛國之天良、留保身之地步、豈不懿歟、更願我醫界同志、勿負（醫報六十五期常評欄內）稚圃君之（能說不能行）一篇佳作、羣起力行、醫藥前途、庶乎有豸、

## 學說

### 人體循環系與神經系發生變化之疾病

沈仰慈

循環系者、運輸血液、以榮養全體之系統也、以心臟爲中樞、而動脈管、靜脈管、及毛細管屬之、心臟翕張鼓動、以催送血液、行經動脈、分布於各部毛細管、復由各部毛細管、會集於靜脈管、而歸心臟、上下升降、如環無端、分布養料、吸收廢物、

全體各部組織、莫不被其沾濡榮養、以致其効用、此循環系生理作用之大概也、

神經系者、節制諸器官知覺運動之總軸也、分腦髓脊髓神經三部、各種神經之一端、必連於腦脊髓、又一端必合於諸組織、故腦脊髓爲神經系之中樞、如中央政府、節制各部、頒布命令、而神經纖維爲之傳達、傳刺激於中樞、達命令於各部、以發生知覺運動、此神經系生理作用之大略也、

西洋學者將人體機官、分爲九系統、其實全體官能、不論何種系統、均不能缺少血液營養及神經作用、故各種機官之生活效用、一賴血液營養、一賴神經作用、且神經之能起作用、又賴血液之營養、使無血液、則神經麻木矣、血液之能致營養、又賴神經之調節、使無神經、則血液凝滯矣、我中醫論人體生活、不外氣血、故曰、氣以行血、血以攝氣、又曰氣血之帥也、血氣之宅也、血爲體而氣爲用、血是實質、即是循環系之血液、氣無跡象、似爲神經系之作用、循環系與神經系固有密切之關係焉、

循環系心臟肌肉翕張之遲速、有神經以節制之、動靜脈管壁之中層、亦有神經以節制其伸縮、血液流於脈管中、其多寡遲速、繫於脈管之擴張與收縮、而脈管之擴張與收縮、則繫於神經之弛緩與緊張、故血液之循環、胥賴神經之調節、若調節失宜、循環系發生障碍、而疾病作焉、然神經之作用、胥賴血液之營養、若營養失宜、神經系發生變化、而疾病亦作焉、

循環系與神經系發生之疾病、不可僂指計數、約可得三種現象、

一曰充血　神經被刺激而興奮、則心臟鼓動劇烈、動脈中血行疾速、斯時全體毛細管、均起充血現象、肌膚緊張、全體燔灼、是爲發熱、其局部充血者、吾中醫謂之火、如肝火胃火、即局部充血也、又如大腦皮質之神經中血管擴張、血液上升、致頭疼眩暈、顏面潮紅、卒倒神昏、即所謂腦充血矣、

二曰貧血　神經因衰弱而沉滯、心臟機能微薄、動脈中血行遲緩、斯時全體毛細管起貧血現象、肌膚起粟、肢體振慄、是爲寒戰、其局部貧血者、吾中醫謂之寒、如胃寒腸寒、即局部貧血也、又如心臟不能輸送適量之血液于腦髓時、致顏面蒼白、四肢厥冷、眩暈卒倒、即所謂腦貧血矣、

三曰鬱血　神經作用沉滯時、靜脈血流行遲緩、全體毛細管起鬱血現象、身軀倦怠、四肢乏力、所謂濕蔽清陽、氣機不暢、皆鬱血所致也、

又神經興奮過烈、而起强度之充血、則爲痙攣、神經沉滯過甚、而起强度之鬱血、則爲麻痺、前者中醫謂之燥、後者中醫謂之風、其燥與風相煽、痙攣與麻痺間作、則又神經由興奮而沉滯、由沉滯而興奮之現象也、是故神經系之疾病、有基於循環系者、當以治理血液爲主、如清血養血是也、循環系之疾病、有本於神經系者、當以治理神經爲主、如調氣壯氣是也、中醫治療之術、首重氣血、豈非於神經循環兩系微妙之生理、早有所悟歟、

# 痢疾發熱談

璧如

▲初病發熱易治

▲久病發熱多危

▲全在兼症脈象上區別

痢疾無表症者易治、有表症者難治、所謂表症者、即除大便下痢之局部症狀外、復有身熱怯寒、頭疼脈浮之全體症狀也、是項全體症狀、最爲治療之掣肘、蓋以下劑、蕩滌腸垢、則表邪即有內陷之虞、惟仲景之葛根黃芩黃連湯、(葛根黃芩黃連甘草)以芩連

治痢、卽以葛根解表、內外合治、並行不悖、誠治痢身熱之良方也、內經云、腸澼（下痢之別名言登圊澼澼有聲也）便血、身熱則死、寒則生、腸澼下膿血、脈懸絕則死、滑大則生、蓋腸澼而至身熱、其病已入、陰血耗竭、孤陽獨熾、故身熱如灼、脈懸絕者、久病氣虛、脈至如絲、此二條陰虛陽虛雖不同、其爲邪實正虛則一、故皆不治、然吾人治醫、操生殺之權、當存割股之心、症雖不治、亦當耗心絞腦、別擬妙藥、以生死肉白也、世之庸工、拘泥「腸澼身熱則死」一語、見痢疾發熱、不問初久、每加危詞、委爲不治、不知初痢之身熱、乃兼感外邪、故於身熱之外、尙有頭痛惡寒脈浮之表症、輕者解表與清裏並用、重者先去其表、後治其裏、若此症者、我見實多、按法施治、應手而愈、久痢之發熱、必無頭痛惡寒之症、脈象浮洪而數、或無力、用藥得當、亦非絕對不治之症、爰將初痢發熱、與久痢發熱不同之點、分晰如上、俾庸俗之輩、不至亂投藥餌、草菅人命焉、

## 咽喉治例

刁幼愚

內經云、一陰一陽結爲之喉痺、一陰者、手少陰君火、心之脈氣也、一陽者、手少陽相火、三焦之脈氣也、二脈並絡於喉、氣熱火結、風邪上犯、或瘟疫流行、壅滯于肺胃道路、或腐皮膜而爲爛喉、或由血凝液結而爲紅腫、火動痰升、湯飲難嚥、清竅因之不利、西醫云、喉炎扁桃腺炎、卽中醫所謂白喉喉痧喉蛾喉癰喉風疫癘喉痧之類也、究其治法、須分急慢、慢者、但以湯藥、佐以吹散、急者、治標爲主、其法亦因症而施、如來勢緊急、通關吹鼻、令其噴嚏、再針少商等穴、以俟牙關稍鬆、繼以上池滌喉水、和退炎散、用鵝翎蘸藥、向喉中探吐、令患者嘔去毒涎、有癰用針刮淨、視喉中略爲清爽、再以滌喉水、令患者、呷在口內、仰首搖盪、吐去毒涎爲妙、如紅腫壅塞、用針針破、嘔去膿痰毒血、喉外堅腫、吸毒膏藥圍敷、不腫只貼引毒出外膏、先用手推拿幾囘、然後貼之、吹藥以賽珍丹、喉痧、吹以錫類散珠黃散、腫者、吹以退炎散、火虛宜吹八寶散、此治外之法也、治內先以驅毒、利毒喉水、卽玉樞丹研末、以金銀花露和勻服之、至於初起用方、以輕清透表、佐以化痰解毒、次以清泄、再以清化解毒、將愈用滋清化毒、善後以培土消毒、風盛益以驅風、寒甚佐以辛溫、挾溼佐以滲溼、利溼、挾食佐以消導、痰多加以化痰、火甚加以苦降抑火、結毒宜解毒、穢濁佐芳香、此六淫疫邪治律之大略也、若內虛之症、或以扶元降火、或以滋陰降火、或甘緩抑火、或營衞雙調、而加之清咽、或以鹹寒滋降、主治不越如是、亦在神而明之、存乎其人、昔賢云、能與人規矩、不能使人巧、臨證貴在活法可也、

## 心痛之研究

吳鼐鼎

心者、君主之官也、神明出焉、義不受邪、故無眞心痛、若病心痛、則手足青至節、死不治、蓋心痛者、是包絡受病也、寇臨城下、勢已可危、而况犯主乎、太牢所患、是胃脘痛、胸痛、及心包絡耳、因不揣愚陋、分條辨之於左

（一）類別　心痛有十一種、一曰氣、二曰血、三曰熱、四曰寒、五曰飲、六曰食、七曰虛、八曰蟲、九曰疰、十曰痰、十一曰悸、

（二）病因　氣痛因惱怒憂恚、叫號傷氣而得、血痛則因跌仆損傷、有婦人經水適來、偶爲憂鬱所觸、故血凝於中而不行、亦能致此、熱痛因蓄血在胃、又嗜辛辣、寒痛因身受寒氣、口傷冷物、飲痛則水飲停積於心下也、食痛是傷於飲食、或憂鬱而得食、虛痛者、因傷神涸血、而心失所養、蟲痛因內有濕熱而生

蟲、所謂物必先腐、而後蟲生也、疰痛者、因觸冒邪祟、惡疰屍疰、痰痛者、肺中鬱有痰火也、悸痛者、因七情之傷、心氣於是耗散而痛也

(三)症狀　氣痛者、胸中悶結、得噫則寬、攻刺走痛、坐臥不安、血痛者、搔抓無措、眠臥不安、心下如刮、痛有定處而不移、轉側若刀錐之刺、熱痛者、面帶陽色、舌燥唇焦、溺赤便閉、喜冰畏熱、痛則或作或止、其脈洪大而有力、寒痛者、其症暴發、面冷唇白、口吐清水、手足厥冷、喜熱畏冷、痛則綿綿不已、脈沉細無力、飲痛者、惕惕然引痛、或如針刺、時吐黃水、按之作聲、脈則弦滑、食痛者、按之愈痛、心胸間高脹突起、吞酸噯腐、不能飲食、或大便秘結、虛痛者、心悸怔忡、按之則緩、蟲痛者、唇之上下有白斑點、面青白而少光、或口吐白沫、饑時更甚、疰痛者、神昏卒倒、面目青黯、昏憒譫語、脈則乍大乍小、或兩手如出兩人、痰痛者、心膈大痛、攻走胸背、或嘈雜不甯、如饑如飽、怏怏欲吐、吐即稍寬、悸痛者、驚悸怔忡、如痛非痛也、

(四)治法　氣痛主調氣寬胸、如沉香香附砂仁等類、血痛宜祛瘀爲主、如玄胡五靈沒藥等類、重者用桃仁紅花等、熱痛則用清中湯加減、寒痛則用姜附湯温胃湯出入、飲痛以小半夏加茯苓湯、食痛則以保和湯、虛痛則以歸脾湯、蟲痛則主以化蟲丸、疰痛則以蘇合香丸、神朮散之類、痰痛則用導痰湯、悸痛則用妙香散、臨症因病而施、不拘泥於成法、方不愧爲司命者也、

(五)結論　久痛無寒、新痛無火、初病宜散、久病宜補宜和、然此亦宜審察者也、如其人素有積熱、或受暑濕之熱、或熱飲所傷而發、豈温散可能治乎、如其人本體虛寒、經年累月、屢發不休、是久痛亦屬寒矣、温補並行、方克有濟、然必臨症審確遂一明辨、方可無誤、果屬實痛、則不可補、虛而且寒、必須温補、若寒而不虛、則專以温藥療之、質之高明、以爲何如、

# 陽虛生外寒陰虛生內熱陽盛則熱陰盛則寒試釋其義

費志清

陰陽者、萬物之代名詞也、如天爲陽、地爲陰、東南爲陽、西北爲陰、春夏爲陽、秋冬爲陰、夫爲陽、婦爲陰、諸如此類、不勝枚舉、至於人身之陰陽、但以氣血而言、有指物質者、有指作用者、體温爲陽、血液爲陰、細胞之生活機能爲陽、細胞之原形質爲陰、此陰指物質、陽指物質所生之作用、內經謂陽虛生外寒、陰虛生內熱、陽盛則熱、陰盛則寒、其義深奧、與西醫解剖生理病理之學說、兩相翕合、可以溝而通之、如細胞之生活機能衰弱、則體温之來源少、體温來源少、則體温引血液能達於表層者亦少、故曰陽虛生外寒、如虛勞病中之屬陽虛者、桂枝龍骨牡蠣湯症、其症陰寒精冷、腹痛清穀、面晄脈虛等、皆陽虛虛勞之現象也、細胞之原形質不足、則血液之來源少、血液來源少、則血脈不能隨體温達於表層、以放散體温、鬱而生熱、故曰陰虛生內熱、如虛勞病中屬於陰虛者、酸棗仁湯症、其症虛勞虛煩不得眠、有從上損起者、先咳嗽而後痰紅、有從下損起者、先遺精而後動血、精血皆屬於陰、陰虛則陽勝、陽勝則生熱是也、若痰紅之後、咳嗽更甚、動血之後、遺精依然、精血兩傷、上下告竭、必致損命之危、細胞之生活機能亢盛、則血液淋巴之流行速、而摩擦生熱增、故曰陽盛則熱、如白虎湯症之壯熱神昏煩躁脈洪數、皆從陽盛而來也、至於陰盛則寒、此所謂陰、非指細胞之原形質、亦非指血液陰精之陰、乃血液中之水分、及毛細管常滲出之液狀成分、若體內之水液成分較多、則礙血液之流行、而減少體温之來源、

故水液成分愈多、則血細之流行愈遲、而體溫之來源愈少、由是迭爲因果、故曰陰盛則寒、如水腫病之水液成分、停泄於組織或體腔中、金匱所謂水走腸間、瀝瀝有聲、水流在脅下、咳吐引痛、四肢淸冷、脈沉而遲、皆陰盛生寒之象也、是故陽盛者、陰必虛、陰盛者、陽必虛、內經所謂陽無陰不長、陰無陽不生是也、陰陽二者、不可須臾離、故善養身者、恒守其陽密陰固、陽密于外、則邪不能侵、陰固于內、則精強血旺、陰能養精、陽能養神、精足神全、命之曰治、內經曰、陰平陽祕精神乃治、此之謂乎、

# 溫熱劑與淸涼劑功用分別之大概

費志濤

內經云、寒者溫之、熱者淸之、此方劑之所以有溫熱與淸涼之分別也、溫熱者何、溫補其虛而熱壯其寒也、淸涼者何、淸泄其火而涼解其熱也、溫熱之病爲不足、淸涼之病爲有餘、尙書曰、滿招損、謙受益、即內經損有餘補不足之謂也、不足之原因甚夥、由於先天不足者、有由後天不足者、有房事傷精者、有飲食菲薄者、有勞倦過度者、致病之來原不同、故其病狀亦異、或身冷如冰、或四肢厥冷、或陰寒精冷、或上吐下瀉、或下痢淸穀、或面微脈虛、凡此諸類、皆屬虛旁虛寒之象、故內經以勞者溫之、寒者熱之、虛者補之、內經雖未出方、即小建中湯之溫健中陽、神香聖朮煎之溫補脾腎、附子理中湯之熱壯脾腎、四逆湯之溫腎回陽、回陽急救湯之回陽生脈、附姜桂歸湯之回陽溫營、此溫熱劑悉從病者之不足而設也、有餘之病原亦有數端、有外感溫熱之邪而成者、有人身藏府血液有熱而成者、有寒濕之邪鬱久化熱而成者、其症則神識昏迷、或心煩躁擾、或大便燥結、或鼻衄齒衄、癲狂錯語、或唇裂口瘡、苔黃脈數等症、凡此種種、皆熱度增高、內有實熱之現象、內經云治熱以寒、又云、其實者散而瀉之、如涼膈散之涼肝淸熱、犀地淸絡飲之淸宣痰熱、五汁一枝煎之淸潤血液、龍胆瀉肝之涼瀉肝火、當歸龍薈丸之涼肝通便、桑皮瀉白湯之淸肝泄肺、此淸涼劑由於病者之有餘而設也、總之溫熱劑者、從虛而治之以補、劑者、從實而治之以瀉、二劑之功用、補瀉不同、勢若天壤、不可同日而語焉、

# 諸濕腫滿皆屬於脾辨

費志濤

濕爲六淫之一、其感於身也、則病腫滿、腫滿之原因甚多、難於枚舉、而腫滿之病理、則屬於脾、內經所謂「諸濕腫滿、皆屬於脾、」西醫稱脾包括消化系統而言、又謂人體遍身吸收水份之淋巴管、皆稱曰脾、此說極爲精當、頗合於病之事實、蓋脾臟受病、則消化系失職、不能健運水穀、水穀停滯、則病腫滿、或遍身之淋巴管受病、不能吸收水份、水濕橫溢胞膜、則病滿腫、此指全部之症狀而言、又有局部腫滿者、則局部之淋巴管受病也、陳無擇所謂『經絡不通、樞機不轉、水乃不行、滲透皮膚』其所謂經絡者、即指淋巴管而言也、淋巴管機能失職、則水濕停留而不通、此中西兩說之脗合處也、然則腫滿之病屬脾者、祇能包括一部份之病、如內經所謂『諸濕腫滿、皆屬于脾、』似有包括全體之病症、蓋內經以理想之說、雖有精當、然不免漫延無統、試不觀乎腎藏水腫乎、該症由于腎藏受病、分水之機能失職、不能分泌水液、以致水濕內停、此病之不屬于脾者一也、至於論脹之中、血脹之血停經絡、發爲脹滿、在左者可稱屬脾、在右者則屬于肝、此病之不屬于脾者二也、虫脹之由于瘀血水飲停滯、白血球失其殺菌之能力、而致虫聚成脹、此病之不屬于脾者三也、凡此三者、而與屬脾之說、風馬牛不相及焉、故吾謂腫滿之屬於脾者、祇能包括一部份之病、內經以理想而得立其說、安可盡信其書哉、是不得不爲之辨、

## 專著

# 病原之討論（續）

時逸人

四　虫獸嚙咬

如獺狗咬傷蛇傷蜈蚣蝎毒等傷、古書雖不言其爲病因、於驗方書中、言其病狀治法而已、然細繹之、實於外因上占一大部份之病也、新說於此數項、亦多挂漏、

五　自害中毒

中毒謂誤食有毒之物、如河豚魚與荆芥同食、及柿蟹同食等是、自害即自殺、俗所謂尋短見是也、凡自縊自服鴉片等皆屬之、然兩項尚有分界、如服食毒物、即在中毒範圍內、若自縊、則爲器械的刺戟是也、又新說凡中毒證、必冠以某物字樣、如鴉片中毒、水銀中毒等是、似較古說爲詳、

六　傳尸鬼疰

新說于寄生體一項、論細菌爲疾病之原因、甚詳、然中國於數千年前、早有傳染之評論、即傳尸鬼疰是也、其曰、以其初得半起半臥、名曰殗殜、氣急咳者、名曰肺萎、骨髓中熱、名曰骨蒸、內傳五臟、名曰伏連、同族傳染、乃至滅門、是則以傳尸爲病之總名、而以殗殜、骨蒸、肺痿、伏連、爲其部份證候之名也、嚴用和濟生方、其論勞瘵之症曰、夫勞瘵一症、爲人大患、凡受此病者、傳變不一、積年染疰、甚至滅門、大抵合而言之曰傳尸、別而言之曰骨蒸殗殜伏連尸注、於此可見、中醫於數千年前、無科學器械之補助、而能得結核傳染病之眞諦者、詢先民之偉識矣、

〰新說〰

（一）　酸素吸入停止或減少

吾人所賴以生活者、空氣中之養氣是也、古說謂之陽氣、譯西文曰養氣、譯東文曰酸素、名稱不同、譯文者、不會意之故、萬物皆賴此陽氣以生、人之一呼一吸、吸收養氣、若多人雜居、窗牖閉塞之處、則養氣缺乏、乃有停止或減少之虞、妨害生理、發生呼吸困難、甚或致死、蓋安靜時呼吸運動、血液中酸素與炭酸、有一定容量、呼吸中樞、受適宜之興奮、故無障碍、若酸素減少、炭酸增多、呼吸中樞、著明興奮、惹起呼吸困難、興奮既久、終至疲勞、而神經痲痺、是以末期呼吸、往往減弱、遂呈假死狀態、最後心臟運動亦停止、所謂窒息死者是也、

酸素吸入停止或減少、其原因甚多、有因空氣中變化者、如至一萬尺以上之高山、則酸素量僅存百分之十一、此吾人所以每於登高時、必起呼吸困難也、有因壓迫呼吸器、使之閉塞、或狹窄者、如縊絞死之時、皆發有呼吸困難、而終止於窒息是也、有因肺臟受附近病變之壓迫、如胸痺痰涎結胸之類是也、有因神經系之影響、如腦受壓迫、則呼吸困難是也、如痙攣性喉頭狹窄、則發生呼吸障碍是也、凡此種種、皆足發生呼吸困難、爲酸素吸入減少之證、其甚或停止者、乃足致死、

（二）　食物

飲食所以攝取營養成分、以補人體新陳代謝之消失者也、然攝取過多、則腸胃充滿、其結果消化障碍、糟粕停積、古謂之宿食症積滯症是也、苟有缺乏、遂誘起食道反胃腸之癌腫性狹窄、古說謂之失饑是也、

（三）　理學之刺戟　（分下列五種）

一、　器械之刺戟

臨陣之兵、作工之役、與夫門毆失防諸事之遭損傷者、古說皆包於跌打損傷之中、雖有金瘡、切傷、刺傷、刴傷、挫傷、鎗傷、骨折等別、要皆不出損傷二字之範圍、

二、溫度之刺戟

居住中溫度過高、或過低、皆足爲疾病之原因、此與古說中寒熱二項同、惟古說以天然者爲限、此則兼人工製造而言之、如火爐之燃燒太猛、或戶牖之適値來風、皆足令住室中空氣之溫度變高或變低、而與吾人身體有重要之關係者也、

例如暴露于最高溫度中、所起之病症、曰中熱症、其時以體溫亢盛、熱至灼手、脈搏洪大、繼則數小、呼吸促迫、瞳孔散大、全身痙攣、而致心臟衰脫以死、此症於夏月行軍、屢見不鮮、究其原因、一爲體溫過高、二爲身體持續勞動、三爲衣服緊狹、四爲多人壅擠、因是體溫放散調節、失其作用、體內造溫增多、外來之溫亦甚、必致熱極、心臟起強直性攣急、是曰中熱症、世以中熱症日射症(中醫名之中暑)併爲一種、其實不然、蓋日射病、因日光直接作用、所起之一種腦病、與中熱病、自有區別也、身體一部份、受最高之溫度、發生火傷、視其溫度之高低、作用時間之長短、及組織抵抗力之強弱、故所起變化、亦有差異、其經過之症、可分爲四期、(一)僅局部呈充血現象、(二)發生水泡、成漿液性炎症(三)傷處侵入細菌、表層化膿、週圍發生炎症、(四)組織炭化、此火傷中之最重者、又傷及全體皮膚三分之一以上、極爲危險、其致死之由、約分三種、(一)因高熱而體內水分減少、(二)因火傷部、所生之毒質、被血吸收、(三)因傷部毛細管內、血液靜止凝固、爲該臟器之栓塞終至於循環障礙、

身體一部、受嚴寒時發生類似之火傷、是名凍瘡、亦分三度、因寒冷而血管局部收縮、發現蒼白色、既而血管擴張復呈紫藍色、是爲第一度、該部因寒冷起漿液性炎症、而生水泡者、是爲第二度、寒冷過劇、使組織壞死、是爲第三度、吾人體中以四肢末端及耳殼等處、較易發生、因易于與寒冷空氣接觸故也、

三、空氣之感應

空氣中氣壓之高低、與水分之潤燥、皆足以致人之疾病、此即古說六氣爲病之一部份也、惟有因燃燒而空氣乾燥、因溝渠而空氣潮濕、又有因土地之關係、如在海面、則氣壓減輕、在山中則氣壓增高之類、吾人身體、完全受空氣所支配、空氣既有所變易、故疾病因之起矣、

距地面一萬尺以上之高山、則空氣中、所含酸素之量、減少至百分之十一、愈高則壓愈厚、是以全身脫力、心悸亢進、

(未完)

# 傷寒新解

大梁鄭蔚㬎

問曰病戰而汗出因而得解者何也答曰脈浮而緊按之反芤此爲本虛故當戰而汗出也其人本虛是以發戰以脈浮故當汗出而解也若脈浮而數按之不芤此人本不虛若欲自解但汗出耳不發戰也問曰病有不戰而汗出解者何也答曰脈大而浮數故知不戰而汗出解也問曰不戰不汗出而解者何也答曰其脈自微此以曾發汗若吐若下若亡血以內無津液此陰陽自和必自愈故不戰不汗出而解也

此條之病、指表病而言、脈浮而緊、傷寒初感之脈也、按之反芤、脈經以芤爲血虛、所謂本虛者、其血虛之謂歟、蓋血虛則神經不得充分之榮養、故遇外邪而作戰、戰動則生熱、熱生則血行之速度增加、此所以汗出而解也、若脈浮大而數、可知血行之急速、汗出而解、勢所當然、按之不芤、則患者之血液不虛、神經不乏充分之榮養、雖遇表邪、亦不作戰、故欲自解者、汗出而已、若脈自微、可知已經過汗過吐過下之弊、以致邪

未盡去、反傷血液、水分亦竭、雖然、邪未盡去、已有外出之路、其勢必微、是以亦有自愈之望也、以水分不足、故欲汗出、無汗可出也、邪勢既衰、故不作戰、不戰不汗出而解者、卽所謂陰陽自和者是也、

問曰傷寒三日脈浮數而微病人身涼和者何也答曰此爲欲解也解以夜半脈浮而解者濈然汗出也脈數而解者必能食也脈微而解者必大汗出也

傷寒閉塞毛孔、凝滯血液、是以脈緊、今脈浮數、可知陽氣外達、血行急速、是抗毒之力已具矣、微而無力、是毛竅已開、則病毒已有外出之路矣、身既涼和、是自覺之痛苦已去矣、故曰此爲欲解也、然表邪之所以能自解者、必賴陽氣之抵抗、既解之後、血液沸騰未息、勢必煩躁、遇夜半空氣之清涼、爽籟卽發、故曰解以夜半、若脈之偏勝於浮者、是毛孔猶未開泄、表邪欲解而不能解、一旦毛孔開泄、其邪陡去、故濈然汗出也、若脈之偏勝於數者、是血行既速、陽氣卽盛、則胃中之酸素必多、故其解也能食、若脈之偏勝於微者、陽氣必虛、表邪既去、毛竅未能速閉、故其解也汗出必多、

太陽病未解脈陰陽俱停必先振慄汗出而解但陽脈微者先汗出而解但陰脈微者下之而解若欲下之宜調胃承氣湯

此條所謂脈之陰陽、指尺寸之部位而言、夫脈之陰陽俱停者、非尺寸兩部無脈也、若脈搏停止、是心臟壞死、血液失其循環之機能、遑云振慄汗出而解哉、以管見所及、則脈之陰陽俱停者、其尺寸俱促之謂歟、蓋表邪既可自解、內熱必熾、水分缺乏、血液稠滯、是以脈促、必先振慄汗出而解者、周身之細胞戰動、自生抵抗之力也、寸部皮薄、以應外表、尺脈較深、以應內部、此寸脈無力、可知邪從外泄、尺脈無力、可知邪由裏去、故曰、陽脈微者、先汗出而解、陰脈微者、下之而解、倘尺脈無力、其邪欲從裏解者、宜調胃承氣之緩下、不宜下以猛烈之劑也、蓋脈搏既微、陽氣必虛、下之過猛、虛脫可虞、由此推之、寸脈無力、其邪欲從外泄者、發汗亦不可已甚也、

傷寒腹滿譫語寸口脈浮而緊此肝乘脾也名曰縱刺期門

傷寒腹滿譫語、乃承氣之症也、寸口浮緊、是外感之脈也、見實熱當下之症、有傷寒在表之脈、可知表邪未解、循環不利、炭氣無從宣泄、故結實熱、實熱內結、氣機窒塞、陽不能外達、表邪奚能望解、是發汗則不宜於內結之實熱、蕩熱則不宜於傷寒之表邪、故刺其期門、通利氣血、氣血通利、則表邪結熱、卽可俱解、(曷按肝乘脾也、名曰縱、宜删)、

傷寒發熱嗇嗇惡寒大渴欲飲水其腹必滿自汗出小便利其病欲解此肝乘肺也名曰橫刺期門

嗇嗇惡寒者、傷寒在表之症也、大渴欲飲水、其腹必滿者、鬱熱在裏之候也、傷寒在表、鬱熱在裏、忌汗忌下、是以亦用前條之法、以刺期門也、然則發熱者、陽氣尚能外達也、自汗出者、表邪尚能外透也、小便利者、鬱熱尚能外泄也、故曰其病欲解也、(曷按此肝乘肺也、名曰橫、宜删)、

太陽病欲解時從巳至未

從巳至未、乃日光最強之時也、光能生熱、亦物理之自然、吾人遇熱、其汗自出、故表邪之欲自解者、多在光線最強之時也、

太陽下篇終

## 醫案

# 祁陽友竹醫寓選案

謝安之

大碼頭福泰昌皮箱店申某之子、年僅十齡、患吐瀉症、服藥數劑、病反增劇、申某延余治之、診得兩脈弦、口乾唇焦、面如土色、得水即吐、大便日夜數十次、氣息奄奄、家人備後事矣、余不肯出方、家人堅請之、書半夏瀉心湯、令其如法煮服而去、次晨其父突來、謂服藥有效、泄瀉已止、精神稍好、覆往診之、見仍有嘔逆、得水稍安、惟口乾舌光、津不上朝、投以旋復代赭石湯合黃連阿膠湯、服一劑盡、次日各症俱平、隨以四君子湯加味以善其後、

羅口門外張家亭張某、年二十餘、係農夫、患病半載有餘、百藥罔效、病者固已失望、隣友視爲奇疾、隨來寓求診、余過細驗明、有腹痛而拒按、痛時口涎流出、時痛時止、大便不常、余斷爲虫痛、當誘而攻之、以搗其巢穴、投甘草粉蜜湯、藥店畏水粉殺人、不肯照發、於是至敖天德藥號買出、買者謂店主曰、你藥店獨不畏水粉殺人乎、答曰、此謝醫用之累矣、何足怪、於是病者連服兩劑、其病如失、

電報局言局長之夫人、年近三十、素因白帶淋漓、久而不愈、服藥亦多、其戚周希靜君與余交好、挽余診之、見少腹急摩、痛引腰背、飲食減少、斷爲脾氣虛弱、血無所養、此大虛之候、投千金內補當歸建中湯加阿膠地黃飴湯、三劑始愈、一月後、經事突來、雅淡血稀少、飲食乏味、余復診之曰、此脾病不能爲胃行其津液、故納少、中焦失其變化之功能、故血少、經云、飲食入胃、游溢精氣、上輸於脾、又云、中焦受氣、取汁變化而赤是謂血、即投以溫經湯、二劑後、血行卽多、飲食漸好、至今數月、已如期而來矣、

友人吳傑之母、患休息痢、久治不愈、病現裏急後重、腹痛異常、日數十次、並無寒熱、投張壽甫氏之化滯湯加淮山、一劑知、二劑已、月餘後、因飲食不慎、病復發、其方已失、余診之、復以原方而愈、

長樂門外花山嶺陳某、聞余名、來寓延治、謂其長女病甚、諸藥不效、即乘肩輿抵其家、少坐、病人出、患目疾、紅腫、熱口渴、唇焦舌紅、大便數日不行、余初診之、不勝惶恐、因余對於眼科、從未涉獵、何能出方、遂思肝開竅於目、此火症也、當伐肝以治之、投龍胆瀉肝湯加大黃白菊、二劑全愈、其父復來寓求方、以善其後、此症雖愈、可謂幸矣、於此可知凡學醫者、當不能分科治病、以免臨時慌張也、

友人介紹寶慶某商人來寓就治、細審其症、斷爲狐惑、商人疑之、謂敝縣寶慶諸醫、從未有言及者、余將其病狀及治法、詳爲說明、此罕見之病、醫當不留心、於是書甘草瀉心湯加參而去、服二劑果愈、後回寶慶病復發、復以原方服之、又愈、後來祁陽行商、即來寓詳爲告余、可知仲景製方、決不我欺也、

# 補過齋治驗筆記

毛覃勇

朱姓童年十四歲、九月間每日午后漸寒、入夜身熱、達旦始休、脈來弦小而數、舌見薄黃、曾用辛涼開洩及青骨散、滋陰領邪外達等法、綿延兩旬、而病如故、馴至形瘦骨立、飲食索然、脈見細數、舌見淡絳、蓋其人素體柔弱、正氣虛而不能托邪出表、故擬方用生黃芪生山藥白芍甘草茯苓西洋參霍石斛以兩益氣陰、佐以橘半杏貝化痰之品、服兩劑、熱退能食、再劑而汗痦密佈胸腹之間、出沒三日、而伏邪一鼓盪平、後以調理脾胃而安、

張右年三十餘、九月中病身熱不涼、日輕夜重、病旬日速予診、時在九月廿八日也、見症足身熱嘔吐不已、大便溏洩、脈至弦滑、舌苔白膩、予曰此伏濕爲患、輕則轉爲瘧疾、重則轉變濕溫、然伏邪至秋末而發、其糾纏也必矣、非醫藥匝月不能愈其病、訂方用半夏瀉心湯、合左金丸、兩劑、而嘔止洩已、惟潮熱不退、納食不思、脈來弦中漸數、舌苔膩白、用苦辛通降之佩藿朴蔻苡通橘半杏貝等藥、四劑而病无進退、苔色轉爲膩白而厚、此伏邪得苦辛而外出之象也、診其脈弦而漸數、口渴不引飲、顯屬濕多熱少之候、夫濕重者、非苦辛溫法不化、故用平胃散主之、二劑漸得汗而頸項之間、漸露汗痦、熱勢大退、脈亦小和、而苔色膩厚不化、予前方加草果八分、進二劑、熱全退、脈亦和、惟苔轉胖白浮鬆底絳、舌唇糜點滿布、顴紅不寐、此症屬胃中濕濁、挾相火上騰也、展轉籌思、白膩之苦、進大劑苦溫而不化、是胃氣不振、无以化邪也、方用生芪生山藥茯苓甘草生白朮以振胃氣、西洋參霍石斛以養胃

津、參以橘半杏貝砂辰化痰濁、一劑而肸膩之苔與糜點悉退、舌肉不絳、能進糜粥、仍以前方五劑而瘳、

按秋令伏邪一症、最爲難治、藥不中病、每多變幻叢生、由輕而轉重、重而致危者多矣、其有伏邪病發于體質之壯實者、固可以開洩達邪而愈、其有體虛者、正氣內虛、不能托邪外出、非固正托邪不可、此法前賢雖未論及、而丁甘仁凌曉五兩先生醫案中、曾見其法、予師其意而試之、固有大效、可知邪之化與不化、全持胃氣爲轉移、否則進大劑化邪之藥、无益也、此爲予臨床一得之見、敢以質諸同道、以爲何如、

# 論丁運生君痿躄脈證并治法

吳琢之

丁運生君、病背曲不得伸、足痿而不便行、動則帶喘氣促、一望而知其爲內傷也、診其脈、右手弱而稍和平、左手散大而急、問之、始于七月間病寒熱、正肺金受病之時、尋其原、平素喘促時發、甚則不得立與臥、合參之、乃肺腎交病之證也、前方有主發散者、有主溫補者、然而無怪也、以病名未的、則表裏虛實、不免在疑似之間、余不揣淺陋、特爲詳論之、而擬方案焉、平人肺氣下交于氣海、腎水上交於心、惟登高疾走、皆能任之、而氣不喘促、腎水受傷、則水不濟火、而上逼於肺、氣不能降、而逆于上、雖行平地、尙有難以爲情者、故凡少年、不知愛惜精神、縱色慾而多房勞、嗜賭博而多徹夜、皆極傷腎、或夜博之後、加以入房、則更爲損精、此喘促之所由來者漸、亦痿躄之遠因所在也、然背何以曲、曲者腰無力爲之、腰者腎之府、又何以責之肺、以肺爲腎之母、子病必累及母、內經云、肺熱葉焦、則皮毛虛弱急薄者、則生痿躄也、又云、諸痿喘嘔、皆屬于上、上者、肺也、肺病爲母病、子失其養、況由于房勞夜博、腎已重傷、而肺有不病乎、然何以右脈稍平、而左手散大帶急、蓋腎病則水不滋木、木槁自易着火、而肺氣退處于無權、故所病如彼、而脈乃如此也、痿躄與脚氣相似、而實大不同、脚氣俗稱風脚、獨可以風藥治之、且有虛弱而當顧元者、況痿躄係精血虛空、陰液將來告竭、而風藥多辛燥傷血、可以治脚氣者治痿躄耶、卽陰陽兩補、吾恐助陽則真、而扶陰則假、以陰精空、非雜夾藥可以塡也、觀其日間稍可、夜則經脈似痛非痛而實脹、終宵難寐、蓋經絡精血空、不能附氣、氣行而急、則脹、所以難寐、甚于夜者、病責在陰也、痿躄雖屬肺腎、而治法又須顧陽明、內經云、陽明主潤宗筋、宗筋主束筋骨而利機關、宗筋而云潤、言不可燥也、況病責在陰、焉可以辛熱投之、但此證不得速效者、陰既傷、而陽亦不見有餘、故二地二冬、及諸潤燥之品、皆不能受、證可以治者、能納穀如故、惟有龜膠峻養諸陰、驢膠峻養其肺、而以諸益腎之品、臣之佐之、稍用北味酸收之、又須謹愼善養之、平調至明歲春分後、元氣稍復、然後再酌量補之、庶冀奏效、然而腎病者根極深、肺焦者元難復、雖能見效、亦不可恃、恐一縱情于色與博、則前功爲之盡棄、是又在必禁其房勞夜博、別擇飲食、補養互濟、而後病可全除、惟君鑒之、病愈大半、至次年、運夏布出江、不免犯前者所禁、歸家即至不起矣、

## 常識

### 夏日攝生譚

秦內乙

火傘張空、驕陽直射、際此盛暑、衛生上稍有不愼、即易引起疾病、爰將夏令衛生之普通者略述之、

一、飲清茹素　語云、病從口入、此在平日且然、在夏令爲尤甚焉、夏日蚊蠅飛揚、難免遺毒徧處、即各種牲畜鮮味、一切食料、亦往往不潔多病、況油膩生冷、在在礙胃、他如瓜果生食、尤忌多食、

一、早起早睡　早起空氣淸鮮、呼吸有裨、早睡休養充足、精神健全、此稍有知識者、類能道之、夏暑鬱熱、尤當奉爲信條、行之無間、昧者貪涼過度、深夜不寐、日上三竿、猶未離蓐、精神恍惚、辦事無心、瘧痢等疾、預下其根、

一、作息有時　長夏鬱悶、人之工作時間、宜酌減以利身體、然亦不可專安閒、轉生疾苦、蓋人類好動、工作怠懈、勢必四肢癱瘓、筋骨疲憊、體中濕邪、伏而不化、爲患正自匪輕者也、

一、愼於起居　夏日陰藏陽現、是以衣被之間、不宜過於單簿、取快一時、當常令蟄熱汗出、庶濕邪與之俱去、若長日逍遙、微無汗液、則一時未見影響、秋涼卽見吉凶、

一、有病早治　夏日之病、可輕可重、人處氣交之中、正氣虛弱者、至易成疾、惟一有不適、亟須治療、弗稍蹉跎、稍一大意、則養癰貽患、噬臍莫及、

### 霍亂刺法要訣

任農軒

頭搖口張目直無神脈絕者、難救絕症也、十指螺癟脈伏、其邪鬱伏陰候也、宜刺手太陰肺經穴之少商穴、在手太指爪甲裏側韭葉許、刺之出血、有血吉、無血凶、鮮血吉、紫血危、十宣穴、在十指尖掌面、去甲一分、刺出血者吉、手厥陰心胞絡經之曲澤穴、在肘內臁陷中大筋內側橫紋中動脈處、足太陽膀胱經之委中穴、此二穴不針其穴、但刺出其血、然必以溫水潤之、再拍數十下、或數百餘下、使瘀血聚而青筋高腫、然後卽從高腫處刺之、則血易出矣、

嘔甚則針手陽明大腸經之合谷穴、孕婦忌補、任脈之中脘穴、在臍上四寸針八分、瀉甚則針手陽明大陽經之三里穴、在手曲池下二寸　足陽明胃經之三里六、在足陽陵下三寸、以安腸胃、足太陽膀胱經之會陽穴、長强穴、在尾底骨端下二分、以升清降濁、

足筋攣痛、則針足太陰脾經之三陰交、在內足內踝上三寸三分深、足少陽膽經之陽交穴、在足外踝上七寸、針六分深、若再不已、則針任脈之氣海穴、在臍下寸半、針八分深、

神志昏迷、則針手少陰經內關穴、在掌後去腕二寸兩筋間、手少陽經之外關穴、可於外關下針、針到內關、謂一針兩穴、再刺督脈之人中穴、任脈之承漿穴、在唇凌下陷中針二分、

# 民間治療

## 簡易解毒法

俞步卿

當今之世、米珠薪桂、人多事少、欲謀一飯之飽、恒感不易、欲圖一枝之棲、亦頗爲難、其强者、挺而走險、遂變盜匪、其弱者、一籌莫展、遂致輕生、吞服毒物、慘死甚多、豈不深可憫哉、余特選錄簡而易行之解毒法數端、分述於下、

（一）解砒霜毒　防風一兩、研末、冷水調服、頗效、

（二）解水銀毒　川椒數斤、炒熱、舖蓆上臥之、水銀從毛孔中鑽出、

（三）解鴉片毒　鷄蛋清數十枚、頻灌之、再用鵝翎攪喉吐之、

（四）解金器毒　服白鴨血、其金器卽從大便而出、

（五）解鏹水毒　速灌蘇打水、可解、（按蘇打價甚廉可向西藥店購之）

（六）解紅燐毒　灌肥皂水一碗、使之速吐、

（七）解巴豆毒　吃冷粥一碗、卽解、

（八）解鹽滷毒　生豆腐漿灌下、再用鵝羽探吐之、

## 小兒食滯簡易方

何家驤

昔余賦閒在家鄉時、每見小兒偶患停滯、常用雞肫皮二個燒灰、和白糖少許、調勻與服、其病卽瘉、按雞肫皮卽雞之胃也、善消各種食物、小兒之脾胃虛弱、易致停滯、惟不可妄投攻瀉、而雞肫皮爲血肉之品、藥性和平、實爲有利無弊之妙方也、

## 免除脚跟起泡方

凌霞彩

若行遠路、足跟易於起泡、宜用蘿蔔子炒研末、和白礬末、舖於鞋底、卽行遠路、決不起泡、便可免此痛苦矣、

## 治療竹刺入肉法

曹哲甫

竹刺入肉、始則刺痛、繼則腐爛、雖係小病、亦受大累、用象牙磨水塗之、其刺自出、曾經試用有效、毋輕視之、

按象牙物稀價昂之品、每不易得、可用土牛膝根、搗爛敷之、四五小時、刺能自出、亦是一靈効奇方、（按土牛膝各地均有、中藥舖、亦有出售）、

## 治夜間咳嗽法

陳翠英

夜間睡中嗽咳、在己則不得酣寐、頗於精神有害、在人則擾醒好夢、殊足惹人厭惡、玆余有一法、可用生甘草五六片、在臨睡之時、含於口內、將汁徐徐嚥下、卽可減少夜間之咳嗽矣、

## 治耳痔方

此病患者甚多、因胃濕與肝熱相併而成、用陳皮燒灰一錢、燈草燒灰一錢、冰片一錢、共研勻頻吹入耳、又十大功勞葉（藥名、普通藥店均備、）取葉炙瓦上煅灰研末、加入冰片少許吹耳、

## 治小兒初生二便不通

夏羲伍

小兒初生、三四朝內、大小便不通者、急令婦人、以溫水漱口、吸咂小兒前心後心幷臍下、及手足心等處、至紅赤色爲度、則二便自通、

余曾遇談姓小兒、患此症無救而死、惜乎、曩日未知斯法也、今羲伍學兄、慨然出此家傳祕法、公佈本編、誠抱濟世之熱心人矣、

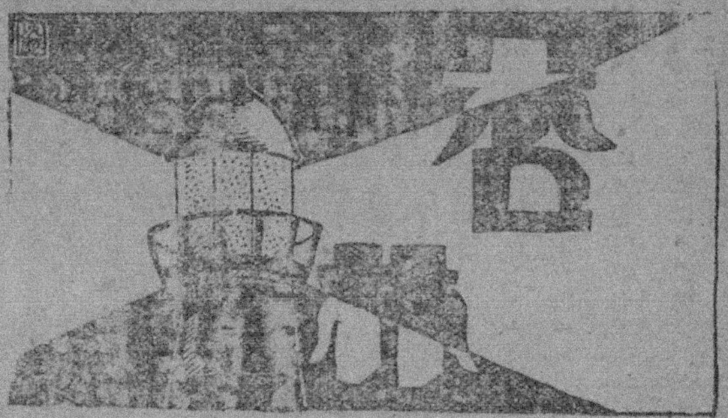

## 頭生兩角

振清

一偏一正中一大一小

吉林省有劉文德者、今年七十五歲、頭側生一如牛之角、頭頂又有一小角、近為在哈爾濱之日本照相師濟熊太郎所聞、在大阪報紙發表、嗣為大阪吉田馬戲團之老板、以二百日金之代價、請劉老東渡、以一年為期、為該馬戲團作錢樹子、劉生計困苦、依弟嫂為生、今得此意外、欣然來日、於本月十四日晚抵大阪、當其抵大阪車站之時、觀者途為之塞、又受日本新聞記者包圍、劉老精神飽滿、指甲長約五寸、滿口白鬚、頭上生二枝鼈甲色之角、其語人云、余於五六歲時、頭生一角、覺得不舒服、遂用剃刀割去、豈知四五年後突然生長、有一尺之長、如再割無益、遂任其長成至今、因已成習慣、亦不覺不舒適矣、今承日人招待、如遂東渡日本云云、

但據日本大阪府之小田保容課長語記者云、馬戲團將劉文德陳列、供人觀覽供人觀覽作營業時、余為人道計、決不許可云云、結果如何、殊令人注意也、大阪醫科大學各教授、準於日內招劉老到來、研究其頭角生長原因、因此醫學界亦非常期望云、

## 試驗鷄卵產出時日法

詔府

首都中大農學院、物理科學生周炳文、新近發明一試驗鷄卵之法、不特新鮮與否、一試便知、且可知其歷時幾許、法至簡單、而百該不爽、蓋鷄卵較大之一端、內有空穴、照於日光中、隱約可辨、若於暗室中、以火燭之、可以洞見、卵歷時己多、則其中之水分蒸發而出、蛋白一方縮小、而空穴漸大、由是遂發明此試驗之法、法以鹽和水一盂、約鹽一分水二分、置卵其中、即可知其產出之時日、如產出未逾三十小時、則卵立沉而橫底、與水面作平行線、如逾二三日、則不即沉、浮於水面之下、其較大之一端、略向上撅、歷時愈久、則愈向上撅、至經過五日、卵即上撅至直角二十度、第八日至四十度、第十日至六十五度、逾四星期至七十五度、逾月則直立如浮標、且浮出水面矣、試驗時、可以紙板角度其上、置盂中法於紙板之下方、畫一橫線、中橫一直線、俾成九十度之直角二、於右角標明度數、投卵水中、視其較大之端、指於何度、即可知其歷時幾日矣、予亦曾依法驗試、屢試屢驗、錄誌本林以供閱者之試驗云、

★ ★ ★ ★ ★ ★ ★ ★

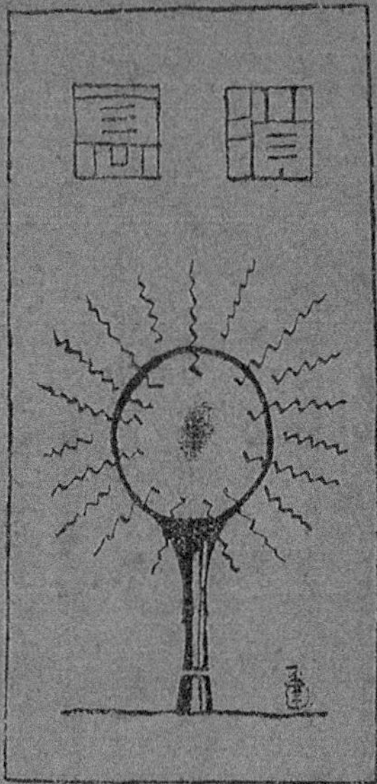

# 中央國醫館簡單（續）

（五）建設國醫館、以振興國產藥品也　據上海醫藥聯會之調查、十年以前、西藥輸入、年約六千萬元、近年以來歲所有增、每年入口西藥、已加至二萬萬元以上、東西藥商、經濟侵略之政策、我國人民、將坐受其宰制、而莫敢非之、現以國醫與西醫比較、即在通都大邑、西藥人數、尚不及國醫二十分之一、鄉僻更屬廖寥、乃西藥輸入、尚如此之鉅、倘國醫消滅後、則西藥之輸入、必五十倍於此而未止、即此一項、已足使瀰清破產而有餘我國天產最富、藥料百倍泰西、全國以是爲業者、有四百八十餘萬家之人數、每年貿易價值、有乎千二百餘萬之巨額、使國醫消滅、即國藥消滅、不啻爲外增加不可計數之財源、而絕俄億萬藥商之生路、現今方發奮鬥、圖力、謀振作、以提倡國貨爲主義、國醫國產也國藥、國貨也、詎可在拋棄之列乎、此以提倡國貨、振興國產之主義、應當設立者五、

（六）進設國醫館、適合國情也　世界凡百政治、莫不隨其國之風俗歷史爲轉移、所以求合於國情中國醫學、已歷四五千年之久、民咸稱便、即今西醫盛行、而信仰國醫者、仍不消滅、醫所以拯危救死、假若西醫者足生人、國醫盡盡屬誤病、人又何樂不趨生而就死、信仰國醫如是之且堅耶、蓋以中西氣候習慣、體質之不同、而治療優劣得失、因之各異中西醫者、治病成績之比較、昭然在人耳目、不可掩也、與其每年產生多數西醫、供東西藥商經濟侵略之資助、於國際民生、無絲毫之裨益、不若建設大規模之中央國醫館、養成完善人才、足供社會之需要、國產藥品、精細研究、加以製造、必有足供西人之採取、而爲輸出大宗、於國際民生、兩有裨益、此於國情一項、應當記室者六、基於上列六種理由敝會研究有素竊以提倡之道、必以整頓改進爲先積弊攢、

（未完）

上海醫報
第七十五期

目錄





## 常評

# 維護聲中駭然趨迫的我

劉瑤栽

僕自民國十四年、辭去東省十八旅軍醫及特區警務處醫官歸來、致力研究醫會工作、忽已數年矣、乃今歲暮春、應東省舊同事之召、來主持中央緝私處總隊醫務事宜、深知才力不足以勝任、聲望不足以服衆、顧由此而能發展中醫界之地位、亦未始非得計也、時經兩月、粗具規模、撫心自問、可告無愧、但因僚屬、均係洋裝革履、自以爲受東西洋洗禮之信徒、故進行方面、往往掣肘、此眞可爲知者道、難爲俗人言也、迨乎六月一日、爲總隊全部成立之期、財政總長、親來檢閱、而某部長適星期休假、遂同來游玩、方其按名察閱履歷、及至僕、某部長乃謂財長曰、是人已歷充軍警醫官、資格尚無不合、惟聞本係中醫、究與現代潮流不相宜、實際方面不適用云、以一班排斥異己、而朝夕覬覦思攫之徒、尚不敢明目張膽、實行擠軋、而堂堂總長、竟于政府申令維護之際、黨同伐異、僕雖有不易搖動之奧援、雖欲竭盡駑鈍之抱負、其勢亦已成强弩之末、見幾而作、此其時矣、夫尸位素餐、則僕不敢也、鑽運戀棧、則僕不爲也、仰人鼻息、則僕不願也、吹牛拍馬、則僕不能也、如是、而安心工作、求斐然可觀之成績、誠南轅北轍矣、况夫吾力已殫、吾心已灰、値此中醫厄運時代、更有何言、僕以是觀之、不暇自悲、而爲整個中醫前途悲、不痛個人之難發展、而痛當局維護之無誠意、駭然趨的我、固不足恤、設不幸國中如我者、咸蹈我覆轍、不亦大可懼乎、雖然、僕本愚魯、學業無成環境被逼、不得已以一知半解之技能、藉餬口于四方、救仰俯之乏窘、物腐蟲生、咎由自招、尚何言哉、尚何言哉、僕願全國同志、鑒一得之誠、痛隱憂未已、羣策羣力、精研學術、嚴密組織、一致奮鬥、以求根本之改進、完我無雙之榮譽、萬不可專信當局維護之虛名、而一味自私自利、庶有豸乎、

## 學說

### 人參再造丸非補藥論

經云、邪之所湊、其氣必虛、又云、虛者補之、是虛之宜補明矣、然體有陰虛陽虛之不同、投劑有補陽補陰之各異、假如陽虛用四君、陰虛用六味、隨症加減、各有紀律、不容稍紊、未聞一方、而可治諸虛百損也、今時風身體虛弱者、不論春夏秋冬、輒服人參再造丸、以爲大補之品、殊不知再造丸雖用人參、而其餘五十幾味、如茯苓甘草於朮首烏料豆黃芪熟地當歸川芎龜版大黃鼠矢附子肉桂藿香蔻仁香附烏藥靑皮川朴沈香丁香木香檀香犀角黃連元參犀黃冰片安息香琥珀辰砂竺黃膽星山甲祁蛇全蠍天蟲乳香沒藥紅花赤芍地龍血竭羗活防風細辛白芷麻黃天麻草薢片子姜黃靈仙寄生葛根骨碎補虎骨等、補瀉溫涼、芳香走竄、活血疏風、一齊用到、恐體虛之人、服之適以開其元府、漏其津液、利未見而害已隨之、然此方究創於何人之手、究治何病、昔李冠仙云、乾隆年間、楊川鹽商不知所延何醫、製有再造丸、醫味夾雜五十餘味、多用香燥、以爲可以通絡開竅、治卒中風、口眼喎斜、言語不清、手足拘攣、半身不遂、步履艱難、頗有效力、蒙意治內風則不可、葉香岩先生云、內風乃身中陽氣變化、肝爲風臟、因血液衰涸、水不涵木、肝陽偏亢、內風時起、宜滋液熄風、濡養營絡、如張山雷所擬潛陽鎭逆法、頗奏膚功、粗工不審病情、亦用再造丸、無異落阱下石、總之、再造丸用人參、猶小柴胡湯參蘇飲之用參、不過散中有補、非純屬補劑明矣、何世人不察、竟敢以身試藥耶、再造丸原名回生再造丸、後因藥商欲謀營業發達、易名人參再造丸、登之各報、於是遐邇風聞、以爲大補之品、謬孰甚焉、

### 傷寒論中陽明篇無目痛少陰篇言胸背滿不言痛太陰篇無嗌乾厥陰篇無囊縮說

楊野鶴

元王履醫經溯洄集二卷、凡二十一篇、取傷寒三百九十七法、芟其重複、補其闕漏、重訂之、其用意似略仿宋龐安時傷寒總病論、發長沙未盡之意、而補其未備之方、信乎其詳密已、然愚竊有疑焉、履書謂傷寒陽明篇、無目痛症、考陽明篇有云、傷寒六七日、目中不了了、睛不和、是已謂悍熱之氣上衝目系、所云不了了不和者、皆指目之連帶受病而言、特未明言痛耳、履書又謂少陰篇、言胸背滿不言痛、考少陰篇言胸滿者一條、而言腹痛者則多條、一則曰、二三日至四五日腹痛、再則曰、二三日不已、至四五日腹痛、三則曰、其人面赤色、或腹痛、四則曰、或腹中痛、腹上接於胸、而內連於背、是謂腹痛、卽可賅胸背也、況少陰篇又云、心下必痛、心下非胸之部位乎、又云、背惡寒、身體痛

、骨節痛、俱主以附子湯、骨節身體、不更可賅胸背乎、履書復謂厥陰篇、無囊縮、考厥陰篇、雖無囊縮二字明文、而曰冷結在膀胱關元、曰內拘急、斯囊縮之病源病機、已無不具、至謂太陰篇、無嗌乾、則柯韻伯已言之、柯氏謂太陰脈絡於嗌、故嗌乾、然此乃熱傷太陰、自陽部注經之症、仲景以太陰自病爲提綱、所以不及、抑又思之、徐靈胎傷寒類方云、長沙非依經立方之書、乃救誤之書、當時隨症立方、本無定序、但使方以類從症、症隨方註、人知按症以求方、不必循經以求症、四庫目錄、稱其斬除葛藤、然則溯洄集所云云、將各經各症與內經互相考症、自具苦心、惟學者宜心知其意、愼不可刻舟求劍、膠柱鼓瑟者也、

# 長沙書中屢稱桂枝症柴胡症乃近世醫家病家多畏此二藥試言古今變遷之故

楊野鶴

內難二經、多理論而少方藥、方藥之權輿、以仲景金匱傷寒兩書爲最古、傷寒書中、解桂枝症者凡二見、其餘用桂枝湯及他湯劑中用桂枝者、不一而足、言柴胡症者、凡八見、其餘用柴胡湯及湯劑中用柴胡者、又不一而足、金匱雖未明言桂枝柴胡二證、然方用桂枝柴胡者、亦復多有、夫桂枝湯、爲太陽症之主方、柴胡湯、爲少陽症之主方、既曰桂枝症、柴胡症、則有是症、即宜是藥、抑非是藥、莫愈是症、其理明甚、乃覘諸近世無論遠省、即江蘇之蘇揚、浙江之杭嘉湖等處、其於桂枝柴胡、病家既畏如蛇蝎、醫家遂視如砒鴆、是豈古方之不宜今病耶、蓋朱元以後之醫說、積漸使然、習焉不察故耳、吾試一一詳其故、而幷一一破其惑、序例謂桂枝入咽、陽盛則斃、然症既惡寒、陽不盛可見、胡以又不用桂枝乎、活人謂春夏忌桂、然秋冬之中風症、又何以不用桂枝乎、李時珍謂虛人不可多用柴胡、然金匱治產後亡陰血虛、用小柴胡湯、又何說乎、李士材謂柴胡爲少陽引經藥、若病在太陽、反引賊入門、然則傷寒太陽篇又胡以亦有柴胡症乎、張介賓以柴胡列於散陣、然神農本草云、柴胡味苦平、未云發散也、秦皇士傷寒大白、謂傷寒用柴胡、止可施諸北方之冬日病、未可施之南人、則豈不知仲景當日家南陽而官長沙、其地點均在南方乎、總之桂枝解肌、行水化氣、柴胡樞轉陰陽、調和氣血、氣味純良、迥勝他藥、祓狃夫今而違夫古、執遷變而忘本者、多見其惑之甚矣、

# 半身不遂舊說多云中風醫林改錯獨謂元氣虧損二說孰長

孫家驥

半身不遂、大都無故倒仆、或則忽爾殭枯、若非賊風中人、何若是之速也、舊說多云中風、其以此歟、半身不遂、氣虛者偏於右、血虛者偏於左、若非元氣虧損、何有左右之分也、醫林改錯之說、未嘗不是、而舊說較長、何也、淺言之元氣虧損、而不兼中風者、病於內多爲虛勞、病於外多爲痿痺、元氣虧損而兼中風者、病於內恒爲癡瘖、病於外恒爲癱瘓、痿痺漸來、與半身不遂分明不類、癱瘓驟得、與半身不遂本屬相因、觀此可知其大略、而細述之、則元氣左升爲生血之本、元氣右降爲化氣之源、元氣健足、則氣血流行、元氣虧損、則氣血凝滯、此固半身不遂之先機

、氣血流行、賊風難傷、氣血凝滯、賊風易中、中於內爲心志不靈、中於外爲半身不遂、此乃半身不遂之現象也、論病者將以現象名病乎、抑以先機名病乎、傷寒由於不藏精、不得謂之爲不藏精、溫病由於冬傷寒、不得謂之爲冬傷寒、由此觀之、醫林改錯之說雖不爲不是、而舊說較長、不亦然歟、且黃元御有云、中風之證、因於土濕、土濕之故、原於水寒、夫元氣非發源於腎水乎、元御如此論中風、不爲不知元氣虧損者也、而卒以中風名、更可想見矣、

# 讀後漢書華佗傳書後

孫家驥

西國醫術之萌芽、以華氏爲嚆矢、中國醫學之奧窔、華氏亦復精通、奚以明其然也、范書本傳、所謂破腹洗腸諸術、今西醫之所謂解剖學、不過如是也、又所云麻沸散、今西人之所謂痲醉藥、(如哥羅方之類皆是、)由是觀之、在華氏時、不已早諳西醫之學理乎、本傳雖云、華氏禁方、悉於獄中火焚淨盡、今無傳本、然攷孫思邈千翼所云、華氏爲論傷寒八家之一、又唐王燾外臺秘要、所採中藏經方、云亦出於華氏、然則華氏一生、其於中醫證治、亦頗究心、且時時注意於湯液、是非專以鍼灸擅長也蓋明甚、所可怪者、蔚宗作史之世、去華氏時代尙未遠、乃於遺文秘典、不克廣爲搜羅、徒以漆葉青黏散一方、傳於後、遂使華氏中醫學不顯、殊可惜也、抑據本傳所紀、華氏高足門生甚衆、何以於其生平手術、無一人能衍其心傳、以致今日讓彼西人獨步、尤可歎也、雖然華氏所傳、熊虎鳥鹿猨五禽戲、中國之所謂導引、西國之所謂運動也、古世傳授、視爲學仙要訣、今人研究、蔚爲體育專科、殆統古今中外、均爲華氏徒矣、余讀范書至元化傳、有感於中、故備書之、亦以曉吾醫界中人、俾知西醫所能者、中國古醫早能之、果其努力進步、不難還吾固有、幸毋頹然自棄、致厲準羊嘻者、笑我拙也、

# 讀福幼編後

近光

症不論何名、邪不拘何氣、正氣充實者、其發必暴且厲、正氣虛弱者、其發必輕以漸、卒倒僵仆者、太半屬於跋踄之壯夫、奄息怯勞者、十八起於孱稚之弱體、其明驗也、驚暴症也、驚冠以慢、其爲元氣虛寒可知、業啞科者、奈何不於此細心體察、而妄用寒涼攻伐、以夭人稚子焉、曾憶壬戌之春、予長男病後患驚、止後吮乳即吐、眼時泛、神甚疲、知非可以不藥告痊、乃爲延醫診治、誰知一劑猶如常、二劑而角弓反張矣、三劑而四肢抽掣、雙目直視矣、醫僉告我以不可治、然一息尙存、不忍坐觀其斃、別從遠道延一醫、醫固當時之名流也、至即索閱前方、蹙然曰、症係慢驚、藥用寒涼、稚子弱質、不任攻伐、敗象已畢呈、雖扁倉復生、亦難爲力矣、後一日有半、果瞑然逝、計始病至死、逮三來復、更醫不下六七、率以攻伐爲能、絕無一味溫養、最後一醫、雖知之審、而欲改絃易轍、已無可及、斯時也、予方從事於蒙敎、未嘗涉獵於岐黃、稚子夭亡、付諸於命、後醫之言、常以爲偏也過也、猥覩茲編而恍然夫前之六七輩、皆市井庸流、後醫之言、未嘗爲我欺也、予苟於早年棄儒求醫、預獲大旨於茲編、則可不惑於俗醫、而兒或不致於夭枉、及今思之、蓋深痛恨、爰紀其實於茲編之後、從錄以貢之報端、以爲行道者鑒、並以廣斯編之傳也、

## 專著

# 研究白濁之管見

曹子昂

(一)導言　白濁一病、蔓延之廣、幾於無國無之、而尤以世界各大商埠爲尤盛行、據醫藥家之報告、各國人士罹此病者、統計比較、至少爲百分之十五、而我國以滬上例之、恐亦不止此數、是誠於强國强種、大有關係矣、孜是病爲祕密病之一、患者往往誤以礙於體面、因循不肯早治、或僅圖速效、未竟全功、以致病毒日深、變生不測、己身之痛苦、固不待言、而且害及妻室、禍延子孫、斷送人生幸福、鑄成千古大錯、良可憫也、作者因本其研究所得、草成是篇、理論不事虛浮、方法務求妥驗、質言之、不存門戶之見、不作大言欺人、要在於病有濟耳、區區之意、其亦爲識者所許乎、

(二)定義　男女陰部、時有白色之濁液流出、故名曰白濁、其帶血而色赤者、名赤濁、

(三)原因　白濁之原因、衆論紛紜、莫衷一是、究之多由與患濁之異性交媾傳染而得、或交媾受驚、或忍遺中止、以致精不得泄、腐敗於內、變而成濁、此爲世界醫學上所公認者、至若由濕熱下注、或腎虛火旺而成者、十中不過二三焉、

(四)病狀　白濁初起、男女生殖器、前部發癢發炎、容易引起慾念、小便頻數、漸而侵及內部、灼熱腫痛、時流白色粘濡之濁水、久則帶有膿血、晨起封閉尿道口、小便日見澀滯、痛苦較前尤甚、倘復遷延不治、卽由急性變爲慢性、前尿道之炎腫刺痛諸外症雖漸見減少、但病毒向內發展、達於後尿道矣、

(五)變症　濁毒深入尿道後部、男女均易發生膀胱炎、或會陰腫脹、女子濁入肛門、又易發生直腸炎、久之無論男女、濁毒於關節、則多成痛風、伏在心瓣膜、則多成心疾、又手指染有濁毒、如誤觸於目、治之不速、多致目盲、不可不愼者也、

(六)轉歸　久濁不愈、能使尿道變狹、或尿管襲閉、男子難於射精、女子難於受孕、又濁毒侵入男子睪丸系精囊、即能影響精蟲之生活、濁毒蔓延女子之子宮輸卵管卵巢、卽能妨害精蟲與卵之發育、均與男女生育上有絕大之障礙、

(七)治法　濁之治療、初期甚易收功、倘遷延不治、變成慢性、則頗費力、大抵不論爲毒爲濕爲熱爲虛、首以利水爲主、次於利水中稍帶收歛、終以收歛竟其功、則標本並治矣、

(八)治方　西醫治濁、以檀香油爲主、頗見速效、然閉之患老白濁者云、往往或有復發之弊、中醫對於此病、理論上雖不無未當之處、然其所用之方藥、以利水爲主、與西醫治濁用利水防腐收歛鎭靜諸藥意不謀而合、蓋利水之劑、不論爲毒爲濕熱、均能使之俱從尿下耳、茲將試用有效之驗方、及加減法數則、公布於世、並錄古方數則、以還病家斟酌病情而擇用之、夫醫之治病、全在方之有效與否、時方古方、固無關也、閱者幸勿存今古之見而後可、

甲驗　方

(一)知母、黃柏、滑石、蒲黃、鬱金、牛膝、車前子、木通草薢、甘草梢、

(方義)黃柏、知母、能瀉下焦之火、佐以滑石、直入尿道、火去則陰部內外之炎腫消矣、鬱金蒲黃、能

通內塞之敗精膿血、更助以牛膝之直入精管、木通車前之利水通淋、萆薢之分清去濁、甘草梢之解毒止痛、則痛自止、濁清、病根去矣、

(二)龍胆草　萆薢　木通　山梔　甘草梢　琥珀　豬苓　黃芩　川連　滑石

(方義)龍胆草、萆薢、山梔、黃芩、黃連均爲瀉火止痛之品、木通、豬苓、琥珀、均爲利水去瘀之品、更加甘草梢滑石者、使諸藥力直達尿管也

乙　加減法(一)發熱便赤、宜清熱涼血、酌加生地藕節、(二)尿道刺痛、小便癃閉、宜去瘀血通尿道、酌加桃仁乳香(三)口渴心煩大便祕結者、宜瀉火通便、酌加大黃石膏、(四)小腹作痛、小便點滴者、宜通淋疏竅、兼除敗精、酌加牛膝麝香、(五)其餘各種兼症、宜權衡加減、不可泥也、

丙　古方

(一)五苓散

茯苓　豬苓　白朮　肉桂　澤瀉

(方義)澤瀉二苓、皆能通水道以瀉濕熱、白朮亦爲燥濕之品、肉桂辛熱、熱因熱用、引熱入膀胱以化其氣、總之使濕熱之邪、皆從小便而出、則尿道痛止、炎退、腫消、腐去、濁清矣、

(二)八正散

車前子　木通　瞿麥　扁蓄　滑石　甘草梢　大黃　燈草　梔子(炒黑)

(方義)木通、燈草、清肺熱而降心火、車前清肝熱而通膀胱、瞿麥、扁蓄、降火通淋、皆利濕而兼瀉熱之藥也、滑石、利竅散結、梔子、大黃、苦寒下行、皆瀉熱而兼利濕也、滑石、甘草、合之爲六一散、而甘草用梢者、取其直達尿道、甘能緩痛也、

(三)琥珀分清泄濁丸

琥珀　錦紋大黃

(方義)琥珀利小便、清尿管之瘀血腐膿、大黃清熱毒、通大便、藥品雖僅二味、而體實濕熱甚而患濁者服之、則毒及濕熱俱從二便下矣、

(四)萆薢分清飲

川萆薢　烏藥　茯苓　益智仁(鹽水炒)　甘草梢、石菖蒲

(方義)萆薢泄熱、去濁而分清、烏藥通膀胱疏邪逆之氣、茯苓行水逐濕、益智約制下焦陽氣失職、久濁溲溺不禁、鹽水炒又能潤下、石菖蒲通竅利水、甘草梢瀉火解毒、達尿管而止痛、總之濕熱去而濁毒自除矣、

(五)龍胆瀉肝湯

龍胆草　柴胡　澤瀉　木通　車前子　炒梔子　甘草　黃芩　當歸尾

(方義)龍胆草、瀉肝熱、柴胡、平胆熱、黃芩、梔子、清肺與三焦之熱、澤瀉利腎經之濕、木通、車前、利小腸膀胱之濕、消尿管之炎痛、但恐其過於苦寒下瀉、故加當歸甘草以和緩之、

(六)治濁固本丸

蓮鬚　黃連　黃柏　砂仁　益智仁　半夏　茯苓　豬苓　甘章

(方義)黃連、黃柏、所以清熱、茯苓、豬苓、所以利濕

砂仁、益智、温中利氣、半夏除濕和胃、蓮鬚收濇利氣、甘草和中補土、所以固其脫也、又醫宗金鑑方、黃柏、砂仁、甘草、三味用、爲封髓丹、以治精關不固、其取義蓋以黃柏之苦寒、堅腎淸火以益陰、砂仁之辛温、健脾運氣以益精、甘草之甘温、以調和黃柏砂仁之一寒一熱、俾水火旣濟、火平而髓自固矣、

（七）淸心蓮子飲

石蓮肉　白茯苓　蜜炙黃耆　人參　麥門冬
地骨皮　炙甘草　黃芩　車前子　柴胡

（方義）參、耆、甘草、所以補陽虛而瀉火、助氣化而達膀胱、地骨皮退肝腎之虛熱、柴胡散肝膽之火邪、黃芩麥冬淸熱於心肺上焦、茯苓、車前、利濕於膀胱下部、方中用石蓮者、取其淸心火而交心腎也、

（八）內補鹿茸丸

鹿茸（酥炙）　菟絲子（酒浸蒸焙）　炒刺蒺藜
沙苑蒺藜　肉蓯蓉　紫苑　蛇牀子（酒浸蒸）
桑螵蛸　黃耆　陽起石　炰附子　官桂

（方義）鹿茸峻補下元、菟絲子補三陰、調元衞氣、刺蒺藜平肝散風、瀉氣破血、沙苑蒺藜、淸肺補腎、黃耆實表助氣、肉蓯蓉、滋腎益精、紫苑淸金洩火、附子、回陽退陰、補腎命火、蛇牀子、疏風去濕、陽起石、破陰邪、散結聚、補腎氣、官桂、補陽活血、桑螵蛸固腎益精、此方久濁氣虛、精關不固者、服之甚宜、

（九）宜忌

（一）禁絕房事、以防傳染、
（二）勿看淫穢小說、以免引起慾念、
（三）安心靜養、勿作劇烈運動、
（四）臥室勿過温暖、被褥須輕、愼勿仰臥、以防陰莖之物起而作疼痛、
（五）勿食辛辣刺激之品、及生冷難化之物、更不可以飲酒吸烟、
（六）勿飲濃茶、多飲開水、但臥前仍當禁飲、以免膀胱脹滿、陰莖易於勃起、
（七）大便須使通暢、如有硬結、宜以輕瀉之藥下之、
（八）男子包皮、女子陰戶及尿道口、均宜常使淸潔、每日宜洗滌一二次、
（九）小便後、宜即將手洗滌淸潔、以免濁毒隨手傳於食物、及口鼻、貼身襯褲亦宜勤加洗換、
（十）女子患濁、每當經期及臨產時、陰戶尤宜勤洗、其每日洗滌陰戶、切不可與人共浴、

（十）結論　治病必藉藥力、未有不藥而能愈病、或能將病移送他人者、白濁一病、不明醫理者、有謂爲普通病、可不服藥、久必自愈、有謂爲蠱之一類、與異性交接、卽可將病送出、不知其不藥或能病減者、乃由急性變爲慢性也、其與異性交接、以之傳染他人則可、以之送去已病未也、要之、早治早愈、苟因循姑息、則潛滋暗長、恐爲終身累矣、有斯疾者、其速圖之、幸毋自誤可耳、

# 聞診概論

時逸人

聲音之器官有七、一喉嚨、二會厭、三口唇、四舌、五懸雍、六頑類、七橫骨、靈樞憂恚無言篇、載之甚詳、與生理內容、實能恰合、是人之聲者、根於腎、發於肺、歷喉舌、而宣之於口也、喻氏以新病之人、聲不變、小病之人、聲不變、惟久病苛病、其聲乃變、迨聲變、其病已顯露而莫逃、所可得聞而知之者矣、素問甲乙難經諸書、以五音配五聲、牽合於五臟「如肝、在音為角、在聲為呼、在聲動為握、心在音為徵、在聲為笑、在變動為憂、脾在音為宮、在變為歌、在變動為噦、肺在音為商、在聲為哭、在變動為咳、腎在音為羽、在聲為呻、在變動為慄、變動者改變其常志也、嘉言氏以一聲之微、分別五臟病情、以推測其變動、而研究病之善惡、最為精密、然吾人所當首先解釋者、厥為聲音之問題、聲為音本、音以聲成、聲之餘韻、即謂之音、非聲外復有音也、音之彙集、乃能成聲、非音外復有聲也、內經以角徵宮商羽五音、與呼笑歌哭呻五聲、以求牽合五臟、五音乃天地間自然之律、人之音偶合則有之、非一人之身、而音有五、亦非因五臟中一部份受病、而音遂變、聲帶生長之自然、得其平素自然之本音、皆非病也、若呼笑歌哭之聲、為環境之感觸、呻吟之聲、為痛苦之變態、不得據此、以強分五臟、此應當研究者一、固握太過、為運動神經之失常、戰慄畏懼、憂愁悲傷、皆因環境之變化、而致精神上失其自主之能力、若非環境之感觸、為純粹臟腑之變化、而起之憂愁恐慄、實居少數、不得舉此、以概其餘、為咳為噦、為單獨之病症、方屬於醫學之範圍、此應當研究者二、知此理、而後方可知聞診之法、不誤入於悠謬理想之途、克開隔垣之聲、而知其病、乃用心專而識力足、所當辨別其虛實寒熱之大者、精心體驗、積久誠通、如盲者之耳偏聰、不分心於目之所致也、試先言七情之變化、喜感於心者、其發聲必忻悅以散、怒感於心者、其發聲必忿急而厲、哀感於心者、其發聲必悲悽以嘶、樂感於心者、其發聲必舒暢而不迫、敬感於心者、其發聲必正直肅斂、受感於心者、其發聲必溫和以柔、此為七情之變、無關病症、惟必當知其常、而後方可以通其變、知其聲之無關於病者、而後方可以知其為何聲、與病症有關係矣、次言虛寒熱之判別、中臟經曰、陽候多語熱也、陰候無言寒也、發言壯厲實也、發言輕微虛也、脈虛精微論曰、言而微、終日乃復言者、此奪氣也、言語善惡、不避親疎者、此神明之亂也、此辨別虛實寒熱之大根、而兼及中氣虛脫、邪熱內蘊之診治、蓋言語神經中樞、得寒則興奮、故喜多言、得寒則沉靜、故常不語、古醫以心脾二臟司之、宜不能得聞診之精要、而惟以五行五臟附會矣、又次言上下深淺之不同、金匱聞診、於語聲之高低、辨病邪之上下、其曰語聲寂寂然喜驚呼者骨節間病、呼痛也因痛而呼、人之常情、痛在骨節、轉搖不能、不動則暫安、故當寂寂、偶一動作、而痛益劇、不免驚呼、仲景以為骨節間病、其實外症腫瘍疼痛、亦常有如斯之景象、語聲喑喑然不徹者心膈間病、喑喑聲之低微短小者、濕熱痰淤、痞結胸膈、氣道不暢、故作呻吟、胸痺肺脹、胸悶懊憹之類、語聲啾啾然細而長者頭中病、頭為腦部之所在、痛者必呼、人之常態、惟腦部作痛、惡聞聲響、凡腦弱者、聞金鼓聲、則頭眩腦漲、此其驗也、呻吟、而不敢高聲、故啾啾然、細而長矣、終言六淫外感之各異、出言壯厲、先輕後重、外感也、出言懶怯、先重後輕、內傷也、於外感中、分兼風兼寒兼濕兼燥之不同、傷寒論云、言遲者風也、後世以言語蹇澀為風、古醫所言風疾多指後世腦病而言、言語神經中樞、發生障礙、故言語蹇澀、又風溫為病、言語難出、即言遲為風之互詞、但後世普通感冒風寒風溫之病、在言語方面、不生變化、熱甚煩神、譫語多語者有之、葉氏疑為逆傳心包是也、究古人所言之風、一為腦出血之重證、一為內傷伏氣而發、與後世所談之病狀不同、

（未完）

# 藥物

## 枳實枳壳之研究

時逸人

**釋名** 宗奭云、枳實枳壳、一物也、蘇恭云、既稱枳實、須合瓢核、今殊不然、李東壁云、實乃其小者、故稱枳實、按生則皮厚而實、熟則殼薄而虛、正如青皮陳皮之義也、

**形態** 圖種云木如橘而小、高五七尺、枝間多刺、葉亦如橘、但橘葉兩頭尖、枳葉有兩刻耳、春生白花、至秋成實、皮厚而小者、爲枳實、空大者爲枳壳、皆以翻白如盆口狀、陳久者爲勝、

**產別** 別錄云、枳實生河內川澤、蘇頌曰、今洛西州郡皆有之、以商州所產者爲佳、近道所出、俗名臭橘、不堪入藥、 按舊云、江南爲橘、江北爲枳、周禮亦云、橘逾淮、化而爲枳、今江南枳皆有、江北有枳無橘、此自別種、非關變易、

**採製** 別錄云、九十月採陰乾、藏器曰、九十月採、不如七八月採既厚且辛、按現今通以七八月採者、爲實、九十月採者、爲壳、

別錄云、枳實採破、令乾、除核微炙、

**入藥部份** 用果之外壳、

**性味** 苦微寒、無毒、

**主治** 本經、大風在皮膚中、如麻豆苦癢、除寒熱結止痢、長肌肉、利五臟、

別錄、除胸脅痰癖、逐停水、破結實、消脹滿、心下急、痞痛、逆氣、脅風痛、安胃氣、止溏洩、明目、

**功用** 破結、洩滿、

**近世應用** 脘滿、腹脹、大便結滯、

**用量** 八分至三錢、

**禁忌** 凡氣弱脾虛、發爲脹滿、宜用健脾之劑、枳實枳壳、皆不宜用、

**處方** 配白朮、治水飲盤據心下、配大黃芒硝、治腹痛便結、配桂枝薤白、治胸痺氣塞短氣、配瓜蔞消痞結、配生姜橘皮、治胸痺噫氣、

**著名方劑** 仲景方、見藥徵、

枳壳導滯丸 枳實 大黃 六曲 茯苓 黃芩 川連 白朮 澤瀉

六磨飲子 木香 枳實 大黃 沉香 烏藥 檳榔

**驗方** 枳實皂莢等分、飯丸、如梧子大、每服五丸、治大便不通、(危氏得效方)

枳實醋浸火炙、熨之、治皮膚風癢、(外台祕要方)

**前代記載** 周嚴氏曰、別錄枳實、破結實、消脹滿、是其滿爲堅滿、破結實、卽下宿食之謂、胸脅之堅滿、亦其所司、除胸脅痰癖、逐腸胃停水、其不明言在腸胃者、破結實、消脹滿、已足概括之矣、

又以別錄心下急、痞痛、逆氣、脅風痛、繹之、夫瀉心諸方、治心下痞、大小陷胸、治結胸、枳實宜可用矣、而皆不曾引用者、蓋以痞爲虛邪、宜輕散、不宜實攻、結胸雖屬實邪、而滌熱洩水、別有專藥、小陷胸則與瀉心不殊、但以連夏瀉心、加括蔞、降痰濁而已、皆無俟實代籌、枳實所司之症維何、曰胸痺、胸

痺與結胸、皆按之而痛、其所以異者、一爲熱結、一爲陽微、雖然枳實功用、苦寒降泄、於陽微獨無礙乎、不知仲景有因材而使之妙、橘枳生姜湯、用橘皮生姜、以健氣行氣、而宣達之、桂枝生姜枳實湯、用桂枝之興奮、生姜之宣達、輔佐其間、使枳實之正作用、洩其堅滿、不使其副作用、妨及陽氣之運行也、

張璐云、枳味辛苦平無毒、入肝脾血分、消食瀉痰、滑竅破氣、心下痞、及食不消、並宜枳朮、故潔古枳朮丸、以調脾胃、寶祖金匱治心下痞、及宿食不消、而發熱者，並宜枳實黃連、王好古曰、益氣則佐以參朮乾姜、破氣則佐以大黃芒硝、此本經之所以言氣、而潔古輩復言消痞也、李士材云、自東垣分枳殼治高、枳實治下、好古分枳殼治氣、枳實治血、然究其功用皆利氣也、凡氣脾虛、致停食痞滿、治當補中益氣、則痞自求、若用枳殼枳實、是抱薪救火者矣、

編者按枳實之功用、在破結泄滿、其云佐以參朮干姜、能益氣者、乃痞滿既除、氣道通順之謂、執枳實而求其能益氣、甯非笑談、

## 近人研究

中醫雜誌、十七期、戴夏月忌枳說、謂枳殼枳實、皆破氣之品、夏月乃暑熱傷氣之令、二藥非宜、故暑濕熱三氣門方中、惟陽明實滿、不得不用承氣湯者、間有用之，其餘皆不用、此古人製方之義、若有不謀而合焉、今人未有體會、每於暑熱之時，任意用之、讀古人書者、乃夢然不覺耶、或曰枳不宜於夏令、檳榔尤甚矣、余曰不然、夏月之邪、三焦受者居多、非梹不達、故爲要藥、枳不能通三焦、故爲時令之禁、

編者按、用藥以治病、當審愼夫病情、必證狀確實、而後方可用藥治療、枳之應用與否、必以病之現狀爲衡、如不究病情、惟存藥見、非研究醫學之道也、至爲檳榔能達三焦、故爲要藥云云、尤爲顢頇、故辨而明之、

范繼銘曰、枳實一物、余經治獲效之驗案甚多、茲舉所通行者、略記一二則如下、家父年逾古稀、精神矍鑠、但有一不良之習慣、即夜膳畢即睡、三年前得一病症、日晡漸熱、咳嗽痰濃、胃呆脘悶、鼻衄舌灰、繼則脘腹作痛、食飽則脹痛異常、偏延名醫、均以年老難以屢施攻下、服普通調氣快膈之藥、終不獲效、後用枳實導滯丸三錢、更衣數次、厥疾乃瘳、夏季、又病左脅作痛、胃呆不納、服左金佛手青皮木蝴蝶等、疎肝理氣、不特無效、抑且寒洒熱烘、諸狀增劇、屢服湯藥、僅除寒熱往來、餘症依然如故、乃投以枳實導滯丸數服、更衣數次、諸恙霍然、去歲夏家兄患暑濕夾感冒、經醫誤治變爲氣粗喘促、煩擾不安、腹痛而脹、大便已五日未解、疎方用枳實瓜蔞杏仁滑石山梔建曲等、服後更衣幾次、不日全安、

## 正誤

本草思辨錄曰、本經主治大風在皮膚中、如麻豆苦癢除寒熱結、則惟去核之枳殼爲宜、蓋癢爲風、寒熱結於皮膚中爲痺除風除痺、用枳實則易走裏、難與枳殼爭能、此證類本草、枳殼、所以主風癢麻痺也、

## 備考

周伯度曰殼實古原不分、性用亦無所異、若治胸膈痞塞、枳殼較實稍勝、然何如以枳實、協辛溫輕揚之橘皮桂枝、豈不奏功尤大乎、

## 醫案

# 祁陽友竹醫寓筆記

謝安之

（一）生薑半夏甘草三瀉心湯、均爲小柴胡湯變化、視其用參苓夏草薑棗、此小柴胡湯之精品也、去滓再煎此小柴胡湯之煮法也因其外無寒熱往來所以不用柴胡、而痞係寒熱之氣、互結於內、故須加乾薑之熱、黃連之寒也、或問金匱治狐惑病之甘草瀉心湯、有人參一二兩、何也、曰、狐惑病、默默欲眠、目不得閉、臥起不安、非人參不能樹其功、故此方用治狐惑病則參宜留、而小柴胡湯之參有去之者、有留之者、爲有微熱去參加桂、有渴去加參、若治胃中虛之痞證、則更宜去之惜乎祁陽醫士、每開小柴胡湯時、任意加減、視之令人噴飯、眞不讀仲景書之過也、

（二）按舊說有以此爲吐劑者誤也、誠能涌吐、必不用於嘔（梔子生薑豉湯有若嘔者）吐之後、（本方發汗吐下後之語）或問非吐劑、何以方後得吐者、止後服六字、曰、蓋此六字、有二義、一因服後得吐、鬱熱必解、其病自已、故止其後服、一恐吐後復吐、煩轉甚、正氣重傷、致生他變也、此正仲景示人不惟臨症用之宜加斟酌、即服藥與服藥之後、亦宜仔細也、張志聰、張錫駒、刪此六字、予謂不若存之以留仲景諄諄訓人之眞面目也、

（三）本邑素負盛名之唐某老醫、年近八旬、精神疲倦、腦力暈迷、每一視疾、以背醫書爲能事、不知者認爲醫界之大醫士、診後處方、動輒以姜附桂等爲不可少之藥、無論何病、總以補虛爲前題、其長子出而問世、更有甚焉、隨地處方、爲參附苓草朴貝防風、甚至麥冬米炒四分、五味子四粒、愚不知其處方之用意、無以名之、認爲刻板文章、廟內籤語、未始不可、但世俗以醫士愈老愈好、愚絕對否認、至不學無術之庸醫、尤應摒諸四夷、不與同中國、深望病家擇醫、有以反省也、

（四）醫生寫省字、無足深怪、如梔子寫支子葶藶寫丁力、而一般粗心者流、淡豉寫作淡鼓、粳米寫梗米無乃太甚乎、

（五）烟病最難治愈、某老人吸烟被囚，腹痛甚劇、大汗淋漓、晝夜數十次紅白兼有、裏急後重、病勢緊急、欲開釋之、無奈戒烟時期、在所必慎、獄官遣役者、持片來請、往視之、投張氏壽甫化滯湯加淮山、連服二劑、汗止腹不疼、白者雖除、紅者者未減、裏急後重、小便點滴、復診之、仍以原方去淮山、加銀花、滑石、川連、肉桂、地芋、大黃、另以鴉胆子去殼、稀粥送服三十粒、隨以善後而愈、惟病者甚以病愈不能出獄爲後悔云、

（六）近日小兒消渴甚多、內經以三消論治、實爲正當治法、愚累以麥門冬飲子、及張氏壽甫玉液湯、治愈者爲數甚多、甚望同道輩、對於時賢之書籍、亦應起而研究之也

## 常識

# 衣的衛生談

金煜華女士

（一）材料　木棉質地柔軟、不易導溫外散、所以衣服的原料、採用棉織物最多、毛絨也不易導溫外散、可以禦寒、絲織物和麻織物、導溫外散、適宜於夏季穿着、棉、麻、絲織物的優、如（一）吸收氣質和臭氣甚少、（二）戟刺皮膚極微、（三）攝取汚垢及黴菌很少、劣點如、（一）保溫力弱、（二）吸水性弱、（三）水分吸收和蒸散甚速、毛織物之優劣、恰巧和上述三織物相反、

（二）着衣　衣服過於暖和、那麽、皮膚薄弱、易罹感冒、但是過於單薄、也容易受寒而感冒、所以要斟酌適宜、

（三）裏衣　裏衣是緊着皮膚的衣服質料、須柔軟而溫暖、應用棉織物製成、色宜白、一則可免中毒、二則汚垢容易認識、喚起更換之心、

（四）形狀　宜寬闊、不宜過分的窄狹、壓迫皮膚、使血行阻礙、束帶過緊、內臟受壓、妨及消化呼吸、爲害甚大、

（五）色素　白色吸收熱力最弱所以夏季的衣服用白色、黑色吸收熱力最強、所以冬季衣服、都要用黑色、

（六）帽子　帽子遮蔽日光直射、也是必需要的、但是太重太暖了、使血集聚在頭部、有頭痛之害、在車中、舟中、室中、都應該脫去、夏季赤日當空、如果頭部給烈日所灑、易犯腦膜炎症、孩子們尤宜留意、

（七）清潔　衣服雖尚美觀、可是須注意清潔、汚垢了、就應該洗滌、潮濕了、就應該曬乾、臥具雖然不能時常洗濯、但是也要常灑在日光中、褥上須用褥單、以便洗換、

## 乙　食的衛生

我們整天從事工作、必定消耗着許多的精神、但是何以能夠不失掉生命呢、這就是在靠食物的營養、所以食物營養、是人類生活上必需的要件、、古人說的、『一日不食則飢、三日不食則病、七日不食則死、』因爲只有消耗、沒有補償、身體決不能支持、於是飢病而死、水、鹽、蛋白質、脂肪質、都是人體中重要的成分、我們所吃的東西、一定要揀擇養料豐富的、而且不能專食一種、必須幾種混食、營養始可完善、

食物之溫度、在攝氏三十七度左右最適當、熱至六七十度的、或冷到零度的、雖然勉強可吃、但是於牙齒、胃腸、都有害處、所以最熱不可超過五十度、最冷不可降在十度以下、

食物的時間、要有一定、食物的分量、要是節制、食物須選易消化的、食時須細嚼、這都是和腸胃的消化有關係的、偶一不愼、影響及身體的健康、那可不是玩的、

食物第一要留神的、就是清潔因爲所食的東西、肉類、菓類、菜類、難免有寄生蟲細菌附着、尤其是肉類最多、絛蟲、旋毛蟲、囊蟲等、都附寄在肉上、所以我們吃東西、必定要洗濯乾淨、煮沸炙熱、然後可食、否則、非常危險、病從口入、這句話、我們應當心頭牢記、

酒的成分爲酒精、容易刺激神經而興奮、飲酒習慣、終成嗜好、而陷於慢性酒毒、腦病、肝病、脊髓病等、隨之而起、但能少飲適宜、也有健胃、禦寒、助思考慮等效用、可是青年能避免則避免、毋輕於嘗試、

煙草中含有尼哥丁毒質、猛烈無比、稍沾其毒、立刻頭重、頭暈、昏眩不適、作嘔欲吐、顏色變爲蒼白、吸之既久、唇舌爲傷、齒牙爲損、眼紅喉腫、害非淺鮮、願有志青年、勿爲煙草所困、傳聞外國有禁止未成年吸煙之例、可見青年決不宜吸煙、

# 民間治療

## 治癲癇龍虎丸方 著者失名

西牛黃三分、巴荳霜三分、水飛硃砂一分、白信三分，酌加米粉爲丸、

此方邵小村、中承、聶仲方廉所傳送、專治陰癲陽狂、不省人事、登高棄衣、笑歌不寐等象、或神呆靜坐、語言不發、皆痰迷心竅之患、患此者輕則用藥二三丸、重則四五丸、遠年須多服數丸卽愈、以半溫開水服、徐圖效驗、若不肯吃者、納丸粉餅內食之、約半時許、非吐即瀉、間有不吐瀉而愈者、愈後忌食猪肉一二年、以免復發、孕婦忌服體虛不忌、

谷幼香曰、癲癇之疾、皆由瘀痰迷心竅之症、痰入心包絡、白信等能燥痰、以之爲君、巴荳霜辛熱破痰、導之下行、使白信之性、過而不留、以之爲臣、及反以牛黃之甘寒、通竅辟邪、清心解毒、制白信巴豆之猛烈、合硃砂爲鎮攝、故能奏效如神、眞聖藥也、或將白信減輕一分、便失製方本意、須照原方分兩配合、每料一百二十粒、每六粒爲一丸、願用此方者、勿以此藥猛烈爲疑、勿以吐瀉爲忌、庶沉疴可起矣、

## 淋濁驗方

張伯熙

白通草八分　生龍骨三錢　茯　神三錢
童木通錢半　枳　殼一錢　牛膝梢二錢
細川連四分　澤　瀉二錢　罌粟殼一錢
連　鬚錢半　飛滑石四錢　車前子三錢
銀　花錢半　甘草梢五錢

（男贊臣按）如遇赤淋者、加瞿麥、旱蓮草、各二錢、小溲溺管痛者、加琥珀六分、淋濁者、大抵皆屬濕熱鬱於膀胱、則水道不利、濕熱由膀胱達於胞宮、則血凝滯而爲赤淋是也、瞿麥旱蓮、其性苦寒、入於膀胱、濕熱去則水道自利矣、蓋膀胱爲多氣多血之經、苦能下洩、寒能降火、故治、赤淋之主藥也、琥珀、甘平、能使肺氣下降、而通膀胱、故能治溲管溺痛、經曰、飲食入胃、游溢精氣、上輸於脾、脾氣散精、上歸於肺、肺氣通調、下輸膀胱、凡滲藥皆上行而後下後、從淡滲藥則利竅行水、然石藥終燥、若血少而小便不利者、反致燥急於苦、故亦不可輕用須在臨證時酌奪而用也、此方屢試屢驗、故余錄之以公於世、

## 產後良方彙錄

治婦人推腸生、又名盤腸產、蓋臨產時則子腸先出、既產其腸不收、

法以半夏爲末、搐鼻中、又以萆麻子研膏、貼頂心、腸上即拭去、

## 產後諸疾品

治婦人產後血暈、不知人、狂語顛倒、健忘失志、

紫礦(一兩)

右細研、温酒調二錢匕服、

又方用蘇合香丸、童子小便、煎一二沸、調下、

治產後血暈、昏迷心氣絕、

夏枯草絞汁服、一盞妙、

又方五靈脂二兩、半生半炒、爲細末、每服一錢温酒調下、口禁者、斡開灌之、加荊芥等分爲末、温童便調下、更妙、

又方紅花一兩爲末兩服、酒童便各一盞、煎取一盞服、

又方半夏一兩、爲末、冷水和丸、如豆大、納鼻中卽愈、

又方醋磨京墨服之良、

治產後血暈、連心頭硬悶亂、氣絕、手脚煩熱、及寒熱不禁、延胡索炒爲末、酒服一錢匕、亦治穢汚不盡、胸腹脹滿、

又方續斷皮二兩、剉以水三升、煎取一升、分作三服、温服、如人行二三里、再服無忌、雖垂死者亦愈、

又方生地黃(汁一盞、)當歸、赤芍藥(各二錢半、)右水煎三五沸、温服、如覺煩熱、去當歸、入童便半盞、服之、

治產後敗血衝心、發熱、狂言、奔走脈虛大者、

乾荷葉、生地黃、牡丹皮、

右等分煎湯、調蒲黃二錢七、一服卽定、

治產後惡血衝心胞衣不下、腹中血塊、

錦紋大黃一兩、研爲細末、用釅醋半升、熬成膏、丸如桐子大、用醋七分服五丸、至七丸服之、須叟卽下、

治產後血上、心以死或胎不下、

鬱金燒存性爲末、每服二錢、釅醋一合、調灌之、立活、

治產後敗血衝心、胸滿上喘、命在須臾、

眞血竭、(如無紫礦代)沒藥、

右等分輕手研細、每服二錢、用童便合酒半大盞、煎一沸、温調下、才產下服之、上牀良久、再服、